注射剂
护士安全使用指南

主　编　白秋江　李　庚　赵婕青

副主编　孙　杰　王　帅　蔡珊珊　王倩倩　姜　俊

编　者　（按姓氏笔画排序）

丁小英　王　帅　王倩倩　白秋江　朱　杨

朱文婷　孙　杰　李　庚　李　健　李素君

杨　蔚　杨慧波　张付领　郑　颖　赵　艳

赵婕青　姜　俊　徐晓婷　蒋京京　蔡珊珊

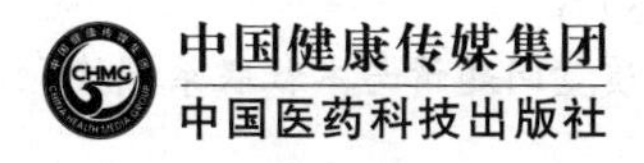

中国健康传媒集团

中国医药科技出版社

内容提要

在注射剂使用过程中，护士是直接的操作者，也是治疗效果和药物不良反应的观察者。本书为护士在注射剂使用过程中应重点关注的问题提供指导，包括注射剂的理化性状、用药评估、配伍禁忌、相互作用、操作要点及用药宣教等内容，以提高护士临床注射剂安全使用水平。

本书供临床医护人员参考使用。

图书在版编目(CIP)数据

注射剂护士安全使用指南/白秋江，李庚，赵婕青主编. —北京：中国医药科技出版社，2021.6

ISBN 978-7-5214-2322-8

Ⅰ.①注… Ⅱ.①白… ②李… ③赵… Ⅲ.①注射剂–使用–手册 Ⅳ.①R944.1-62

中国版本图书馆CIP数据核字(2021)第032717号

美术编辑 陈君杞
版式设计 友全图文

出版 中国医药科技出版社
地址 **中国健康传媒集团**｜中国医药科技出版社
邮编 100082
电话 发行：010-62227427 邮购：010-62236938
网址 www.cmstp.com
规格 880×1230mm 1/32
印张 18 3/8
字数 581千字
版次 2021年6月第1版
印次 2021年6月第1次印刷
印刷 三河市航远印刷有限公司
经销 全国各地新华书店
书号 ISBN 978-7-5214-2322-8
定价 79.00 元

前　言

注射给予药品，在紧急情况下可抢救生命，同时注射给药是非常危险的操作，尤其是通过静脉注射和静脉滴注给药，故应谨慎使用此种给药方法。

药品注射剂在临床使用过程中会遇到很多问题，护士是注射剂的直接操作者，也是治疗效果和药物不良反应的主要观察者。静脉给药有时需要同时或序贯给予几组药物，不同药物间在输液器中会发生物理或化学的变化，溶液会出现变色、沉淀等，如由于两种药物溶液的 pH 不同，连续滴注两种药物时，在输液器内可能出现浑浊现象，给临床工作带来很多困扰。注射剂对配置浓度、配置后贮存时间、输注速度、输注方法（如避光、使用输液泵）等均有要求。

为了方便护理人员在使用注射剂时，方便快捷地查找到药物注射剂配置方法和注意事项，我们参考了大量国内外文献编写了本书，旨在为护理人员提供常见药物注射剂的临床使用信息，以保证临床用药安全。

由于科技不断发展，具体临床应用请参照药品说明书或遵医嘱，本书内容仅供参考，不作为临床使用依据。

书中存有疏漏和不当之处，恳请读者批评指正。

南京大学医学院附属泰康仙林鼓楼医院　白秋江

2021 年 1 月

目　录

第一章　抗微生物药物…………………………………… 1
第一节　抗生素　…………………………………………… 1
一、青霉素类………………………………………………… 1
二、头孢菌素类……………………………………………… 25
三、碳青霉烯类……………………………………………… 54
四、单环 β－内酰胺类　…………………………………… 59
五、氨基糖苷类……………………………………………… 60
六、酰胺醇类………………………………………………… 67
七、四环素类………………………………………………… 70
八、大环内酯类……………………………………………… 73
九、糖肽类…………………………………………………… 76
十、其他抗生素……………………………………………… 80
第二节　合成抗菌药物　…………………………………… 90
一、磺胺类及其增效剂……………………………………… 90
二、喹诺酮类………………………………………………… 93
三、硝基咪唑类……………………………………………… 102
四、其他合成抗菌药物……………………………………… 105
第三节　抗真菌药　………………………………………… 109
第四节　抗病毒药　………………………………………… 117
第五节　其他抗微生物药物　……………………………… 128
第二章　解热、镇痛、抗炎药……………………………… 131
第一节　解热镇痛抗炎药　………………………………… 131
第二节　镇痛药　…………………………………………… 138

一、阿片类镇痛药…………………………………………………… 138
二、其他镇痛药…………………………………………………… 151
第三章　神经系统用药…………………………………………………… 156
第一节　镇静、催眠及抗焦虑、抗惊厥药 ………………………… 156
一、苯二氮䓬类…………………………………………………… 156
二、巴比妥类……………………………………………………… 159
三、其他镇静、催眠及抗焦虑、抗惊厥药……………………… 161
第二节　抗癫痫药 ………………………………………………… 163
第三节　抗精神失常药 …………………………………………… 167
一、吩噻嗪类……………………………………………………… 167
二、丁酰苯类……………………………………………………… 169
三、苯酰胺类……………………………………………………… 171
四、苯并异噁唑类 ………………………………………………… 172
第四节　抗抑郁药 ………………………………………………… 174
第五节　抗帕金森病药物 ………………………………………… 176
第六节　改善脑功能药 …………………………………………… 176
第七节　抗脑血管病药 …………………………………………… 181
第八节　中枢兴奋药 ……………………………………………… 191
第四章　心血管系统用药………………………………………………… 196
第一节　抗心律失常药 …………………………………………… 196
第二节　抗慢性心功能不全药 …………………………………… 201
一、强心苷类……………………………………………………… 201
二、非强心苷类…………………………………………………… 203
第三节　抗心绞痛药 ……………………………………………… 207
第四节　抗高血压药 ……………………………………………… 209
一、肾上腺素能受体拮抗剂……………………………………… 209
二、钙通道阻滞剂………………………………………………… 216
三、中枢性降压药………………………………………………… 219
四、其他降压药…………………………………………………… 220

第五节　抗休克药 …… 224
第六节　其他心血管系统用药 …… 232
第五章　呼吸系统用药 …… 236
第一节　镇咳药 …… 236
第二节　化痰药 …… 237
第三节　平喘药 …… 239
第六章　消化系统用药 …… 245
第一节　消化性溃疡用药 …… 245
一、H_2受体拮抗剂 …… 245
二、质子泵抑制剂 …… 248
第二节　胃肠解痉药 …… 251
第三节　胃肠动力药 …… 254
第四节　肝、胆相关疾病治疗药 …… 255
第五节　其他消化系统用药 …… 263
第七章　泌尿系统用药 …… 268
第一节　利尿药 …… 268
第二节　脱水药 …… 273
第三节　治疗尿崩症药 …… 276
第八章　血液系统用药 …… 278
第一节　抗贫血药 …… 278
第二节　升白细胞药 …… 284
第三节　止血药及促凝血药 …… 287
一、促凝血因子活性药 …… 287
二、抗纤维蛋白溶解药 …… 294
三、作用于血管的止血药 …… 297
四、其他止血药 …… 298
第四节　抗凝血药及溶栓药 …… 299
一、抗凝血药 …… 299
二、抗血小板聚集药 …… 306

三、溶栓药……311
第五节 血容量扩充药……318
第九章 激素及内分泌调节用药……323
第一节 下丘脑垂体激素类药物……323
第二节 肾上腺皮质激素类药物……331
第三节 性激素类药物……336
第四节 甲状腺及甲状旁腺激素类药物……341
第五节 血糖调节类药物……342
第六节 治疗骨质疏松药物……355
第十章 生物制品……362
第十一章 免疫系统用药……388
第十二章 抗变态反应药……396
第十三章 抗肿瘤药……401
第一节 烷化剂……401
第二节 铂类……413
第三节 抗肿瘤抗生素……419
第四节 抗代谢抗肿瘤药……433
第五节 抗肿瘤植物成分药……443
第六节 其他抗肿瘤药与抗肿瘤辅助用药……457
第十四章 水、电解质和糖类药……475
第十五章 维生素、矿物质与氨基酸类药……485
第十六章 五官科用药……520
第一节 眼科用药……520
第二节 耳鼻喉科和口腔科用药……524
第十七章 其他类药物……525
第一节 X线造影剂……525

第二节 核磁共振造影剂 …… 547
第三节 器官功能检查及其他诊断剂 …… 552
第四节 解毒药 …… 556
一、金属中毒解毒药 …… 556
二、有机磷中毒解毒药 …… 560
三、氰化物中毒解毒药 …… 563
四、有机氟中毒解毒药 …… 565
五、苯二氮䓬类中毒解毒药 …… 565
六、吗啡类中毒解毒药 …… 566
药名索引 …… 568

第一章　抗微生物药物

第一节　抗生素

一、青霉素类

青霉素

本品为首个青霉素类抗生素。

【理化性状】本品常用钾盐或钠盐，注射剂均为白色粉末，6%水溶液的pH为5.0~7.5。

【皮肤试验方法】

1. 皮试液配制

第一步，本品钾盐或钠盐用0.9%氯化钠注射液配制成为20万单位/毫升的青霉素溶液(80万单位/瓶，注入4ml 0.9%氯化钠注射液即成)。

第二步，取20万单位/毫升的溶液0.1ml，加0.9%氯化钠注射液至1ml，成为2万单位/毫升。

第三步，取2万单位/毫升溶液0.1ml，加0.9%氯化钠注射液至1ml，成为2000单位/毫升溶液。

第四步，取2000单位/毫升溶液0.25ml，加0.9%氯化钠注射液至1ml，成为500单位/毫升的皮试溶液。

2. 试验

(1) 用75%乙醇消毒前臂屈侧腕关节上3~5cm处皮肤。

(2) 抽取皮试液0.1ml(含青霉素50单位)，作皮内注射，成一皮丘(儿童注射0.02~0.03ml)。

(3) 等20min后，如局部出现红肿，直径大于1cm或局部红晕或伴有小水泡者为阳性。

(4) 对可疑阳性者，应在另一前臂用0.9%氯化钠注射液做对照试验。

3. 皮试时注意事项

(1) 极少数高敏患者可在皮肤试验后数秒至数分钟内出现过敏性休克，应立即按照过敏性休克抢救方法进行救治。

(2) 皮试液的含药量要准确，配制后在冰箱保存不应超过24h。

(3) 药物更换批号或停药72h以上，须重新做皮肤敏感性试验。

【用药评估】

1.详细评估患者病史，包括用药史，是否有青霉素类、头孢菌素类或其他β-内酰胺类抗生素过敏史，如有应禁用。

2.有哮喘、湿疹、花粉症、荨麻疹等过敏性疾病史者慎用。

【配伍禁忌】

1.本品与重金属，特别是铜、锌、汞有配伍禁忌。

2.本品静脉注射液中加入头孢噻吩、林可霉素、四环素、万古霉素、琥乙红霉素、两性霉素B、去甲肾上腺素、间羟胺、苯妥英钠、盐酸羟嗪、丙氯拉嗪、异丙嗪、B族维生素、维生素C等后将出现浑浊。

3.本品与氨基糖苷类抗生素同瓶滴注可导致两者抗菌活性降低，因此不能置同一容器内给药。

【相互作用】

1.氯霉素、红霉素、四环素类、磺胺类可干扰本品的活性，故本品不宜与这些药物合用。

2.丙磺舒、阿司匹林、吲哚美辛、保泰松和磺胺药减少本品的肾小管分泌而延长本品的半衰期。

3.本品可增强华法林的抗凝作用。

【操作要点】

1.肌内注射时，每50万单位溶解于1ml灭菌注射用水中，超过50万单位则需加灭菌注射用水2ml，不应以0.9%氯化钠注射液为溶剂。

2.静脉滴注时给药速度不能超过每分钟50万单位，以免发生中枢神经系统毒性反应。

3.一旦发生过敏反应，必须就地抢救，遵医嘱，立即肌内注射0.1%肾上腺素注射液0.5~1ml，必要时以5%葡萄糖注射液或0.9%氯化钠注射液稀释后做静脉注射。临床指征无改善者，半小时后重复1次。心跳停止者，心内注射肾上腺素注射液，同时静脉滴注大剂量肾上腺皮质激素，并补充血容量；血压持久不升者给予多巴胺等血管活性药。出现血管神经性水肿或荨麻疹时，给予异丙嗪或苯海拉明等抗组胺药。有呼吸困难者予以氧气吸入或人工呼吸，喉头水肿明显者，应及时行气管切开。

4.本品应现配现用，配制后放置时间越长，发生过敏反应的风险越大。

5.稀释后的注射液在冷冻状态可保存7天，药效不受损失。

【用药宣教】

1.哺乳期妇女患者用药时宜暂停哺乳。

2.大剂量应用本品的患者应定期抽血检查血清钾或钠。

3.本品可干扰多项医学诊断，如硫酸铜尿糖试验、葡萄糖酶尿糖试验、钠测定值增高、AST或ALT测定值升高，在进行医学诊断前告知诊断医师正在接受本品治疗。

苄星青霉素

本品为长效青霉素类药物。

【理化性状】钠盐、钾盐注射剂均为白色结晶性粉末。

【皮肤试验方法】参见青霉素。

【用药评估】

1.应用本品前需详细询问药物过敏史并进行青霉素皮肤试验。

2.对一种青霉素过敏者可能对其他青霉素类药物、青霉胺过敏，有青霉素过敏史者禁用。

3.有哮喘、湿疹、花粉症、荨麻疹等过敏性疾病患者应慎用。

【相互作用】参见青霉素。

【操作要点】

1.本品仅供肌内注射，加注射用水适量，制成混悬液。

2.一旦发生过敏反应，必须就地抢救，遵医嘱立即肌内注射0.1%肾上腺素注射液0.5~1ml，必要时以5%葡萄糖注射液或0.9%氯化钠注射液稀释后做静脉注射。临床指征无改善者，半小时后重复1次。心跳停止者，心内注射肾上腺素注射液，同时静脉滴注大剂量肾上腺皮质激素，并补充血容量；血压持久不升者给予多巴胺等血管活性药。出现血管神经性水肿或荨麻疹时，给予异丙嗪或苯海拉明等抗组胺药。有呼吸困难者予以氧气吸入或人工呼吸，喉头水肿明显者，应及时行气管切开。

3.本品应现配现用，配制后放置时间越长，发生过敏反应的风险越大。

【用药宣教】长期应用本品，可影响肠内B族维生素的合成，应适量补充复合维生素B，其他同青霉素。

普鲁卡因青霉素

本品为长效青霉素类药物。

【理化性状】本品粉针剂为白色结晶性粉末。

【皮肤试验方法】

1.参见青霉素。

2.将盐酸普鲁卡因配制0.25%溶液，取0.1ml在前臂作皮内试验，15~20min后观察结果。其判断标准同青霉素皮肤试验。

【用药评估】

1.有青霉素类药物或普鲁卡因过敏史者，以及青霉素或普鲁卡因皮肤试验阳性患者禁用。

2.有哮喘、湿疹、花粉症、荨麻疹等过敏性疾病患者慎用。

【相互作用】普鲁卡因的代谢物氨基苯甲酸可能拮抗氨基水杨酸和磺胺类药物的活性。其他同青霉素。

【操作要点】本品供肌内注射，临用前加适量灭菌注射用水使成混悬液，每次40万~80万单位，每日1~2次，其他同青霉素。

【用药宣教】

1.偶有在注射时或注射后出现心悸、头晕、意识模糊、幻觉和濒死感等严重的即刻反应。可能因为混悬液中的细小颗粒形成广泛微血栓引起肺、脑栓塞所致。

2.可出现精神紊乱且持续数月，原有精神异常者更常见，可能与其中的普鲁卡因很快游离，接近中毒浓度有关。

氯唑西林

【理化性状】本品为粉针剂为白色结晶性粉末；10%水溶液的pH为5.0~7.0。

【皮肤试验方法】参见青霉素。

【用药评估】

1.有青霉素类药物过敏史者或青霉素皮肤试验阳性患者禁用。

2.有哮喘、湿疹、花粉症、荨麻疹等过敏性疾病患者慎用。

3.本品降低患者胆红素与血清蛋白结合能力，新生儿尤其是有黄疸患者慎用。

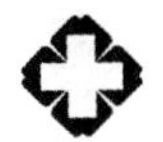

【配伍禁忌】本品与氨基糖苷类、去甲肾上腺素、间羟胺、苯巴比妥、B族维生素、维生素C等药物存在配伍禁忌，不宜同瓶滴注。

【相互作用】

1.丙磺舒可减少氯唑西林的肾小管分泌、延长本品的血清半衰期。

2.阿司匹林、磺胺药抑制本品与血清蛋白结合，提高本品的游离血药浓度。

【操作要点】

1.肌内注射：每500mg加灭菌注射用水2.8ml，可加0.5%利多卡因减少局部疼痛。

2.静脉滴注：每1g加0.9%氯化钠注射剂100ml。滴注时间0.5~1h。

3.过敏反应：荨麻疹等各类皮疹较常见，白细胞减少、间质性肾炎、哮喘发作、血清病型反应少见；过敏性休克偶见，一旦发生，必须就地抢救，予以保持气道畅通、吸氧及使用肾上腺素、糖皮质激素等治疗措施。

【用药宣教】孕妇应仅在确有必要时使用本品。哺乳期妇女应用本品时宜暂停哺乳。

苯唑西林

【理化性状】本品钠盐粉针剂为白色结晶性粉末。

【皮肤试验方法】【用药评估】参见青霉素。

【配伍禁忌】与阿糖胞苷、维拉帕米、碳酸氢钠存在配伍禁忌。

【相互作用】【操作要点】【用药宣教】参见氯唑西林。

氟氯西林

【理化性状】本品钠盐为白色结晶性粉末。

【皮肤试验方法】参见青霉素。

【用药评估】

1.对本品过敏者禁用。有青霉素过敏史或青霉素皮肤试验呈阳性者禁用。

2.有与氟氯西林相关联的黄疸/肝功能不全史的患者禁用。

3.新生儿如应用必须特别谨慎，因为有发生高胆红素血症的危险。

4.哮喘、湿疹、花粉症、荨麻疹等过敏性疾病史者、肝、肾功能不全的患者慎用。

【配伍禁忌】本品与血液制品、氨基酸、蛋白质、脂肪乳、氨基糖苷、环丙沙星、培氟沙星等存在配伍禁忌。

【相互作用】

1.丙磺舒可延缓本品自肾排泄，升高其血药浓度。

2.本品与伤寒活疫苗同用可降低伤寒活疫苗的免疫效应，其可能的机制是本品对伤寒沙门菌具有抗菌活性。

3.本品与甲氨蝶呤同用，可使甲氨蝶呤肾清除率降低，从而增加甲氨蝶呤毒性。

4.本品与避孕药同用，能够刺激雌性激素代谢或减少其肠肝循环，降低口服避孕药的药效。

5.别嘌呤类尿酸合成抑制剂可增加本品发生皮肤不良反应的危险性。

6.本品与庆大霉素或阿米卡星合用，可增强本品对肠球菌的抗菌作用。

【操作要点】

1.静脉注射：适量溶于0.9%氯化钠注射液100~250ml或葡萄糖注射液中，滴注时间0.5~1h，并在4h内用完；用药时，可用10ml注射用水稀释本品。在粉末溶解时，含药溶液会显示出一过性粉红色，但在5min内溶液会变成淡黄色，此种情况为正常现象。

2.如发生严重的过敏反应需立即用肾上腺素治疗，进行吸氧、静脉注射皮质激素、气管切开处理。

【用药宣教】治疗期间或治疗后出现发热、皮疹、皮肤瘙痒症状的患者，应监测肝功能。长期治疗过程中(如骨髓炎、心内膜炎)，定期监测肝、肾功能。

萘夫西林

【理化性状】本品钠盐粉针剂为白色或微带黄色的结晶粉末。

【皮肤试验方法】参见青霉素。

【用药评估】

1.对本品过敏者禁用。有青霉素过敏史或青霉素皮肤试验呈阳性者

禁用。

2.有哮喘、湿疹、花粉症、荨麻疹等过敏性疾病及肝病患者慎用。

【配伍禁忌】本品与氨基糖苷类、去甲肾上腺素、间羟胺、苯巴比妥、B族维生素、维生素C、氨茶碱、氨曲南、博来霉素、阿糖胞苷、氢化可的松、甲泼尼龙、氟哌利多、依诺伐、拉贝洛尔、纳布啡、喷他佐辛、维拉帕米等药物存在配伍禁忌，不宜同瓶滴注。

【相互作用】

1.丙磺舒可延长本品的血清半衰期。

2.阿司匹林、磺胺药可抑制本品对血清蛋白的结合，提高本品的游离血药浓度。

【操作要点】

1.肌内注射或缓慢静脉注射给药。

2.如发生严重的过敏反应需立即用肾上腺素治疗，进行吸氧、静脉注射皮质激素、机械通气处理。

【用药宣教】药物过量主要表现是中枢神经系统不良反应，应及时停药并予以对症、支持治疗。血液透析不能清除本品。具他参见氯唑西林。

氨苄西林

【理化性状】本品钠盐为白色或类白色的粉末或结晶。10%水溶液的pH值为8.0~10.0。

【皮肤试验方法】参见青霉素。

【用药评估】

1.对本品过敏者禁用。有青霉素过敏史或青霉素皮肤试验呈阳性者禁用。

2.传染性单核细胞增多症、巨细胞病毒感染、淋巴细胞白血病、淋巴瘤患者应用本品时易发生皮疹，宜避免使用。

【配伍禁忌】本品宜单独滴注。

【相互作用】

1.与丙磺舒合用会延长本品的半衰期。

2.氨苄西林与卡那霉素对大肠埃希菌、变形杆菌具有协同抗菌作用。

3.氨苄西林能刺激雌激素代谢或减少肝肠循环，因而可降低口服避孕药的效果。

【操作要点】

1.肌内注射，可用灭菌注射用水溶解。静脉滴注液的浓度不宜超过30mg/ml。在5℃时1%氨苄西林钠溶液能保持其生物效价7天，但5%的溶液则为24h。浓度为30mg/ml的氨苄西林钠静脉滴注液在室温放置2~8h仍能至少保持其90%的效价，放置冰箱内则可保持其90%的效价至72h。稳定性可因葡萄糖、果糖和乳酸的存在而降低，亦随温度升高而降低。

2.如发生严重的过敏反应需立即用肾上腺素治疗，进行吸氧、静脉注射皮质激素、机械通气处理。

【用药宣教】

1.本品不良反应与青霉素相似，以过敏反应较为常见。皮疹是最常见的反应，多发生于用药后5天，呈荨麻疹或斑丘疹。

2.亦可发生间质性肾炎；偶见过敏性休克，粒细胞和血小板减少。抗生素相关性肠炎少见，少数患者出现血清转氨酶升高。

海他西林

【理化性状】本品钾盐为白色或类白色的粉末或结晶。

【皮肤试验方法】参见青霉素。

【用药评估】对本品过敏者禁用。有青霉素过敏史或青霉素皮肤试验呈阳性者禁用。

【配伍禁忌】参见氨苄西林。

【相互作用】服用氯化铵或大剂量维生素C使尿液呈酸性，可提高本品对泌尿道感染的疗效。其他参见氨苄西林。

【操作要点】

1.肌内注射或静脉注射，可用注射用水或0.9%氯化钠注射液溶解。

2.如发生严重的过敏反应，需立即用肾上腺素治疗，进行吸氧、静脉注射皮质激素、气管插管处理。

【用药宣教】参见氨苄西林。

 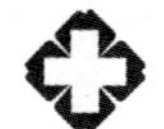

阿莫西林

【理化性状】本品粉针剂为白色或类白色的粉末或结晶。

【皮肤试验方法】参见青霉素。

【用药评估】

1.对本品过敏者禁用。有青霉素过敏史或青霉素皮肤试验呈阳性者禁用。

2.传染性单核细胞增多症患者应用本品易发生皮疹，应避免使用。

3.有哮喘、湿疹、花粉症、荨麻疹等过敏性疾病史者慎用。

【配伍禁忌】

1.重金属中的铜、锌、汞、酸性溶液、氯化剂或还原剂中的羟基化合物及锌化合物制造的橡皮管及瓶塞均使本品活力下降。

2.本品静脉滴注时若加入头孢噻吩、林可霉素、四环素、万古霉素、琥乙红霉素、两性霉素B、去甲肾上腺素、间羟胺、苯妥英钠、盐酸羟嗪、丙氯拉嗪、异丙嗪、B族维生素、维生素C等类药品后将出现浑浊。

3.氯霉素、红霉素、四环素、磺胺药等抑菌剂可干扰本品的杀菌活性，不宜与本品合用，尤其在重症感染时。

【相互作用】丙磺酸、阿司匹林、吲哚美辛、保泰松、磺胺类药物可使青霉素在肾小管的排泄减少，血药浓度增高，半衰期延长，毒性增加。

【操作要点】

1.静脉滴注，给药前用适量注射用水或0.9%氯化钠注射液溶解后，再加入0.9%氯化钠注射液100ml中静脉滴注，每次滴注时间不少于30~40min。本品配成溶液后必须及时使用，不宜久置。

2.如发生严重的过敏反应需立即用肾上腺素治疗，进行吸氧、静脉注射皮质激素、气管插入处理。

【用药宣教】

1.传染性单核细胞增多症患者应用本品易发生皮疹。

2.接受别嘌醇或双硫仑治疗的患者，不宜使用本品。

3.哺乳期妇女慎用或用药期间暂停哺乳。

羧苄西林

【理化性状】本品钠盐粉针剂为白色或类白色的粉末或结晶。

【皮肤试验方法】参见青霉素。

【用药评估】

1.对本品过敏者禁用。有青霉素过敏史或青霉素皮肤试验呈阳性者禁用。

2.肾功能不全患者应用本品可导致出血，应注意随访凝血时间、凝血酶原时间。

【相互作用】

1.本品与氨基糖苷类药物(阿米卡星、庆大霉素或妥布霉素)合用，对铜绿假单胞菌、部分肠杆菌科细菌具有协同抗菌作用。

2.本品与氨基糖苷类抗生素同瓶滴注，可导致两者的抗菌活性明显减弱。

3.大剂量本品与肝素等抗凝药、血栓溶解药、水杨酸制剂、抗血小板聚集抑制药合用可增加出血危险。

4.本品与磺胺类合用，可使本品的血药浓度增高，故须适当减少本品的剂量。

【操作要点】

1.本品可供静脉滴注和静脉注射，给药前用适量注射用水或氯化钠注射液溶解后，注射液皆须新鲜配制。

2.如发生严重的过敏反应，需立即用肾上腺素治疗，进行吸氧、静脉注射皮质激素、机械通气处理。

【用药宣教】

1.本品含钠量较高，故限制钠盐摄入的患者应慎用。

2.本品可致消化道反应：恶心、呕吐和肝大等，ALT、AST、肌酐升高。

3.大剂量静脉注射本品时可出现抽搐等神经系统反应、高钠和低钾血症。

替卡西林

【理化性状】本品粉针剂为白色或类白色粉末。

【皮肤试验方法】参见青霉素。

【用药评估】参见海他西林。

【相互作用】

1.丙磺舒能减少肾小管对替卡西林的分泌，故可延缓本品在肾脏的排泄。

2.本品与庆大霉素合用以提高疗效，但二者不宜放于同一滴注瓶内应用，以防相互影响疗效。

【操作要点】

1.本品可通过静脉滴注间歇给药；本品不用于肌内注射。本品须用注射用水溶解，0.9%氯化钠注射液、5%葡萄糖注射液、乳酸林格注射液稀释至10~100g/ml的浓度，静脉滴注。注射液皆须新鲜配制。

2.静脉滴注须在30~40min内完成。应避免滴注时间过长而造成血药浓度低于治疗剂量。

【用药宣教】

1.本品含钠量较高，故限制钠盐摄入的患者应慎用。

2.用药时间长及药量大时，可使出血时间延长和电解质紊乱、血钾降低。

3.静脉注射部位可发生血栓性静脉炎。

4.血液透析可去除血循环中的本品。

哌拉西林

【理化性状】本品钠盐粉针剂为白色或类白色的粉末或结晶。

【皮肤试验方法】参见青霉素。

【用药评估】参见海他西林。

【相互作用】

1.本品与头孢西丁合用，后者可诱导细菌产生β-内酰胺酶，对铜绿假单胞菌、沙雷菌属、变形杆菌属和肠杆菌属出现拮抗作用。

2.与肝素、香豆素、茚满二酮等抗凝血药及非甾体抗炎药合用时可增加出血危险，与溶栓剂合用可发生严重出血。本品与氨基糖苷类抗生素不能同瓶滴注，否则两者的抗菌活性均减弱。

3.本品与氨基糖苷类药物(阿米卡星、庆大霉素或妥布霉素)合用，对铜绿假单胞菌、部分肠杆菌科细菌具有协同抗菌作用，但两者不能同瓶滴注，否则两者的抗菌活性均减弱。

【操作要点】

1.本品水溶液不稳定，应现配现用。

2.本品可用5%葡萄糖注射液、0.9%氯化钠注射液、葡萄糖氯化钠注射液溶解和稀释，1g本品至少用5ml上述注射液溶解，稀释至50~100ml后静脉滴注，滴注时间约30min。静脉注射时间应为3~5min，以减轻静脉刺激。肌内注射，用上述注射液溶解本品，最大浓度1g/2.5ml，深部肌内注射。

3.如发生严重的过敏反应，需立即用肾上腺素治疗，进行吸氧、静脉注射糖皮质激素、机械通气处理。

【用药宣教】

1.长期大剂量使用本品应常规检查肝、肾功能和血常规。

2.应用本品可引起直接Coombs试验呈阳性，也可出现血尿素氮和血清肌酐升高、高钠血症、低钾血症、血清氨基转移酶和乳酸脱氢酶升高、血清胆红素增多。

3.囊性纤维化患者使用本品所致不良反应的发生率较高，可能是这类患者易于产生过敏反应，特别是容易出现药物热。

美洛西林

【理化性状】本品钠盐粉针剂为白色或类白色的粉末或结晶。

【皮肤试验方法】参见青霉素。

【用药评估】参见海他西林。

【配伍禁忌】

1.本品与重金属，特别是铜、锌和汞有配伍禁忌，因后者可破坏其氧化噻唑环。由锌化合物制造的橡皮管或瓶塞也可影响其活力。也可为氧化剂、还原剂或羟基化合物灭活。

2.本品静脉注射液加入头孢噻吩、林可霉素、四环素、万古霉素、琥乙红霉素、两性霉素B、去甲肾上腺素、间羟胺、苯妥英钠、盐酸羟嗪、丙氯拉嗪、异丙嗪、B族维生素、维生素C等将出现浑浊。

3.避免与酸碱性较强的药物配伍，pH4.5以下会有沉淀发生，pH4.0以下及pH8.0以上效价下降较快。

4.与氨基糖苷类抗生素合用有协同作用，但混合后，两者的抗菌活性明显减弱，因此两药不能置于同一容器内给药。

【相互作用】

1.氯霉素、红霉素、四环素类等抗生素和磺胺药等抑菌剂可干扰本品的杀菌活性，不宜与本品合用，尤其是在治疗脑膜炎或急需杀菌剂的严重感染时。

2.丙磺舒、阿司匹林、吲哚美辛、保泰松、磺胺药可减少本品自肾脏排泄，因此与本品合用时使其血药浓度增高，排泄时间延长，毒性也可能增加。

3.本品可加强华法林的作用。

【操作要点】

1.肌内注射、静脉注射或静脉滴注。肌内注射，临用前加灭菌注射用水溶解。静脉注射，通常加入5%葡萄糖氯化钠注射液或5%~10%葡萄糖注射溶解后使用。

2.如发生严重的过敏反应需立即用肾上腺素治疗，进行吸氧、静脉注射糖皮质激素、机械通气处理。

【用药宣教】

1.不良反应主要有食欲缺乏、恶心、呕吐、腹泻、肌内注射局部疼痛和皮疹，且多在给药过程中发生，大多程度较轻，不影响继续用药，重者停药后上述症状迅速减轻或消失。

2.少数病例可出现血清氨基转移酶、碱性磷酸酶升高及嗜酸性粒细胞一过性增多。中性粒细胞减少、低钾血症等极为罕见。

3.孕妇及哺乳期妇女慎用。

阿洛西林

【理化性状】本品钠盐粉针剂为白色或类白色的粉末。

【皮肤试验方法】参见青霉素。

【用药评估】

1.对本品过敏者禁用。有青霉素过敏史或青霉素皮肤试验呈阳性者禁用。

2.有哮喘、湿疹、花粉症、荨麻疹等过敏性疾病史者慎用。

【相互作用】本品可减慢头孢噻肟及环丙沙星体内清除，故合用时应降低后两者的剂量，其他参见美洛西林。

【操作要点】

1.1g本品用10ml注射用水溶解，加入5%葡萄糖氯化钠注射液或

5%~10%葡萄糖注射液中，静脉滴注，滴注速度不宜太快，与其他抗生素联合应用时，常采用分别给药方法。

2.如发生严重的过敏反应，需立即用肾上腺素治疗，进行吸氧、静脉注射皮质激素、机械通气处理。

【用药宣教】

1.主要有类似青霉素的不良反应，如过敏反应(如瘙痒、荨麻疹等)。

2.个别病例可见出血时间延长、白细胞减少等。

3.孕妇及哺乳期妇女慎用。

4.用药期间，以硫酸铜法进行尿糖测定时可出现假阳性，用葡萄糖酶法者则不受影响。

5.大剂量注射给药可出现高钠血症。

6.可使ALT或AST升高。

呋布西林

【理化性状】本品钠盐粉针剂为白色或类白色的粉末。

【皮肤试验方法】参见青霉素。

【用药评估】参见海他西林。

【配伍禁忌】

1.与阿米卡星、庆大霉霉素、奈替米星、异帕米星、依替米星等氨基糖苷类药联用有协同作用，但有配伍禁忌，要分开给药。

2.与奥硝唑、环丙沙星、左氧氟沙星、多种微量元素存在配伍禁忌。

【相互作用】

1.与氨基糖苷类、两性霉素B、阿司匹林及其他水杨酸盐类、注射用杆菌肽及布美他尼、卷曲霉素、卡莫司汀(卡氮芥)、顺铂、环孢素、依他尼酸、巴龙霉素及多黏菌素类药物等合用或先后应用，可增加耳毒性及肾毒性。如必须合用，应监测听力及肾功能，并调整剂量。

2.抗组胺药(如布克利嗪、赛克力嗪)、吩噻嗪类、噻吨类及曲美苄胺等与本品合用时，可能掩盖耳鸣、头昏、眩晕等耳毒性症状。

3.同时使用万古霉素和麻醉药可能出现红斑、类组胺样潮红和过敏反应。

【操作要点】

1.本品不宜静脉注射或肌内注射。可静脉滴注给药。

2.如发生严重的过敏反应，需立即用肾上腺素治疗，进行吸氧、静脉注射皮质激素、机械通气处理。

【用药宣教】

1.不良反应主要为过敏反应(如瘙痒、荨麻疹等)。

2.少数患者出现恶心、呕吐、食欲减退、上腹部不适等胃肠道反应和血清氨基转移酶升高；口周、面部和四肢皮肤麻木感；严重时有肌颤等。

美西林

【理化性状】本品粉针剂为白色或类白色的粉末。

【皮肤试验方法】参见青霉素。

【用药评估】参见海他西林。

【配伍禁忌】与氨基糖苷类药有配伍禁忌，合用时不能置于同一容器中。

【相互作用】

1.与头孢孟多或磷霉素联用对鼠伤寒杆菌的作用增强，显示协同或累加现象。本品与吡哌酸联合呈无关或拮抗，与氨基糖苷类合用亦无协同作用出现。丙磺舒可抑制本品经肾排泄，提高血药浓度。

2.本品与丙磺舒合用时，排泄时间明显延长，可使美西林血药浓度升高。

【操作要点】

1.肌内注射，溶于灭菌注射用水2ml中，作深部肌内注射；静脉注射，溶于灭菌注射用水、0.9%氯化钠注射液或5%葡萄糖液10ml中缓慢静脉注射，注射时间为4~6min；静脉滴注，每日分2~3次应用，稀释至10~20mg/ml，液体总量在200~250ml，静脉滴注，约15~30min滴完。

2.如发生严重的过敏反应，需立即用肾上腺素治疗，进行吸氧、静脉注射糖皮质激素、机械通气处理。

【用药宣教】

1.不良反应主要为过敏反应(如瘙痒、荨麻疹等)。

2.少数患者出现恶心、呕吐、食欲减退、上腹部不适等胃肠道反应和血清氨基转移酶升高。

3.肌内或静脉给药时可致注射部位局部疼痛、硬结，严重者可致血栓性静脉炎。

4.长期应用本品应定期检查肝肾功能。

匹美西林

【理化性状】本品粉针剂为呈白色至淡黄白色粉末。

【皮肤试验方法】参见青霉素。

【用药评估】参见海他西林。

【相互作用】阿司匹林、磺胺药在体内和体外皆可抑制本品与血浆蛋白的结合。

【操作要点】

1.本品肌内注射时可加0.5%利多卡因以减少疼痛；静脉注射时，通常每1g需用20ml注射用水或5%葡萄糖注射液溶解后使用；1次用量超过5g时，应将其加至100~500ml注射液中在1~2h静脉滴注。

2.如发生严重的过敏反应，需立即用肾上腺素治疗，进行吸氧、静脉注射皮质激素、机械通气处理。

【用药宣教】

1.不良反应主要为过敏反应(如瘙痒、荨麻疹等)。

2.少数患者出现恶心、呕吐、食欲减退、上腹部不适等胃肠道反应和血清氨基转移酶升高。

3.个别患者偶可出现氨基转移酶升高，继发口腔或肠道念珠菌的二重感染。静脉注射极大剂量时可造成神经损害，严重过量时可引起抽搐。

阿莫西林钠克拉维酸钾

本品为青霉素类药物与β-内酰胺酶抑制剂的复方制剂。

【理化性状】本品粉针剂为白色或类白色的粉末。

【皮肤试验方法】参见青霉素。

【用药评估】参见海他西林。

【操作要点】

1.本品应采取静脉注射或静脉滴注给药，不适用于肌内注射给药。

2.本品注射液的稳定性与其浓度有关。配制好的本品注射液应在20min内使用，于3~4min内缓慢静脉注射。

3.本品注射剂可用注射用水或0.9%氯化钠注射液配制，然后立即将本品注射液稀释至50~100ml的输液中静脉滴注。

4.本品在含有葡萄糖、葡聚糖或碳酸氢盐的溶液中较不稳定，所以配制好的本品注射液不应加入此类注射用溶液中。

5.如发生严重的过敏反应，需立即用肾上腺素治疗，进行吸氧、静脉注射糖皮质激素、机械通气处理。

【用药宣教】

1.参见阿莫西林有关叙述，用前须做皮试。

2.本品所致腹泻的发生率高于单用阿莫西林。

替卡西林钠克拉维酸钾

本品为青霉素类药物与β-内酰胺酶抑制剂的复方制剂。

【理化性状】本品粉针剂为白色或类白色的粉末。

【皮肤试验方法】参见青霉素。

【用药评估】对本品过敏者禁用。有青霉素过敏史或青霉素皮肤试验呈阳性者禁用。

【操作要点】

1.使用前用10ml无菌注射用水或5%葡萄糖注射液溶解，然后再移至输液容器中，稀释成相应容积溶液后使用。静脉滴注须在30~40min内完成。应避免滴注时间过长而造成血药浓度低于治疗剂量。本品溶解时会产生热量，配制好的溶液通常为浅灰黄色。

2.如发生严重的过敏反应，需立即用肾上腺素治疗，进行吸氧、静脉注射糖皮质激素、机械通气处理。

【用药宣教】参见替卡西林。

阿莫西林钠氟氯西林钠

本品为耐酸青霉素类药物与耐酶青霉素的复方制剂。

【理化性状】本品粉针剂为白色或类白色的粉末。

【皮肤试验方法】参见青霉素。

【用药评估】

1.对本品过敏者禁用。有青霉素过敏史或青霉素皮肤试验呈阳性者禁用。

2.传染性单核细胞增多症、巨细胞病毒感染、淋巴细胞性白血病、淋巴瘤等患者禁用。

3.有哮喘、湿疹、花粉症、荨麻疹等过敏性疾病史者、严重肝、肾功能不全者慎用。

【配伍禁忌】

1.本品在含有葡萄糖、葡聚糖或酸性碳酸盐的溶液中会降低稳定性。故本品不能与含有上述物质的溶液混合。

2.本品溶液在体外不可与血制品、含蛋白质的液体(如水解蛋白等)混合，也不可与静脉脂质乳化液混合。

3.本品不能与氨基糖苷类抗生素在体外混合。

【相互作用】参见氟氯西林。

【操作要点】

1.静脉注射，应采用0.9%氯化钠注射液稀释，并在4h内用完。用10ml注射用水作为本品的稀释液，在粉末溶解时含药溶液会显示出一过性粉红色，但在5min内溶液会变成淡黄色，此种情况为正常现象。

2.如发生严重的过敏反应，需立即用肾上腺素治疗，进行吸氧、静脉注射糖皮质激素、机械通气处理。

【用药宣教】

1.不良反应常见皮疹、药物热、哮喘等，偶可引起过敏性休克。

2.消化道反应包括恶心、呕吐、腹泻等反应，偶见伪膜性结肠炎。

3.少数患者用药后出现ALT、AST增高，也有急性肝脏胆汁淤积的报道；偶有急性间质性肾炎的报道。

4.大剂量静脉注射可引起头痛、抽搐、惊厥等神经系统反应，此反应尤易见于肾功能衰退患者。偶有兴奋、焦虑或失眠的报道。

阿莫西林钠舒巴坦钠

本品为青霉素类药物与β-内酰胺酶抑制剂的复方制剂。

【理化性状】本品粉针剂为白色或类白色的粉末。

【皮肤试验方法】参见青霉素。

【用药评估】有青霉素过敏史或青霉素皮肤试验呈阳性者禁用。

【配伍禁忌】

1.本品在含有葡萄糖、葡聚糖或酸性碳酸盐的溶液中会降低稳定性。故本品不能与含有上述物质的溶液混合。

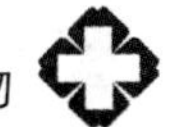

2.本品溶液在体外不可与血制品、含蛋白质的液体(如水解蛋白等)混合，也不可与静脉脂质乳化液混合。

3.本品不能与氨基糖苷类抗生素在体外混合。

【相互作用】

1.丙磺舒、阿司匹林、吲哚美辛、磺胺药等可降低肾小管分泌阿莫西林，减少阿莫西林排泄，升高阿莫西林的血药浓度。

2.氯霉素、红霉素、四环素、磺胺类抗生素可影响本品的杀菌效果，不宜与本品合用。

【操作要点】

1.静脉滴注，用适量注射用水或0.9%氯化钠注射液溶解后，再加入0.9%氯化钠注射液100ml中静脉滴注，每次滴注时间不少于30~40min，本品配成溶液后必须及时使用，不宜久置。

2.如发生严重的过敏反应，需立即用肾上腺素治疗，进行吸氧、静脉注射皮质激素、机械通气处理。

【用药宣教】

1.不定期检查肝肾功能和血常规。淋病患者初诊及治疗三个月后应进行梅毒检查。

2.可有腹泻、恶心、呕吐、斑丘疹、荨麻疹、一过性ALT升高等不良反应。

3.孕妇使用时，血浆中的结合雌三醇、雌三醇–葡萄糖苷酸、结合雌酮、雌三醇会出现一过性升高。

氨苄西林钠舒巴坦钠

本品为青霉素类药物与β-内酰胺酶抑制剂的复方制剂。

【理化性状】本品粉针剂为白色或类白色的粉末。

【皮肤试验方法】参见青霉素。

【用药评估】

1.青霉素皮试呈阳性者禁用。

2.传染性单核细胞增多症、巨细胞病毒感染、淋巴细胞白血病、淋巴瘤等患者应用本品易发生皮疹，故不宜应用。

【配伍禁忌】

1.本品与下列药品有配伍禁忌：硫酸阿米卡星、硫酸卡那霉素、硫酸庆大霉素、链霉素、克林霉素磷酸酯、盐酸林可霉素、黏菌素甲磺酸钠、多黏菌素B、琥珀氯霉素、琥乙红霉素和乳糖酸红霉素、四环素类注射剂、新生霉素、肾上腺素、间羟胺、多巴胺、阿托品、盐酸肼屈嗪、水解蛋白、氯化钙、葡萄糖酸钙、B族维生素、维生素C、含有氨基酸的营养注射剂、多糖(如右旋糖酐40)和氢化可的松琥珀酸钠，这些药物可使氨苄西林的活性降低。

2.本品与重金属，特别是铜、锌和汞有配伍禁忌。

3.本品在弱酸性葡萄糖注射液中分解较快，宜用中性液体作溶剂。

4.别嘌醇与本品合用时，皮疹发生率显著增高，尤其多见于高尿酸血症，故应避免与别嘌醇合用。

【相互作用】

1.丙磺舒、阿司匹林、吲哚美辛、保泰松、磺胺类药可减少本品自肾脏排泄，因此与本品合用时使其血药浓度增高，排泄时间延长，毒性也可能增加。

2.氯霉素与本品合用于细菌性脑膜炎时，远期后遗症的发生率较两者单用时为高。

3.本品可加强华法林的作用。

4.本品能增强雌激素代谢或减少其肝肠循环，因而可降低口服避孕药的效果。

【操作要点】

1.深部肌内注射、静脉注射或静脉滴注。将每次药量溶于50~100ml的5%葡萄糖注射液、0.9%氯化钠注射液、转化糖注射液、乳酸林格注射液、葡萄糖氯化钠注射液中，于15~30min内静脉滴注，配成溶液后须及时使用，不宜久置。

2.如发生严重的过敏反应，需立即用肾上腺素治疗，进行吸氧、静脉注射皮质激素、机械通气处理。

【用药宣教】

1.偶见血清氨基转移酶一过性增高。极个别病例发生剥脱性皮炎、过敏性休克。

2.用药期间，以硫酸铜法进行尿糖测定时可出现假阳性，用葡萄糖酶法者则不受影响。

3.大剂量注射给药可出现高钠血症。

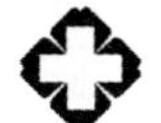

4.可使ALT或AST升高。

美洛西林钠舒巴坦钠

本品为青霉素类药物与β-内酰胺酶抑制剂的复方制剂。

【理化性状】 本品粉针剂为白色或类白色的粉末。

【皮肤试验方法】 参见青霉素。

【用药评估】

1.青霉素皮试呈阳性者禁用。

2.传染性单核细胞增多症、巨细胞病毒感染、淋巴细胞白血病、淋巴瘤等患者应用本品易发生皮疹，故不宜应用。

【配伍禁忌】 本品与酸、碱性较强(pH≤4或pH≥8)的药物呈配伍禁忌。

【相互作用】

1.丙磺舒、阿司匹林、吲哚美辛、保泰松、磺胺类药可减少本品自肾脏排泄，因此与本品合用时使其血药浓度增高，排泄时间延长，毒性增加。

2.与庆大霉素、卡那霉素等氨基糖苷类药合用，对铜绿假单胞菌、沙雷杆菌、克雷伯菌等有协同抗菌作用。

3.与头孢他啶合用，对铜绿假单胞菌和大肠埃希菌可产生协同或累加抗菌作用。

4.与维库溴铵类肌松药合用，可延长其神经肌肉阻滞作用。

5.与头孢噻肟合用，可使后者的总清除率降低。

6.与甲氨蝶呤合用，可干扰甲氨蝶呤的肾小管排泄，降低甲氨蝶呤肾脏清除率，出现甲氨蝶呤毒性反应。

7.与华法林、肝素、茚满二酮等抗凝血药合用，可增加凝血障碍和出血的危险。

8.与伤寒活疫苗合用，可降低伤寒活疫苗的免疫效应。

【操作要点】

1.本品临用前用注射用水或5%葡萄糖氯化钠注射液或5%~10%葡萄糖注射液溶解。剩余溶液于4℃最多保存24h。

2.如发生严重的过敏反应，需立即用肾上腺素治疗，进行吸氧、静脉注射糖皮质激素、机械通气处理。

【用药宣教】

1.用药中如出现严重和持续腹泻时，应考虑到出现假膜性肠炎的可能性。须立即停用本品并采取相应的治疗(如口服万古霉素，并禁用减少肠蠕动药物)。

2.传染性单核细胞增多症、巨细胞病毒感染、淋巴细胞白血病、淋巴瘤等患者应用本品易发生皮疹，故不宜应用。

3.用药期间，以硫酸铜法进行尿糖测定时可出现假阳性，用葡萄糖酶法者则不受影响。

4.可使ALT或AST升高。

哌拉西林钠舒巴坦钠

本品为青霉素类药物与β-内酰胺酶抑制剂的复方制剂。

【理化性状】本品粉针剂为白色或类白色的粉末。

【皮肤试验方法】参见青霉素。

1.青霉素皮试呈阳性者禁用。

2.肾功能不全者慎用，用药期间应监测肾功能，如发现肾功能异常应及时调整治疗方案。

【配伍禁忌】参见哌拉西林。

【相互作用】

1.丙磺舒、阿司匹林、吲哚美辛、保泰松、磺胺药可减少本品自肾脏排泄，因此与本品合用时使其血药浓度增高，排泄时间延长，毒性也可能增加。

2.本品与妥布霉素顺序使用时，可使妥布霉素的暴露量降低，但不必调整剂量。

3.氨基糖苷类抗生素可因青霉素类药物的存在而使活性降低。

4.与维库溴铵类肌松药合用，可延长其神经肌肉阻滞作用。

5.与头孢噻肟合用，可使后者的总清除率降低。

6.与华法林、肝素、茚满二酮等抗凝血药合用，可能增加凝血障碍和出血的危险。

【操作要点】

1.静脉滴注，使用前，先将每瓶本品溶于适量5%葡萄糖注射液、0.9%氯化钠注射液，然后再用同一溶剂稀释至50~100ml供静脉滴注，

滴注时间为30~60min。

2.如发生严重的过敏反应，需立即用肾上腺素治疗，进行吸氧、静脉注射皮质激素、机械通气处理。

【用药宣教】

1.用药中偶见恶心、呕吐、胃肠胀气，如出现严重和持续腹泻时，应考虑出现假膜性肠炎的可能性。须立即停用本品并采取相应的治疗(如口服万古霉素，并禁用减少肠蠕动药物)。

2.用药期间，以硫酸铜法进行尿糖测定时可出现假阳性，用葡萄糖酶法者则不受影响。

3.可使ALT或AST升高。

4.注射部位局部刺激反应、疼痛、静脉炎、血栓性静脉炎、水肿，可见头痛、头晕、烦躁、焦虑。

哌拉西林钠他唑巴坦钠

本品为青霉素类药物与β-内酰胺酶抑制剂的复方制剂。

【理化性状】本品粉针剂为白色或类白色的粉末。

【皮肤试验方法】参见青霉素。

【配伍禁忌】本品不得与只含碳酸氢钠的溶液混合，不得加入血液制品及水解蛋白液。余参见哌拉西林。

【相互作用】

1.丙磺舒、阿司匹林、吲哚美辛、保泰松、磺胺药可减少本品自肾脏排泄，因此与本品合用时使其血药浓度增高，排泄时间延长，毒性也可能增加。

2.本品与妥布霉素顺序使用时，可使妥布霉素的暴露量降低，但不必调整剂量。

3.氨基糖苷类抗生素可因青霉素类药物的存在而使活性降低。

4.与华法林、肝素、茚满二酮等抗凝血药合用，可能增加凝血障碍和出血的危险。

【操作要点】

1.静脉滴注，将适量本品用20ml稀释液(0.9%氯化钠注射液或灭菌注射用水)，充分溶解后，立即加入250ml液体(5%葡萄糖注射液或0.9%氯化钠注射液)中，每次至少30min。

2.如发生严重的过敏反应，需立即用肾上腺素治疗，进行吸氧、静脉注射皮质激素、机械通气处理。

【用药宣教】参见哌拉西林钠舒巴坦钠。

舒他西林

【理化性状】本品粉针剂为白色至灰白色结晶粉末。

【皮肤试验方法】参见青霉素。

【配伍禁忌】本品在含葡萄糖或其他糖类(碳水化合物)溶液中较不稳定，且不能与氨基糖苷类药物在同一容器中混合。

【相互作用】

1.丙磺舒、阿司匹林、吲哚美辛、保泰松、磺胺药可减少本品自肾脏排泄，因此与本品合用时使其血药浓度增高，排泄时间延长，毒性也可能增加。

2.卡那霉素可加强本品对大肠埃希菌、变形杆菌和肠杆菌属的体外抗菌作用。

3.庆大霉霉素可加强本品对B组链球菌的体外杀菌作用。

4.舒他西林与氯霉素联用后，在体外对流感杆菌作用影响不一。氯霉素在高浓度(5~10μg/ml)时对本品无拮抗现象，在低浓度(1~2μg/ml)时可使氨苄西林的杀菌作用减弱，但对氯霉素的抗菌作用无影响。且两药合用治疗细菌性脑膜炎时，远期后遗症的发生率比两药单用时高。

5.林可霉素可抑制本品在体外对金黄色葡萄球菌的抗菌作用。

6.别嘌醇可使本品皮肤黏膜反应发生率增加，尤其多见于高尿酸血症。

7.本品能增强雌激素代谢或减少其肠肝循环，降低口服避孕药的药效。

8.本品可减弱伤寒活疫苗的免疫效应，可能的机制是对伤寒沙门菌有抗菌活性。

【操作要点】参见哌拉西林钠他唑巴坦钠。

【用药宣教】

1.偶见恶心、呕吐、胃肠胀气，如出现严重和持续腹泻时，应考虑到出现假膜性肠炎的可能性。须立即停用本品，并采取相应的治疗(如口服万古霉素，并禁用减少肠蠕动药物)。

2.用药期间，以硫酸铜法进行尿糖测定时可出现假阳性，用葡萄糖酶法者则不受影响。

3.可使ALT或AST升高。

二、头孢菌素类

头孢噻吩钠

本品为一代头孢菌素类药物。

【理化性状】本品粉针剂为白色粉末。

【皮肤试验方法】

1.医护人员在使用头孢菌素类药物前，应注重对患者及其家族过敏史的询问，包括过敏药物、食物及过敏时的临床表现等，并详细记载于病历中。

2.因青霉素或头孢菌素皮试有增加患者过敏，甚至出现严重过敏反应的风险，不宜采用青霉素皮试或头孢菌素皮试筛查患者是否为过敏体质。

3.头孢菌素类药物皮试对过敏性休克等严重速发型过敏反应的预测作用循证医学证据不充分，且阳性率远高于过敏性休克等严重速发型过敏反应的实际发生率，因此不推荐在使用头孢菌素类药物前进行皮试普遍筛查。

4.医护人员在头孢菌素类药物皮试和使用期间，应注意密切观察患者状态，如发现皮疹、心慌、胸闷、呕吐、呼吸急促等过敏现象，及时予以相应处理，必要时立即停药，同时填写药品不良反应报告表。

5.鉴于不同侧链头孢菌素不一定存在交叉过敏，皮试阳性的患者不应在病史记录中笼统表达为："头孢菌素类抗菌药物过敏"，应具体记录其品名如为"头孢××(受试药物化学名)皮试阳性"。

6.抗组胺药物(苯海拉明、西替利嗪、氯雷他定等)、雷尼替丁等H_2受体拮抗剂、全身性肾上腺皮质激素等药物的应用可能影响皮试结果，因此需注意接受皮试患者是否存在以上合并用药的情况。

【用药评估】

1.有头孢菌素过敏和青霉素过敏性休克史者禁用。

2.对肾功能减退患者应在减少剂量情况下谨慎使用；因本品部分在肝脏代谢，因此肝功能损害患者也应慎用。有胃肠道疾病史者慎用。

【配伍禁忌】

1.与下列药物有配伍禁忌：硫酸阿米卡星、庆大霉素、卡那霉素、妥布霉素、新霉素、盐酸金霉素、盐酸四环素、盐酸土霉素、黏菌素甲磺酸钠、硫酸多黏菌素B、葡萄糖酸红霉素、乳糖酸红霉素、林可霉素、磺胺异噁唑、氨茶碱、可溶性巴比妥类、氯化钙、葡萄糖酸钙、盐酸苯海拉明和其他抗组胺药、利多卡因、去甲肾上腺素、间羟胺、哌甲酯、琥珀胆碱等。

2.偶可与下列药品发生配伍禁忌：青霉素、甲氧西林、氢化可的松琥珀酸钠、苯妥英钠、丙氯拉嗪、B族维生素和维生素C、水解蛋白。

【相互作用】

1.呋塞米、依他尼酸、布美他尼等强效利尿药，卡莫司汀、链佐星等抗肿瘤药以及氨基糖苷类抗生素与本品合用有增加肾毒性的可能。

2.克拉维酸可增强本品对某些因产生β-内酰胺酶而对其耐药的革兰阴性杆菌的抗菌活性。

3.包括本品在内，大剂量青霉素，头孢菌素(尤以二、三代头孢菌素)不宜与华法林联用，增加出血风险。

4.本品与丙磺舒联用，使本品血药浓度升高。

5.忌与任何含乙醇成分药物配伍，用药期间及用药后一周内患者禁忌摄入含乙醇制品。

【操作要点】

1.肌内或静脉注射，配制肌内注射液：1g本品加4ml灭菌注射用水使溶解。作静脉注射时可将1g本品溶于10ml灭菌注射用水、5%葡萄糖注射液或0.9%氯化钠注射液，配制成的溶液于3~5min内徐缓注入。静脉滴注，先将4g本品溶于20ml灭菌注射用水中，然后再适量稀释。腹腔内给药时，一般每1000ml透析液中含本品60mg。治疗腹膜炎或腹腔污染后应用的浓度可达0.1%~4%。

2.过敏反应及抢救原则

(1) 切断过敏原：立即停用头孢菌素类药物，静脉给药者更换输液瓶及输液器。

(2) 保持呼吸道通畅：立刻给予吸氧处理，及时清除呼吸道分泌物，必要时气管插管。

(3) 尽早建立静脉通路。

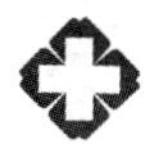

(4) 抗休克治疗：0.1%肾上腺素注射液，肌内注射，成人0.25~1.0mg，小儿0.01mg/kg，每5~15min重复给药一次，直到临床症状改善。出现低血压休克或对初始剂量肌内注射的肾上腺素无反应，可给予1∶10000肾上腺素0.1ml/kg静脉注射。如持续存在低血压，可给予肾上腺素1~5μg/（kg·min），儿童0.1~1μg/（kg·min），持续静脉滴注维持，或根据血压、心率情况调整用量；0.9%氯化钠注射液等保证足够的组织灌注。

(5) 抗过敏治疗：①糖皮质激素，应早期静脉滴注大剂量糖皮质激素。可选用氢化可的松200mg或高剂量甲泼尼龙(可用至30mg/kg)，缓慢静滴；或静脉注射地塞米松5~10mg；然后根据病情酌情给予糖皮质激素维持治疗；②抗组胺药，通常肌内注射异丙嗪25~50mg；神志清醒者可口服西替利嗪20mg或氯雷他定10mg。也可以静脉注射10%葡萄糖酸钙10~20ml抗过敏治疗。

(6) 监测心电、血压、脉搏、呼吸：皮试阴性的患者用药过程中仍可能发生过敏反应，需密切观察用药反应。

【用药宣教】

1.应用本品的患者Coombs试验可呈现阳性；孕妇产前应用本品，此阳性反应可出现于新生儿。

2. ALT、AST、碱性磷酸酶和血尿素氮在应用本品过程中皆可升高。

3.肌内注射局部疼痛较为多见，可有硬块、压痛和温度升高。大剂量或长时间静脉滴注后血栓性静脉炎的发生率提高。

4.较常见的不良反应为皮疹，嗜酸粒细胞增多、药物热、血清病样反应等过敏反应；粒细胞减少和溶血性贫血偶可发生；高剂量时可发生惊厥和其他中枢神经系统症状，肾功能减退患者尤易发生。

5.恶心、呕吐等胃肠道不良反应少见；可发生由艰难梭菌所致的腹泻和假膜性肠炎。

头孢硫脒

本品为一代头孢菌素类药物。

【理化性状】本品粉针剂为白色粉末。

【皮肤试验方法】参见头孢噻吩钠。

【配伍禁忌】与奥硝唑、小牛血去蛋白提取物注射液存在配伍禁忌。

【操作要点】

1.临用前加适量灭菌注射用水或0.9%氯化钠注射液溶解，再用0.9%氯化钠注射液或5%葡萄糖注射液250ml稀释。药液宜现用现配，配制后不宜久置。

2.过敏反应及抢救原则：参见头孢噻吩钠。

【用药宣教】

1.偶有荨麻疹、哮喘、皮肤瘙痒、寒战高热、血管神经性水肿等，偶见治疗后非蛋白氮和ALT升高。

2.应用本品的患者抗球蛋白试验可出现阳性；孕妇产前应用本品，此阳性反应也可出现于新生儿。

头孢唑林

本品为一代头孢菌素类药物。

【理化性状】本品钠盐粉针剂为白色粉末。

【皮肤试验方法】参见头孢噻吩钠。

【用药评估】

1.有头孢菌素过敏和青霉素过敏性休克史者禁用。

2.本品可经乳汁排泄，哺乳期妇女慎用。

3.早产儿及1个月以下的新生儿不推荐应用本品。

4.本品在老年人中$t_{1/2}$较年轻人明显延长，应按肾功能适当减量或延长给药间期。

【配伍禁忌】本品与下列药物有配伍禁忌，不可同瓶输注：硫酸阿米卡星、硫酸卡那霉素、盐酸金霉素、盐酸土霉素、盐酸四环素、葡萄糖酸红霉素、硫酸多黏菌素B、黏菌素甲磺酸钠，戊巴比妥、葡庚糖酸钙、葡萄糖酸钙。当溶液pH超过8.5时会发生水解，低于4.5时则产生不溶性沉淀。

【操作要点】

1.肌内注射，临用前加适量灭菌注射用水或0.9%氯化钠注射液溶解。静脉滴注，先用注射用水溶解，之后可用0.9%氯化钠注射液、5%葡萄糖注射液、氯化钠葡萄糖注射液、乳酸林格注射液等稀释后，静脉滴注。稀释后本品在室温下可稳定24h，冷冻下可保持10天效价不降低。

2.过敏反应及抢救原则：参见头孢噻吩钠。

【用药宣教】

1.偶有荨麻疹、哮喘、皮肤瘙痒、寒战高热、血管神经性水肿等，偶见治疗后非蛋白氮和ALT升高。

2.肌内注射局部有轻度疼痛。可有过敏性皮疹、药物热、恶心、呕吐、腹泻等。

3.应用本品的患者抗球蛋白试验可出现阳性；孕妇产前应用本品，此阳性反应也可出现于新生儿。

头孢拉定

本品为一代头孢菌素类药物。

【理化性状】本品粉针剂为白色粉末，略溶于水。

【皮肤试验方法】参见头孢噻吩钠。

【用药评估】

1.有头孢菌素过敏和青霉素过敏性休克史者禁用。

2.本品可经乳汁排泄，哺乳期妇女慎用。

3.肝、肾功能不全者和有胃肠道疾病史者，特别是抗生素相关性肠炎患者慎用。

【配伍禁忌】与溴己新、环丙沙星存在配伍禁忌。

【相互作用】与美西林联合应用，对大肠埃希菌和沙门菌属等革兰阴性杆菌具协同作用。

【操作要点】

1.成人肌内或静脉滴注，临用前加灭菌注射用水或0.9%氯化钠注射液溶解。

2.过敏反应及抢救原则：参见头孢噻吩钠。

【用药宣教】

1.偶有荨麻疹、哮喘、皮肤瘙痒、血管神经性水肿、药物热、恶心、呕吐、腹泻等，偶见治疗后非蛋白氮和ALT升高。

2.肌内注射部位疼痛较明显，静脉注射后可发生静脉炎。

3.少数患者用药后可出现嗜酸粒细胞增多、白细胞总数或中性粒细胞减少等。

4.少数患者用药后可出现暂时性尿素氮升高，但尚无严重肾脏毒性反应的报道。

5.直接Coombs试验可呈阳性反应，以硫酸铜法测定尿糖可呈假阳性反应。

头孢替唑

本品为二代头孢菌素类药物。

【理化性状】本品常用钠盐粉针剂为白色至淡黄色粉末或结晶性粉末。

【皮肤试验方法】参见头孢噻吩钠。

【用药评估】参见头孢拉定。

【配伍禁忌】本品与奥硝唑、葡萄糖酸钙、氨溴索、硫普罗宁存在配伍禁忌。

【操作要点】

1.静脉注射：溶于注射用水、0.9%氯化钠注射液或5%葡萄糖注射液，缓慢注射；静脉滴注：溶于0.9%氯化钠注射液或5%葡萄糖注射液；肌内注射：溶于0.5%盐酸利多卡因注射液。

2.肌内注射时使用的溶剂不能用于静脉注射和静脉滴注。

3.注射液溶解时，因温度原因出现浑浊，可加温使其澄清后使用。溶解后最好立即使用，如需保存，应置于避光阴凉处，存放时间不应超过24h。

4.静脉内大量注射，偶尔可引起血管注射部位疼痛、血栓性静脉炎，故要注意调整注射部位和注射方法。注射速度要尽量缓慢。

5.肌内注射时可发生注射部位疼痛、硬结，故不可在同一部位反复注射。

6.过敏反应及抢救原则：参见头孢噻吩钠。

【用药宣教】

1.偶有荨麻疹、哮喘、皮肤瘙痒、血管神经性水肿、药物热、恶心、呕吐、腹泻等，偶见治疗后非蛋白氮和ALT升高。

2.少数患者用药后可出现嗜酸粒细胞增多、白细胞总数或中性粒细胞减少等。

3.少数患者用药后可出现暂时性尿素氮升高，但尚无严重肾脏毒性反应的报道。

4.在检测尿糖时，除试纸法外，用Benedict试剂、Fehling试剂及Clinitest试剂检验尿糖时，可出现假阳性现象。

5.有可能出现直接Coombs试验阳性。

头孢西酮

本品为一代头孢菌素类药物。

【理化性状】本品常用钠盐粉针剂为白色至淡黄色粉末或结晶性粉末。

【皮肤试验方法】参见头孢噻吩钠。

【用药评估】参见头孢拉定。

【配伍禁忌】与氨基糖苷类抗生素、万古霉素存在配伍禁忌。

【操作要点】

1.静脉注射：将本品溶解于5ml注射用水中，在2~3min内缓慢注射；静脉滴注：用适量注射用水、0.9%氯化钠注射液或5%葡萄糖溶液溶解本品后静脉滴注，滴注时间最少持续30min。

2.本品对光不稳定，溶解后的药液宜立即使用，并注意在使用前观察溶液外观。

3.过敏反应及抢救原则：参见头孢噻吩钠。

【用药宣教】

1.偶有荨麻疹、哮喘、皮肤瘙痒、血管神经性水肿、药物热、恶心、呕吐、腹泻等，偶见治疗后非蛋白氮和ALT升高。

2.少数患者用药后可出现暂时性尿素氮升高，但尚无严重肾脏毒性反应的报道。

3.偶可引起注射部位瘀血红肿。极个别情况下，可以引起血栓。

4. Coombs试验呈阳性反应；以非酶法测定尿糖可呈假阳性。

头孢呋辛

本品为二代头孢菌素类药物。

【理化性状】本品常用钠盐粉针剂为白色至淡黄色粉末或结晶性粉末。

【皮肤试验方法】参见头孢噻吩钠。

【用药评估】参见头孢拉定。

【操作要点】

1.本品可深部肌内注射，也可静脉注射或静脉滴注。肌内注射：本品用无菌注射用水溶解，缓慢摇匀得混悬液后，方可深部肌内注射，肌内注射前，必须回抽无血才可注射；静脉注射：用无菌注射用水溶解，摇匀后再缓慢静脉注射；也可加入静脉滴注管内滴注，不可与氨基糖苷类抗生素配伍使用。

2.如溶液发生浑浊或有沉淀不能使用。

3.不同浓度的溶液可呈微黄色至琥珀色，本品粉末、混悬液和溶液在不同的存放条件下颜色可变深，但不影响其效价。

4.过敏反应及抢救原则：参见头孢噻肟钠。

【用药宣教】

1.偶有荨麻疹、哮喘、皮肤瘙痒、血管神经性水肿、药物热、恶心、呕吐、腹泻等。

2.偶见治疗后非蛋白氮和ALT升高；短暂性的血红蛋白浓度降低，嗜酸性粒细胞增多，白细胞和中性粒细胞减少，停药后症状消失。

3.肌内注射时，注射部位会有暂时的疼痛，剂量较大时尤其如此。

4.应用本品患者直接Coombs试验可呈现阳性；本品可致高铁氰化物血糖试验呈假阴性，故应用本品期间，应以葡萄糖酶法或抗坏血酸氧化酶试验测定血糖浓度；本品可使硫酸铜尿糖试验呈假阳性，但葡萄糖酶法则不受影响。

头孢甲肟

本品为第三代头孢菌素类药物。

【理化性状】本品粉针剂为白色至淡黄色粉末或结晶性粉末。

【皮肤试验方法】参见头孢噻肟钠。

【用药评估】参见头孢拉定。

【配伍禁忌】与奥硝唑、氨溴索、帕珠沙星、呋塞米、溴己新、维生素C、维生素B_6、环丙沙星存在配伍禁忌。

【操作要点】

1.成年人可将本品加于糖液、电解质液或氨基酸制剂等的补液中，在0.5~2h内进行静脉滴注，小儿也可考虑按上述途径给药。

2.本品辅料助溶剂为无水碳酸钠，在溶解时有二氧化碳产生，静脉滴注时不可使用注射用水溶解，因溶解后的溶液不等渗。本品溶解后应在12h内使用。可用0.9%氯化钠注射液或葡萄糖注射液溶解后使用。

3.过敏反应及抢救原则：参见头孢噻吩钠。

【用药宣教】

1.偶有荨麻疹、哮喘、皮肤瘙痒、血管神经性水肿、药物热、恶心、呕吐、腹泻等。

2.偶见治疗后非蛋白氮和ALT升高；短暂性的血红蛋白浓度降低，嗜酸性粒细胞增多，白细胞和中性粒细胞减少，停药后症状消失；罕见严重的肾功能损害，如急性肾衰竭。

3.应用本品对诊断试剂的干扰：除检尿糖试带(TES-tape)反应外，用班氏试剂、弗林试剂、Clinitest(含硫酸铜的片状试剂)进行尿糖测定时可出现假阳性反应，直接Coombs试验呈阳性反应。

4.使用本品时，定期进行肝功能、肾功能、血液等检查。

头孢孟多

本品为第二代头孢菌素。

【理化性状】本品常用酯钠盐粉针剂为白色或类白色粉末或结晶性粉末。

【皮肤试验方法】参见头孢噻吩钠。

【用药评估】参见头孢拉定。

【配伍禁忌】

1.本品制剂中含有碳酸钠，因而与含有钙或镁的溶液(包括复方氯化钠注射液或复方乳酸钠注射液)有配伍禁忌。两者不能混合在同一容器中；如必须合用时，应分开在不同容器中给药。

2.与葡萄糖酸钙、西咪替丁、氨基糖苷类、甲硝唑、雷尼替丁、胺碘酮、羟乙基淀粉等存在配伍禁忌。

【相互作用】红霉素可增加本品对脆弱拟杆菌的体外抗菌活性100倍以上。与庆大霉素或阿米卡星合用，在体外对某些革兰阴性杆菌有协同作用，余参见头孢噻吩钠。

【操作要点】

1. 肌内注射　用3ml的稀释剂进行稀释，振摇至完全溶解。稀释剂可以选用：无菌注射用水、0.9%氯化钠注射液。

2. 静脉注射给药　溶于灭菌注射用水、5%葡萄糖注射液或0.9%氯化钠注射液内。在3~5min之内缓慢静脉注射，或在患者接受静脉注射时，经由导管和以下的静脉注入：0.9%氯化钠注射液；5%的葡萄糖注射液；10%葡萄糖注射液；5%葡萄糖和0.9%氯化钠混合注射液；含5%的葡萄糖和0.45%的氯化钠混合注射液；含5%的葡萄糖和0.2%的氯化钠混合注射液；乳酸钠注射液(M/6)。

连续静脉给药：用灭菌水溶液稀释。将本品用以下溶液中的任一种稀释：0.9%氯化钠注射液；5%的葡萄糖注射液；10%葡萄糖注射液；5%葡萄糖和0.9%氯化钠混合注射液；5%的葡萄糖和0.45%的氯化钠混合注射液；5%的葡萄糖和0.2%的氯化钠混合注射液；乳酸钠注射液(M/6)。

3. 稳定性　调配好的注射液，于常温下(25℃)可24h保持稳定，如冷藏(5℃)可达96h，常温储藏配好的本品注射液，会产生二氧化碳。此二氧化碳的压力在还未抽取瓶内之内含物以前可能会消散，或把注射瓶倒转于注射筒顶端，二氧化碳可能会连同内含物注于注射筒内；本品的无菌水注射液，5%葡萄糖注射液或0.9%氯化钠注射液调配后立即置入-20℃下冷冻，可维持稳定性达6个月之久。如果给注射液加温(最高温度37℃)，应注意注射剂溶解后，即刻停止加温。注射剂解冻后不能再行冷冻。

4. 过敏反应及抢救原则　参见头孢噻吩钠。

【用药宣教】

1. 偶有荨麻疹、哮喘、皮肤瘙痒、血管神经性水肿、药物热、恶心、呕吐、腹泻等。

2. 可有肌内注射区疼痛和血栓性静脉炎。

3. 对诊断的干扰：应用本品时可出现直接Coombs试验阳性；以硫酸铜法测定尿糖时发生假阳性反应，采用葡萄糖酶法测定尿糖，其结果不受影响；以磺基水杨酸检测尿蛋白时可出现假阳性反应。

头孢尼西

本品为第二代头孢菌素。

【理化性状】本品钠盐粉针剂为白色或类白色粉末或结晶性粉末。

【皮肤试验方法】参见头孢噻吩钠。

【用药评估】参见头孢拉定。

【配伍禁忌】本品禁止与甘露醇、氨基糖苷类配伍。

【相互作用】四环素、红霉素及氯霉素可降低本品的作用；本品可降低口服避孕药的作用，应采用其他有效避孕方法。

【操作要点】

1. 肌内注射　用注射用水溶解后深部肌内注射。如果剂量为2g，应分两次在不同部位注射。

2. 静脉滴注　用注射用水溶解后，进一步用0.9%氯化钠注射液、5%葡萄糖注射液、乳酸林格注射液50~100ml溶解后，进行静脉滴注。

3. 过敏反应及抢救原则　参见头孢噻吩钠。

【用药宣教】

1.偶有荨麻疹、哮喘、皮肤瘙痒、血管神经性水肿、药物热、恶心、呕吐、腹泻等。

2.偶见治疗后非蛋白氮和ALT升高；短暂性的血红蛋白浓度降低，嗜酸性粒细胞增多，白细胞和中性粒细胞减少，停药后症状消失；罕见严重的肾功能损害，如急性肾衰竭。

3.注射部位可出现疼痛不适，静脉注射部位烧灼感、静脉炎。

4.对诊断的干扰：可出现直接Coombs试验阳性。

头孢西丁

本品为头霉素类抗生素。

【理化性状】本品钠盐粉针剂为白色或类白色粉末或结晶性粉末。

【皮肤试验方法】参见头孢噻吩钠。

【用药评估】参见头孢拉定。

【配伍禁忌】本品与雷尼替丁、氨基糖苷类、非格司亭、羟乙基淀粉、喷他脒、万古霉素、氨溴索、长春西汀存在配伍禁忌。

【操作要点】

1.肌内注射　可溶于0.5%利多卡因注射液2ml中作深部肌内注射；静脉注射：可溶于灭菌0.9%氯化钠注射液或5%葡萄糖注射液10~20ml中于4~6min内缓慢静脉注射；静脉滴注：溶于灭菌0.9%氯化钠注射液、5%~10%葡萄糖液中作静脉滴注，于0.5h内滴完。

2. 过敏反应及抢救原则　参见头孢噻吩钠。

【用药宣教】

1.偶有荨麻疹、哮喘、皮肤瘙痒、血管神经性水肿、药物热、恶心、呕吐、腹泻等。

2.偶见治疗后非蛋白氮和ALT升高；短暂性的血红蛋白浓度降低，嗜酸性粒细胞增多，白细胞和中性粒细胞减少，停药后症状消失；罕见严重的肾功能损害，如急性肾衰竭。

3.静脉注射后可出现血栓性静脉炎，肌内注射后可有局部硬结、压痛。

头孢替坦

本品为头霉素类抗生素。

【理化性状】本品常用二钠盐粉针剂为白色或灰白色粉末或结晶性粉末。

【皮肤试验方法】参见头孢噻吩钠。

【用药评估】参见头孢拉定。

【配伍禁忌】本品与氨基糖苷类、多沙普仑、肝素、异丙嗪、四环素类、万古霉素、长春瑞滨等存在配伍禁忌。

【操作要点】

1. 肌内注射　可溶于0.5%利多卡因注射液2ml中作深部肌内注射；静脉注射：可溶于0.9%氯化钠注射液或5%葡萄糖注射液中作静脉注射；静脉滴注：溶于0.9%氯化钠注射液、5%~10%葡萄糖注射液中作静脉滴注。

2. 过敏反应及抢救原则　参见头孢噻吩钠。

【用药宣教】参见头孢西丁。

头孢美唑

本品为头霉素类抗生素。

【理化性状】本品常用钠盐粉针剂为白色或淡黄色粉末或块状物。

【皮肤试验方法】参见头孢噻吩钠。

【用药评估】参见头孢拉定。

【配伍禁忌】本品与氨基糖苷类、果糖存在配伍禁忌。

【操作要点】

1.静脉注射：溶于灭菌注射用水、0.9%氯化钠注射液或葡萄糖注射液中，缓慢静脉注射；静脉滴注：不得用灭菌注射用水溶解。

2. 过敏反应及抢救原则　参见头孢噻吩钠。

【用药宣教】

1.偶有荨麻疹、哮喘、皮肤瘙痒、血管神经性水肿、药物热、恶心、呕吐、腹泻等。

2.哺乳期妇女使用本品时，应暂停哺乳。

3.有可能出现Stevens-Johnson综合征、中毒性表皮坏死症(Lyell综合征)。一旦发现类似症状，停药并作适当处理。

4.试纸反应以外的Benedict试药、费林试药及Clinitest进行的尿糖检查，有时呈阳性；用雅费反应进行肌酐检查时，表观肌酐值有可能显示高值；直接Coombs试验，有时呈阳性。

头孢拉宗

本品为头霉素类抗生素。

【理化性状】本品常用钠盐粉针剂为白色或淡黄色粉末或块状物。

【皮肤试验方法】参见头孢噻吩钠。

【用药评估】参见头孢拉定。

【配伍禁忌】本品与氨基糖苷类存在配伍禁忌。

【操作要点】

1.本品仅供静脉给药。静脉注射时用注射用水溶解，稀释至20ml，缓慢静脉注射；静脉滴注时溶于5%葡萄糖注射剂或0.9%氯化钠注射剂100~500ml中，静脉滴注。

2.过敏反应及抢救原则　参见头孢噻吩钠。

【用药宣教】

1.偶有荨麻疹、哮喘、皮肤瘙痒、血管神经性水肿、药物热、恶心、呕吐、腹泻等。

2.偶见治疗后非蛋白氮和ALT升高；短暂性的血红蛋白浓度降低，嗜酸性粒细胞增多，白细胞和中性粒细胞减少，停药后症状消失；罕见严重的肾功能损害，如急性肾衰竭。

3.本品可干扰尿糖反应，使Benedict、Fehling试验呈假阳性；可使直接Coombs试验出现阳性反应。

头孢唑喃

本品为第三代头孢菌素。

【理化性状】本品常用钠盐粉针剂为白色或淡黄色粉末或块状物。

【皮肤试验方法】参见头孢噻吩钠。

【用药评估】参见头孢拉定。

【配伍禁忌】本品与氨基糖苷类存在配伍禁忌。

【操作要点】参见头孢拉宗。

【用药宣教】

1.偶有荨麻疹、哮喘、皮肤瘙痒、血管神经性水肿、药物热、恶心、呕吐、腹泻等。

2.哺乳期妇女使用本品时，应暂停哺乳。

3.静脉注射时，如剂量过大或速度过快可产生注射部位灼热感、血管疼痛，严重者可出现血栓性静脉炎。

4.使用本品，当以Benedict试剂、菲林试剂及Clinitest法检查尿糖时，有时会出现阳性；直接Coombs试验出现阳性反应。

头孢替安

本品为第二代头孢菌素。

【理化性状】本品常用盐酸盐为白色或淡黄色粉末或块状物。

【皮肤试验方法】参见头孢噻吩钠。

【用药评估】参见头孢拉定。

【配伍禁忌】本品与氨基糖苷类、氨溴索、奥曲肽、磺胺嘧啶钠存在配伍禁忌。

【操作要点】

1.静脉注射：可用0.9%氯化钠注射液或5%葡萄糖注射液溶解后使用；静脉滴注：将本品溶解于葡萄糖、电解质液或氨基酸等注射液中，成人于0.5~2h内静脉滴注，儿童0.5~1h内静脉滴注，静脉滴注时，不可用注射用水稀释，因不是等渗溶液。

2.溶解后的药液应迅速使用，若必须贮存亦应在8h内用完，此时微黄色的药液可能随着时间的延长而加深。

3.过敏反应及抢救原则：参见头孢噻吩钠。

【用药宣教】

1.偶有荨麻疹、哮喘、皮肤瘙痒、血管神经性水肿、药物热、恶心、呕吐、腹泻等。

2.哺乳期妇女使用本品时，应暂停哺乳。

3.大量静脉注射，可致血管疼痛和血栓性静脉炎。

4.使用本品期间，用碱性酒石酸铜试液进行尿糖实验时可有假阳性反应；直接Coombs试验可出现假阳性反应。

头孢米诺

本品为头霉素类抗生素。

【理化性状】本品常用钠盐粉针剂为白色或淡黄色粉末或块状物。

【皮肤试验方法】参见头孢噻吩钠。

【用药评估】参见头孢拉定。

【配伍禁忌】

1.本品与氨茶碱、磷酸吡哆醛配伍会降低效价或变色，故不得配伍。

2.本品与氨基糖苷类、奥硝唑、依诺沙星、更昔洛韦、夫西地酸、伏立康唑等存在配伍禁忌。

【相互作用】

1.本品与利尿剂(呋塞米等)合用有可能增加肾毒性，应谨慎使用。

2.本品影响乙醇代谢，使血中乙醛浓度上升，显示双硫仑样作用，故用药期间或用药后1周内应禁止摄入含乙醇制品。

【操作要点】

1.本品仅用于静脉注射或静脉滴注给药。静脉注射：用注射用水、5%~10%葡萄糖注射液或0.9%氯化钠注射液溶解后应用；静脉滴注，用100~500ml的5%~10%葡萄糖注射液或0.9%氯化钠注射液溶解，不可用注射用水溶解，于1~2h静脉滴注。配制成溶液后应尽快使用(室温下保存不超过12h，冰箱中保存不超过24h)。

2.过敏反应及抢救原则　参见头孢噻吩钠。

【用药宣教】

1.偶有荨麻疹、哮喘、皮肤瘙痒、血管神经性水肿、药物热、恶心、呕吐、腹泻等。

2.哺乳期妇女使用时，应暂停哺乳。

3.使用本品期间，尿糖试验(菲林试剂)可呈假阳性；直接Coombs试验可出现阳性反应。

头孢噻肟

本品为第三代头孢菌素。

【理化性状】本品常用钠盐粉针剂为白色或淡黄色粉末或块状物。

【皮肤试验方法】参见头孢噻吩钠。

【用药评估】参见头孢拉定。

【配伍禁忌】本品与氨基糖苷类、氨茶碱、多沙普仑、碳酸氢钠、万古霉素、别嘌醇、阿奇霉素、非格司亭、氟康唑、吉西他滨、羟乙基淀粉、喷他脒等存在配伍禁忌。

【相互作用】

1.本品与庆大霉素或妥布霉素合用，对铜绿假单胞菌均有协同作用；与阿米卡星合用对大肠埃希菌、肺炎克雷伯菌和铜绿假单胞菌有协同作用。

2.本品与氨基糖苷类抗生素、强利尿药联合应用时，肾毒性增加。

3.本品与阿洛西林或美洛西林等合用，可使本品的总清除率降低，如两者合用需适当减低剂量。

4.本品与丙磺舒合用，可抑制本品在肾脏的排泄，提高血药浓度及延长血浆半衰期。

5.血液透析能将62.3%的药物自体内清除；腹膜透析对药物的清除量很少。

【操作要点】

1.婴幼儿不能肌内注射。肌内注射：本品加灭菌注射用水溶解；静脉注射：可将1g本品溶于10ml灭菌注射用水、5%葡萄糖注射液或0.9%氯化钠注射液，配制成的溶液于3~5min内缓慢静脉注射；静脉滴注：先将本品溶于灭菌注射用水中，然后再适量注射液稀释，不可用碳酸氢钠注射液稀释。

2.过敏反应及抢救原则　参见头孢噻吩钠。

【用药宣教】

1.偶有荨麻疹、哮喘、皮肤瘙痒、血管神经性水肿、静脉炎、恶心、呕吐、腹泻等。

2.偶见治疗后非蛋白氮和ALT升高；短暂性的血红蛋白浓度降低，

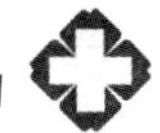

嗜酸性粒细胞增多，白细胞和中性粒细胞减少，停药后症状消失；罕见严重的肾功能损害，如急性肾衰竭。

3.应用本品的患者Coombs试验可呈现阳性。

头孢他啶

本品为第三代头孢菌素。

【理化性状】本品粉针剂为白色或微黄色粉末，水中溶解生成澄明药液。因浓度的不同，药液可由浅黄色至琥珀色。新制备的溶液pH为6~8。

【皮肤试验方法】参见头孢噻吩钠。

【用药评估】

1.有头孢菌素过敏史和青霉素过敏性休克史者禁用。

2.有胃肠道疾病史，特别是溃疡性结肠炎、局限性肠炎或抗生素相关性结肠炎者应慎用。

3.有黄疸的新生儿或有严重黄疸倾向的新生儿禁用。

4.孕妇、哺乳期妇女慎用。

【配伍禁忌】

1.在碳酸氢钠溶液中的稳定性较在其他溶液中差。

2.本品不可与氨基糖苷类抗生素在同一容器中给药。与万古霉素混合可发生沉淀。

【相互作用】与氨基糖苷类抗生素、强利尿药联合应用时，肾毒性增加。

【操作要点】参见头孢噻肟。

【用药宣教】

1.偶有荨麻疹、哮喘、皮肤瘙痒、血管神经性水肿、静脉炎、恶心、呕吐、腹泻等。

2.使用本品期间禁止饮酒。

3. 肌内注射时，可能引起注射部位硬结、疼痛；静脉给药时，如剂量过大或速度过快可产生血管灼热感、血管疼痛，严重者可致血栓性静脉炎。

4.应用本品的患者直接Coombs试验可呈阳性；本品可使硫酸铜尿糖

试验呈假阳性，推荐应用酶葡萄糖氧化反应测定法。

头孢哌酮

本品为第三代头孢菌素。

【理化性状】本品钠盐粉针剂为白色至微黄色结晶性粉末或块状物或粉末。

【皮肤试验方法】参见头孢噻吩钠。

【用药评估】参见头孢他啶。

【配伍禁忌】本品与下列药物的注射剂有配伍禁忌：阿米卡星、庆大霉素、卡那霉素B、多西环素、甲氯芬酯、阿马林(缓脉灵)、苯海拉明、门冬酸钾镁、盐酸羟嗪(安太乐)、普鲁卡因胺、氨茶碱、丙氯拉嗪、细胞色素C、喷他佐辛、抑肽酶等。

【相互作用】

1.本品与氨基糖苷类抗生素(庆大霉素和妥布霉素)联合应用时对肠杆菌科细菌和铜绿假单胞菌的某些敏感菌株有协同作用，但两者不可同瓶滴注，因可能相互影响抗菌活性。

2.本品能产生低凝血酶原血症、血小板减少症，与下列药物同时应用时，可能引起出血：抗凝药肝素，香豆素或茚满二酮衍生物、溶栓药、非甾体抗炎药(尤其阿司匹林、二氟尼柳或其他水杨酸制剂)及磺吡酮等。

3.本品化学结构中含有甲硫四氮唑侧链，故应用本品期间，饮酒或静脉注射含乙醇药物，将抑制乙醛去氢酶的活性，使血中乙醛积聚，出现嗜睡、幻觉等双硫仑样反应。因此在用药期间和停药后5天内，患者不能饮酒、口服或静脉滴注含乙醇的药物。

【操作要点】

1.肌内注射：加灭菌注射用水及2%利多卡因注射液1ml，其浓度为250mg/ml；静脉注射：徐缓，药物加葡萄糖氯化钠注射液溶解；静脉滴注：溶解于100~200ml葡萄糖氯化钠注射液或其他稀释液中，浓度为5~25mg/ml。

2.过敏反应及抢救原则　参见头孢噻吩钠。

【用药宣教】

1.偶有荨麻疹、恶心、呕吐、腹泻、菌群失调等。

2.偶见治疗后非蛋白氮和ALT升高；短暂性的血红蛋白浓度降低，嗜酸性粒细胞增多，白细胞和中性粒细胞减少，尿素氮、肌酸、肌酐升高。

3.偶有出血者，可用维生素K预防或控制。

4.应用本品的患者直接Coombs试验可呈阳性；本品可使硫酸铜尿糖试验呈假阳性，推荐应用酶葡萄糖氧化反应测定法。

头孢曲松

本品为第三代头孢菌素。

【理化性状】本品钠盐粉针剂为白色至微黄色结晶性粉末或冻干的块状物或粉末。

【皮肤试验方法】参见头孢噻吩钠。

【用药评估】参见头孢他啶。

【配伍禁忌】

1.在新生儿中，使用本品后的48h内不得使用含钙溶液。

2.本品不能加入哈特曼以及林格等含有钙的溶液中使用。

3.本品与氨基糖苷类、氨茶碱、克林霉素、利多卡因、甲硝唑、茶碱、胺碘酮、两性霉素B脂质体、安丫啶、阿奇霉素、氟康唑、非格司亭、拉贝洛尔、喷他脒、万古霉素、长春瑞滨、异丙肾上腺素等存在配伍禁忌。

【相互作用】氯霉素与头孢曲松合用会产生拮抗作用。

【操作要点】

1.肌内注射：用1%利多卡因注射液溶解；静脉注射：用灭菌注射用水溶解，注射时间2~4min；静脉滴注：先用少量0.9%氯化钠注射液或5%葡萄糖注射液溶解，后用同一溶剂稀释至100~250ml，滴注时间30min以上。

2.过敏反应及抢救原则　参见头孢噻吩钠。

【用药宣教】

1.偶有荨麻疹、恶心、呕吐、腹泻、菌群失调等。

2.偶见治疗后非蛋白氮和ALT升高；嗜酸性粒细胞增多，白细胞和中性粒细胞减少。

3.偶有出血者，可用维生素K预防或控制。

4.青少年、儿童使用本品，偶可致胆结石，但停药后可消失。

5.本品可使血半乳糖试验出现假阳性结果。无酶法测定尿糖也可能出现假阳性结果，因此，在使用本品期间，应以酶法测定尿糖。

头孢唑肟

本品为第三代头孢菌素。

【理化性状】本品钠盐粉针剂为白色至微黄色结晶性粉末或冻干的块状物或粉末。

【皮肤试验方法】参见头孢噻吩钠。

【用药评估】参见头孢他啶。

【配伍禁忌】本品与氨基糖苷类、非格司亭存在配伍禁忌。

【相互作用】

1.本品与香豆素类药合用时，有增强香豆素类药作用的可能。

2.本品与呋塞米等利尿药、其他头孢菌素与氨基糖苷类抗生素联合应用，可出现肾毒性。

【操作要点】

1.本品可用注射用水、0.9%氯化钠注射液、5%葡萄糖注射液溶解后缓慢静脉注射，亦可加在10%葡萄糖注射液、电解质注射液或氨基酸注射液中静脉滴注0.5~2h。本品溶解后在室温下放置不宜超过7h，冰箱中放置不宜超过48h。一次大剂量静脉注射时可引起血管痛、血栓性静脉炎，应尽量减慢注射速度。

2.过敏反应及抢救原则　参见头孢噻吩钠。

【用药宣教】

1.可见皮疹、瘙痒和药物热等过敏反应、腹泻、恶心、呕吐、食欲不振等。

2.可见碱性磷酸酶、血清氨基转移酶轻度升高；暂时性血胆红素、血尿素氮和肌酐升高；白细胞减少、嗜酸性粒细胞增多或血小板减少。

3.注射部位烧灼感、蜂窝织炎、静脉炎(静脉注射患者)、疼痛、硬化和感觉异常等。

4.直接Coombs试验可出现阳性。用Benedict、Fehling及Clinitest试剂检查尿糖可呈假阳性。

拉氧头孢

本品为氧头孢烯类抗生素。

【理化性状】本品钠盐粉针剂为白色至微黄色结晶性粉末或冻干的块状物或粉末。

【皮肤试验方法】参见头孢噻吩钠。

【用药评估】参见头孢他啶。

【配伍禁忌】本品与甘露醇、多巴酚丁胺存在配伍禁忌。

【相互作用】

1.与肝素或华法林合用时，有增加出血风险的可能。

2.与利尿药、其他头孢菌素与氨基糖苷类抗生素联合应用时肾毒性增强。

【操作要点】

1.肌内注射：用0.5%利多卡因注射液溶解，作深部肌内注射；静脉注射：溶解于0.9%氯化钠注射液或5%~10%葡萄糖液10~20ml液体中，缓缓注入；静脉滴注：溶于0.9%氯化钠注射液或5%~10%葡萄糖液100ml中滴注。

2.溶解后应立即使用，未用完的药液必须在冰箱中保存，在24h内用完。

3.过敏反应及抢救原则：参见头孢噻吩钠。

【用药宣教】

1.可见过敏反应、腹泻、恶心、呕吐等。

2.用药期间不可饮酒，以免发生双硫仑样反应。

氟氧头孢

本品为氧头孢烯类抗生素。

【理化性状】本品钠盐粉针剂为白色至微黄色结晶性粉末或冻干的块状物或粉末，易溶于水和甲醇。

【皮肤试验方法】参见头孢噻吩钠。

【用药评估】

1.有头孢菌素过敏和青霉素过敏性休克史者禁用。

2.肾功能不全者慎用。

3.孕妇、哺乳期妇女慎用。

【相互作用】与利尿药、其他头孢菌素类与氨基糖苷类抗生素联合应用时肾毒性增强。

【操作要点】

1.本品用于静脉注射或静脉滴注。

2.过敏反应及抢救原则：参见头孢噻吩钠。

【用药宣教】

1.不良反应有肾功能减退、红细胞减少、粒细胞减少、血红蛋白降低、嗜酸性粒细胞增多、血细胞比容下降、血小板减少或增多，罕见溶血性贫血、肝酶单项或多项上升等。

2.可出现恶心、呕吐、腹泻、软便、假膜性肠炎(罕见)、皮疹及瘙痒，过敏、药物热及注射局部静脉炎等。

头孢克定

本品为第四代头孢菌素。

【理化性状】本品粉针剂为白色结晶性粉末。

【皮肤试验方法】参见头孢噻吩钠。

【用药评估】有头孢菌素过敏史和青霉素过敏性休克史者禁用。

【操作要点】

1. 静脉滴注　溶于0.9%氯化钠或5%葡萄糖注射液100~250ml中静脉滴注。

2. 过敏反应及抢救原则　参见头孢噻吩钠。

【用药宣教】

1.可见皮疹、药热、瘙痒等过敏反应。

2.可见血清AST或ALT轻度升高及嗜酸性粒细胞增多等。

头孢地嗪

本品为第三代头孢菌素。

【理化性状】本品钠盐粉针剂为白色至浅黄色结晶性粉末。

【皮肤试验方法】参见头孢噻吩钠。

【用药评估】

1.有头孢菌素过敏史和青霉素过敏性休克史者禁用。

2.早产儿和新生儿、孕妇及哺乳期妇女、严重肾功能不全者慎用；哮喘、皮疹或变态反应者慎用。

【配伍禁忌】本品与氨基糖苷类抗生素、强利尿剂(如呋塞米)及多黏菌素B同时应用，可导致肾衰竭。

【相互作用】

1.丙磺舒可延长本品的半衰期。

2.本品可干扰体内维生素K的代谢，个别病例用药后可致维生素K缺乏，造成出血倾向，大剂量应用时应予注意。

【操作要点】

1.静脉注射：溶于注射用水中，于3~5min内注射完毕；静脉滴注：溶于注射用水、0.9%氯化钠注射液或林格液中，滴注20~30min；肌内注射：溶于注射用水，臀肌深部肌内注射，为防止疼痛，可将本品溶于1%利多卡因溶液中注射(此时须避免注入血管内)。

2.过敏反应及抢救原则：参见头孢噻吩钠。

【用药宣教】

1.可能出现皮肤过敏反应(荨麻疹)、药物热和可能危及生命的严重急性过敏反应。

2.可出现恶心、呕吐和腹泻。如出现严重的持续性腹泻，应考虑有假膜性肠炎的可能。

3.可见血清肝酶(ALT、AST、γ-GT、ALP、LDH)及胆红素升高。

4.用药期间及其后5天内避免饮用含乙醇饮料。

头孢匹胺

本品为第三代头孢菌素。

【理化性状】本品钠盐粉针剂为白色结晶性粉末。

【皮肤试验方法】参见头孢噻吩钠。

【用药评估】

1.有头孢菌素过敏史和青霉素过敏性休克史者禁用。

2.支气管哮喘、皮疹、荨麻疹等过敏体质的患者、严重肝肾功能不全的患者、早产儿和新生儿、孕妇及哺乳期妇女慎用。

【配伍禁忌】本品与氨溴索、环丙沙星、异丙嗪、维生素B_6、加替沙星、西咪替丁、加贝酯、依替米星、氟罗沙星、帕珠沙星、依替米星、万古霉素、培氟沙星、左氧氟沙星、阿奇霉素、加替沙星、复方氨基酸等存在配伍禁忌。

【相互作用】

1.丙磺舒可延长本品的半衰期。

2.同服抗凝药可能会产生协同作用，导致出血。

【操作要点】

1.本品只能用于静脉给药。静脉滴注：加入葡萄糖液、电解质液、氨基酸液等中，经30~60min滴注完毕。静脉滴注时不得使用注射用水溶解，因为溶液不等渗。

2.大剂量静脉给药时，有时引起血管痛和血栓性静脉炎，为了预防出现这类症状，应注意注射液的溶解、注射部位的选择、注射方法等，注射速度应尽量缓慢。

3.溶解后注射液须立即使用。

4.过敏反应及抢救原则　参见头孢噻吩钠。

【用药宣教】

1.可能出现皮肤过敏反应(荨麻疹)、药物热和可能危及生命的严重急性过敏反应。

2.可出现恶心、呕吐和腹泻。如出现严重的持续性腹泻，应考虑有假膜性肠炎的可能。

3.用药期间及其后5天内避免饮用含乙醇饮料。

4.使用试纸条反应以外的Benedict试剂、Fehling试剂、尿糖试剂进行尿糖检查时，有时出现假阳性反应；直接Coombs试验可出现阳性反应。

头孢吡肟

本品为第四代头孢菌素。

【理化性状】本品粉针剂为白色或近乎白色结晶粉末。

【皮肤试验方法】参见头孢噻吩钠。

【用药评估】

1.有头孢菌素过敏史和青霉素过敏性休克史者禁用。

2.支气管哮喘、皮疹、荨麻疹等过敏体质的患者，严重肝肾功能不全的患者，13岁以下儿童，孕妇及哺乳期妇女，慎用。

【配伍禁忌】本品浓度超过40mg/ml时，不可加至氨苄西林溶液中，如有与本品合用的指征，应与本品分开使用。

【相互作用】

1.本品与氨基糖苷类药(如庆大霉霉素或阿米卡星)有协同抗菌作用，

但二者合用时可增加肾毒性。

2.本品与强效利尿剂同用时可增加肾毒性。

3.本品与伤寒活疫苗同用，会降低伤寒活疫苗的免疫效应，可能的机制是本品对伤寒沙门菌具有抗菌活性。

【操作要点】

1.静脉滴注：可将本品溶于0.9%氯化钠注射液、5%或10%葡萄糖注射液、1/6mol/L乳酸钠注射液、5%葡萄糖和0.9%氯化钠混合注射液、乳酸林格和5%葡萄糖混合注射液中，药物浓度不应超过40mg/ml。约30min滴注完毕。肌内注射：用注射用溶液溶解，经深部肌群(如臀肌群或外侧股四头肌)注射。

2.过敏反应及抢救原则：参见头孢噻吩钠。

【用药宣教】

1.可能出现皮肤过敏反应(荨麻疹)、药物热和可能危及生命的严重急性过敏反应。

2.可出现恶心、呕吐和腹泻。如出现严重的持续性腹泻，应考虑有假膜性肠炎的可能。

3.用药期间及其后5天内避免饮用含乙醇饮料。

4.使用本品期间，直接Coombs试验呈阳性反应；用含硫酸铜的试剂进行尿糖测定，可呈假阳性。

头孢匹罗

本品为第四代头孢菌素。

【理化性状】本品粉针剂为白色至微黄色结晶性粉末。

【皮肤试验方法】参见头孢噻吩钠。

【用药评估】

1.有头孢菌素过敏和青霉素过敏性休克史者、12岁以下儿童禁用。

2.支气管哮喘、皮疹、荨麻疹等过敏体质的患者，严重肝肾功能不全的患者，孕妇及哺乳期妇女，慎用。

【配伍禁忌】本品与硫喷妥钠配合使用时，溶液往往很快变浑浊。

【相互作用】

1.本品与氨基糖苷类药(如庆大霉霉素或阿米卡星)、强效利尿剂同用时可增加肾毒性。

2.与盐酸苯海拉明、碘化钙和盐酸罂粟碱联合使用时，随着存放时间的推移，有时会有沉淀析出，故两者配伍后要迅速使用。

3.与氨茶碱联合使用，随着存放时间的推移，药物效价往往会显著降低，故配合后要迅速使用。

4.丙磺舒可影响肾小管对本品的转运，从而延缓其排泄，增加其血浆浓度。

【操作要点】

1.本品可静脉注射或静脉滴注。可用下列溶液稀释后应用：0.9%氯化钠注射液，林格注射液，5%及10%葡萄糖注射液，5%果糖注射液，5%葡萄糖注射液与0.9%氯化钠注射液。

2.本品在溶解时会产生气泡，操作时应引起注意。

3.过敏反应及抢救原则：参见头孢噻吩钠。

【用药宣教】

1.可能出现皮肤过敏反应(荨麻疹)、药物热和可能危及生命的严重急性过敏反应。

2.可出现恶心、呕吐和腹泻。如出现严重的持续性腹泻，应考虑有假膜性肠炎的可能。

3.少数情况下，可见血清肌酐和尿素氮的暂时性升高。

4.用药期间及其后5天内避免饮用含乙醇饮料。

5.可见静脉壁炎性刺激及注射部位疼痛；味觉和(或)嗅觉异常，头痛，发热。

6.极少数接受本品治疗的患者直接Coombs试验可出现假阳性结果。治疗期间用非酶法测定尿糖时可有假阳性结果，因此需使用酶法测定来明确有无糖尿。

在用苦味酸盐法测定肌酐时，本品可呈现强的肌酐样反应。故建议使用酶法测定，以避免肌酐水平假性升高。若无酶法测定，则应在下一次本品给药前立即抽取血样，因为采用推荐剂量及给药间隔，此时的本品血清水平要低于其干扰界限。

头孢哌酮舒巴坦

本品为第三代头孢菌素与酶抑制剂的复方制剂。

【理化性状】本品钠盐粉针剂为白色至类白色粉末。

【皮肤试验方法】参见头孢噻吩钠。

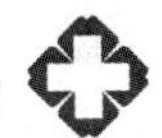

【用药评估】

1.有头孢菌素过敏史和青霉素过敏性休克史者禁用。

2.有胃肠道疾病史者，特别是溃疡性结肠炎、局限性肠炎或抗生素相关性结肠炎者，孕妇、哺乳期妇女，慎用。

3.本品可用于儿童，但对于出生不足6个月的婴儿及早产儿所产生的副作用未作深入研究，应慎用。

【配伍禁忌】

1.本品不宜用含钙的注射液如林格液直接溶解，否则会生成乳白色沉淀；也不可用偏酸性液体溶解，因pH低于4.5时，头孢哌酮酸可能会析出。

2.本品与氨基糖苷类抗生素存在物理性配伍禁忌，两种药液不能直接混合。如需联合使用，可按顺序分别静脉注射，此外，应尽可能延长两种药物给药的间隔时间。

3.本品与复方乳酸钠注射液或盐酸利多卡因注射液有配伍禁忌。因此应避免在初步溶解时使用，但可采用两步稀释法。即先用灭菌注射用水进行初步溶解，然后再用复方乳酸钠注射液或盐酸利多卡因注射液作进一步稀释，从而得到能够相互配伍的混合药液。

4.与下列药物注射剂存在配伍禁忌：多西环素、甲氯芬酯、阿马林(缓脉灵)、盐酸羟嗪(安太乐)、普鲁卡因胺、氨茶碱、丙氯拉嗪、细胞色素C、喷他佐辛(镇痛新)、抑肽酶等。

5.应用本品期间及用药后1周内禁忌摄入含有乙醇的制品。

【相互作用】

1.本品与氨基糖苷类药物联合应用具有协同作用。

2.与下列药物同时应用时，可能引起出血：抗凝药肝素，香豆素或茚满二酮衍生物、溶栓药、非甾体抗炎药(尤其阿司匹林、二氟尼柳或其他水杨酸制剂)及磺吡酮等。

【操作要点】

1.深部肌内注射：如需添加利多卡因，应在灭菌注射用水溶解后加入，不可直接用利多卡因注射液溶解本品，否则会发生浑浊或沉淀；静脉注射或静脉滴注：先将本品用灭菌注射用水或0.9%氯化钠注射液溶解，然后将此溶液加入到适宜的输液中应用。可用于稀释本品的常用注射液有：0.9%氯化钠注射液、5%葡萄糖注射液、葡萄糖氯化钠注射液、10%葡萄糖注射液；如用林格液稀释，必须先用灭菌注射用水将本品溶解后再缓缓加入至林格液中，否则将产生乳白色沉淀。

2.本品用各种适宜的稀释液配制成的药液，在避光及阴凉处保存，在24h内用完。

3.本品如溶解后不透明，为稀释液pH过低所致，绝不可加热助溶，以免破坏药物。可适当增加稀释液进行溶解，或加少量碳酸氢钠注射液即可使溶解液变透明。

4.过敏反应及抢救原则：参见头孢噻吩钠。

【用药宣教】

1.偶有荨麻疹、恶心、呕吐、腹泻、菌群失调等。

2.偶见治疗后非蛋白氮和ALT升高；短暂性的血红蛋白浓度降低，嗜酸性粒细胞增多，白细胞和中性粒细胞减少，尿素氮、肌酸、肌酐升高。

3.可见注射部位一过性疼痛。

4.用硫酸铜法进行尿糖测定时可出现假阳性反应，直接Coombs试验阳性反应。产妇临产前应用本品，新生儿此试验亦可呈现阳性。

头孢哌酮他唑巴坦

本品为第三代头孢菌素与酶抑制剂的复方制剂。

【理化性状】本品钠盐粉针剂为白色至类白色粉末。

【皮肤试验方法】参见头孢噻吩钠。

【用药评估】

1.有头孢菌素过敏史和青霉素过敏性休克史者禁用。

2.儿童、孕妇、哺乳期妇女慎用。

【配伍禁忌】

1.本品不宜用含钙的注射液如林格液直接溶解，否则会生成乳白色沉淀；也不可用偏酸性液体溶解，因pH低于4.5时，头孢哌酮酸可能会析出。

2.本品与氨基糖苷类抗生素存在物理性配伍禁忌，因此两种药液不能直接混合。如需联合使用，可按顺序分别静脉注射，此外，应尽可能

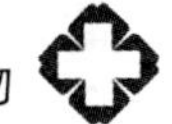

延长两种药物给药的间隔时间。

3.本品与复方乳酸钠注射液或盐酸利多卡因注射液有配伍禁忌。因此应避免在初步溶解时使用，但可采用两步稀释法。即先用灭菌注射用水进行初步溶解，然后再用复方乳酸钠注射液或盐酸利多卡因注射液作进一步稀释，从而得到能够相互配伍的混合药液。

4.与下列药物注射剂存在配伍禁忌：多西环素、甲氯芬酯、阿马林、盐酸羟嗪、普鲁卡因胺、氨茶碱、丙氯拉嗪、细胞色素C、喷他佐辛(镇痛新)、抑肽酶等。

【相互作用】

1.本品与氨基糖苷类药物联合应用具有协同作用。

2.与下列药物同时应用时，可能引起出血：抗凝药肝素，香豆素或茚满二酮衍生物、溶栓药、非甾体抗炎药(尤其阿司匹林、二氟尼柳或其他水杨酸制剂)及磺吡酮等。

3.应用本品期间及用药后1周内禁止摄入含有乙醇的制品。

【操作要点】

1.静脉滴注：先用0.9%氯化钠注射液或灭菌注射用水适量(5~10ml)溶解，然后再加5%葡萄糖注射液或氯化钠注射液150~250ml稀释后应用，静脉滴注时间为30~60min。

2.过敏反应及抢救原则：参见头孢噻吩钠。

【用药宣教】参见头孢哌酮舒巴坦。

头孢曲松他唑巴坦

本品为第三代头孢菌素与酶抑制剂的复方制剂。

【理化性状】本品粉针剂为白色粉末。

【皮肤试验方法】参见头孢噻吩钠。

【用药评估】

1.有头孢菌素过敏史和青霉素过敏性休克史者禁用。

2.有胃肠道疾病史者，特别是溃疡性结肠炎、局限性肠炎或抗生素相关性结肠炎者，孕妇、哺乳期妇女，慎用。

3.(有黄疸的)新生儿或有黄疸严重倾向的新生儿应慎用或避免使用本品。

【配伍禁忌】参见头孢曲松。

【相互作用】

1.由于与本品存在配伍禁忌药物甚多，所以本品应单独给药。

2.应用本品期间饮酒或服含乙醇药物时，个别患者可出现双硫仑样反应，故在应用本品期间和停药1周内，应避免饮酒和服含乙醇的药物。

【操作要点】

1.静脉滴注：用灭菌注射用水或0.9%氯化钠注射液溶解本品后，加到5%葡萄糖注射液、0.9%氯化钠注射液或5%葡萄糖氯化钠注射液250ml中静脉滴注。滴注时间为1h以上。

2.过敏反应及抢救原则：参见头孢噻吩钠。

【用药宣教】

1.偶有荨麻疹、恶心、呕吐、腹泻、菌群失调等。

2.偶见治疗后非蛋白氮和ALT升高；嗜酸性粒细胞增多，白细胞和中性粒细胞减少。

3.偶有出血者，可用维生素K预防或控制。

4.应用本品的患者以硫酸铜法测尿糖时可出现假阳性，以葡萄糖酶法测定则不受影响。

三、碳青霉烯类

亚胺培南西司他丁

【理化性状】本品注射剂为白色粉末。

【皮肤试验方法】碳青霉烯类药物除帕尼培南倍他米隆必须做皮肤试验外，其他均未有统一要求，可参见头孢噻吩钠。根据患者既往β-内酰胺类药物用药史进行评估。

【用药评估】

1.有头孢菌素、碳青霉烯类、青霉素过敏性休克史者禁用。

2.有胃肠道疾病史者，特别是溃疡性结肠炎、局限性肠炎或抗生素相关性结肠炎者应慎用。

3.儿童、孕妇、哺乳期妇女慎用。

【配伍禁忌】本品不可与含乳酸钠或碱性溶液配伍。

【相互作用】

1.本品与环孢素合用增加神经毒性。

2.本品与更昔洛韦合用可引起癫痫发作。

3.本品与丙磺舒合用，引起本品血药浓度升高。

4.本品与丙戊酸钠或双丙戊酸钠合用，可降低丙戊酸血药浓度，增加癫痫发作风险。

【操作要点】

1.静脉滴注：可选用0.9%氯化钠注射液或5%葡萄糖注射液；肌内注射：可选用1%利多卡因注射液溶解。

2.注意更换注射部位防止静脉炎，用0.9%氯化钠注射液配置后可室温存放10h；用5%葡萄糖注射液配置后可存放4h。

3.过敏反应及抢救原则：参见“青霉素类”或头孢噻吩钠。

【用药宣教】

1.偶有荨麻疹、恶心、呕吐、腹泻、菌群失调等。

2.偶见治疗后非蛋白氮和ALT升高；嗜酸性粒细胞增多，白细胞和中性粒细胞减少。

3.偶有注射部位疼痛、静脉炎。

美罗培南

【理化性状】本品注射剂为白色粉末。

【皮肤试验方法】碳青霉烯类药物除帕尼培南倍他米隆必须做皮肤试验外，其他均未有统一要求，可参见头孢噻吩钠。根据患者既往β-内酰胺类药物用药史进行评估。

【用药评估】

1.有头孢菌素、碳青霉烯类、青霉素过敏性休克史者禁用。

2.有胃肠道疾病史者，特别是溃疡性结肠炎、局限性肠炎或抗生素相关性结肠炎者应慎用。

3.3个月以下婴儿、孕妇、哺乳期妇女慎用。

【配伍禁忌】本品与乳酸林格注射液、甘露醇注射液、注射用两性霉素B、甲硝唑注射液、多种维生素注射液、地西泮存在配伍禁忌。

【相互作用】

1.丙磺舒和本品合用可竞争性激活肾小管分泌，抑制肾脏排泄，导致本品消除半衰期延长，血药浓度增加。

2.本品与丙戊酸同时应用时，会使丙戊酸的血药浓度降低，而增加癫痫发作风险。

【操作要点】

1.本品静脉注射的时间应大于5min，应使用无菌注射用水配制(每5ml含250mg本品)，浓度约50mg/ml；静脉滴注时间大于15~30min，不可使用无菌注射用水配制，可使用下列注射液溶解：0.9%氯化钠溶液、5%或者10%葡萄糖溶液、5%葡萄糖溶液(碳酸氢钠浓度0.02%)、0.9%氯化钠溶液和5%葡萄糖溶液。

2.用0.9%氯化钠注射液配置后可室温存放4h；用5%葡萄糖注射液配置后可存放1h。

3.过敏反应及抢救原则　见“青霉素类”或头孢噻吩钠。

【用药宣教】

1.偶有荨麻疹、恶心、呕吐、腹泻、菌群失调等。

2.偶见治疗后非蛋白氮和ALT升高；嗜酸性粒细胞增多，白细胞和中性粒细胞减少。

3.偶有注射部位疼痛、静脉炎。

比阿培南

【理化性状】本品粉针剂为白色至微黄白色结晶性粉末。

【皮肤试验方法】碳青霉烯类药物除帕尼培南倍他米隆必须做皮肤试验外，其他均未有统一要求，可参见头孢噻吩钠。根据患者既往β-内酰胺类药物用药史进行评估。

【用药评估】

1.有头孢菌素、碳青霉烯类、青霉素过敏性休克史者禁用。

2.正在服用丙戊酸钠类药物的患者禁用。

3.有胃肠道疾病史者，特别是溃疡性结肠炎、局限性肠炎或抗生素相关性结肠炎者应慎用。

4.儿童、孕妇、哺乳期妇女慎用。

【相互作用】

1.丙磺舒和本品合用可竞争性激活肾小管分泌，抑制肾脏排泄，导致本品消除半衰期延长，血药浓度增加。

2.本品与丙戊酸同时应用，会使丙戊酸的血药浓度降低，增加癫痫发作风险。

【操作要点】

1.静脉滴注，可使用下列溶液溶解：0.9%氯化钠注射液、5%葡萄糖注射液。

2.过敏反应及抢救原则：见“青霉素类”或头孢噻吩钠。

【用药宣教】

1.偶有荨麻疹、恶心、呕吐、腹泻、菌群失调等。

2.偶见治疗后非蛋白氮和ALT升高；嗜酸性粒细胞增多，白细胞和中性粒细胞减少。

3.偶有注射部位疼痛、静脉炎。

4.用班氏试剂、斐林试剂进行试纸反应和临床尿糖检测，均有可能出现假阳性结果；Kveim试验中有可能呈现阳性结果。

帕尼培南倍他米隆

【理化性状】本品粉针剂上层为淡黄色至黄褐色冻干块状物或粉末；下层为白色冻干块状物或粉末。

【皮肤试验方法】本品须做皮肤试验，可参见头孢噻吩钠。

【用药评估】

1.有头孢菌素、碳青霉烯类、青霉素过敏性休克史者禁用。

2.正在服用丙戊酸钠类药物的患者禁用。

3.有胃肠道疾病史者，特别是溃疡性结肠炎、局限性肠炎或抗生素相关性结肠炎者慎用。

4.儿童、孕妇、哺乳期妇女慎用。

【相互作用】

1.丙磺舒和本品合用可竞争性激活肾小管分泌，抑制肾脏排泄，导致本品消除半衰期延长，血药浓度增加。

2.本品与丙戊酸同时应用，会使丙戊酸的血药浓度降低，增加癫痫发作风险。

【操作要点】

1.静脉滴注　将本品溶解在100ml以上的0.9%氯化钠注射液或5%的葡萄糖注射液中，不能使用注射用水，因它作为溶剂时溶液渗透压不等。

2.本品溶解配制成药液后应尽快使用。本品溶解时，其溶液呈无色至透明的淡黄色。但颜色的深浅对本品的疗效无影响。另外，本品在溶解后不得不贮存时，须在室温下贮存6h之内用完。

3.过敏反应及抢救原则　见“青霉素类”或“使用头孢菌素前临床护理须知”。

【用药宣教】

1.偶有荨麻疹、恶心、呕吐、腹泻、菌群失调等。

2.偶见治疗后非蛋白氮和ALT升高；嗜酸性粒细胞增多，白细胞和中性粒细胞减少。

3.偶有注射部位疼痛、静脉炎。

4.除了使检尿糖用试纸反应之外，用Benedict试剂、Fehling试剂和Clinitest试剂进行的尿糖检验结果有可能呈假阳性，直接库姆斯试验的结果有可能呈阳性；进行尿胆原测定时，必须在采尿后3h之内进行测定，因本品在尿中随着时间的推移棕色加深，从而影响测定结果。

厄他培南

本品为碳青霉烯类抗菌药物。

【理化性状】本品为白色至微黄白色结晶性粉末。

【皮肤试验方法】碳青霉烯类药物除帕尼培南倍他米隆必须做皮肤试验外，其他均未有统一要求，可参见“使用头孢菌素前临床护理须知”。根据患者既往β-内酰胺类药物用药史进行评估。

【用药评估】

1.有头孢菌素、碳青霉烯类、青霉素过敏性休克史者禁用。

2.正在服用丙戊酸钠类药物的患者禁用。

3.有胃肠道疾病史者，特别是溃疡性结肠炎、局限性肠炎或抗生素相关性结肠炎者应慎用。

4.3个月以下婴儿、孕妇、哺乳期妇女慎用。

【配伍禁忌】

1.不得将本品与其他药物混合或与其他药物一同输注。

2.不得使用含有葡萄糖的稀释液。

【相互作用】

1.丙磺舒和本品合用可竞争性激活肾小管分泌，抑制肾脏排泄，导致本品消除半衰期延长，血药浓度增加。

2.本品与丙戊酸同时应用时，会使丙戊酸的血药浓度降低，导致癫痫发作。

3.体外研究表明，本品不太可能通过抑制P-糖蛋白或CYP介导的药物清除引起药物间相互作用。

【操作要点】

1.本品用0.9%氯化钠注射液直接稀释的溶液可以在室温(25℃)下保存并在6h内使用，也可在冰箱(5℃)中贮存24h，并在移出冰箱后4h内使用。本品的溶液不得冷冻。

2.静脉滴注给药，时间应超过30min；肌内注射给药，用1%盐酸利多卡因注射液(不得含有肾上腺素)溶解。充分振摇药瓶使溶解后，立即从药瓶中抽出溶液，选择大的肌肉群(例如臀部的肌肉或大腿侧面的肌肉)作深部肌内注射。

3.肌内给药的注射液须在药物溶解后1h内使用。注意：此溶液不得用于静脉滴注。

4.过敏反应及抢救原则：见“青霉素类”或头孢噻吩钠。

【用药宣教】

1.偶有荨麻疹、恶心、呕吐、腹泻、菌群失调等。

2.偶见治疗后非蛋白氮和ALT、AST升高；嗜酸性粒细胞增多，白细胞和中性粒细胞减少。

3.偶有注射部位疼痛、静脉炎。

四、单环β-内酰胺类

氨曲南

本品为单环β-内酰胺类抗菌药物。

【理化性状】本品粉针剂为白色或类白色结晶性粉末。

【用药评估】过敏体质及对其他β-内酰胺类抗生素(如青霉素、头孢菌素)有过敏反应者慎用。

【配伍禁忌】

1.不得将本品与其他药物混合或与其他药物一同输注。

2.本品与头孢西丁合用，产生拮抗，不建议合用。

3.本品与萘夫西林、头孢拉定、甲硝唑有配伍禁忌。

【相互作用】

1.本品可与氯霉素磷酸酯、硫酸庆大霉素、硫酸妥布霉素、头孢唑林钠、氨苄西林钠联合使用。

2.本品与萘夫西林、氯唑西林、红霉素、万古霉素等合用，对两者药效学均无影响。

3.本品与氨基糖苷类(庆大霉素、妥布霉素、阿米卡星等)联用，对铜绿假单胞菌、不动杆菌、沙雷杆菌、克雷伯菌、普鲁威登菌、肠杆菌属、大肠埃希菌、摩根杆菌等起协同抗菌作用。

【操作要点】

1.静脉滴注：用注射用水溶解，再用适当注射液(0.9%氯化钠注射液、5%或10%葡萄糖注射液或林格注射液)稀释，氨曲南浓度不得超过2%，滴注时间20~60min；静脉注射：用注射用水溶解，于3~5min内缓慢静脉注射；肌内注射：用注射用水或0.9%氯化钠注射液溶解，深部肌内注射。

2.过敏反应及抢救原则：见“青霉素类”或头孢噻吩钠。

【用药宣教】

1.偶有荨麻疹、恶心、呕吐、腹泻、菌群失调等。

2.偶见治疗后非蛋白氮和ALT升高；嗜酸性粒细胞增多，白细胞和中性粒细胞减少。

3.偶有注射部位疼痛、静脉炎。

五、氨基糖苷类

链霉素

本品为氨基糖苷类抗菌药物。

【理化性状】本品硫酸盐粉针剂为白色或类白色的粉末。

【用药评估】

1.对本品或其他氨基糖苷类过敏的患者禁用。

2.失水、第Ⅷ对脑神经损害、重症肌无力或帕金森病、肾功能损害患者慎用。

3.孕妇、哺乳期妇女(哺乳期妇女用药期间宜暂停哺乳)、儿童、老年人不建议使用，如使用需严格权衡利弊。

【相互作用】

1.本品与其他氨基糖苷类同用或先后连续局部或全身应用，可增加耳毒性、肾毒性以及神经肌肉阻滞作用的可能性；可能发生听力减退、停药后仍可能进展至耳聋；听力损害可能恢复或呈永久性；神经肌肉阻

滞作用可导致骨骼肌软弱无力，呼吸抑制或呼吸麻痹(呼吸暂停)，用抗胆碱酯酶药或钙盐有助于阻滞作用恢复。

2.本品与神经肌肉阻滞剂合用，可加重神经肌肉阻滞作用，导致肌肉软弱、呼吸抑制或呼吸麻痹(呼吸暂停)。

3.本品与卷曲霉素、顺铂、依他尼酸、呋塞米或万古霉素等合用，或先后连续局部或全身应用，可能增加耳毒性与肾毒性，听力损害可能发生，且停药后仍可能发展至耳聋，听力损害可能恢复或呈永久性。

4.本品与头孢噻吩局部或全身合用，可能增加肾毒性。

5.本品与多黏菌素类合用，或先后连续局部或全身应用，可增加肾毒性和神经肌肉阻滞作用，后者可导致骨骼肌软弱、呼吸抑制或麻痹(呼吸暂停)。

【操作要点】

1.本品肌内注射给药。不可直接静脉注射，以免导致呼吸抑制。也不宜鞘内注射用药，以避免引起椎管的粘连和堵塞。

2.一旦发生过敏反应，必须就地抢救，遵医嘱立即肌内注射0.1%肾上腺素注射液0.5~1ml，必要时以5%葡萄糖注射液或0.9%氯化钠注射液稀释后做静脉注射。临床指征无改善者，半小时后重复1次。心跳停止者，心内注射肾上腺素注射液，同时静脉滴注大剂量肾上腺皮质激素，并补充血容量；血压持久不升者给予多巴胺等血管活性药。出现血管神经性水肿或荨麻疹时，给予异丙嗪或苯海拉明等抗组胺药。有呼吸困难者予以氧气吸入或人工呼吸，喉头水肿明显者，应及时行气管切开。

【用药宣教】

1.血尿、排尿次数减少或尿量减少、食欲减退、口渴等肾毒性症状，少数可产生血液中尿素氮及肌酐值增高。

2.影响前庭功能时可有步履不稳、眩晕等症状；影响听神经，出现听力减退、耳鸣、耳部饱满感。

3.部分患者可出现面部或四肢麻木、针刺感等周围神经炎症状。

4.偶可发生视力减退(视神经炎)，嗜睡、软弱无力、呼吸困难等神经肌肉阻滞症状。

5.治疗期间宜进行：听力检查或听点图(尤其高频听力)测定；温度

刺激试验，以检测前庭毒性；尿常规和肾功能测定，以防止出现严重肾毒性反应；血药浓度监测。

6.应用本品期间应给患者补充足够的水分，以减少肾小管损害。

庆大霉素

本品为氨基糖苷类抗菌药物。

【理化性状】本品注射液为无色澄清液体。

【用药评估】

1.对本品或其他氨基糖苷类过敏者禁用。

2.孕妇使用本品前应充分权衡利弊。本品在乳汁中分泌量很少，但哺乳期妇女在用药期间宜暂停哺乳。

3.早产儿、新生儿及老年患者慎用。

【配伍禁忌】【相互作用】参见链霉素。

【操作要点】

1.本品可肌内注射或静脉滴注。静脉滴注时以葡萄糖注射液或0.9%氯化钠注射液稀释后应用。本品不宜静脉注射给药，不应与其他药物同瓶滴注。

2.鞘内及脑室内注射：3个月以上小儿，将一次剂量(浓度稀释至不超过为2mg/ml)抽入5ml或10ml的无菌针筒内，进行腰椎穿刺术后，再将装有本品的针筒连接腰椎穿刺针，使相当量的脑脊液流入针筒内，边抽边推，然后将针筒内的全部药液于3~5min内缓缓注入。

【用药宣教】

1.本品可使ALT、AST、血清胆红素浓度及乳酸脱氢酶浓度的测定值增高；血钙、镁、钾、钠浓度的测定值可能降低。

2.用药时注意足量补充液体，减少肾小管损害，余参见链霉素。

卡那霉素

本品为氨基糖苷类抗菌药。

【理化性状】本品注射液为无色澄清液体。

【用药评估】

1.对本品或其他氨基糖苷类过敏者禁用。

2.孕妇使用本品前应充分权衡利弊。本品在乳汁中分泌量很少，哺乳期妇女在用药期间宜暂停哺乳。

3.早产儿、新生儿、老年患者慎用。

【配伍禁忌】【相互作用】参见链霉素。

【操作要点】本品可肌内注射或静脉滴注。静脉滴注应将一次用量以约100ml 0.9%氯化钠注射液或5%葡萄糖注射液稀释，滴注时间为30~60min，切勿过快。本品不宜静脉注射给药，不应与其他药物同瓶滴注。

【用药宣教】对诊断的干扰：本品可使ALT、GOT测定值增高。余参见链霉素。

大观霉素

本品为氨基糖苷类抗菌药物。

【理化性状】本品粉针剂为白色或类白色结晶性粉末，1%溶液pH 3.8~5.6。

【用药评估】

1.对本品或其他氨基糖苷类过敏者、儿童、孕妇禁用。

2.哺乳期妇女使用本品前应充分权衡利弊，若使用宜暂停哺乳。

3.老年患者慎用。

【配伍禁忌】参见链霉素。

【相互作用】与碳酸锂合用，可发生碳酸锂毒性反应，余参见链霉素。

【操作要点】本品可肌内注射，禁止静脉用药。宜选择臀部外上方肌肉，单侧一次注射不可超过2g(5ml)。配置时每2g本品加入0.9%苯甲醇注射液3.2ml，振荡，呈混悬液。

【用药宣教】对诊断的干扰：本品可使ALT、AST测定值增高。余参见链霉素。

妥布霉素

本品为氨基糖苷类抗菌药物。

【理化性状】本品粉针剂为白色或类白色粉末或疏松块状物；注射液为无色的澄明液体。

【用药评估】

1.对本品或其他氨基糖苷类过敏者、新生儿、肾衰竭、孕妇禁用。

2.哺乳期妇女使用本品前应充分权衡利弊，若使用，宜暂停哺乳。

3.老年患者慎用。

【配伍禁忌】参见链霉素。

【相互作用】与碳酸锂合用，可发生碳酸锂毒性反应，余参见链霉素。

【操作要点】

1.静脉注射液配制：可将一次用量加入5%葡萄糖注射液或0.9%氯化钠注射液50~200ml中，稀释成浓度为1mg/ml(0.1%)的溶液，在30~60min内滴完(滴注时间不可少于20min)。

2.本品不能用于静脉注射，因可致神经肌肉阻滞；也不宜皮下注射，因可引起剧烈疼痛。鞘内注射，用于铜绿假单胞菌脑膜炎或脑室炎。

【用药宣教】对诊断的干扰：血钙、镁、钾、钠浓度的测定值可能降低。余参见链霉素。

阿米卡星

本品为氨基糖苷类抗菌药物。

【理化性状】本品粉针剂为白色或类白色的结晶性粉末或疏松块状物；注射液为无色澄清透明。

【用药评估】

1.对本品或其他氨基糖苷类过敏者、新生儿禁用。

2.孕妇、哺乳期妇女使用本品前应充分权衡利弊。哺乳期妇女若使用，宜暂停哺乳。

3.老年患者慎用。

4.本品注射液可含焦亚硫酸钠，对亚硫酸盐过敏者慎用。

【配伍禁忌】参见链霉素。

【相互作用】

1.本品与右旋糖酐同时(或先后)全身(或局部)使用，可增加耳毒性或肾毒性。

2.本品与抗组胺药(苯海拉明等)合用可能掩盖本品的耳毒性。余参见链霉素。

【操作要点】

1.配制静脉用药时，每500mg加入0.9%氯化钠注射液或5%葡萄糖注射液或其他灭菌稀释液100~200ml。成人应在30~60min内将上述溶液缓慢滴入，婴儿患者稀释的液体量相应减少。

2.本品胃肠道吸收差，多采用肌内或静脉给药，但不能直接静脉注射，以免导致呼吸抑制。如果发生阻滞，可用钙盐逆转，同时采用机械通气。

【用药宣教】对诊断的干扰：可使ALT、AST测定值增高；血钙、镁、钾、钠浓度的测定值可能降低。余参见链霉素。

奈替米星

本品为氨基糖苷类抗菌药物。

【理化性状】本品粉针剂为无色或类白色的粉末或疏松块状物；注射液为无色澄清透明。

【用药评估】

1.对本品或其他氨基糖苷类过敏者、新生儿禁用。

2.哺乳期妇女使用本品前应充分权衡利弊，若使用，宜暂停哺乳。

3.老年患者慎用。

【配伍禁忌】【相互作用】参见链霉素。

【操作要点】本品可肌内注射，也可静脉滴注。肌内注射时，用前先加2ml注射用水或0.9%氯化钠注射液溶解后使用。静脉滴注时，用前先加2ml注射用水或0.9%氯化钠注射液溶解，再稀释到5%葡萄糖注射液或0.9%氯化钠注射液50~200ml中静脉滴注，每次滴注时间为1.5~2.0h。

【用药宣教】对诊断的干扰：可使ALT、AST测定值增高。余参见链霉素。

西索米星

本品为氨基糖苷类抗生素。

【理化性状】本品粉针剂为白色或类白色的疏松块状物；注射液为无色或几乎无色的澄明液体。

【用药评估】

1.对本品或其他氨基糖苷类过敏者、孕妇禁用。

2.哺乳期妇女使用本品前应充分权衡利弊，若使用，宜暂停哺乳。

3.老年患者慎用。

4.对一种氨基糖苷类抗生素如链霉素、庆大霉素过敏的患者，可能会对本品过敏。

5.婴幼儿(包括早产儿、新生儿)慎用。

【配伍禁忌】参见链霉素。

【相互作用】

1.本品与右旋糖酐同时(或先后)全身(或局部)使用，可增加耳毒性或肾毒性。

2.本品与抗组胺药(苯海拉明等)合用可能掩盖本品的耳毒性。

3.余参见链霉素。

【操作要点】

1.本品不能静脉注射，以免产生神经肌肉阻滞和呼吸抑制作用。

2.本品可肌内注射或静脉滴注，静脉滴注用0.9%氯化钠注射液或葡萄糖注射液稀释后缓慢滴注。

3.有条件时在治疗过程中应监测血药浓度(本品血药峰值超过10mg/L，血药谷值超过2mg/L时易出现毒性反应)，并据此调整剂量，不能测定血药浓度时，应根据测得的肌酐清除率调整剂量，尤其对肾功能减退者、早产儿、新生儿、婴幼儿或老年人、休克、心力衰竭、腹水或严重失水等患者。

【用药宣教】参见链霉素。

异帕米星

本品为氨基糖苷类抗菌药物。

【理化性状】本品注射液为无色澄明液体，pH为5.5~7.5。

【用药评估】

1.对该品或其他氨基糖苷类过敏者、新生儿、妊娠期妇女禁用。

2.哺乳期妇女使用该品前应充分权衡利弊，若使用宜暂停哺乳。

3.老年患者应慎用。

【配伍禁忌】【相互作用】参见链霉素。

【操作要点】

1.肌内注射或静脉滴注，不能静脉注射。静脉滴注：每天1次给药时，滴注时间不得少于1h；每天2次给药时，滴注时间宜控制为30~60min。

2.静脉滴注稀释液选择：一般用0.9%氯化钠注射液、5%葡萄糖注射液、复方氯化钠注射液、复方氨基酸注射液、木糖醇注射液(5%)、复方乳酸钠注射液稀释。

3.应避免在同一部位多次肌内注射，避开神经走行部位。注射部位容易出现硬结。

【用药宣教】参见链霉素。

依替米星

本品为氨基糖苷类抗菌药物。

【理化性状】本品注射液为无色或几乎无色的澄明液体。

【用药评估】

1.对本品或其他氨基糖苷类过敏者、新生儿禁用。

2.孕妇、哺乳期妇女使用本品前应充分权衡利弊。哺乳期妇女若使用，宜暂停哺乳。

3.老年患者应慎用。

【配伍禁忌】【相互作用】参见链霉素。

【操作要点】静脉滴注，用0.9%氯化钠注射液或5%葡萄糖注射液100ml或250ml稀释，静脉滴注，每次滴注1h。

【用药宣教】对诊断的干扰：使用本品期间可见尿素氮(BUN)、丙氨酸氨基转移酶(ALT)、天冬氨酸氨基转移酶(AST)、碱性磷酸酶(ALP)等肝肾功能指标轻度升高，但停药后即恢复正常。余参见链霉素。

六、酰胺醇类

琥珀氯霉素

本品为酰胺醇类抗菌药物。

【理化性状】本品粉针剂为白色或类白色粉末。

【用药评估】

1.新生儿、孕妇、哺乳期妇女不宜使用本品，若需使用，需权衡利弊，哺乳期妇女应暂停哺乳并进行血药浓度监测。

2.老年患者应慎用。

3.肝、肾功能不全患者宜避免使用本品，如必须使用时须减量应用。

【配伍禁忌】本品与林可霉素类或红霉素类等大环内酯类抗生素合

用可发生拮抗作用，不宜联用。

【相互作用】

1.本品与抗癫痫药(乙内酰脲类)合用，由于氯霉素可抑制肝细胞微粒体酶的活性，导致此类药物的代谢降低，或氯霉素替代该类药物的血清蛋白结合部位，均可使药物的作用增强或毒性增加，故与氯霉素同用时或在其后应用，须调整抗癫痫药的剂量。

2.本品与降血糖药(如甲苯磺丁脲)同用时，由于蛋白结合部位被替代，可增强其降糖作用，因此需调整降血糖药的剂量。格列吡嗪和格列本脲的非离子结合特点，使其所受影响较其他口服降糖药为小，但同用时仍须谨慎。

3.长期口服含雌激素的避孕药者合用本品时，可使避孕的可靠性降低。

4.本品可具有维生素B_6拮抗剂的作用或使后者经肾排泄量增加，可导致贫血或周围神经炎。因此，维生素B_6与本品合用时，增加维生素B_6的剂量。

5.本品可拮抗维生素B_{12}的造血作用，两者不宜同用。

6.本品与某些骨髓抑制药同用时，可增强骨髓抑制作用，如抗肿瘤药、秋水仙碱、羟基保泰松、保泰松和青霉胺等。同时进行放射治疗时，亦可增强骨髓抑制作用，须调整骨髓抑制剂或放射治疗的剂量。

7.如在术前或术中应用，由于本品对肝酶的抑制作用，可降低诱导麻醉药阿芬他尼的清除，延长作用时间。

8.本品与苯巴比妥、利福平等肝药酶诱导剂合用时，可增强本品的代谢，致使血药浓度降低。

【操作要点】

1.肌内注射，常引起较剧烈的疼痛，还可致坐骨神经麻痹，造成下肢瘫痪，一般不宜肌内注射。静脉滴注：以0.9%氯化钠注射液或5%葡萄糖注射液稀释后应用。

2.条件许可时进行血药浓度监测，使其峰浓度维持在15~25mg/L，此浓度可抑制大多敏感细菌的生长，如血药浓度超过此范围，可增加引起骨髓抑制的危险。

【用药宣教】

1.对造血系统的毒性反应是本品最严重的不良反应。临床表现为贫血(溶血性贫血)，并可伴白细胞和血小板减少；严重可致不可逆性再生障碍性贫血。

2.本品可致灰婴综合征。

3.用本品长疗程治疗可诱发出血倾向，可能与骨髓抑制、肠道菌群抑制，维生素K合成受阻、凝血酶原时间延长等有关。

4.对诊断的干扰：采用硫酸铜法测定尿糖时，应用本品患者可产生假阳性反应。

甲砜霉素

本品为酰胺醇类抗菌药物。

【理化性状】本品粉针剂为白色至类白色结晶性粉末或晶体。

【用药评估】

1.新生儿、孕妇、哺乳期妇女不宜使用本品。哺乳期妇女使用需权衡利弊，宜进行血药浓度监测，应用时暂停哺乳。

2.老年患者慎用。

3.肝、肾功能损害患者避免使用本品，如必须使用时须减量应用。

【配伍禁忌】本品与奥美拉唑、头孢哌酮他唑巴坦存在配伍禁忌。

【相互作用】

1.本品与乙内酰脲类抗癫痫药同用可使乙内酰脲类的作用增强或毒性增加。

2.与降血糖药(如甲苯磺丁脲)同用可增强降血糖作用。

3.与某些骨髓抑制药(秋水仙碱、羟基保泰松、保泰松和青霉胺等)同用可增加骨髓抑制作用。

4.与诱导麻醉药阿芬他尼同用，可延长麻醉药作用时间。

5.与维生素B_6同用可导致贫血或周围神经炎的发生。

6.与铁剂、叶酸和维生素B_{12}同用，可拮抗造血作用。

7.与β-内酰胺类抗生素同用可拮抗β-内酰胺类药的抗菌作用。

8.与含雌激素的避孕药同用可降低避孕药的药效，并可能增加经期外出血。

9.与林可霉素类、红霉素类药同用有拮抗作用，因为此类抗生素药可替代或阻止甲砜霉素与细菌核糖体的50S亚基结合，使其抗菌能力减弱。

10.与苯巴比妥、苯妥英、利福平等肝药酶诱导剂同用，使本品血药浓度降低，抗菌活性降低。

11.丙磺舒可使本品排泄减慢，血药浓度增高。

【操作要点】本品可肌内注射、静脉注射、静脉滴注。

1.肌内注射：0.5g本品用0.9%氯化钠注射液3~5ml溶解。

2.静脉注射：1g本品用0.9%氯化钠注射液20ml溶解。

3.静脉滴注：1g本品用0.9%氯化钠或5%葡萄糖注射液50~100ml溶解。

【用药宣教】有时会出现严重的血液障碍，患者在应用过程中应定期检查周围血象，长期治疗者尚须检查网织细胞计数，以及时发现血液系统不良反应。

七、四环素类

多西环素

本品为四环素类抗菌药物。

【理化性状】本品粉针剂为淡黄色或黄色疏松块状物或粉末。

【用药评估】

1.8岁以下小儿、孕妇及哺乳期妇女、对多西环素或其他四环素类药过敏者禁用。

2.全身免疫功能减退者、老年患者、肝肾功能重度不全者慎用。

3.交叉过敏：对一种四环素类药过敏者可能对其他四环素类药过敏。

【配伍禁忌】

1.因与金属离子发生结合反应，影响本品的吸收。本品不可与含金属离子药物合用。

2.本品与异维A酸合用可导致大脑假性肿瘤(良性颅内压增高)，还可加剧致光敏作用，避免合用。

【相互作用】

1.本品与地高辛同用可增加地高辛的吸收，易导致地高辛中毒。

2.本品与全麻药甲氧氟烷同用时可增强本品肾毒性。

3.本品与强利尿药如呋塞米等药物同用可增强本品肾毒性。

4.本品与其他肝毒性药物(如抗肿瘤化疗药物)同用时可增强本品肝毒性。

5.巴比妥类、苯妥英或卡马西平与本品同用时，可由于诱导微粒体酶的活性致本品半衰期缩短，血药浓度降低。

6.本品与抗酸药合用，可影响本品的吸收。

【操作要点】

1.静脉滴注：将本品100mg用10ml灭菌注射用水溶解成10mg/ml的溶液，随后用200~250ml 0.9%氯化钠注射液、5%葡萄糖注射液或林格注射液稀释，终浓度为0.4~0.5mg/ml。缓慢滴注，滴注时间一般为2~4h，如100mg以0.4~0.5mg/ml浓度给药，建议滴注时间不低于2h，增加剂量则增加滴注时间。

2.用葡萄糖注射液或林格注射液稀释的注射液应在6h内用完，用氯化钠注射稀释的注射液应在12h内用完。稀释后的液体保存时注意避光。

【用药宣教】

1.用药期间不宜暴露在日光下，以防发生皮肤反应。

2.本品可使尿邻苯二酚胺(Hingerty法)浓度测定结果偏离；本品可影响梅毒检测结果。

替加环素

本品为四环素类抗菌药物。

【理化性状】本品粉针剂为橙色疏松块状物或粉末。

【用药评估】

1. 8岁以下小儿、孕妇慎用

2.对多西环素或其他四环素类药过敏者禁用。

3.交叉过敏：对一种四环素类药过敏者可能对其他四环素类药过敏。

【配伍禁忌】本品不宜与两性霉素B、两性霉素B脂质体复合物、地西泮、奥美拉唑、氯霉素、甲泼尼龙琥珀酸钠、伏立康唑通过同一Y型管同时给药。

【相互作用】

1.本品与华法林合用可增加华法林的血药浓度。

2.本品与口服避孕药合用可致避孕药的药效降低。

3.本品与地高辛合用可使地高辛的血药峰浓度轻度降低，对其AUC

或清除率并无影响，且不影响本品的药代动力学特征，因此不必调整两者的剂量。

【操作要点】

1.静脉滴注　推荐的给药方案为每12h给药一次，每次约30~60min。

2.在给药之前应对药物制剂进行肉眼可见的颗粒和变色(如绿色或黑色)检查。

3.配制　本品每瓶应以5.3ml 0.9%氯化钠注射液、5%葡萄糖注射液或乳酸林格注射液进行溶解，配制的溶液浓度为10 mg/ml(注：每瓶超量6%，因此5 ml的配制溶液相当于50mg药物)。轻晃药瓶直至药物溶解。从药瓶中抽取5 ml溶液加入含100 ml液体的静脉输液袋中或其他合适的输液容器(如玻璃瓶)中(100mg剂量配制2瓶，50mg剂量配制1瓶)。静脉输液袋或其他合适的输液容器(如玻璃瓶)中药物的最高浓度应为1mg/ml。配制的溶液颜色应呈黄色至橙色。如果不是，则不应使用，弃去。

4.本品溶液可在室温下贮藏达24h(包括在本品小瓶包装中贮藏达6h后在静脉输液袋中贮藏可达18h)。此外，以0.9%氯化钠注射液或5%葡萄糖注射液复溶后应立即转移至静脉输液袋或其他合适的输液容器(如玻璃瓶)中，在2~8℃冷藏条件下可贮藏48h。

5.本品可通过专用输液管或Y型管静脉给药。如果同一输液管连续用于输注多种药物，应在输注本品前后应用0.9%氯化钠注射液或5%葡萄糖注射液冲洗管路。

6.相溶的静脉滴注溶液包括0.9%氯化钠注射液、5%葡萄糖注射液和乳酸林格注射液(USP)。

7.当使用0.9%氯化钠注射液或5%葡萄糖注射液通过Y型管给药时，本品与下列药物或稀释液相溶：阿米卡星、多巴酚丁胺、盐酸多巴胺、庆大霉素、氟哌啶醇、乳酸林格溶液、盐酸利多卡因、甲氧氯普胺、吗啡、去甲肾上腺素、哌拉西林他唑巴坦、氯化钾、异丙酚、盐酸雷尼替丁、茶碱和妥布霉素。

【用药宣教】

1.可见头晕、头痛、嗜睡、腹痛、腹泻、恶心、呕吐、消化不良、食欲减退、排便异常、味觉倒错、乏力、感染、脓肿、寒战及注射部位炎症、疼痛、水肿、注射部位反应、注射部位静脉炎。

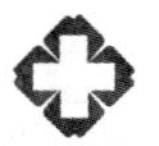

2. 可见AST和ALT升高、碱性磷酸酶水平升高、胆红素血症、黄疸；肝内胆汁淤积。

3. 用药期间及用药后数天，避免暴露于阳光下，以免发生光敏反应。

4. 哺乳期妇女使用时，应暂停哺乳。

八、大环内酯类

红霉素

本品为大环内酯类抗菌药物。

【理化性状】 本品粉针剂为白色或类白色结晶或疏松块状物。

【用药评估】

1. 对本品及其他大环内酯类药过敏者禁用。

2. 肝、肾功能不全者、重症肌无力患者慎用。

3. 孕妇慎用，哺乳期妇女使用本品前应充分权衡利弊，若使用宜暂停哺乳。

【配伍禁忌】 本品在酸性注射液中破坏降效，一般不应与低pH的葡萄糖注射液配伍。在5%~10%葡萄糖注射液500ml中，添加维生素C注射液(含维生素C钠1g)或5%碳酸氢钠注射液0.5ml，使pH升高到5以上，再加红霉素乳酸盐，则有助于稳定。

【相互作用】

1. 与抗癫痫药合用可使以上药物的血药浓度升高而发生毒性反应。

2. 与环孢素合用可促进环孢素的吸收并干扰其代谢，临床表现为腹痛、高血压、肝功能不全。合用需监测肾功能和环孢素血药浓度，调整治疗期间和治疗后的环孢素的用量。

3. 与茶碱类合用可使茶碱类药物血药浓度升高和(或)毒性反应增加。

4. 与地高辛合用可使地高辛血药浓度升高而发生毒性反应。

5. 与洛伐他汀合用可能引起横纹肌溶解。

6. 与咪达唑仑、三唑仑结合用可增强咪达唑仑、三唑仑等苯二氮䓬类药的药理作用。

7. 与阿芬太尼合用可延长阿芬太尼的作用时间。

8. 与他克莫司合用可使他克莫司的血药浓度升高。

9. 与其他肝毒性药物合用可能增强肝毒性。

10.本品大剂量与耳毒性药物合用，可能增加耳毒性，肾功能减退患者尤易发生。

【操作要点】静脉滴注：先将本品用10ml灭菌注射用水溶解，再添加到0.9%氯化钠注射液或5%葡萄糖注射液500ml中，缓慢静脉滴注(浓度不小于0.1%)，不可直接用含盐注射液稀释。

【用药宣教】

1.常见腹泻、恶心、呕吐、中上腹痛、口舌疼痛、食欲减退等。有肝毒性。

2.本品可干扰Hingerty法的荧光测定，使尿儿茶酚胺的测定值出现假性升高。血清碱性磷酸酶、胆红素、ALT和AST的测定值均可能升高。

阿奇霉素

本品为大环内酯类抗菌药物。

【理化性状】本品粉针剂为白色至类白色块状粉末；注射液为无色或几乎无色澄明液体。

【用药评估】

1.已知对本品、红霉素或其他大环内酯类药物过敏的患者禁用。

2. Q-T间期延长者、重症肌无力患者、孕妇、哺乳期妇女、16岁以下儿童、肝肾功能不全者慎用。

【相互作用】

1.与奈非那韦合用可升高本品的血药浓度，增加不良反应的风险(腹泻、耳毒性、肝毒性)。

2.与胺碘酮、阿齐利特、溴苄铵、多非利特、伊布利特、司美利特、索他洛尔、替地沙米合用，可增加心脏中毒(Q-T间期延长、尖端扭转性室性心动过速、心脏停搏)的风险。

3.与经CYP代谢药(特非那定、环孢素、环已巴比妥、苯妥英等)合用可提高以上药物的血清水平。

4.与地高辛合用可使地高辛水平升高。

5.与齐多夫定合用可增加外周血单核细胞中的磷酸化齐多夫定的浓度。

6.与麦角胺、双氢麦角胺合用可致急性麦角毒性(严重的末梢血管痉挛和感觉迟钝)。

7.与口服抗凝药(香豆素类)合用可增强抗凝药的抗凝作用。

8.与阿托伐他汀、洛伐他汀、辛伐他汀合用可增加横纹肌溶解的风险。

9.与抗酸药合用可使本品的血药峰浓度降低约25%，必须合用时，应在抗酸药服用前1h或服用后2h给予本品。

【操作要点】

1.溶解。向本品安瓿中加4.8ml灭菌注射用水，振荡直至药物完全溶解。使每1ml溶液中含100mg阿奇霉素。该溶液在30℃以下可保存24h。

2.稀释。将5ml的100mg/ml阿奇霉素溶液加入以下任何一种溶液中，溶液的量应适当，制备成1.0~2.0mg/ml的阿奇霉素溶液：0.9%氯化钠注射液、5%葡萄糖注射液、乳酸钠林格注射液、葡萄糖氯化钠注射液、葡萄糖乳酸钠林格溶液。

3.建议每500mg本品按以上方法稀释后的滴注时间不少于60min；本品不能静脉注射或肌内注射给药。

【用药宣教】本品最常见的不良反应为胃肠道反应，包括腹泻或稀便、恶心、腹痛、呕吐，注射部位疼痛和局部炎症反应。

吉他霉素

本品为大环内酯类抗菌药物。

【理化性状】本品粉针剂为白色至微黄色白色块状粉末。

【用药评估】

1.肝肾功能不全者慎用。

2.已知对本品、红霉素或其他大环内酯类药物过敏的患者禁用。

【配伍禁忌】本品与夫西地酸、磷霉素存在配伍禁忌。

【相互作用】参见红霉素。

【操作要点】

1.静脉注射或静脉滴注 先用少量0.9%氯化钠注射液或葡萄糖注射液溶解，然后再稀释至需要浓度。

2.静脉注射时，浓度不得大于2%，将1次用量溶于10~20ml氯化钠注射液或葡萄糖注射液中；缓慢静脉注射(急速静脉注射，有时出现恶心、腹痛、血压下降、休克症状等)，注射速度应不少于5min，以免产生静脉不适。

【用药宣教】

1.对诊断的干扰：本品可使尿儿茶酚胺、血清碱性磷酸酶、胆红素、血清氨基转移酶的测定值增高。

2.其他参见红霉素。

九、糖肽类

万古霉素

本品为糖肽类抗菌药物。

【理化性状】本品常用盐酸盐粉针剂为白色或类白色结晶粉末。

【用药评估】

1.对本品或万古霉素类抗生素过敏者禁用。

2.严重肾功能不全者、听力减退或有耳聋病史者、孕妇、哺乳期妇女、老年患者慎用。

【配伍禁忌】与下列药物存在配伍禁忌：氨茶碱、巴比妥类、头孢噻肟、氯霉素、氯噻嗪、地塞米松、肝素、碳酸氢钠、华法林、白蛋白、氨曲南、头孢吡肟、头孢噻肟、头孢替坦、头孢西丁、头孢他啶、头孢曲松、头孢呋辛、膦甲酸、伊达比星、萘夫西林、奥美拉唑、哌拉西林他唑巴坦、替卡西林、替卡西林克拉维酸钾。

【相互作用】

1.与氨基糖苷类药联用对肠球菌有协同抗菌作用。同时，合用或先后应用也可增加耳毒性和(或)肾毒性。

2.与第三代头孢菌素联用对金黄色葡萄球菌和肠球菌有协同抗菌作用。

3.与两性霉素B、杆菌肽(注射)、卷曲霉素、巴龙霉素及多黏菌素类等药物合用或先后应用，可增加耳毒性和(或)肾毒性。

4.与阿司匹林或其他水杨酸盐合用或先后应用，可增加耳毒性和(或)肾毒性。

5.与环孢素合用或先后应用，可增加肾毒性。

6.与依他尼酸、呋塞米等利尿药合用或先后应用，可增加耳毒性和

(或)肾毒性。

7. 与琥珀胆碱等药物合用，可能增强琥珀胆碱等药物的神经肌肉阻滞作用。

8. 与抗组胺药吩噻嗪类、噻吨类、曲美苄胺等药合用时，可能掩盖耳鸣、头昏、眩晕等耳毒性症状。

9. 与考来烯胺同时口服，因阴离子交换树脂能与其结合，可使药效灭活。

10. 与麻醉药同用时可增加与输液有关的过敏反应的发生率。

【操作要点】

1. 间歇性静脉滴注时，可先用10ml无菌注射用水溶解本品500mg，或用20ml无菌注射用水溶解本品1g，配制成50mg/ml的溶液后冷藏保存。临用前，需将上述溶液用稀释液稀释。含本品500mg的药液至少需用100ml稀释液稀释，含本品1g的溶液至少需用200ml稀释液稀释。本品的稀释液主要有5%葡萄糖注射液、0.9%氯化钠注射液、乳酸林格液、醋酸钠林格液等。

2. 持续静脉滴注时，将1~2g的本品加入足量的5%葡萄糖注射液或0.9%氯化钠注射液中。

3. 本品对组织有强烈刺激性，不能用于肌内注射或静脉注射。静脉滴注时应避免药液外漏，以免引起疼痛或组织坏死，且应经常更换滴注部位；为降低不良反应(如红颈综合征、血栓性静脉炎、低血压)的发生率，静脉滴注速度不宜过快，每次滴注时间至少为60min。

【用药宣教】

1. 可出现耳鸣或耳部饱胀感、听力减退甚至缺失、听神经损害等。

2. 肾损害主要有蛋白尿、管型尿，继之出现血尿、少尿等；严重者可致肾衰竭。

3. 快速大剂量静脉给药时，少数患者可出现“红颈综合征”。表现为寒战或发热、昏厥、瘙痒、恶心或呕吐、心动过速、皮疹或面部潮红；颈根、上身、背、臂等处发红或麻刺感(释放组胺)，偶有低血压和休克样症状。其发生率高于去甲万古霉素和替考拉宁。

4. 肌内注射或静脉给药时可出现注射部位剧烈疼痛，严重者可致血栓性静脉炎。

5. 少数患者用药后可出现尿素氮(BUN)升高。

6. 用药前后及用药时应当进行以下检查。

(1) 长期用药时应定期检查听力。

(2) 长期用药时应定期监测肾功能及尿液中蛋白、管型、细胞数和尿比重。

去甲万古霉素

本品为糖肽类抗菌药物。

【理化性状】本品粉针剂为淡棕色粉末或块状物。

【用药评估】

1.对本品或万古霉素类抗生素过敏者禁用。

2.严重肾功能不全者、听力减退或有耳聋病史者、孕妇、哺乳期妇女、老年患者慎用。

【配伍禁忌】与呋塞米、头孢哌酮、头孢哌酮舒巴坦、聚明胶肽存在配伍禁忌。与碱性溶液有配伍禁忌，遇重金属可发生沉淀。

【相互作用】

1.氨基糖苷类、两性霉素B注射液、阿司匹林，其他水杨酸盐、杆菌肽(注射)、布美他尼注射液、卷曲霉素、卡莫司汀、顺铂、环孢素、依他尼酸注射液、呋塞米注射液、链佐星、巴龙霉素及多黏菌素类等药物与去甲万古霉素合用或先后应用，有增加耳毒性及(或)肾毒性的潜在可能；可能发生听力减退，即使停药后仍可能继续进展至耳聋，反应呈可逆性，但往往成为永久性的。本品与其他可致耳聋性抗菌药合用或先后应用时，须监测听力。

2.抗组胺药吩噻嗪类、噻吨类、曲美苄胺等与本品合用时，可能掩盖耳鸣、头昏、眩晕等耳毒性症状。

【操作要点】

1.静脉滴注速度不宜过快，每次剂量(0.4~0.8g)应至少用200ml 5%葡萄糖注射液或0.9%氯化钠注射液溶解后缓慢滴注，滴注时间宜在1h以上。静脉滴注时应避免药液外漏，以免引起疼痛或组织坏死，且应经常更换滴注部位；为降低不良反应(如红颈综合征、血栓性静脉炎、低血压)的发生率，静脉滴注速度不宜过快，每次滴注时间至少为60min。

2.本品对组织有强烈刺激性，不能用于肌内注射或静脉注射。

【用药宣教】参见万古霉素。

替考拉宁

本品为糖肽类抗菌药物。

【理化性状】本品粉针剂为白色冻干粉末。

【用药评估】

1.对本品或万古霉素类抗生素过敏者禁用。

2.严重肾功能不全者、孕妇、哺乳期妇女、儿童、老年患者、用万古霉素曾发生“红人综合征”者慎用。

【配伍禁忌】本品与下列药物存在配伍禁忌：维生素B_6、甲磺酸加贝酯、前列地尔、卡泊芬净、西咪替丁、莫西沙星、左氧氟沙星。

【相互作用】肾功能不全者长期用本品治疗，以及用本品期间同时和相继使用可能有听神经毒性和(或)肾毒性的其他药物，如氨基糖苷类、多黏菌素、两性霉素B、环孢素、顺铂、呋塞米和依他尼酸需对听力、血液学、肝和肾功能进行检查。

【操作要点】

1.本品既可以静脉注射也可以肌内注射。可以快速静脉注射，注射时间为3~5min，或缓慢静脉滴注，滴注时间不少于30min。

2.配制注射液时缓慢将适量注射用水注入小瓶中，用双手轻轻滚动小瓶直至药粉完全溶解。注意避免产生泡沫，如有泡沫形成将瓶放置15min，直到泡沫消失。配制好的溶液为pH7.5的等渗液。

3.配制好的溶液可直接注射，也可按需选用下述溶剂稀释：0.9%氯化钠注射液、5%葡萄糖注射液、5%葡萄糖与0.9%氯化钠复方注射液、腹膜透析液、复方乳酸钠溶液、0.18%氯化钠和4%葡萄糖注射液。

【用药宣教】

1.可见红斑、局部疼痛、血栓性静脉炎，可能会引起肌内注射部分脓肿。

2.可见皮疹、瘙痒、发热、僵直、支气管痉挛、过敏反应、过敏性休克、荨麻疹、血管神经性水肿，极少发生剥脱性皮炎、中毒性表皮溶解坏死、多形性红斑、Stevents-Johnson综合征。

3.应对听力、血液学、肝和肾功能进行检查，特别是肾功能不全，接受长期治疗的患者。

奥利万星

本品为糖肽类抗菌药物。

【理化性状】本品粉针剂为白色至灰白色粉末。

【用药评估】

1.对本品过敏者禁用。

2.严重肾功能不全者、孕妇、哺乳期妇女、儿童、老年患者、用其他糖肽类发生过敏反应患者慎用。

【配伍禁忌】

1.本品给药后48h禁忌静脉注射普通肝素钠。

2. 0.9%氯化钠注射液稀释本品可致药物沉淀。

3.碱性或中性pH药物制剂可能与本品不相溶。

【相互作用】

1.本品是弱效CYP2C9、CYP2C19抑制剂和弱效CYP3A4、CYP2D6诱导剂。同时给予经上述酶代谢的治疗窗窄的药物(如华法林)时应谨慎。

2.同时使用华法林，可能导致华法林的较高暴露，可能增加出血风险。只有当预期获益胜过预期的出血风险时才可合用。

【操作要点】

1.先用注射用水溶解至10mg/ml，再用5%葡萄糖注射液稀释至1.2mg/ml，经3h静脉滴注。

2.本品配置后室温下应在6h内使用，如在冰箱2~8℃储存应在12h内使用。

3.本品不应与常用静脉药物同时通过共同静脉管道给药，如相同静脉线被序贯滴注另外药物，该线应在本品滴注前和后用5%葡萄糖注射液冲洗。

【用药宣教】全身性使用抗生素可导致难辨梭状芽孢杆菌相关性腹泻，如有怀疑，立即停药，补充电解质，给予抗难辨梭状芽孢杆菌药物。

十、其他抗生素

林可霉素

本品为林可霉素类抗生素。

【理化性状】本品注射液为无色或几乎无色的澄明液体。

【用药评估】

1.对林可霉素和克林霉素有过敏史的患者禁用。

2.本品注射液含苯甲酸，禁止用于儿童肌内注射。

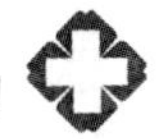

3.肠道疾病或有既往史者，特别如溃疡性结肠炎、局限性肠炎或抗生素相关性肠炎(本品可引起假膜性肠炎)、肝肾功能严重减退者、孕妇、哺乳期妇女、儿童、老年患者慎用。

4.既往有哮喘或其他过敏史者慎用。

5.疗程长者，需定期检查肝、肾功能和血常规。

【配伍禁忌】与青霉素、氨苄西林、甲氧西林、羧苄西林、苯妥英存在配伍禁忌。

【相互作用】

1.可增强吸入性麻醉药的神经肌肉阻断现象，导致骨骼肌软弱和呼吸抑制或麻痹 (呼吸暂停)，在手术中或术后合用时应注意。以抗胆碱酯酶药物或钙盐治疗可望有效。

2.与抗蠕动止泻药、含白陶土止泻药合用，本品在疗程中甚至在疗程后数周有引起伴严重水样腹泻的假膜性肠炎可能。因可使结肠内毒素延迟排出，从而导致腹泻延长和加剧，故不宜与抗蠕动止泻药合用。本品与含白陶土止泻药合用时，前者的吸收将显著减少，故两者不宜同时服用，需间隔一定时间(至少2h)。

3.本品具神经肌肉阻断作用，与抗肌无力药合用时将导致后者对骨骼肌的效果减弱。为控制重症肌无力的症状，在合用时应调整抗肌无力药的剂量。

4.氯霉素或红霉素在靶位上均可置换本品，或阻抑后者与细菌核糖体50S亚基的结合，体外试验显示林可霉素与红霉素具拮抗作用，故本品不宜与氯霉素或红霉素合用。

5.与阿片类镇痛药合用，本品的呼吸抑制作用与阿片类的中枢呼吸抑制作用可因累加现象而有导致呼吸抑制延长或引起呼吸麻痹(呼吸暂停)的可能，故必须对患者进行密切观察或监护。

【操作要点】

1.本品可肌内注射或静脉滴注。

2.本品不可直接静脉注射。静脉滴注时，每0.6g药物需用0.9%氯化钠注射液或5%葡萄糖注射液100~200ml稀释，静脉滴注时间为1~2h。

【用药宣教】

1.常见的不良反应有腹或胃绞痛、疼痛、严重气胀、严重腹泻(水样或血样，假膜性肠炎)、发热、恶心、呕吐、口渴、疲乏或虚弱。

2.哺乳期妇女使用时，应暂停哺乳。

3.使用本品后ALT和AST可有增高。

克林霉素

本品为林可霉素类抗生素。

【理化性状】本品注射液为无色或几乎无色的澄明液体；粉针剂为白色或类白色的疏松块状物。

【用药评估】

1.对林可霉素和克林霉素有过敏史的患者禁用。

2.本品注射液含苯甲酸，禁止用于儿童肌内注射。

3.肠道疾病或有既往史者，特别如溃疡性结肠炎、局限性肠炎或抗生素相关性肠炎(本品可引起假膜性肠炎)、肝肾功能严重减退者、孕妇、哺乳期妇女、儿童、老年患者慎用。

4.既往有哮喘或其他过敏史者慎用。

5.疗程长者，需定期检查肝、肾功能和血常规。

【相互作用】参见林可霉素。

【操作要点】

1.本品可肌内注射或静脉滴注。

2.肌内注射1次不能超过0.6g，将本品用0.9%氯化钠注射液配成50~150mg/ml的澄明液体并立即使用，超过此容量应改为静脉给药。

3.静脉滴注，本品600mg用100~200ml 0.9%氯化钠注射液或5%葡萄糖注射液稀释成浓度不超过6mg/ml的药液，静脉给药速度不宜过快，至少滴注20min，1h内输入的药量不能超过1.2g。

4.一旦发生过敏反应，必须就地抢救，遵医嘱立即肌内注射0.1%肾上腺素注射液0.5~1ml，必要时以5%葡萄糖注射液或0.9%氯化钠注射液稀释后做静脉注射。临床指征无改善者，半小时后重复1次。心跳停止者，心内注射肾上腺素注射液，同时静脉滴注大剂量肾上腺皮质激素，并补充血容量；血压持久不升者给予多巴胺等血管活性药。出现血管神经性水肿或荨麻疹时，给予异丙嗪或苯海拉明等抗组胺药。有呼吸困难者予以氧气吸入或人工呼吸，喉头水肿明显者，应及时行气管切开。

【用药宣教】参见林可霉素。

达托霉素

本品为环脂肽类抗生素。

【理化性状】本品为浅黄色至淡褐色块状物。

【用药评估】

1.已知对本品和辅料有过敏反应的患者禁用。

2.有肌肉骨骼病史者、肾脏损害者、孕妇、哺乳期妇女慎用。

3.18岁以下患者，尚未确定本品的安全性和有效性，不推荐使用。

【相互作用】

1.与羟甲基戊二酰辅酶A(HMG-CoA)还原酶抑制药合用可能增加肌病的风险。

2.本品对氨曲南、华法林和丙磺舒的生物利用度无影响，可联合应用。

3.与妥布霉素联合使用需谨慎。

4.与华法林伴随用药，对两药的药代动力学均无明显影响，并且未引起INR的明显改变(国际标准化比率)。

5.与丙磺舒伴随用药无需调整剂量。

【操作要点】

1.本品装在一次性使用的小瓶内，每瓶含0.5g无菌冻干粉，按以下步骤进行溶解。

(1) 为了避免产生泡沫，在溶解时、后避免剧烈搅动或晃动瓶子。

(2) 通过胶塞中部缓缓将10 ml 0.9%氯化钠注射液注入本品瓶中，注意将注射器针头靠在瓶壁上。

(3) 轻轻转动瓶子，确保药品全部浸入。

(4) 静置10min。

(5) 轻轻转动或晃动瓶子数分钟，直到溶液完全溶解。

(6) 溶解后再用0.9%氯化钠注射液进一步稀释后再用于静脉给药；静脉注射时间为2min；静脉滴注应持续30min。

(7) 注射剂在给药前需目测检查有无颗粒状物质。

2.由于在产品中未含防腐剂或抑菌剂，配制静脉给药终溶液时必须采用无菌操作技术。稳定性研究显示，溶解的溶液以小瓶保存时，室温下12h内稳定，而在2~8℃冰箱中保存时，48h内稳定。稀释后的溶液以输液袋保存时，室温下12h内稳定，如果在冰箱中保存时，48h内稳定。

在室温下(在小瓶中及输液袋中)总保存时间不超过12h；在冰箱中总保存时间(在小瓶中及输液袋中)不超过48h。本品与其他静脉给药的药物的相容性数据有限，所以不得在本品单次使用小瓶中加入添加剂或其他药物或通过同一输液管进行给药。如果采用同一输液管连续滴注几种不同的药物，应在滴注本品前后以合适的溶液冲洗输液管。

3.可联合使用的静脉给药溶液：本品可与0.9%氯化钠注射液或乳酸盐化林格注射液联合使用。本品不得与含右旋糖酐的稀释液联合使用。

4.一旦发生过敏反应，必须就地抢救，遵医嘱立即肌内注射0.1%肾上腺素注射液0.5~1ml，必要时以5%葡萄糖注射液或0.9%氯化钠注射液稀释后做静脉注射。临床指征无改善者，半小时后重复1次。心跳停止者，肾上腺素注射液可做心内注射，同时静脉滴注大剂量肾上腺皮质激素，并补充血容量；血压持久不升者给予多巴胺等血管活性药。出现血管神经性水肿或荨麻疹时，给予异丙嗪或苯海拉明等抗组胺药。有呼吸困难者予以氧气吸入或人工呼吸，喉头水肿明显者，应及时行气管切开。

【用药宣教】

1.可发生低血压、高血压、水肿、心衰和室上性心律失常、头昏、头痛、失眠、焦虑、意识错乱、眩晕和感觉异常、低血钾、高血糖、低血镁、血清碳酸盐增加和电解质紊乱、恶心、呕吐、腹泻、便秘、消化不良、腹痛、食欲下降、口腔炎和腹胀。

2.用药前后及用药时应当定期进行血常规、肾功能、血生化、肌酸磷酸激酶项目检查。

磷霉素

本品为其他抗生素。

【理化性状】本品粉针剂为浅黄色至淡褐色块状物。

【用药评估】孕妇慎用。磷霉素钠的含钠量约为25%，心肾功能不全、高血压患者慎用。

【配伍禁忌】与环丙沙星、氟罗沙星、氨溴索、溴己新存在配伍禁忌。

【相互作用】

1.本品的体外抗菌活性易受培养基中葡萄糖和(或)磷酸盐的干扰而减弱，加入少量葡萄糖-6-磷酸盐(G-6-P)则可增强本品的作用。

2.本品与β-内酰胺类、氨基糖苷等抗生素合用常呈协同作用，并同时减少或延迟细菌耐药性的产生。严重感染时除应用较大剂量外，尚需与上述抗生素合用，用于金葡菌感染宜与红霉素、利福平等合用(最好有体外联合药敏测定作为参考)。

3.与其他抗生素间不存在交叉耐药性。

4.与氨基糖苷类合用呈协同抗菌作用。

5.与甲氧氯普胺合用可降低本品血药浓度。

【操作要点】先用灭菌注射用水适量溶解本品，再加至250~500ml的5%葡萄糖注射液或0.9%氯化钠注射液中稀释后静脉滴注。

【用药宣教】

1.偶有恶心、厌食、腹部不适、稀便。静脉给药速度过快，可引起血栓性静脉炎、心悸等症状。

2.定期监测肝功能。

夫西地酸

本品为其他抗生素。

【理化性状】本品粉针剂为白色疏松块状物或粉末。

【用药评估】

1.对本品过敏者禁用。

2.新生儿、孕妇、哺乳期妇女、黄疸及肝功能不全者慎用。

【配伍禁忌】静脉输注时与喹诺酮类、免疫球蛋白、门冬氨酸、维生素B_6和维生素C注射液等多种药物有配伍禁忌。

【相互作用】

1.本品可增加香豆素类药物的抗凝血作用。

2.与他汀类药物同用，可使两者血药浓度明显升高，引起肌酸激酶浓度上升，出现肌无力、疼痛。

【操作要点】将本品500mg溶于10ml所附的无菌缓冲溶液中，然后用0.9%氯化钠注射液或5%葡萄糖注射液稀释至250~500ml静脉滴注。若葡萄糖注射液过酸，溶液会呈乳状，如出现此情况则不能使用。输注时间不应少于2~4h。

【用药宣教】

1.可见皮疹、黄疸、肝功能改变等不良反应。停药后肝功能可恢复。静脉注射(夫西地酸二乙胺醇)可致脉管痉挛、静脉炎、溶血。

2.用药期间，应定期检查肝功能和血常规。

多黏菌素B

本品为黏菌素类抗生素。

【理化性状】本品常用其硫酸盐，为白色结晶性粉末。

【用药评估】

1.仅住院患者可进行肌内和(或)鞘内给药。

2.对本品与其他多黏菌素类过敏者禁用。

3.孕妇、哺乳期妇女、儿童慎用。

【配伍禁忌】本品与下列药物存在配伍禁忌：两性霉素B、头孢噻吩、氯霉素、氯噻嗪、肝素、硫酸镁、泼尼松龙、磷酸钠、四环素。

【相互作用】

1.本品与肌松药(包括去极化及非去极化肌松药)、吩噻嗪类药物(丙氯拉嗪、异丙嗪等)、氨基糖苷类抗生素、肌肉松弛作用明显的麻醉药(如恩氟烷)等合用可增强神经肌肉阻滞作用。

2.本品可降低血钾，使心肌对地高辛敏感性增加。

3.本品应避免与其他有神经毒性和(或)肾毒性的药物(尤其是链霉素、新霉素、卡那霉素、庆大霉素、妥布霉素、阿米卡星、巴龙霉素、紫霉素、黏菌素)合用或序贯使用。

【操作要点】

1.静脉给药速度不宜过快(易发生神经肌肉阻滞导致呼吸抑制)，本品50mg应以5%葡萄糖注射液500ml稀释。

2.本品肌内注射时疼痛明显，加入局部麻醉药(如1%盐酸普鲁卡因溶液)可减轻疼痛，通常不推荐采用肌内注射给药。

3.鞘内注射，1次用量不宜超过5mg，以0.9%氯化钠注射液1ml稀释，以免引起对脑膜或神经组织的刺激，通常不推荐采用鞘内注射给药。

4.一旦发生过敏反应，必须就地抢救，遵医嘱立即肌内注射0.1%肾上腺素注射液0.5~1ml，必要时以5%葡萄糖注射液或0.9%氯化钠注射液稀释后做静脉注射。临床指征无改善者，半小时后重复1次。心跳

停止者，肾上腺素注射液可做心内注射，同时静脉滴注大剂量肾上腺皮质激素，并补充血容量；血压持久不升者给予多巴胺等血管活性药。出现血管神经性水肿或荨麻疹时，给予异丙嗪或苯海拉明等抗组胺药。有呼吸困难者予以氧气吸入或人工呼吸，喉头水肿明显者，应及时行气管切开。

【用药宣教】

1.本品具肾毒性，用药期间应密切监测肾功能。

2.本品可致神经毒性反应，表现为易怒、虚弱、困倦、共济失调、味觉异常、四肢麻木、视物模糊、神经肌肉阻滞所致的呼吸麻痹。

3.代谢内分泌系统，表现为低氯血症、低钠血症、低钾血症和低钙血症。

4.泌尿生殖系统，本品肾脏毒性常见且明显，可出现血尿、蛋白尿、管型尿，继续发展可出现少尿、血尿素氮及肌酐升高等，严重者可发生肾小管坏死及肾衰竭。肾脏损害的发生与本品剂量、疗程及先前有无肾脏疾病等有关。

利奈唑胺

本品为噁唑烷酮类抗菌药。

【理化性状】本品注射剂为无色至淡褐色的澄清液体。

【用药评估】

1.已知对本品或本品中其他成分过敏者禁用。

2.哺乳期妇女、孕妇慎用。

【配伍禁忌】与头孢曲松、复方磺胺甲噁唑、红霉素、两性霉素B、氯丙嗪、地尔硫䓬、喷他脒、苯妥英存在配伍禁忌。

【相互作用】

1.利福平可降低本品血药峰浓度。

2.本品可能使非直接作用的拟交感神经药物、血管加压药或多巴胺类药物的加压作用可逆性增加。

3.本品可逆性增加伪麻黄碱(PSE)、盐酸苯丙醇胺(PPA)的增压作用。

【操作要点】

1.静脉给药　静脉注射剂为单次使用的即用型输液袋。静脉给药时，应在使用前目测微粒物质。用力挤压输液袋以检查细微的渗透。鉴于无菌状况可能受损害，若发现有渗透应丢弃溶液。

静脉注射剂应在30~120min内静脉滴注。不能将此静脉输液袋串联在其他静脉给药通路中。不可在此溶液中加入其他药物；如果本品静脉注射需与其他药物合并应用，应根据每种药物的推荐剂量和给药途径分别应用。

如果同一静脉通路用于几个药物依次给药，在应用本品静脉注射液前及使用后，须输注与本品静脉注射剂和其他药物可配伍的溶液。可配伍的静脉注射液包括5%葡萄糖注射液、0.9%氯化钠注射液、乳酸林格液。

2.在使用时方可拆除输液袋的外包装袋。在室温下贮藏，避免冷冻。本品静脉注射液可呈黄色，且随着时间延长可加深，但对药物含量没有不良影响。

3.一旦发生过敏反应，必须就地抢救，遵医嘱立即肌内注射0.1%肾上腺素注射液0.5~1ml，必要时以5%葡萄糖注射液或0.9%氯化钠注射液稀释后做静脉注射。临床指征无改善者，半小时后重复1次。心跳停止者，心内注射肾上腺素注射液，同时静脉滴注大剂量肾上腺皮质激素，并补充血容量；血压持久不升者给予多巴胺等血管活性药。出现血管神经性水肿或荨麻疹时，给予异丙嗪或苯海拉明等抗组胺药。有呼吸困难者予以氧气吸入或人工呼吸，喉头水肿明显者，应及时行气管切开。

【用药宣教】

1.可见高血压、低血钾、恶心、呕吐、便秘、腹泻、头痛、头晕、失眠、惊厥，实验室检查异常包括天冬氨酸氨基转移酶(AST)、丙氨酸氨基转移酶(ALT)、乳酸脱氢酶(LDH)、碱性磷酸酶(ALP)、总胆红素异常。

2.应用本品的患者应避免食用酪胺含量高的食物或饮料。

利福霉素钠

本品为利福霉素类抗生素。

【理化性状】本品粉针剂为暗红色块状物；注射液为暗红色的澄明液体。

【用药评估】

1.有肝病或肝损害、对本品过敏者禁用。

2.孕妇及哺乳期妇女慎用。

【配伍禁忌】本品与左氧氟沙星、环丙沙星、培氟沙星、帕珠沙星、加替沙星、依替米星存在配伍禁忌。

【相互作用】

1.与β-内酰胺类抗生素合用对金黄色葡萄球菌(包括耐甲氧西林金黄色葡萄球菌)、铜绿假单胞菌具有协同作用。

2.与氨基糖苷类抗生素合用时有协同作用。

【操作要点】本品可肌内注射或静脉滴注。粉针剂先用灭菌注射用水适量溶解，再加至250~500ml的5%葡萄糖注射液或0.9%氯化钠注射液中稀释后静脉滴注，滴注时间应在1~2h。其他参见磷霉素。

【用药宣教】

1.可见ALT轻度增高，停药后一般可自行恢复。

2.用药后患者尿液呈红色，属于正常现象。

3.用药期间应监测肝功能。

4.滴注过快可出现暂时性巩膜或皮肤黄染；肌内注射可引起局部疼痛，有时出现硬皮、肿块。

5.少数患者可出现一过性肝脏损害、黄疸及肾损害、恶心、食欲不振及眩晕，偶见耳鸣及听力下降、过敏性皮炎等。

卷曲霉素

本品为抗结核类抗生素。

【理化性状】本品粉针剂为白色或类白色粉末。

【用药评估】

1.对本品过敏者、孕妇、哺乳期妇女、儿童禁用。

2.肝、肾损伤，老年患者，慎用。

【配伍禁忌】

1.本品不宜与其他药物混合使用。

2.甲氧氟烷或多黏菌素类注射剂与卷曲霉素同时或先后应用时，肾毒性或神经肌肉阻滞作用可能增加，故应避免合用；如骨骼肌软弱和呼吸抑制或麻痹(呼吸暂停)，抗胆碱酯酶药或钙盐有助于阻滞恢复。

【相互作用】

1.与氨基糖苷类合用，可增加产生耳毒性、肾毒性和神经肌肉阻滞作用的可能性，发生听力减退，停药后仍可继续进展至耳聋，可能是暂时性的，但往往呈永久性。

2.与两性霉素B、万古霉素、杆菌肽、巴龙霉素、环孢素，卡莫司汀、顺铂、布美他尼、依他尼酸、呋塞米同时或先后应用可增加耳毒性及肾毒性发生的可能性，同用时需进行听力和肾功能测定。

3.抗组胺药、吩噻嗪类、噻吨类、曲美苄胺，与卷曲霉素合用可能掩盖耳鸣、头昏或眩晕等耳毒性症状。

4.卷曲霉素与抗神经肌肉阻滞药合用时可拮抗后者对骨骼肌的作用，在合用时或合用后，需调整抗肌无力药的剂量。

5.与乙硫异烟胺合用时，可能加重副作用。

6.本品与阿片类镇痛药合用时，两者的中枢呼吸抑制作用可能相加，导致呼吸抑制作用加重或抑制时间延长或呼吸麻痹(呼吸暂停)，必须密切观察和随访。

【操作要点】深部肌内注射：用0.9%氯化钠注射液溶解后深部肌内注射。

【用药宣教】

1.常见血尿、尿量或排尿次数显著增加或减少，食欲减低或极度口渴(低钾血症、肾毒性)。

2.本品具显著肾毒性，表现为肌酐、尿素氮升高、肌酐清除率降低、蛋白尿、管型尿等，用药期间需监测肾功能和尿常规。

3.对第Ⅷ对脑神经有损害，一般在用药至2~4月时出现前庭功能损害，而听觉损害则较少。

4.实验室检查：酚磺酞及磺溴酞钠排泄试验的结果降低；血液尿素氮及非蛋白氮的测定值可能增高。

第二节　合成抗菌药物

一、磺胺类及其增效剂

磺胺嘧啶

本品为磺胺类药物。

【理化性状】本品粉针剂为白色至略黄色结晶粉末。

【用药评估】

1.对本品或其他磺胺类药过敏者、严重肝、肾功能不全者、2个月以下的婴儿、孕妇及哺乳期妇女禁用。

2.葡萄糖-6-磷酸脱氢酶缺乏症患者、轻、中度肝肾功能损害者、

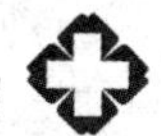

血卟啉病患者、失水、休克、老年、哮喘患者慎用。

3.对其他磺胺类药、呋塞米、砜类、噻嗪类利尿药、磺脲类、碳酸酐酶抑制药过敏者，对本品也可能过敏，应注意。

【配伍禁忌】

1.不能与对氨基苯甲酸同用，对氨基苯甲酸可代替本品被细菌摄取，两者相互拮抗。也不宜与含对氨苯甲酰基的局麻药如普鲁卡因、苯佐卡因、丁卡因等合用。

2.不宜与乌洛托品合用，因乌洛托品在酸性尿中可分解产生甲醛，后者可与本品形成不溶性沉淀物，使发生结晶尿的危险性增加。

3.因本品有可能干扰青霉素类药物的杀菌作用，最好避免与此类药物同时应用。

4.对氨基苯甲酸可代替磺胺嘧啶被细菌摄取，两药同用可发生拮抗作用。

【相互作用】

1.本品可取代保泰松的血浆蛋白结合部位，两者合用时可增加保泰松的作用。

2.合用尿碱化药可增加本品在碱性尿中的溶解度，使排泄增多。

3.与口服抗凝药、口服降血糖药、甲氨蝶呤、苯妥英钠和硫喷妥钠同用时，需调整本品剂量，因本品可取代这些药物的蛋白结合部位或抑制其代谢，以致药物作用时间延长或毒性发生。

4.与骨髓抑制药同用时可能增强此类药物潜在的毒副作用。如有指征需两类药物同用时，应严密观察可能发生的血小板减少等反应。

5.与避孕药(口服含雌激素者)长时间合用可导致避孕的可靠性减小，并增加经期外出血的机会。

6.与溶栓药合用时可能增大其潜在的毒性作用。

7.与肝毒性药物合用时可能引起肝毒性发生率的增高。对此类患者尤其是用药时间较长及以往有肝病史者应进行严密的监测。

8.与光敏感药物合用时可能发生光敏感的相加作用。

9.接受本品治疗者对维生素K的需要量增加。

10.本品与磺吡酮合用时，可减少本品自肾小管的分泌，导致血药浓度升高而持久或产生毒性，因此在应用磺吡酮期间或应用其治疗后可能需要调整本品的剂量。

【操作要点】

1.注射剂仅供重病患者用，不宜做皮下、鞘内或肌内注射(肌内注射时疼痛感明显，且可引起组织坏死)，静脉给药时药液稀释浓度不宜高于5%，静脉滴注浓度不应超过1%。

2.本品注射液或粉针剂使用前应以无菌注射用水或0.9%氯化钠注射液稀释。

【用药宣教】

1.服药时宜服用等量碳酸氢钠，并多饮水(成人每日保持尿量在1200ml以上)，以防发生结晶尿。

2.可出现定向力障碍、眩晕。

3.偶可发生精神错乱、幻觉、欣快感、抑郁。

4.可发生黄疸、肝功能减退，严重者可发生急性重型肝炎。

5.恶心、呕吐、食欲减退、腹泻等胃肠道症状较为多见，一般症状轻微，不影响继续用药，假膜性肠炎少见。

6.本品能抑制大肠埃希菌的生长，妨碍B族维生素在肠内的合成，故使用该品超过一周以上者，应同时给予维生素B以预防其缺乏。

甲氧苄啶

本品为抗菌药物增效剂。

【理化性状】本品为白色或类白色结晶性粉末。

【配伍禁忌】本品不宜与抗肿瘤药、2,4-二氨基嘧啶类药物同时应用，也不宜在应用其他叶酸拮抗药治疗的疗程之间应用本品，因为有产生骨髓再生不良或巨幼细胞贫血的可能。

【相互作用】

1.本品与磺胺类药合用可使细菌的叶酸合成代谢遭到双重阻断，有协同抗菌作用，并可使其抑菌作用转为杀菌作用。

2.本品与小檗碱、土霉素、氨苄西林、庆大霉素、卡那霉素、阿米卡星、林可霉素、磷霉素联用有显著的增效作用。

3.本品与多黏菌素、春雷霉素联用，其增效作用可达2~32倍。

4.本品与吡哌酸、诺氟沙星联用，增效作用显著，且药物不良反应也低于单独用药。

5.本品与头孢羟氨苄联用可增强疗效，并延缓细菌耐药性的产生。

6.氨苯砜与本品同用可使两者血药浓度升高，氨苯砜浓度的升高可使不良反应增多且加重，尤其是正铁血红蛋白血症的发生。

7.本品可干扰苯妥英的肝内代谢，使苯妥英的血清半衰期延长50%，并使其清除率降低30%。

8.本品与普鲁卡因胺同用可降低其肾清除率。

9.本品与华法林同用可抑制华法林的代谢而增强其抗凝血作用。

10.本品与环孢素同用可增加肾毒性。

11.骨髓抑制剂与本品同用可能使发生白细胞、血小板减少的机会增多。

12.本品与利福平同用可使本品清除增加、血清半衰期缩短。

【操作要点】本品注射剂仅用于缓慢静脉滴注，每0.2g静滴时间不得少于30min。

【用药宣教】

1.可出现白细胞减少、血小板减少或正铁血红蛋白性贫血。

2.可发生皮肤瘙痒、皮疹，偶可出现严重的渗出性多形红斑。

3.可出现恶心、呕吐、腹泻等胃肠道症状，一般症状轻微。偶有患者发生艰难梭菌肠炎，此时需停药。

4.偶见肝功能异常。

5.偶可发生无菌性脑膜炎，出现头痛、颈项强直等症状。

6.每次服用本品时应饮用足量水分。用药期间也应保持充足进水量，使成人尿量每日至少维持在1200ml以上。如应用本品疗程长，剂量大，除多饮水外宜同服碳酸氢钠。

二、喹诺酮类

环丙沙星

本品为氟喹诺酮类药物。

【理化性状】本品注射液为澄清无色或略显黄色或黄绿色液体。

【用药评估】

1.对本品或其他磺胺类药过敏者、严重肝、肾功能不全者、2个月以下的婴儿、白细胞减少、血小板减少、紫癜等血液病患者禁用。

2.葡萄糖-6-磷酸脱氢酶缺乏症患者、轻、中度肝肾功能损害者、血卟啉病患者、失水、休克、老年、哮喘患者、孕妇及哺乳期妇女慎用。

3.对呋塞米、砜类、噻嗪类利尿药、磺脲类、碳酸酐酶抑制药过敏者，对本品也可能过敏。

【相互作用】

1.丙磺舒可减少本品自肾小管分泌，使血药浓度及毒性均增加。

2.本品可增强华法林的抗凝作用，合用时应严密监测患者的凝血酶原时间。

3.本品可使环孢素血药浓度升高。

4.与茶碱类合用可出现茶碱中毒的有关症状(如恶心、呕吐、震颤、不安、激动、抽搐、心悸等)。

5.本品可减少咖啡因的清除，使其半衰期延长，并可能产生中枢神经系统毒性。

6.尿液碱化剂可降低本品在尿中的溶解度，导致结晶尿及肾毒性。

【操作要点】注射液仅供静脉滴注，应用时注意遮光。

【用药宣教】

1.全身用药，尤其是同时饮酒时，可能影响驾驶或操作机器的反应能力。

2.本品大剂量应用或尿pH在7以上时易出现结晶尿，除应避免同用碱化剂外，宜多饮水，保持24h尿量在1200ml以上。

3.常见恶心、腹泻、呕吐、消化不良、腹痛、腹胀、厌食。治疗中或治疗后如发现严重长期腹泻，必须咨询医师，考虑为假膜性肠炎。

依诺沙星

本品为氟喹诺酮类药物。

【理化性状】本品注射液为无色或微黄色的澄明液体；注射用粉针为白色或类白色疏松块状物或粉末。

【用药评估】

1.对本品及氟喹诺酮类药过敏、肌腱炎、跟腱断裂、缺乏葡萄糖-6-磷酸脱氢酶的患者、孕妇禁用。

2.肝、肾功能减退者，需根据肝、肾功能评估调整给药剂量。

3.哺乳期妇女应用本品时应暂停哺乳。

4.不宜用于18岁以下患者。

【配伍禁忌】

1.与地塞米松、呋塞米、阿洛西林、头孢哌酮舒巴坦、丹参酮ⅡA磺酸钠存在配伍禁忌。

2.本品与抗凝药华法林合用时可增强后者的抗凝作用，故应避免二者合用。不能避免时应严密监测患者的凝血酶原时间，并调整剂量。

3.本品干扰咖啡因的代谢，从而导致咖啡因消除减少，血消除半衰期延长，并可能产生中枢神经系统毒性，故应避免二者合用。不能避免时应严密监测患者咖啡因的血药浓度并调整剂量。

【相互作用】

1.尿碱化剂可减低本品在尿中的溶解度，导致结晶尿和肾毒性。

2.本品与茶碱类合用时可能出现茶碱中毒症状，如恶心、呕吐、震颤、不安、激动、抽搐、心悸等，应避免合用，不能避免时应测定茶碱类血药浓度并调整剂量。

3.环孢素与本品合用时，其血药浓度升高，必须监测环孢素血药浓度，并调整剂量。

4.丙磺舒可减少本品自肾小管分泌约50%，合用时可因本品血药浓度增高而产生毒性。

5.本品与非甾体抗炎药芬布芬合用时，偶有抽搐发生。

【操作要点】每0.2g加入到5%葡萄糖注射液100ml内溶解后，避光静脉滴注。

【用药宣教】

1.胃肠道反应较为常见，可表现为腹部不适或疼痛、腹泻、恶心或呕吐。中枢神经系统反应可有头昏、头痛、嗜睡或失眠。

2.本品大剂量应用或尿pH在7以上时可发生结晶尿。为避免结晶尿的发生，宜多饮水，保持24h排尿量在1200ml以上。

3.应用氟喹诺酮类药物可发生中、重度光敏反应。应用本品时应避免过度暴露于阳光，如发生光敏反应需停药。

培氟沙星

本品为氟喹诺酮类药物。

【理化性状】本品注射液为无色或微黄色、微黄绿色的澄明液体；粉针剂为白色冻干块状物。

【用药评估】

1.对本品及氟喹诺酮类药过敏、缺乏葡萄糖-6-磷酸脱氢酶的患者、孕妇禁用。

2.肝、肾功能减退者，需根据肝、肾功能评估调整给药剂量。

3.哺乳期妇女应用本品时应暂停哺乳。

4.不宜用于18岁以下患者。

【配伍禁忌】与磷霉素有配伍禁忌。

【相互作用】参见依诺沙星。

【操作要点】

1.静脉滴注　成人，每次0.4g，加入5%的葡萄糖注射液250ml中缓慢静脉滴注，每12h一次。有黄疸的患者，每天1次；有腹水的患者每36h用药1次；有黄疸和腹水的患者，每48h用药1次。静脉滴注时间不少于60min。

2.稀释液不能用氯化钠注射液或其他含氯离子的注射液。

【用药宣教】

1.可见胃肠道反应，如恶心、呕吐、食欲减退、腹泻，光敏反应，神经系统反应，如头昏、眩晕、头痛、震颤、失眠等。

2.偶见注射局部刺激症状。上述反应均属轻中度反应，停药后即可消失。余参见培氟沙星。

氧氟沙星

本品为氟喹诺酮类药物。

【理化性状】本品注射液为淡黄绿色的澄明液体；粉针剂为白色或类白色冻干块状物。

【用药评估】

1.对本品及氟喹诺酮类药过敏、缺乏葡萄糖-6-磷酸脱氢酶的患者、孕妇禁用。

2.肝、肾功能减退者，需根据肝、肾功能评估调整给药剂量。

3.哺乳期妇女应用本品时应暂停哺乳。

4.不宜用于18岁以下患者。

5.本品可影响糖尿病患者血糖水平。

【配伍禁忌】避免同时服用茶碱、含镁或氢氧化铝抗酸剂。

【相互作用】与两性霉素B胆甾醇硫酸酯复合物、头孢吡肟、阿霉素脂质体有配伍禁忌。

【操作要点】静脉滴注：成人，每0.2g静脉滴注时间不少于30min。

可用0.9%氯化钠注射液、葡萄糖注射液、葡萄糖氯化钠注射液稀释。

【用药宣教】参见依诺沙星。

左氧氟沙星

本品为氟喹诺酮类药物。

【理化性状】本品注射液为淡黄绿色的澄明液体；粉针剂为类白色或淡黄色粉末或疏松块状。

【用药评估】参见氧氟沙星。

【配伍禁忌】胺碘酮、阿奇霉素与本品有配伍禁忌。

【相互作用】

1.丙磺舒和西咪替丁对本品吸收过程无明显影响，但可使本品AUC升高27%~38%，半衰期延长30%，而总消除率及肾清除率降低21%~35%，合用时无需调整剂量。

2. 华法林及其衍生物合用可能增强本品的作用，合用时应监测凝血酶原时间或其他凝血试验。

3.与环孢素合用，可使环孢素的血药浓度升高。

4.与阿洛司琼合用，可导致阿洛司琼血药浓度升高，出现不良反应的风险增加。

5.本品对茶碱类药物体内代谢的影响远较依诺沙星、环丙沙星小，但可能导致茶碱血药浓度升高，出现茶碱中毒症状，如恶心、呕吐、震颤、不安、激动、抽搐、心悸等。合用时需监测茶碱血药浓度和调整剂量。

6.与苯丙酸、联苯丁酮酸类、非甾体抗炎药合用有引发抽搐的可能。与非甾体抗炎药合用可导致中枢神经系统兴奋，使癫痫发作的风险增加。

7.与口服降糖药合用可能引起血糖失调，包括高血糖或低血糖。

8.碱化尿液可降低本品在尿中的溶解度，导致结晶尿和肾毒性。

【操作要点】

1.静脉滴注：本品粉针剂先用注射用水溶解，再用0.9%氯化钠注射液、5%葡萄糖注射液、5%葡萄糖/0.9%氯化钠注射液、5%葡萄糖乳酸林格液、5%葡萄糖/0.45%氯化钠/0.15%氯化钾注射液和1/6mol/L乳酸钠注射液稀释至5mg/ml后静脉滴注。

2.注射液稀释后，在25℃及以下可保存72h，在5℃可保存14日，-20℃下可保存6个月；静脉滴注液冻结后可置于25℃或8℃融解为溶液，勿用微波或水浴加速其融解，融解一次后也不能再反复冻融。

3.滴注时间：每250ml不得少于2h；500ml不得少于3h。滴速过快易引起静脉刺激症状或中枢神经系统反应。

4.如使用过量可按以下措施处理。

(1) 洗胃。

(2) 给予吸附药：活性炭口服。

(3) 给予泻药：硫酸镁(30g加水200ml)或其他缓泻药。

(4) 输液(加保肝药物)。

(5) 给强效利尿剂，如呋塞米注射液。

(6) 对症疗法：抽搐时应反复给予地西泮静脉注射液。

(7) 重症患者可考虑进行血液透析。

【用药宣教】

1.用药期间应避免日晒和照射紫外线。

2.哺乳期妇女使用本品时，应暂停哺乳。

3.使用本品期间尽量避免服用非甾体抗炎药。

4.喹诺酮类药物可致跟腱损伤，主要临床表现为单侧或双侧跟腱疼痛和炎症性水肿，严重者可出现跟腱断裂。

莫西沙星

本品为氟喹诺酮类药物。

【理化性状】本品注射液为淡黄绿色的澄明液体。

【用药评估】参见氧氟沙星。

【相互作用】

1.与激素合用可增加肌腱炎和肌腱断裂的风险。

2.可延长Q-T间期的药物(西沙必利、红霉素、抗精神病药、Ia或Ⅲ类抗心律失常药及三环类抗抑郁药)合用，可导致室性心律失常包括尖端扭转型室性心动过速的发生危险增高。

3.与抗凝药(如华法林)合用可使此类药物的抗凝活性升高。对凝血酶原时间及其他凝血参数无影响。

【操作要点】本品既可以单独给药也可以与一些相溶的溶液一同滴注。下列注射液与莫西沙星注射液的混合液在室温条件下可保持稳定

24h以上，认为可以合并给药：注射用水、0.9%氯化钠注射液、5%葡萄糖注射液、10%葡萄糖注射液、40%葡萄糖注射液、20%木糖醇注射液、林格注射液、乳酸林格注射液。若莫西沙星注射液需与其他药物合用，每种药物需单独给药。

【用药宣教】 参见左氧氟沙星。

加替沙星

本品为氟喹诺酮类药物。

【理化性状】 本品注射液为黄色或黄绿色澄明液体；粉针剂为白色或类白色疏松块状物或粉末。

【用药评估】 参见氧氟沙星。

【相互作用】

1.与可延长Q-T间期的药物(西沙必利、红霉素、抗精神病药、Ⅰa或Ⅲ类抗心律失常药及三环类抗抑郁药)合用，可导致室性心律失常包括尖端扭转型室性心动过速的发生危险增高。

2.与抗凝药(如华法林)合用可使此类药物的抗凝活性升高。对凝血酶原时间及其他凝血参数无影响。

【操作要点】

1.本品必须采用无菌方法稀释和配制，用5%葡萄糖注射液或0.9%氯化钠注射液稀释，在稀释和使用前必须查看有无颗粒状内溶物，一旦发现肉眼可见的颗粒状物则应弃去不用。

本品仅供单次使用，故配制后未用完部分应弃去。

严禁将其他制剂加入含本品的瓶中静脉滴注，也不可将其他静脉应用制剂与本品经同一静脉输液通道使用。如果同一静脉输液通道用于输注不同的药物，在使用本品前后必须用与本品和其他药物相容的溶液冲洗通道。如果本品与其他药物联合使用，则必须按本品和该合用药物的推荐剂量和方法分别分开给药。

2.本品在配制供静脉滴注用2mg/ml浓度的静脉滴注液时，为保证滴注液与血浆渗透压等张，不宜采用普通注射用水。

3.本品静脉滴注时间不少于60min，严禁快速静脉注射或肌内、鞘内、腹腔内或皮下用药。

【用药宣教】 参见左氧氟沙星。

洛美沙星

本品为氟喹诺酮类药物。

【理化性状】本品注射液为微黄色或微黄绿色的澄明液体；粉针剂为白色或类白色疏松块状物。

【用药评估】

1.对本品及氟喹诺酮类药过敏、缺乏葡萄糖-6-磷酸脱氢酶的患者、孕妇、哺乳期妇女禁用。

2.肾功能减退者或肝功能不全者慎用，若使用，应注意监测肝、肾功能，适当调整剂量。

3.不宜用于18岁以下患者。

【配伍禁忌】本品与硫代硫酸钠、呋塞米、10%氯化钾存在配伍禁忌。

【相互作用】尿碱化剂可减低本品在尿中的溶解度，导致结晶尿和肾毒性。

【操作要点】静脉滴注：成人，每次0.2g，用5%葡萄糖注射液或0.9氯化钠注射液250ml中，滴注时间每100ml不少于60min。

【用药宣教】参见左氧氟沙星。

帕珠沙星

本品为氟喹诺酮类药物。

【理化性状】本品注射液为微黄色或微黄绿色的澄明液体；粉针剂为类白色至淡黄色的疏松块状物。

【用药评估】

1.对本品及氟喹诺酮类药过敏、缺乏葡萄糖-6-磷酸脱氢酶的患者禁用。

2.肾功能减退者或肝功能不全者慎用，若使用，应注意监测肝、肾功能，适当调整剂量。

3.孕妇，哺乳期妇女禁用；不宜用于18岁以下患者。

4.有支气管哮喘、皮疹、荨麻疹等过敏性疾病家族史、抽搐、癫痫病史者慎用。

5.因本品某些氯化钠制剂中可解离出钠离子，可导致高钠血症，心脏或循环系统功能异常者慎用；可导致水钠潴留，从而使水肿症状加重。

【相互作用】

1.丙磺舒可使本品半衰期延长、AUC增加，但血药峰浓度无明显改变。

2.本品可增强华法林的作用，使凝血时间延长。

3.与苯基乙酸类、二乙酮酸类、非甾体抗炎药合用可能发生痉挛，应终止两药的合用，保持呼吸道畅通，并使用抗痉挛药进行治疗。

4.与茶碱合用可能发生茶碱中毒(如胃肠道反应、头痛、心律不齐、痉挛等)。

【操作要点】静脉滴注：将本品粉针剂或小容量注射液一次剂量以0.9%氯化钠注射液或5%葡萄糖注射液100ml溶解或稀释后静脉滴注，滴注时间为30~60min。

【用药宣教】参见左氧氟沙星。

氟罗沙星

本品为氟喹诺酮类药物。

【理化性状】本品注射液为微黄色或微黄绿色的澄明液体；粉针剂为微黄色疏松块状物。

【用药评估】参见帕珠沙星。

【配伍禁忌】

1.本品与头孢匹胺、呋塞米、头孢哌酮舒巴坦、夫西地酸等存在配伍禁忌。

2.禁止与0.9%氯化钠注射液、葡萄糖氯化钠注射液、复方氯化钠注射液配伍，会出现浑浊。

【相互作用】

1.尿碱化剂可减低本品在尿中的溶解度，导致结晶尿和肾毒性。

2.丙磺舒可延迟本品的排泄，使本品血药浓度增高而产生毒性。

【操作要点】避光缓慢静脉滴注，成人每次0.2~0.4g，每日1次，用5%葡萄糖注射液250~500ml稀释后应用。

【用药宣教】

1.患者的尿pH值在7以上时易发生结晶尿，故每日饮水量必须充足，使每日尿量保持在1200~1500ml以上。

2.本品可引起光敏反应，至少在光照后12h才可接受治疗，治疗期间及治疗后数天内应避免过长时间暴露于明亮光照下。

3.当出现光敏反应指征如皮肤灼热、发红、肿胀、水疱、皮疹、瘙痒、皮炎时应停止治疗。其他参见左氧氟沙星。

三、硝基咪唑类

甲硝唑

本品为硝基咪唑类药物。

【理化性状】本品注射液为无色或几乎无色的澄明液体。

【用药评估】

1.原有肝脏疾病患者，剂量应减少。出现运动失调或其他中枢神经系统症状时应停药。重复一个疗程之前，应做血常规检查。厌氧菌感染合并肾衰竭者，给药间隔时间应由8h延长至12h。

2.对本品或其他硝基咪唑类药物过敏或有过敏史者、活动性中枢神经疾病患者、血液病患者、孕妇及哺乳期妇女禁用。

3.儿童慎用。

【相互作用】

1.本品能抑制华法林和其他口服抗凝药的代谢，加强它们的作用，使凝血酶原时间延长。

2.同时应用苯妥英钠、苯巴比妥等诱导肝微粒体酶的药物，可加强本品代谢，使血药浓度下降，而苯妥英钠排泄减慢。

3.本品与糖皮质激素合用，可加速本品从体内排泄，使血药浓度下降31%。

4.本品干扰双硫仑代谢，两者合用，患者饮酒后可出现精神症状，故2周内应用双硫仑者不宜再用本品。

5.本品与抗胆碱药联用治疗瘢痕性胃、十二指肠溃疡，可提高疗效。

6.抑制肝微粒体酶活性的药物(西咪替丁等)：合用可减缓本品的代谢及排泄，延长本品的半衰期，合用时应注意监测血药浓度并调整剂量。

7.与氯喹交替应用，可治疗阿米巴肝脓肿，但联用时可出现急性肌

张力障碍。

8.与大剂量锂剂合用，可引起血清锂浓度升高甚至中毒。

9.甲氧氯普胺可减轻本品的胃肠道症状。

10.与土霉素合用可干扰本品清除阴道滴虫的作用。

【操作要点】本品滴注速度应缓慢，浓度为2mg/ml时，每次滴注时间不少于1h，浓度大于2mg/ml时，滴注速度宜再降低1/2~3/4。药物不应与含铝的针头和套管接触，并避免与其他药物一起滴注。

【用药宣教】

1.本品可干扰氨基转移酶和LDH测定结果，可使胆固醇、甘油三酯水平下降。

2.本品可抑制乙醇代谢，用药期间应戒酒，饮酒后可能出现腹痛、呕吐、头痛等症状。

3.消化道反应最为常见，包括恶心、呕吐、食欲不振、腹部绞痛，一般不影响治疗；神经系统症状有头痛、眩晕，偶有感觉异常、肢体麻木、共济失调、多发性神经炎等，大剂量可致抽搐。少数病例发生荨麻疹、潮红、瘙痒、膀胱炎、排尿困难、口中金属味及白细胞减少等，均属可逆性，停药后自行恢复。

替硝唑

本品为硝基咪唑类药物。

【理化性状】本品注射液为无色或几乎无色的澄明液体；粉针剂为白色或类白色疏松块状物或粉末。

【用药评估】

1.对替硝唑及硝基咪唑衍生物过敏者禁用。

2.血液病患者或有血液病史者禁用，有活动性中枢神经疾病患者禁用。

3.妊娠三个月内妇女、哺乳期妇女、12岁以下患者禁用。

【配伍禁忌】本品与克林霉素、兰索拉唑、奥美拉唑存在配伍禁忌。

【相互作用】

1.本品能抑制华法林和其他口服抗凝药的代谢，加强它们的作用，引起凝血酶原时间延长。

2.同时应用苯妥英钠、苯巴比妥等诱导肝微粒体酶的药物，可加强本品代谢，使血药浓度下降，而苯妥英钠排泄减慢。

3.同时应用西咪替丁等抑制肝微粒体酶活性的药物，可减缓本品在肝内的代谢及其排泄，延长本品的血清半衰期，应根据血药浓度测定的结果调整剂量。

4.本品干扰双硫仑代谢，两者合用，患者饮酒后可出现精神症状，故2周内应用双硫仑者不宜再用本品。

5.与土霉素合用可干扰本品清除阴道滴虫的作用。

【操作要点】静脉滴注速度宜慢，一次滴注时间应超过1h，并避免与其他药物一起滴注。不宜与含铝的针头和套管接触。

【用药宣教】

1.本品可干扰氨基转移酶和LDH测定结果，可使胆固醇、甘油三酯水平下降。

2.本品可干扰丙氨酸氨基转移酶、乳酸脱氢酶、甘油三酯、己糖激酶等的检验结果，使其测定值降至零。

3.本品可抑制乙醇代谢，用药期间应戒酒，饮酒后可能出现腹痛、呕吐、头痛等症状。

4.不良反应少见而轻微，主要为恶心、呕吐、上腹痛、食欲下降及口腔金属味，可有头痛、眩晕、皮肤瘙痒、皮疹、便秘及全身不适。还可有血管神经性水肿、中性粒细胞减少、双硫仑样反应及黑尿。偶见滴注部位轻度静脉炎。高剂量时也可引起癫痫发作和周围神经病变。

奥硝唑

本品为硝基咪唑类药物。

【理化性状】本品为微黄绿色至淡黄绿色的澄明液体；粉针剂为白色疏松块状物或粉末。

【用药评估】

1.对硝基咪唑类药物过敏者、脑和脊髓发生病变的患者、癫痫患者、器官硬化症患者、造血功能低下患者、慢性酒精中毒患者、3岁以下儿童禁用。

2.肝功能不全患者用药，每次剂量与正常用量相同，用药间隔时间要加倍，以免药物蓄积。

3.使用过程中，如有异常神经症状应立即停药，并进一步观察治疗。

4.妊娠早期(妊娠前三个月)、哺乳期妇女、儿童慎用。

【相互作用】

1.本品能抑制华法林和其他口服抗凝药的代谢，加强它们的作用，引起凝血酶原时间延长。

2.同时应用苯妥英钠、苯巴比妥等诱导肝微粒体酶的药物，可加强本品代谢，使血药浓度下降，而苯妥英钠排泄减慢。

3.同时应用西咪替丁等抑制肝微粒体酶活性的药物，可减缓本品在肝内的代谢及其排泄，延长本品的血清半衰期，应根据血药浓度测定的结果调整剂量。

4.同其他硝基咪唑类药物相比，本品对乙醛脱氢酶无抑制作用。

5.本品可延缓肌肉松弛药维库溴铵的作用。

【操作要点】静脉滴注时，本品小容量注射液、粉针剂应先以5%葡萄糖注射液、10%葡萄糖注射液或0.9%氯化钠注射液溶解稀释后缓慢静脉滴注，滴注浓度为2~5mg/ml，每100ml浓度为5mg/ml本品，滴注时间不少于30min。

【用药宣教】

1.本品耐受性良好，少见轻度胃部不适、恶心、口腔异味、头晕及困倦、眩晕等。

2.使用过程中，如有异常神经症状反应即停药，并进一步观察治疗。

四、其他合成抗菌药物

异烟肼

本品为合成的抗结核药。

【理化性状】本品粉针剂为白色晶体或结晶性粉末；注射液为无色或微黄色的澄明液体。

【用药评估】

1.对本品过敏者禁用。

2.妊娠期、哺乳期妇女、儿童不宜使用，如确需使用应权衡利弊，哺乳期妇女用药期间需停止哺乳。

3.肝、肾损伤者、老年患者慎用。

4.癫痫、嗜酒、精神病史者慎用。

【相互作用】

1.与肾上腺皮质激素(尤其泼尼松龙)合用时，可增加本品在肝内的代谢及排泄，导致本品血药浓度减低而影响疗效，在快乙酰化者更为显著，应适当调整剂量。

2.抗凝血药(如香豆素或茚满双酮衍生物)与本品合用时，由于抑制了抗凝药的酶代谢，使抗凝作用增强。

3.本品为维生素B_6的拮抗剂，可增加维生素B_6经肾排出量，易致周围神经炎的发生。同时服用维生素B_6者，需酌情增加用量。

4.与环丝氨酸合用时可增加中枢神经系统的不良反应(如头昏或嗜睡)，需调整剂量，并密切观察中枢神经系统毒性征象，尤其对于从事需要灵敏度较高工作的患者。

5.与乙硫异烟胺、吡嗪酰胺、利福平等其他有肝毒性的抗结核药合用时，可增加本品的肝毒性，尤其是已有肝功能损害者或为异烟肼快乙酰化者，因此应尽量避免合用或在疗程的头3个月密切随访有无肝毒性征象出现。

6.本品可抑制卡马西平的代谢，使卡马西平血药浓度增高，引起毒性反应；卡马西平则可诱导异烟肼的微粒体代谢，使具有肝毒性的中间代谢物增加。

7.与对乙酰氨基酚合用时，由于异烟肼可诱导肝细胞色素P450，使前者形成毒性代谢物的量增加，可增加肝毒性及肾毒性。

8.与阿芬太尼合用时，由于本品为肝药酶抑制剂，可延长阿芬太尼的作用；与双硫仑合用可增强中枢神经系统作用，产生眩晕、动作不协调、易激惹、失眠等；与安氟醚合用可增加无机氟代谢物的形成，增加肾毒性。

9.本品不宜与酮康唑或咪康唑合用，因可使后两者的血药浓度降低。

10.与苯妥英钠或氨茶碱合用时可抑制二者在肝脏中的代谢，而导致苯妥英钠或氨茶碱血药浓度增高，故本品与两者先后应用或合用时，应适当调整苯妥英钠或氨茶碱的剂量。

11.不可与麻黄碱、颠茄同时服用，以免发生或增加不良反应。

【操作要点】

1. 静脉注射或静脉滴注　加5%葡萄糖注射液或等渗氯化钠注射液

20~40ml，缓慢静脉注射。或加入输液250~500ml中静脉滴注。肌内注射：多用于不能口服的患者。亦可局部给药(胸腔内注射治疗局灶性结核等)。

2.一旦发生过敏反应，必须就地抢救，遵医嘱立即肌内注射0.1%肾上腺素注射液0.5~1ml，必要时以5%葡萄糖注射液或0.9%氯化钠注射液稀释后做静脉注射。临床指征无改善者，半小时后重复1次。心跳停止者，肾上腺素注射液可做心内注射，同时静脉滴注大剂量肾上腺皮质激素，并补充血容量；血压持久不升者给予多巴胺等血管活性药。出现血管神经性水肿或荨麻疹时，给予异丙嗪或苯海拉明等抗组胺药。有呼吸困难者予以氧气吸入或人工呼吸，喉头水肿明显者，应及时行气管切开。

3. 药物过量的表现　除上述不良反应外，主要表现为抽搐、神志不清、昏迷等，处理不及时还可发生急性肝坏死。

药物过量的处理方法如下。

(1) 停药。

(2) 保持呼吸道通畅。

(3) 采用短效巴比妥制剂和维生素B_6静脉内给药。维生素B_6剂量为每1mg异烟肼用1mg维生素B_6，如服用异烟肼的剂量不明，可给予维生素B_6 5g，每30min一次，直至抽搐停止，患者恢复清醒。继以洗胃，洗胃应在服用本品后的2~3h内进行。

(4) 立即抽血，测定血气、电解质、尿素氮、血糖等。

(5) 立即静脉给予碳酸氢钠，纠正代谢性酸中毒，需要时重复给予。

(6) 采用渗透性利尿药，并在临床症状改善后继续应用，促进异烟肼排泄，预防中毒症状复发。

(7) 严重中毒患者应及早配血，做好血液透析的准备，不能进行血液透析时，可进行腹膜透析，同时合用利尿剂。

(8) 采取有效措施，防止出现缺氧、低血压及吸入性肺炎。

【用药宣教】

1.服用本品，若每日饮酒，易诱发肝脏毒性反应，并加速本品的代谢。患者服药期间避免饮酒。

2.大剂量(每日超过6mg/kg)常见外周神经炎、四肢感觉异常、反射消失、肌肉轻瘫和精神失常等。

3.同服维生素B_6可治疗或预防不良反应。

4.用药期间，应定期检查肝功能，肝病患者慎用，一旦发现肝炎，严禁继续使用。

5.可致结节性脉管炎而侵及肾脏，也可出现肾小球肾炎。肾功能不全的患者需要很好控制剂量及检查肾功能。

6.本品可引起风湿性综合征，表现为关节疼痛及强直，常始自近侧指关节，以后侵及掌指关节、腕、肘及其他大关节以及脊柱。本品所引起的红斑狼疮样综合征的严重症状是关节炎、风湿痛或伴有发热、胸膜炎及白细胞减少，需停药。

对氨基水杨酸

本品为合成的抗结核药。

【理化性状】本品粉针剂为白色晶体或结晶性粉末。

【用药评估】

1.对本品过敏者禁用。

2.孕妇、哺乳期妇女、儿童慎用，如确有指征应用需权衡利弊，哺乳期妇女需停止哺乳。

【相互作用】

1.对氨基苯甲酸与本品有拮抗作用，两者不宜合用。

2.本品可增强抗凝药(香豆素或茚满二酮衍生物)的作用，因此在用对氨基水杨酸类时或用后，口服抗凝药的剂量应适当调整。

3.与乙硫异烟胺合用时可增加不良反应。

4.丙磺舒或磺吡酮与氨基水杨酸类合用可减少后者从肾小管的分泌量，导致血药浓度增高和持续时间延长及毒性反应发生。因此，氨基水杨酸类与丙磺舒或磺吡酮合用时或合用后，应适当调整前者的剂量，并密切随访患者。但目前多数不用丙磺舒作为氨基水杨酸类治疗时的辅助用药。

5.氨基水杨酸类可能影响利福平的吸收，导致利福平的血药浓度降低。

【操作要点】

1.静脉滴注　以0.9%氯化钠注射液或5%葡萄糖液溶解后，配成3%~4%浓度静脉滴注。静脉滴注的溶液需新配，滴注时应避光，溶液变色即不得使用。静脉滴注久用易致静脉炎。

2.胸腔内注射　每次10%~20%溶液10~20ml(用0.9%氯化钠注射液溶解)。

3.一旦发生过敏反应，必须就地抢救，遵医嘱，立即肌内注射0.1%肾上腺素注射液0.5~1ml，必要时以5%葡萄糖注射液或0.9%氯化钠注射液稀释后做静脉注射。临床指征无改善者，半小时后重复1次。心跳停止者，肾上腺素注射液心内注射，同时静脉滴注大剂量肾上腺皮质激素，并补充血容量。血压持久不升者给予多巴胺等血管活性药。出现血管神经性水肿或荨麻疹时，给予异丙嗪或苯海拉明等抗组胺药。有呼吸困难者予以氧气吸入或人工呼吸。喉头水肿明显者，应及时行气管切开。

【用药宣教】

1.常见瘙痒皮疹、关节酸痛与发热、极度疲乏或软弱，嗜酸性粒细胞增多(较常见的原因为过敏)。

2.可使硫酸铜法测定尿糖出现假阳性；使尿液中尿胆原测定呈假阳性反应(氨基水杨酸类与Ehrlich试剂发生反应，产生橘红色浑浊或黄色，某些根据上述原理做成的市售试验纸条的结果也可受影响)；使ALT、AST升高。

第三节　抗真菌药

伊曲康唑

本品为唑类抗真菌药。

【理化性状】本品注射液为无色至微黄色的澄明液体。

【用药评估】

1.对本品或辅料不可耐受者、室性心功能不全患者、孕妇禁用。

2.肝、肾功能异常者、心脏局部缺血或者瓣膜疾病患者、明显的肺部疾病患者、水肿性疾病患者、老年人慎用。

3.哺乳期患者使用本品应停止哺乳、育龄妇女应在用药期间及停止后6个月内采取避孕措施。

【配伍禁忌】本品禁与特非那定合用，因可导致严重的心血管不良反应，如室性心动过速、扭转型室速，甚至死亡。

【相互作用】

1.酶诱导剂利福平、卡马西平、苯妥英或苯巴比妥可降低本品的血药浓度。

2.可降低胃酸度的药物，如抗毒蕈碱药、抗酸药、质子泵抑制剂或H_2受体拮抗药可使本品吸收减少。

3.本品可干扰被肝微粒体(尤其是CYP3A4)代谢的药物，使阿司咪唑、西沙必利、环孢素、非洛地平、洛伐他汀、辛伐他汀、咪达唑仑、奎尼丁、三唑仑和华法林的血药浓度升高；而本品的血药浓度也会升高。因此，不推荐合用。

4.本品还可使地高辛或长春新碱的血药浓度升高，使口服避孕药减效。

【操作要点】静脉滴注，应先用0.9%氯化钠注射液稀释，严禁使用5%葡萄糖注射液或乳酸林格液稀释。滴注时间应超过60min，不宜使用静脉注射。如连续14日以上静脉滴注给药，其安全性和有效性尚不清楚，故应尽快将静脉给药调整为口服给药。

【用药宣教】

1.不良反应常见畏食、恶心、腹痛、便秘、呕吐、消化不良、腹泻、充血性心力衰竭、低钾血症、低钙血症、肾上腺功能不全、肺水肿、蛋白尿、性欲下降、阳痿、男子乳腺发育、男性乳房痛、月经紊乱、头晕、头痛、嗜睡、失眠、抑郁、肝炎、肝功能异常(如可逆性肝酶升高)。

2.哺乳期妇女使用本品时，应暂停哺乳。

3.糖尿病患者须检测血糖，可能会发生低血糖，需要调整口服降糖药的剂量。

氟康唑

本品为唑类抗真菌药物。

【理化性状】本品注射液为无色澄明液体；粉针剂为白色或类白色疏松块状物或粉末。

【用药评估】

1.对本品或其他吡咯类药物有过敏史者、孕妇禁用。

2.肾功能不全者慎用，肾功能无减退的老年患者无须调整剂量。

3.哺乳期妇女、儿童慎用，哺乳期患者使用本品应停止哺乳。

【配伍禁忌】

1.本品与西沙必利合用可能出现心脏不良反应，包括尖端扭转型心动过速。接受氟康唑治疗的患者禁止合用西沙必利。

2.本品每日400mg或更高剂量与特非那丁合用时，可明显升高特非那丁的血药浓度。禁止本品400mg或更高剂量与特非那定合用。

3.与红霉素合用可能会增加心脏毒性(Q-T间期延长、尖端扭转型室性心动过速)，增加心脏猝死的风险，应避免合用。

【相互作用】

1.合用利福平可使本品的血药浓度降低，$t_{1/2}$缩短。

2.合用氢氯噻嗪可使本品的血药浓度轻度上升。

3.本品可升高苯妥英、磺酰脲类、香豆素类(如华法林)和环孢素的血药浓度。

4.本品可使去甲替林血药浓度升高。

【操作要点】静脉滴注：本品粉针剂应先用0.9%氯化钠注射液或5%葡萄糖注射液100ml稀释；本品5ml和10ml注射液应按本品每200mg加入5%葡萄糖注射液或0.9%氯化钠注射液250ml稀释。最大滴注速度约200mg/h。

【用药宣教】

1.常见消化道反应，表现为恶心、呕吐、腹痛或腹泻等，可见头晕、头痛。

2.用药期间，必须定期检查血常规，肝、肾功能。

伏立康唑

本品为唑类抗真菌药物。

【理化性状】本品粉针剂为白色或类白色粉末。

【用药评估】

1.严重肝功能不全的患者应用本品时必须权衡利弊，如应用必须密切监测药物毒性。

2. 2岁以下儿童用药的安全性和有效性尚不明确，故不推荐2岁以下儿童使用本品。

3.本品专用溶剂含乙醇，对乙醇过敏者慎用。

4.本品不宜用于孕妇，除非对母亲的益处显著大于对胎儿的潜在毒性。

5.育龄期妇女应用本品期间需采取有效的避孕措施。

6.除非评估明显的利大于弊，哺乳期妇女不宜使用本品。哺乳期妇女使用本品时，应暂停哺乳。

【配伍禁忌】

1.本品禁止与其他药物，包括肠道外营养剂(如Aminofusin 10% Plus)在同一静脉通路中滴注。本品与复合氨基酸物理不相溶，二者在4℃储存24h后可产生不溶性微粒。

2.本品不宜与血制品或任何电解质补充剂同时滴注。

3.本品注射剂与全胃肠外营养液不在同一静脉通路中同时静脉滴注。

4.本品与头孢米诺、奥硝唑、万古霉素存在配伍禁忌。

【相互作用】

1.与环孢素合用时，建议环孢素的剂量减半，并严密监测环孢素的血药浓度。环孢素浓度的增高可引起肾毒性。停用本品后，仍需严密监测环孢素的浓度，必要时增大环孢素的剂量。

2.与他克莫司合用时，建议他克莫司的剂量减至原来剂量的1/3，并严密监测血药浓度。他克莫司浓度增高可引起肾毒性。停用本品后仍需严密监测他克莫司的浓度，如有需要可增大他克莫司剂量。

3.本品(每日2次，每次0.3g)与华法林(单剂30mg)合用，凝血酶原时间最多可延长93%。因此当二者合用时，建议严密监测凝血酶原时间。

4.同时应用本品和香豆素制剂，需要密切监测凝血酶原时间，并据此调整抗凝剂的剂量。

5.本品可能增高磺脲类药物的血药浓度(如甲苯磺丁脲、格列吡嗪、格列本脲)，从而引起低血糖症。因此两者合用时建议密切监测血糖。

6.本品与他汀类合用可能会使通过CYP3A4代谢的他汀类药物血药浓度增高，从而引起横纹肌溶解，建议两者合用时调整他汀类的剂量。

7.本品可能使经CYP3A4代谢的苯二氮䓬类药物(咪哒唑仑和三唑仑)血药浓度增高，镇静作用时间延长。建议两药合用时，调整苯二氮䓬类药物的剂量。

 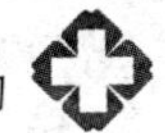

8. 与本品合用，长春花生物碱(长春新碱和长春花碱)的血药浓度有增高可能，从而产生神经毒性。

9. 与苯妥英合用时，需要适当调整本品的维持剂量。

【操作要点】

1. 本品不宜用于静脉注射。

2. 静脉滴注　本品在静脉滴注前先使用5ml专用溶剂溶解，再稀释至2~5mg/ml。建议本品的静脉滴注速度最快不超过每小时3mg/kg，稀释后每瓶滴注时间须1~2h以上。

3. 本品稀释后的终浓度为2~5mg/ml。因此，溶解后溶液应进一步稀释；本品可以采用下列注射液稀释：0.9%氯化钠注射液、5%葡萄糖注射液。

【用药宣教】

1. 最为常见的不良反应为视觉障碍、发热、皮疹、恶心、呕吐、腹泻、头痛、败血症、周围性水肿、腹痛以及呼吸功能紊乱。

2. 本品可能会引起一过性的、可逆性的视觉改变，包括视物模糊、视觉改变、视觉增强和(或)畏光。患者出现上述症状时必须避免从事有危险的工作，例如驾驶或操作机器。

3. 静脉滴注过程中发生的与滴注相关的类过敏反应主要为脸红、发热、出汗、心动过速、胸闷、呼吸困难、晕厥、恶心、瘙痒以及皮疹，上述反应并不常见且多为即刻反应。一旦出现，考虑停药。

两性霉素B(脂质体)

本品为多烯类抗生素。

【理化性状】本品粉针剂为黄色或橙黄色粉末。

【用药评估】

1. 对本品过敏及严重肝病的患者禁用。

2. 本品不良反应多见，但又是治疗危重深部真菌感染的有效药物，选用本品时必须权衡利弊后作出决定。

3. 肾、肝功能损害患者、孕妇、哺乳期妇女、儿童慎用。

【配伍禁忌】

1. 本品不得使用0.9%氯化钠注射液或葡萄糖注射液溶解。

2. 溶解好的本品不得与0.9%氯化钠注射液或电解质混合。

3.不得将本品输注液与其他药物混合。

【相互作用】

1.大多数相互作用均由传统制剂引起，而非传统制剂则较少出现。

2.本品合用具有肾毒性的抗生素、环孢素或其他具有肾毒性免疫抑制剂，或胃肠外喷他脒均可导致肾毒性加重。

3.正在接受抗肿瘤药物的患者不应使用本品。

4.应避免合用利尿药，如不慎已经合用，应严密监测血容量和电解质。

5.本品的排钾作用可能增强神经肌肉阻滞剂的作用，增加洋地黄类的毒性；皮质激素可增强本品对钾的耗竭，前者的免疫抑制作用对患有严重真菌感染的患者是有害的。

6.本品可能增加氟胞嘧啶的毒性，但由于两者的协同作用，又常被合用于严重真菌感染患者。

7.本品对使用锑剂已发生心肌受损的患者可能增加心律失常和心搏骤停的危险性。

8.同时接受本品和白细胞输注的患者，其肺部可出现严重反应。必须使用两者时，应间隔尽可能长的时间。

9.本品与咪康唑合用，不论用于局部或体内，后者的抗菌活性均会减低。

10.尿液碱化药可增加本品的排泄，防止或减少发生肾小管性酸中毒的可能。

【操作要点】

1.静脉输注　本品加灭菌注射用水溶解，使每1ml溶液含5mg本品，用手轻轻摇动和转动至固体溶解，液体可呈乳白色或透明。再加入5%葡萄糖注射液，浓度每1ml不超过1mg。

2.鞘内注射　本品溶于注射用水0.5~1ml，按鞘内注射法常规操作，共约30次，每次从0.05~0.1mg开始，逐渐递增至0.5~1mg(浓度为0.1~0.25mg/ml)，必要时可酌加地塞米松注射液以减轻反应。

3.脂质体静脉输注　本品溶解后，以1mg/(kg·h)的速度输注。每一疗程第一次用药前建议作试验注射，以少量药(10ml稀释液含有1.6~8.3mg)用15~30min注射，仔细观察30min。

4.本品静脉滴注前后均应静脉滴注5%葡萄糖注射液，以避免药液

外漏和防止发生静脉炎。发生局部炎症，可用5%葡萄糖注射液抽吸冲洗，也可加少量肝素钠注射液于冲洗液中。

5.本品静脉输液瓶应加黑布遮光，以免药物效价降低。

6.稀释后的药液，于2~8℃储存，并于24h内使用，禁止冷冻，未用完的药液必须丢弃。

【用药宣教】主要不良反应：舌尖麻木感、寒战、发热、头痛、全身不适、关节痛、低血钾症、恶心、呕吐、腹胀痛、肝肾功能异常、血尿、脱发、皮疹、血糖升高、胸闷、心悸、耳鸣及血管炎等。

卡泊芬净

本品为棘白菌素类抗真菌药。

【理化性状】本品粉针剂为白色或类白色冻干块状物。

【用药评估】

1.对本品过敏者禁用。

2.肝功能不全、骨髓抑制患者、肾功能不全患者、儿童(3个月以下婴儿用药的安全性和有效性尚未建立)慎用。

3.哺乳期妇女、孕妇慎用；用药期间不宜哺乳。

【配伍禁忌】与含葡萄糖的注射剂存在配伍禁忌，不能与其他药物混合。

【相互作用】

1.本品与头孢菌素类药合用可使血清转氨酶一过性升高。

2.本品可使他克莫司的血药浓度和AUC下降，应调整后者剂量。

3.药物代谢诱导剂或混合的诱导剂/抑制剂如依法韦仑、奈非那韦、奈韦拉平、苯妥英、利福平、地塞米松、卡马西平与本品合用，可能降低本品的血药浓度。

【操作要点】本品应静脉滴注给药，不宜与其他药物混合滴注。不可用5%葡萄糖注射液稀释本品。将冷藏(2~8℃)的冻干粉本品取出使之达到室温，用适量的0.9%氯化钠注射液溶解冻干粉，在25℃条件下放置1h后，再以0.9%氯化钠注射液250ml稀释供输注用，配制好的溶液在25℃下只能保存24h；需控制液体摄入量者，只用100ml稀释液。

【用药宣教】不良反应有腹痛、恶心、腹泻、呕吐、纳差、皮疹、瘙痒、皮肤潮红、出汗，还可出现红斑。

米卡芬净

本品为棘白菌素类抗真菌药。

【理化性状】本品粉针剂为白色块状物。

【用药评估】

1.对本品过敏者禁用。

2.肝功能不全、骨髓抑制患者、肾功能不全患者、儿童慎用。

3.哺乳期妇女、孕妇慎用，用药期间不宜哺乳。

【配伍禁忌】与莫西沙星及其他药物存在配伍禁忌，不能混合。

【相互作用】本品与西罗莫司、硝苯地平合用时，应监测西罗莫司、硝苯地平的血药浓度，使用剂量应降低。

【操作要点】

1.本品用0.9%氯化钠注射液(可用5%葡萄糖注射液代替)配制和稀释。每50mg本品预先加入5ml 0.9%氯化钠注射液溶解。为减少泡沫的产生，须轻轻转动玻璃瓶，不可用力振摇。随后将已溶解好的溶液加入100ml 0.9%氯化钠注射液中滴注给药，给药时间至少1h。.

2.静脉滴注时，给药前输液管路应先用0.9%氯化钠注射液冲洗，加药输液应注重避光保存。本品不能静脉注射。

【用药宣教】常见不良反应有发热、恶心、呕吐、输注静脉的并发症、还可引起头痛、肌痛、流感样症状、皮疹、瘙痒、感觉异常，寒战和面部水肿。

阿尼芬净

本品为棘白菌素类抗真菌药。

【理化性状】本品粉针剂为白色块状物。

【用药评估】

1.对本品或其他棘白菌素过敏者禁用。

2.肝功能不全、骨髓抑制患者、肾功能不全患者、儿童慎用。

3.哺乳期妇女、孕妇慎用。

【相互作用】本品与环孢素合用，可使本品的血药浓度提高。

【操作要点】

1.输注速率不宜超过1.1mg/min，避免不良反应发生。

2. 本品注射剂必须用无菌注射用水溶解成3.33mg/ml，继后再用

5%葡萄糖注射液或0.9%氯化钠注射液稀释至0.77mg/ml。输注速度为1.4ml/min。溶解后的本品在不超过25℃下可保存24h。稀释液可在不超过25℃下保存48h，冷冻保存72h。

【用药宣教】常见恶心、呕吐、转移酶升高、低钾血症和头痛。尚有皮疹、荨麻疹、面红、瘙痒、呼吸困难及低血压。

大蒜素

本品为从大蒜中提取的抗真菌药。

【理化性状】本品注射液为微黄色澄明液体，具蒜臭。

【操作要点】

1.静脉滴注，用500~1000ml的5%~10%葡萄糖或氯化钠注射液稀释后缓慢静脉滴注。

2.本品对皮肤、黏膜有刺激，不宜作皮下或肌内注射。

【用药宣教】个别患者在静脉滴注时有刺痛感觉，在使用数次后或增加稀释倍数即可消失。如出现全身灼热感、出汗等现象，可减慢滴注速度。使用本品后有蒜臭味。

第四节　抗病毒药

阿昔洛韦

本品为抗疱疹病毒药。

【理化性状】本品粉针剂为白色疏松块状物或粉末。

【用药评估】

1.对本品、伐昔洛韦过敏者禁用。

2.精神异常或有细胞毒性药精神反应史者、脱水者、肝、肾功能不全者、重度电解质异常者、重度低氧患者、免疫缺陷患者、儿童、老年人、妊娠期妇女、哺乳期妇女慎用。

【配伍禁忌】本品与丹参多酚酸盐、果糖二磷酸钠、长春西汀、膦甲酸存在配伍禁忌。

【相互作用】

1.丙磺舒可抑制本品的肾清除。同时给予其他肾毒性药物可增加肾损害的程度。

2.合用干扰素或甲氨蝶呤偶然发生神经系统的不良反应。

【操作要点】

1.本品静脉制剂专供静脉滴注，避免快速滴入，至少1h内匀速滴注，以免引起肾小管内药物结晶沉积，引起肾功能损害。滴注时勿将药液漏至血管外，以免引起局部皮肤疼痛及静脉炎。用0.9%氯化钠注射液或5%葡萄糖注射液稀释(使用粉针剂前，需先将500mg加入10ml注射用水中充分摇匀，使浓度为50g/L)，使最后药液浓度不超过7g/L，若浓度太高可引起静脉炎，本品不可使用含苯甲醇的稀释液稀释。

2.肾功能不全者不宜用本品静脉滴注，因滴速过快可引起肾衰竭；静脉滴注后2h，尿中药物浓度最高，此时应让患者补充足量的水，以防止药物在肾小管内沉积；新生儿用药时，不宜以含苯甲醇的稀释液配制静脉滴注液，否则易引起致命性的综合征(包括酸中毒、中枢抑制、呼吸困难、肾衰竭、低血压、癫痫和颅内出血等)。

3.如发现静脉滴注液析出结晶，使用时可采用水浴加热，完全溶解后仍可使用；静脉滴注液配制好后应于12h内使用，冰箱内放置可产生沉淀。

【用药宣教】可见一过性血清肌酐升高、皮疹、荨麻疹、出血、红细胞、白细胞、血小板减少、出汗、血尿、低血压、头痛、恶心等。

喷昔洛韦

本品为抗疱疹病毒药。

【理化性状】本品粉针剂为白色疏松块状物或粉末。

【用药评估】

1.对本品、泛昔洛韦过敏者禁用。

2.对更昔洛韦过敏者慎用。肾功能不全者、儿童、老年人、孕妇、哺乳期妇女慎用。

【相互作用】

1.本品与丙磺舒合用可使本品的排泄减慢，平均半衰期延长，从而导致药物在体内蓄积。

2.本品与齐多夫定合用可引起肾毒性，表现为深度昏睡和疲劳。

3.本品与干扰素静脉给药或与甲氨蝶呤鞘内合用，可能引起精神异常。

4.与别嘌呤、西咪替丁、茶碱、地高辛合用，可增加本品的中毒危险性。

【操作要点】

1.本品粉针剂仅供静脉滴注，不可用于其他途径给药；静脉滴注时应缓慢(1h以上)，防止局部浓度过高引起疼痛和炎症。

2.临用前取本品250mg，用适量灭菌注射用水或0.9%氯化钠注射液溶解，再用0.9%氯化钠注射液100ml稀释，作静脉滴注。溶液配制后应立即使用，不可冷藏，因冷藏时会析出结晶，用剩下的溶液应废弃，稀释药液时出现白色浑浊或结晶不可使用。

【用药宣教】

1.可见轻微的卧位舒张压及直立性血压下降、鼻塞、头痛、头晕、胃肠道反应、腹泻。

2.哺乳期妇女使用时，应暂停哺乳。

更昔洛韦

本品为抗疱疹病毒药。

【理化性状】本品注射液为无色澄明液体；粉针剂为白色粉末或疏松块状物。

【用药评估】

1.对本品或阿昔洛韦过敏者禁用。

2.白细胞计数小于0.5×10^9/L或血小板计数小于25×10^9/L、肾功能损害者、哺乳期妇女、孕妇慎用。

【配伍禁忌】本品与阿奇霉素、卡泊芬净、氨溴索、还原型谷胱甘肽存在配伍禁忌。

【相互作用】

1.与丙磺舒合用，本品肾清除率降低。

2.与肾毒性药物(如两性霉素B、环孢素)合用，可加重肾功能损害，引起毒性反应。

3.与影响造血系统的药物、骨髓抑制药合用，可增强对骨髓的抑制作用。

4.与亚胺培南西司他丁合用，出现无显著特点的癫痫发作。

5.与抑制高分裂象细胞(骨髓、精原细胞、皮肤和胃肠道黏膜生发层)复制的药物(如氨苯砜、喷他脒、氟胞嘧啶、长春新碱、长春碱、阿霉素、两性霉素B或其他核苷类)合用，可使毒性增加。

6.与齐多夫定合用，两者均有潜在的神经毒性和引起贫血的可能，且可能引起中性粒细胞减少。

【操作要点】

1.本品不可肌内注射。静脉滴注，单次最大剂量为6mg/kg，充分溶解后，缓慢静脉滴注，滴注时间不得少于1h。

2.本品需先用注射用水或0.9%氯化钠注射液溶解或稀释，使其浓度达到50mg/ml，再用0.9%氯化钠注射液、5%葡萄糖注射液、复方氯化钠注射液或复方乳酸钠注射液100ml稀释，滴注浓度不可超过10mg/ml。

【用药宣教】

1.本品主要不良反应是血常规变化。表现为白细胞下降(粒细胞减少)、血小板减少，用药全程每周测血常规一次。

2.其他不良反应尚有发热、腹痛、腹泻、恶心、呕吐、厌食、稀便、瘙痒、出汗、视觉变化、继发感染等。

利巴韦林

本品为抗病毒药。

【理化性状】本品粉针剂为白色冻干块状物；注射液为无色澄明液体。

【用药评估】

1.对本品过敏者、自身免疫性肝炎患者、有心脏病史或显著心脏病症状的患者禁用。

2.孕妇和可能妊娠的妇女、有生殖意愿的男性禁用，哺乳期妇女慎用或停止哺乳。

3.严重贫血患者、肝、肾功能异常者、需辅助呼吸设备的患者慎用。

4.利巴韦林应用于儿童时仅可治疗病毒性出血热；3岁以下儿童的安全性及有效性尚未建立。

【配伍禁忌】本品与氨茶碱、二羟丙茶碱存在配伍禁忌。

【相互作用】

1.与硫唑嘌呤合用可增加硫唑嘌呤诱导的骨髓中毒的风险。

2.与阿巴卡韦、扎西他滨合用可导致致命或非致命的乳酸性酸中毒。

3.与拉米夫定合用可导致致命或非致命的乳酸性酸中毒、肝脏失代偿。

4.与抗酸药(含镁、铝和二甲硅油)合用影响本品药效。

5.与司他夫定合用可减弱后者的疗效，并导致致命或非致命的乳酸性酸中毒。

6.与齐多夫定合用有拮抗作用。

【操作要点】静脉滴注：用0.9%氯化钠注射液或5%葡萄糖注射液稀释成1mg/ml或5mg/ml的溶液，作静脉滴注。

【用药宣教】

1.可见低血压、食欲减退、恶心、呕吐、轻度腹泻、便秘、口渴、胃痛、稀便。贫血患者用药后可引起致命或非致命性心肌损害。

2.本品最主要的毒性是溶血性贫血，也可见红细胞减少、白细胞减少、血红蛋白减少、网状细胞增多；还可见淋巴细胞减少、中性粒细胞减少、红细胞再生障碍。

3.当本品与干扰素α、拉米夫定三者合用时，应密切监测患者(如中性粒细胞减少、贫血、肝脏失代偿)，且考虑停用拉米夫定，如临床毒性加重，应考虑减少剂量或停用本品或干扰素α，或两者均停用。

阿糖腺苷

本品为抗疱疹病毒药。

【理化性状】本品粉针剂为白色或类白色的块状物或粉末。

【用药评估】

1.对本品过敏者、哺乳期妇女禁用。

2.肝、肾功能异常者、孕妇、老年人、儿童慎用。

【配伍禁忌】本品与泮托拉唑、溴己新存在配伍禁忌。

【相互作用】

1.与腺苷脱氨酶抑制药合用可使本品的抗病毒效力提高20、50倍。

2.与喷司他丁合用，可提高本品的疗效，也可使两者不良反应的发生率增加。

3.与别嘌醇、茶碱合用可导致较严重的神经系统毒性反应。

【操作要点】可用0.9%氯化钠注射液2ml溶解后肌内注射或缓慢静脉注射，或加入0.9%氯化钠注射液100ml溶解后静脉滴注。

【用药宣教】

1.可见消化道反应，较常见如恶心、呕吐、反食、腹泻等症状。

2.可见中枢神经系统反应，如震颤、眩晕、幻觉、共济失调。

3.用药期间，应注意水、电解质平衡。

膦甲酸钠

本品为抗疱疹病毒药。

【理化性状】本品粉针剂为白色疏松块状物；注射液为无色的澄明液体。

【用药评估】

1.对本品过敏者、肌酐清除率低于0.4ml/(min·kg)患者禁用。

2.肝、肾功能异常者、孕妇、哺乳期妇女(需停止哺乳)、老年人、儿童慎用。

【配伍禁忌】本品与环丙沙星、葡萄糖酸钙存在配伍禁忌。

【相互作用】

1.本品与其他肾毒性药如氨基糖苷类抗生素、两性霉素B等合用时可增加肾毒性。

2.与喷他脒注射剂(静脉)合用，可能有发生贫血的危险，会引起低血钙、低血镁和肾毒性。

3.与齐多夫定合用可能加重贫血。

【操作要点】

1.本品不可快速静脉滴注，必须用输液泵恒速滴注，滴注速度不得大于1mg/(kg·min)。快速静脉注射可导致血药浓度过高和急性低钙血症或其他中毒症状。一次剂量不超过60mg/kg可于1h内输入，较大剂量应至少滴注2h以上。

2.经周围静脉滴注时，药物须用0.9%氯化钠注射液或5%葡萄糖注射液稀释成12mg/ml，以免刺激周围静脉。

【用药宣教】

1.肾功能损害是本品最主要的不良反应，可引起急性肾小管坏死、肾源性尿崩症及出现膦甲酸钠结晶尿等。还可有低钙或高钙血症、血磷过高或过低、低钾血症等。

2.用药期间应密切监测肾功能。肾功能损害的患者应根据肾功能情况调整剂量。用药期间患者应摄取充足水分，有助于减轻肾毒性。

齐多夫定

本品为逆转录酶抑制剂。

【理化性状】本品注射液为无色澄清液体。

【用药评估】

1.对拉米夫定过敏者及妊娠期妇女禁用。

2.哺乳期妇女、严重肝大、乳酸性酸中毒者慎用。

3.16岁以下患者、肌酐消除率<30ml/min的患者不宜使用。

【相互作用】

1.本品不宜与拉米夫定、阿巴卡韦双夫定同时使用。

2.与美沙酮合用可升高本品的血药浓度，增加中毒的风险。

3.与丙戊酸合用可通过抑制首过效应而提高本品口服生物利用度，合用时应密切监测可能增加的与本品相关的不良反应。

4.与甲氧苄啶合用可升高本品的血药浓度。

5.与丙磺舒合用可升高本品的血药浓度，有引起中毒的风险。

6.与具有肾毒性、骨髓抑制、细胞毒性或影响红细胞(或白细胞)数目及功能的药(如更昔洛韦、干扰素、氨苯砜、喷他脒、磺胺甲噁唑、两性霉素B)合用可增加本品不良反应。

7.阿司匹林、对乙酰氨基酚、保泰松、磺胺、可待因、吗啡、吲哚美辛、酮替芬、萘普生、奥沙西泮、劳拉西泮、西咪替丁、氯贝丁酯影响本品代谢。

8.与阿昔洛韦合用可引起神经毒性(如昏睡、疲劳等)。

9.与阿托喹酮合用可使本品的消除率降低。

10.与克拉霉素、利福布汀、利福平合用可降低本品的血药浓度。

11.与核苷类似物(如利巴韦林)、司他夫定合用可拮抗本品的抗病毒活性。

12.与苯妥英合用时应监测苯妥英血药浓度。

【操作要点】

1.患者在不宜采用口服给药时可采用静脉给药，本品注射剂宜采用静脉恒速滴注，滴注时间应超过1h。本品不宜采用肌内注射给药。

2.使用本品注射液、粉针剂前，应取所需量，用适量的5%葡萄糖注射液稀释，配好的药液浓度不宜超过4mg/ml，不推荐使用生物混合制剂或胶体溶液(如血液制品、蛋白质溶液等)稀释。

【用药宣教】

1.本品有骨髓抑制作用，可引起意外感染、疾病痊愈延缓和牙龈出血等。可改变味觉，引起唇、舌肿胀和口腔溃疡。

2.肝功能不全者易引起毒性反应。

3.应仔细监测血液学参数。对于晚期HIV病患者，建议治疗开始后的3个月内，至少每2周查一次血常规，以后至少每月检查一次。对于早期HIV感染患者(通常骨髓功能储备较好)，血液学不良反应的发生率较低，根据患者的整体情况，可适当降低血常规的监测频率，例如可每1~3月一次。如果血红蛋白低于75~90g/L或中性粒细胞计数低至(0.75~1.0)×10^9/L，则应减少每日剂量直至有骨髓恢复的迹象；否则，应停止用药(2~4周)以促进骨髓恢复。通常在减少用药剂量两周内，骨髓恢复。

帕利珠单抗

本品为抗病毒单克隆抗体。

【理化性状】本品注射液为澄清或微带乳白色的液体。

【用药评估】

1.对本品过敏者禁用。

2.轻微过敏反应者、孕妇、哺乳期妇女慎用。

3.本品主要用于儿童呼吸道合胞病毒感染的预防，不适用于儿童感染后的治疗。

【操作要点】

1.肌内注射，预防高危儿童呼吸道合胞病毒感染，常在病毒流行季节给药，第一次给药多在流行开始之前(通常为11月初)，一次15mg/kg，1个月1次，最多可给药5次。

2.本品溶解后应在6h内使用，于2~8℃保存。

【用药宣教】

1.可有鼻炎、咽炎、喘息、咳嗽等上呼吸道感染症状。

2.可有肝功能异常，如ALT、AST升高等。

3.可出现腹泻、呕吐。

4.本品引起的过敏反应较少见。

5.肌内注射可引起注射部位反应及皮疹。有使用本品引起发热的报道。

帕拉米韦

本品为抗流感病毒药。

【理化性状】本品氯化钠注射液为透明澄清液体。

【相互作用】

1.本品与蛋白结合率低，与蛋白结合相关的药物不发生相互作用。

2.本品代谢不经过CYP酶，也不抑制CYP3A4和CYP2D6的活性，与CYP酶相关的药物不发生相互作用。

3.慎与其他经肾脏消除的药物合用，对同样由肾脏分泌且安全范围窄的药物(如氯磺丙脲、甲氨蝶呤、保泰松)合用要慎重，并适当监测患者的肾功能。

4.除非临床需要，在使用减毒活流感疫苗两周内不应使用本品，在使用本品后48h内不应使用减毒活流感疫苗。三价灭活流感疫苗可以在使用本品前后的任何时间使用。

【操作要点】静脉滴注，单次静脉滴注，滴注时间不少于30min；严重并发症的患者，单次静脉滴注，滴注时间不少于40min。

【用药宣教】

1.主要是支气管炎、咳嗽等，还有中枢神经系统的不良反应，如眩晕、头痛、失眠、疲劳等。消化系统不良反应小。

2.在出现流感症状的48h内开始治疗，对本品及其同类药物过敏者禁用。

3.本品仅对甲型和乙型流感病毒有效。当怀疑为细菌感染或者细菌感染与流感病毒感染合并存在时，应谨慎鉴别，适当用药。

4.某些特殊个体，应用高剂量时应注意监测心电指标。

5.本品不能取代流感疫苗，其使用不应影响每年接种流感疫苗。

6.在使用本品治疗期间，应关注患者的精神、神经异常行为，对未成年人等进行两天的监护；必须对患者、家属提前说明可能出现异常行为。

干扰素 α2a

本品为干扰素。

【理化性状】本品注射剂为透明无色至淡黄色液体；粉针剂为白色薄壳状疏松体。

【用药评估】

1.对活性成分或本品的任何赋型剂过敏者禁用。

2.自身免疫性慢性肝炎、严重肝功能不全或失代偿性肝硬化患者禁用。

3.新生儿和3岁以下儿童禁用；18岁以下患者慎用。

4.有严重心脏疾病史，包括6个月内有不稳定或未控制的心脏病、严重的精神疾病或严重的精神疾病史，主要是抑郁患者禁用。

5.孕妇、哺乳期妇女禁用。

6.当本品和利巴韦林联合使用时，请同时参阅利巴韦林说明书中的【禁忌】部分。

【相互作用】

1.本品与替比夫定合用，可增加出现周围神经病变的风险。

2.本品与利巴韦林联用期间若合用齐多夫定，更易导致严重的中性粒细胞减少(ANC<0.5×10^9/L)和严重贫血(血红蛋白<8g/dl)。

3.本品与茶碱合用，可升高茶碱的AUC，合用时应监测茶碱的血药浓度，并适当减少茶碱的剂量。

4.本品与美沙酮合用，可升高美沙酮的血药浓度，合用时应监测美沙酮中毒的症状和体征。

【操作要点】腹部或大腿皮下注射。使用前必须肉眼观察注射剂中有无颗粒和颜色变化。

【用药宣教】

1.常见不良反应为流感样症状。

2.如有轻到中度肝、肾受损者或骨髓功能低下时，需要密切监测这些功能，建议对所有接受治疗的患者定期进行仔细的神经、精神监测。在极少的接受本品治疗的患者中可能发生自杀行为，发现应停止治疗。

3.由于本品能增强免疫功能，所以接受移植(如肾或骨髓移植等)的患者，其免疫抑制治疗的作用可能会被减弱。

4.极少有患者使用本品后出现高血糖。有症状的患者应经常检查和随访血糖，糖尿病患者需要调整抗糖尿病治疗方案。

5.使用本品的男性与女性患者必须采取有效避孕措施。

6.使用本品时，视剂量大小、用药时间长短以及个体敏感等不同情况，可能会影响患者的反应速度，从而使诸如驾车，操作机器等能力减退，用药期间不应驾驶或操作机械。

7.含1800万IU的3ml本品注射液可用于多剂量(但限于单个患者)治疗。在抽出剂量前应先用消毒剂将1800万IU多剂量的玻璃瓶盖擦净，并将第一次抽出的剂量写在瓶标签的空白处。每次从多剂量瓶中抽取剂量都必须使用新的消毒注射器和针头。使用过的注射器和针不能再插入多剂量瓶中。

干扰素 α2b

本品为干扰素。

【理化性状】本品为注射剂为无色透明液体；粉针剂为微黄色或白色疏松体。

【用药评估】参考干扰素 α2a。

【相互作用】

1.本品合用高剂量的阿地白介素可增加高敏反应的风险。

2.本品可抑制双香豆素的代谢，引起后者的凝血功能增强，从而增加血栓形成的风险。

3.本品与齐多夫定合用，可对血液系统产生毒性，如发生贫血和中性粒细胞减少。

4.本品如合用活疫苗，可能被活疫苗(如轮状病毒疫苗)感染。

5.本品合用苯巴比妥，可能增加后者的血药浓度。

6.本品可降低茶碱的清除率，导致后者中毒。

【操作要点】

1.本品应使用注射用水溶解，如发现溶液中混有颗粒或絮状物，则不应使用。

2.配制好的药液必须一次性用完，不可保存分次使用。

3.本品不能用5%葡萄糖注射液配制。

【用药宣教】

1.过敏体质，尤其对抗生素过敏者，使用本品前应先做皮试(皮内注射本品5000U)，结果阴性者方可按规定剂量给药。

2.给药中如出现过敏反应或严重的超敏反应，应立即停止给药，并作适当处理。

3.给药过程中如果出现重度甚至严重的不良反应，应减少用量或停药，并对症处理。

4.使用本品时，应补充足量的液体。

5.给药前4h和给药后24h内如给患者1~2次对乙酰氨基酚，可减轻头痛、肌痛、发热等不良反应。

第五节　其他抗微生物药物

蒿甲醚

本品为抗疟药。

【理化性状】本品注射液为无色或淡黄色澄明油溶液。

【用药评估】妊娠3个月内妇女慎用。

【相互作用】与伯氨喹合用可进一步降低复燃率。

【操作要点】肌内注射，注射液遇冷如有凝固现象，可微温溶解后再用。

【用药宣教】

1.不良反应较轻。个别患者有一过性低热、AST、ALT轻度升高，网织红细胞一过性减少。

2.哺乳期妇女使用时，应暂停哺乳。

青蒿琥酯

本品为抗疟药。

【理化性状】本品粉针剂为白色结晶性粉末。

【用药评估】妊娠早期的妇女慎用。

【操作要点】

1.静脉注射：临用前，加入所附的5%碳酸氢钠注射液0.6ml，振摇2min。待完全溶解后，加5%葡萄糖注射液或葡萄糖氯化钠注射液5.4ml稀释，使每1ml溶液含本品10mg，缓慢静脉注射。

2.本品溶解后应及时注射，出现浑浊则不可使用。

【用药宣教】

1.推荐剂量下未见不良反应，使用过量(大于2.75mg/kg)可能出现外周网织细胞一过性降低。

2.症状控制后，宜再用其他抗疟药根治。

葡萄糖酸锑钠

本品为治疗黑热病药。

【理化性状】本品注射液为无色或微显淡黄色的澄明液体。

【用药评估】

1.肺炎、肺结核及严重心、肝、肾疾病者禁用。

2.妊娠早期妇女慎用。

【操作要点】

1.肌内或静脉注射。

2.治疗过程中有出血倾向，体温突然上升或粒细胞减少、呼吸加速、剧烈咳嗽、浮肿、腹水时，应暂停注射。

【用药宣教】

1.本品不良反应与三价锑相仿，但较少而轻，一般患者多能耐受。有时出现恶心、呕吐、咳嗽、腹痛、腹泻现象，偶见白细胞减少。

2.特殊反应包括肌内注射局部痛、肌痛和关节僵直。后期出现心电图改变(如T波低平或倒置、Q-T间期延长等)，为可逆性，但可能为严重心律失常的前奏。肝、肾功能异常者应加强监测。

喷他脒

本品为治疗黑热病药。

【理化性状】本品粉针剂为白色结晶性粉末。

【用药评估】孕妇和哺乳期妇女、血液病患者、心脏病患者、糖尿病或低血糖症患者、肝肾功能严重不全患者、低血压患者禁用。

【配伍禁忌】与阿地白介素、头孢菌素类、膦甲酸、伏立康唑存在配伍禁忌。

【相互作用】

1.与西多福韦合用可增加肾毒性。

2.与膦甲酸钠合用可致低钙血症。

3.与格帕沙星合用可增加对心脏的毒性。

4.与司帕沙星合用可延长Q-Tc间期和(或)引起尖端扭转型室速。

5.与扎西他滨合用，发生胰腺炎的危险性增加。

【操作要点】

1.肌内注射，用10%溶液，做深部肌内注射。

2.本品的水浴液不稳定，故应临用前配制，并注意避光。

【用药宣教】

1.肌内注射后局部可发生硬结和疼痛，偶见形成脓肿。静脉注射易引起低血压及其他严重的即刻反应。

2.偶可引起肝肾功能损害(均为可逆性)、低血糖或高血糖、焦虑、头晕、头痛、嗜睡等。

3.在用药期间宜作血糖、肝肾功能、血常规、心电图、血压等监测。

4.本品可使原有肺结核病灶恶化。

第二章 解热、镇痛、抗炎药

第一节 解热镇痛抗炎药

赖氨匹林

本品为非甾体抗炎药。

【理化性状】本品注射剂为白色结晶或结晶性粉末。

【用药评估】

1.对本品或其他非甾体抗炎药(NSAIDs)过敏者禁用。

2.胃或十二指肠溃疡、慢性或复发性胃或十二指肠病变、其他原因引起的消化道出血病、先天性或后天性血凝异常(血友病、血小板减少症)、哮喘、鼻息肉综合征、花粉性鼻炎、鼻出血、慢性呼吸道感染(尤其是过敏症状)、痛风、心功能不全、高血压患者慎用。

3.有出血倾向的患者慎用。

4.存在严重肝、肾功能不全的患者慎用。

5.葡萄糖-6-磷酸脱氢酶缺陷者慎用。

6.维生素K缺乏者、年老体弱者及体温40℃以上者慎用。

【相互作用】

1.与其他NSAIDs合用时胃肠道不良反应增加，还可增加其他部位出血的危险。本品与对乙酰氨基酚长期大量合用有引起肾脏病变的可能。本品应避免与其他NSAIDs合用。

2.与任何可引起低凝血酶原血症、血小板减少、血小板聚集功能降低或胃肠道溃疡出血的药物合用时，均可加重凝血障碍，引起出血的危险性。

3.糖皮质激素可增加水杨酸盐的排泄，本品与激素长期合用，当激素减量或停药时可出现水杨酸反应，甚至有增加胃肠溃疡和出血的危险性。

4.胰岛素或口服降糖药与大量本品合用降糖效果加强、加速。

5.与甲氨蝶呤合用时，可减少甲氨蝶呤与血浆蛋白的结合，减少其随尿的排泄，使血药浓度升高，毒性反应加重。

【操作要点】

1.本品给药途径为肌内注射或静脉注射。

2.成人肌内注射或静脉注射，每次0.9~1.8g，每天2次，儿童10~25mg/(kg·d)。

3.临用时每支用4ml注射用水或0.9%氯化钠注射液溶解。

【用药宣教】

1.本品用于解热连续应用不得超过3天，用于止痛不得超过5天。

2.患者长期用药时应监测凝血指标。

3.用于治疗关节炎时，剂量应逐渐增加，直至症状缓解，达有效血药浓度后（此时可出现轻度毒性反应）开始减量，如出现不良反应应迅速减量。

酮咯酸

本品为非甾体抗炎药。

【理化性状】本品主要成分为酮咯酸氨丁三醇，本品注射液为微黄绿色的澄明液体。

【用药评估】

1.对本品任一成分过敏，服用阿司匹林、布洛芬以及美洛昔康等药物后诱发哮喘、荨麻疹或过敏反应者禁用。

2.活动性消化道溃疡(出血)、既往曾复发溃疡(出血)、重度心力衰竭、严重肾功能不全、存在出血倾向及止血不完全者禁用。

3.禁用于冠状动脉搭桥手术(CABG)围手术期疼痛的治疗。禁用于大型手术前的止痛预防或术中止痛治疗。由于本品注射剂含乙醇，故禁用鞘内或硬膜外给药。

4.肝功能不全、高血压及心力衰竭(如液体潴留和水肿)患者慎用。

【相互作用】

1.本品与其他NSAIDs合用不良反应增加，应避免合用。

2.本品和ACE抑制剂联合用药有增加肾功能损害的可能性。

【操作要点】

1.本品静脉注射时间不得少于15s。

2.肌内注射应缓慢给药，并注射于肌内较深部位。

【用药宣教】

1.本品严禁与盐酸哌替啶、盐酸异丙嗪或硫酸吗啡于注射器内混

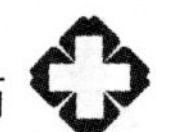

合，会导致酮咯酸从溶液中析出。

2. 对于使用抗凝剂的患者给予本品应慎重，并对患者进行密切观察。患者用药过程中应密切监测血压。

3.本品注射液的连续用药时间不得超过5天。

氟比洛芬

本品为非甾体抗炎药。

【理化性状】 本品注射剂为白色乳液，略带黏性，有特异性气味。

【用药评估】

1.对本品或其他NSAIDs过敏者禁用。

2.活动性消化性溃疡、过敏体质以及处于冠状动脉旁路移植围手术期的患者禁用。

3.有支气管哮喘病史及凝血功能不全史、支气管痉挛、肝功能不全、肾功能不全、高血压、血友病、心功能不全、心脏疾病恶化、出血时间延长、胃肠道溃疡及眼病患者慎用。

【相互作用】

1.本品合用野甘菊可加重胃肠系统和肾脏的不良反应，因后者亦有抑制PG的作用。

2.本品可降低锂的清除率，增加锂中毒的危险性。

3.本品合用甲氨蝶呤可使后者的清除率降低。

4.本品可抑制磺酰脲类的代谢，因而可增加发生低血糖的危险性。

5.本品合用环孢素，可增加后者的毒性，出现肾功能受损、胆汁淤积和感觉异常。

6.本品合用氧氟沙星或左氧氟沙星，可能因抑制 γ-GABA，使中枢神经系统兴奋，诱发癫痫。

7.本品合用阿司匹林可使本品的血药浓度降低50%，生物利用度下降。

8.由于本品可减少肾脏PG的生成，当与噻嗪类或袢利尿药合用时，可使利尿和降压的作用降低。

9.本品合用留钾利尿药可使利尿作用降低，可能出现高钾血症或中毒性肾损害。

10.本品可降低 β 受体拮抗剂的降压作用。

11.本品合用ACEIs时，可使后者降压和促尿钠排泄作用降低。

12.本品合用香豆素类、依替巴肽、低分子量肝素、茴茚二酮、苯茚二酮及华法林等抗凝药可能增加出血危险性。

13.本品合用钙通道阻滞药时，可能引起胃肠道出血。

14.本品合用酮咯酸可增加胃肠道出血和(或)穿孔的风险。

15.本品合用免疫抑制药可能引起急性肾衰竭。

【操作要点】通常成人每次静脉给予50mg，尽可能缓慢给药(1min以上)，根据需要使用镇痛泵，必要时可重复使用，每天4~6次。

【用药宣教】

1.避免与其他NSAIDs合并用药。

2.不能用于发热患者的解热和腰痛患者的镇痛。

3.本品给药途径为静脉注射，不可以肌内注射。

4.为了防止凝血功能异常，建议在手术前停用本品2周。

5. 治疗初期应密切监测患者血压，对于有发生肾衰竭危险的患者，在治疗最初几周内应监测血清肌酐，眼病患者应进行眼科检查。

6.本品避免长期使用，在不得已长期使用时要定期检测血、尿常规和肝功能，即使发现异常情况，减量或停药。

氯诺昔康

本品为非甾体抗炎药。

【理化性状】本品粉针剂为黄色冻干块状物。

【用药评估】

1.对非甾体抗炎药(如阿司匹林)过敏者禁用。

2.出血性体质、凝血障碍或手术中有出血危险或凝血机制不健全、脑出血或疑有脑出血风险患者慎用。

3.急性胃/肠出血或急性胃肠溃疡患者慎用。

4.肾功能受损者慎用。

5.大量失血或脱水者、严重肝功能不全者、严重心功能不全者以及孕妇禁用；哺乳期妇女慎用。

【配伍禁忌】本品与多种微量元素、奥美拉唑、异丙嗪存在配伍禁忌。

【相互作用】

1.本品与其他NSAIDs、抗凝药或钙通道阻滞剂合用出血的危险性

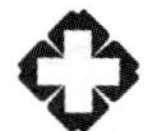

增加。

2.本品与血管紧张素转换酶抑制剂、β受体拮抗剂同用，后两者降压作用减弱。

3.本品可降低利尿剂的利尿降压作用。

4.本品与左氧氟沙星合用，增加惊厥的发生率。

5.本品可增加锂制剂的血药浓度。

6.本品可增加甲氨蝶呤的血药浓度。

7.西咪替丁可增加本品的血药浓度，应减量。

8.本品与地高辛同用，增加后者中毒的危险性。

【操作要点】

1.在注射前须将本品用2ml注射用水溶解。

2.肌内注射(>5s)或静脉注射(>15s)。

3.常规剂量：起始剂量8mg。如8mg不能充分缓解疼痛，可加用1次8mg。有些患者在术后第一天可能需要另加8mg，即当天最大剂量为24mg。其后本品的剂量为8mg，每天2次。每日剂量不应超过16mg。

【用药宣教】

1.避免与其他NSAIDs合用。

2.不宜长期用药。

帕瑞昔布

本品为COX-2抑制剂。

【理化性状】注射用粉针剂为白色或者类白色冻干块状物。

【用药评估】

1.有严重药物过敏反应史、对磺胺类药物超敏者禁用。

2.活动性消化道溃疡或胃肠道出血患者禁用。

3.支气管痉挛、服用非甾体抗炎药后出现过敏反应者禁用。

4.妊娠晚期或哺乳期妇女禁用。

5.严重肝功能不全者(人血白蛋白<25g/L或Child-Pugh评分≥10)禁用。

6.炎症性肠病患者禁用。

7.充血性心力衰竭(NYHA Ⅱ-Ⅳ)患者禁用。

8.冠状动脉搭桥术后的疼痛患者禁用。

9.缺血性心脏疾病、外周动脉血管和(或)脑血管疾病患者禁用。

【配伍禁忌】本品与复方氨基酸、左氧氟沙星、氨溴索、甲氧氯普胺、葡萄糖酸钙、昂丹司琼、氨甲苯酸、头孢他啶存在配伍禁忌。

【相互作用】

1.与抗凝血药物合用将增加发生出血并发症的风险。

2.与ACEI或利尿药合用将增加发生急性肾功能不全的风险。

3.与环孢素或他克莫司合用时，应监测肾功能。

4.与氟康唑合用时，应降低本品剂量。

5.慎与氟卡尼、普罗帕酮、美托洛尔、苯妥英、地西泮、丙米嗪、锂剂合用。

【操作要点】成人，每次40mg。静脉注射或深部肌内注射，随后视需要间隔6~12h给予20mg或40mg，总剂量每天不超过80mg，疗程不超过3日。体重<50kg老年患者或中度肝功能不全患者，初始剂量减至常规剂量的一半且最高剂量应减至每天40mg。

【用药宣教】

1.具有发生心血管事件的高危因素(如高血压、高血脂、糖尿病、吸烟)。采用本品治疗前应认真权衡利益风险。

2.同时服用NSAIDs的老年人、有胃肠道疾病史、肝或肾功能不全、心脏功能不全、有体液潴留倾向的患者慎用。

3.可用于配制本品注射液的溶剂包括0.9%氯化钠注射液、5%葡萄糖注射液、0.45%氯化钠注射液。一般来说，在25℃条件下保存不应超过12h。除非溶液的配制是在严格控制的并经过验证的无菌环境中进行，配制后的溶液应在24h内使用，否则应废弃。

依那西普

本品为TNF-α抑制剂。

【理化性状】注射用粉针剂为白色不含防腐剂的冻干粉。

【用药评估】

1.对本品过敏者禁用。

2.脓毒血症或有脓毒血症危险的患者禁用。

3.中枢神经脱髓鞘病变患者、有明显的血液学指标异常史者、未能控制的或进展期糖尿病患者(有感染的危险)、同时并发活动性、慢性或

 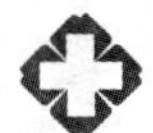

局部感染者慎用。

4.孕妇只有明确需要时方可使用。

5.哺乳期妇女用药应权衡利弊，选择停药或停止哺乳。

6.同时使用免疫抑制治疗的患者慎用。

【相互作用】

1.用药时接种活疫苗，可能由于细胞免疫反应被改变而被活疫苗感染。不推荐使用本品的同时接种活疫苗。

2.与阿那白滞素合用，可提高感染的风险，合用时应谨慎。

【操作要点】

1.注射液的配制：使用抑菌注射用水配制，取1ml缓慢加入，配成25mg/ml的注射液，勿振荡或搅拌以减少泡沫形成，可轻轻旋转。溶解需要约10min。溶解液应无色澄清。在配制和给药时勿过滤。勿添加其他任何药物于配制好的注射液中，不得使用其他任何稀释液。

2.皮下注射，注射时应交替使用大腿、腹部、上肢等注射部位。新注射点与上次注射点至少相隔2.5cm，同时应避开有瘀伤、压痛、红肿或有硬结的皮肤。

【用药宣教】

1.在开始治疗前，应排除结核感染的可能(如进行结核菌素皮肤试验)。

2.近期有明显水痘病毒暴露史者应暂停用药。出现上呼吸道感染症状者，应停药。

骨肽

本品是防治骨质疏松症药。

【理化性状】本品注射液为微黄色至淡黄色澄明液体；粉针剂为白色或类白色疏松块状物。

【用药评估】

1.对本品过敏者禁用。

2.严重肾功能不全者禁用。

3.孕妇及哺乳期妇女禁用。

【操作要点】

1.静脉滴注，每次50~100mg，每天1次，溶于200ml 0.9%氯化钠注射液后静脉滴注。

2.肌内注射，每次10mg，每天1次。

3.痛点和穴位注射。

【用药宣教】

1.如本品出现浑浊，即停止使用。

2.避免与氨基酸类药物、碱类药物同时使用。

第二节　镇痛药

一、阿片类镇痛药

1.阿片受体激动药

吗啡

本品为阿片类镇痛药。

【理化性状】本品注射液为无色澄明的液体，遇光易变质。

【用药评估】

1.对本品或其他阿片类药物过敏者禁用。

2.孕妇、哺乳期妇女、新生儿和婴儿禁用。

3.休克尚未控制、中毒性腹泻、炎性肠梗阻、通气不足、呼吸抑制、支气管哮喘、慢性阻塞性肺疾病、肺源性心脏病失代偿、颅内高压或颅脑损伤、甲状腺功能低下、肾上腺皮质功能不全、前列腺肥大、排尿困难、严重肝功能不全者禁用。

4.老年人和儿童、心律失常患者、胃肠道术后肠蠕动未恢复者、惊厥或有惊厥发作史的患者、精神失常有自杀倾向者、肝肾功能不全者、严重的肝病及肝功能不全伴有脑病和腹水的患者、肾疾病患者慎用。

5.未明确诊断的疼痛慎用，以免掩盖病情贻误诊断。

6.本品用药期间注意监测患者的肝、肾功能情况。根据疼痛的严重程度和耐受情况调整用药剂量。

7.评估本品与其他药物间的相互作用风险。

【配伍禁忌】

1.本品与肝素、碳酸氢钠、芬太尼、门冬氨酸钾镁、氨力农、多巴胺、多巴酚丁胺、艾司洛尔、头孢呋辛、两性霉素、阿昔洛韦配伍会发生理化性质改变，如出现沉淀变色。

 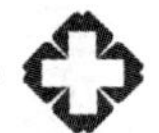

2.本品与美西律、垂体后叶素、缩宫素、马来酸麦角新碱、胰岛素配伍疗效或稳定性会降低。

【相互作用】

吗啡与其他药物相互作用表

合用药物	相互作用
吩噻嗪类药、镇静催眠药、三环类抗抑郁药、抗组胺药、巴比妥类麻醉药、哌替啶、可待因、美沙酮、芬太尼等	可加剧及延长本品的抑制作用
香豆素类抗凝药	增强抗凝血作用
西咪替丁	引起呼吸暂停、精神错乱、肌肉抽搐等
氮芥、环磷酰胺	毒性增加
二甲双胍	乳酸中毒风险增加
利尿剂	利尿作用减轻
利福平	吗啡的作用降低
降压药、利尿药	可产生直立性低血压
纳曲酮、卡马西平	可出现阿片戒断症状
抗生素	可诱导假膜性肠炎，出现严重的水样腹泻

【操作要点】

1.皮下注射，成人常用量，每次5~15mg，每天15~40mg；极量，每次20mg，每天60mg。

2.静脉注射，成人镇痛时常用量5~10mg；用作静脉全麻按体重不得超过1mg/kg，效果欠佳时加用作用时效短的本类镇痛药，以免苏醒迟延，术后发生血压下降和长时间呼吸抑制。

3.手术后镇痛注入硬膜外间隙，成人自腰脊部位注入，一次极限5mg，胸脊部位应减为2~3mg，按一定的间隔可重复给药多次。注入蛛网膜下隙，每次0.1~0.3mg。原则上不再重复给药。

【用药宣教】

1.本品必须严格按麻醉药品管理，严格按适应证使用。

2儿童、老年人体内清除缓慢、半衰期长，易引起呼吸抑制。

3.本品需在单胺氧化酶抑制剂停用2~3周后才可应用。

4.本品连续使用3~5天即产生耐受性，1周以上可成瘾，仅用于疼痛原因明确的急性剧烈疼痛且短期使用或晚期癌性重度疼痛。对于晚期癌症患者重度疼痛，按世界卫生组织《癌症疼痛三阶梯止痛治疗指导原则》个体化用药。

5.本品过量可致急性中毒，成人中毒量为60mg，致死量为250mg。

哌替啶

本品为阿片类镇痛药。

【理化性状】本品注射液为无色的澄明液体。

【用药评估】

1.对本品过敏者禁用。

2.室上性心动过速、颅脑损伤、颅内占位性病变、慢性阻塞性肺疾病、支气管哮喘、严重肺功能不全者禁用。

3.肺源性心脏病、急性左侧心力衰竭晚期并出现呼吸衰竭者禁用。

4.室上性心动过速患者慎用。

5.胃肠道手术后患者肠蠕动功能未恢复者慎用。

6.惊厥或有惊厥史、精神失常有自杀倾向者慎用。

7.肝肾功能不全、甲状腺功能减退患者慎用。

8.中毒性腹泻患者使用本品可减弱肠蠕动，使毒物聚积于肠腔内不易排出。

9.小儿、老年人和恶病质等患者，本品在其体内清除缓慢，半衰期延长，易引起呼吸抑制，故应减量。

10.哺乳期及产妇分娩镇痛时用量酌减。

【配伍禁忌】本品与舒巴坦钠存在配伍禁忌。

【操作要点】

1. 皮下注射、肌内注射　镇痛常用量为每次25~100mg，每天100~400mg；极量为每次150mg，每天600mg，2次用药间隔不宜少于4h。

2. 静脉注射　镇痛1次不超过0.3mg/kg。

3. 硬膜外注射　用于缓解晚期癌症患者的中、重度疼痛，24h总量不超过2.1~2.5mg/kg。晚期癌症患者个体化给药剂量可较常规大，并可逐渐增加至镇痛疗效满意。

【用药宣教】

1.本品静脉注射后可出现外周血管扩张，血压下降，尤其与吩噻嗪类药物(如氯丙嗪等)以及中枢抑制药合用时。

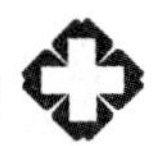

2.在单胺氧化酶抑制剂，如呋喃唑酮、丙卡巴肼等停用14天以上方可给药，而且应先试用小剂量(1/4常用量)。

3.注意勿将药液注射到外周神经干附近，否则产生局麻或神经阻滞。

4.本品长期使用有成瘾性和耐受性，成瘾后停药可引起戒断症状。应逐渐停药或改用美沙酮替代治疗。

5.本品给药过程中应监测呼吸和循环功能，尤应注意呼吸功能。

芬太尼

本品为阿片类镇痛药。

【理化性状】本品注射液为无色的澄明液体。

【用药评估】

1.对本品过敏、支气管哮喘、呼吸抑制、重症肌无力患者禁用。

2.下列情况下慎用：胃肠道手术术后蠕动功能未恢复时，心律失常、惊厥或有惊厥史者；精神失常有自杀企图时；脑外伤、颅内压升高、颅内肿瘤或颅内病变者；肝肾功能不全者、甲状腺功能减退者；慢性阻塞性肺病或其他肺疾病患者；驾驶员或操纵机器者。

3.孕妇慎用。

4.因本品与哌替啶化学结构有相似之处，两药可有交叉过敏。

【配伍禁忌】本品与氟尿嘧啶、苯巴比妥、硫喷妥钠、阿奇霉素等存在配伍禁忌。

【操作要点】

1. 麻醉前给药　0.05~0.1mg，于手术前30~60min肌内注射。

2. 诱导麻醉　静脉注射0.05~0.1mg，间隔2~3min重复注射，直至达到要求；危重患者、年幼及年老患者的用量减小至0.025~0.05mg。

3. 维持麻醉　当患者出现苏醒状时，静脉注射或肌内注射0.025~0.05mg。

4. 一般镇痛及术后镇痛　肌内注射0.05~0.1mg。可控制手术后疼痛、烦躁和呼吸急迫，必要时可于1~2h后重复给药。

【用药宣教】

1.本品对呼吸的抑制作用弱于吗啡，但静脉注射过快易抑制呼吸。

2.在单胺氧化酶抑制剂停用14天以上者方可给予本品，且应先小剂量(常用量的1/4)试用。

3.肝肾功能不全、老年患者，由于药物清除率低，半衰期长，更易引起呼吸抑制，用量应低于常用量。

4.给药过程中应监测呼吸和循环功能，尤应注意呼吸功能。

舒芬太尼

本品为阿片类镇痛药。

【理化性状】本品注射液为无色澄明液体。

【用药评估】

1.对本品或其他阿片类药物过敏者禁用。

2.呼吸抑制疾病或服用过具有呼吸抑制作用的药物禁用。

3.低血容量、低血压、重症肌无力患者禁用。

4.分娩期间或实施剖宫产手术期间婴儿剪断脐带之前禁用。新生儿、孕妇和哺乳期妇女禁用。

5.在前14天内用过单胺氧化酶抑制剂者禁用。

6.急性肝卟啉症患者禁用。

【配伍禁忌】本品与苯妥英钠存在配伍禁忌。

【操作要点】

1.麻醉时间长约2h，总剂量2μg/kg，维持量10~25μg。麻醉时间长2~8h，总剂量2~8μg/kg，维持量10~50μg。心血管手术麻醉，5μg/kg。

2.当作为复合麻醉的一种镇痛成分应用时：剂量为0.5~5.0μg/kg体重做静脉注射或者加入输液管中，在2~10min内滴注完。当临床表现显示镇痛效应减弱时可按0.15~0.7μg/kg体重追加维持剂量。

3.当作为单独的麻醉药用于静脉给药诱导时：剂量为8~30μg/kg体重。当临床表现显示麻醉效应减低时可按0.35~1.4μg/kg追加维持剂量。

【用药宣教】

1.本品影响驾车和操作机器能力，应用本品后患者不能驾车与操作机械。

2.甲状腺功能低下、肺病、肝肾功能不全、老年人、肥胖、酒精中毒和使用过其他已知对中枢神经系统有抑制作用药物的患者，在使用本品时需特别注意，上述患者更易出现不良反应。

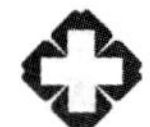

瑞芬太尼

本品为阿片类镇痛药。

【理化性状】注射用粉针剂为白色或类白色冻干疏松块状物。

【用药评估】

1.对本品或其他芬太尼衍生物过敏者、2岁以下儿童禁用。

2.美国麻醉师标准Ⅲ/Ⅳ级患者、肥胖患者、重度肝功能不全、心力衰竭、低血容量以及体质衰弱者慎用。

3.甲状腺功能低下、头部损伤、颅内压增高和肺部疾病患者慎用。

4.哺乳期妇女使用时应暂停哺乳。

【配伍禁忌】

1.本品禁与单胺氧化酶抑制药合用。

2.本品与重组人凝血因子Ⅷ、抗人T淋巴细胞免疫球蛋白、破伤风人免疫球蛋白、纤维蛋白原、乙型肝炎人免疫球蛋白存在配伍禁忌。

【相互作用】

1.本品的μ型阿片受体激动作用可被纳洛酮拮抗。

2.本品与巴比妥类、苯二氮䓬类、中枢性肌松药、水合氯醛、乙氯维诺、阿片类和羟丁酸钠合用，可加重呼吸抑制，谨慎合用。

3.本品合用硫喷妥钠、异氟烷和丙泊酚等麻醉药具有协同作用，合用时应将后者减量至原剂量的56%~75%，并做个体化调整。

【操作要点】

1.本品只能用于静脉给药。给药前须用以下注射液之一溶解并定量稀释成浓度为25μg/ml、50μg/ml或250μg/ml的溶液：①灭菌注射用水；②5%葡萄糖注射液；③0.9%氯化钠注射液；④5%葡萄糖氯化钠注射液；⑤0.45%氯化钠注射液。本品不含任何抗菌剂和防腐剂，因此在稀释的过程中应保持无菌状态，配制后应尽快使用，如需保存，于室温下保存不超过24小时，未使用完的稀释液应丢弃。

2.本品用上述注射液稀释后可与乳酸林格液或5%葡萄糖乳酸林格液共行一个快速静脉输液通路。

3.本品连续静脉给药，必须采用定量输注装置，可能情况下，应采用专用静脉输液通路。

4.本品停药后，应清洗输液通路，以防止瑞芬太尼残留，避免当其他药物经同一输液通路给药时出现呼吸抑制及胸壁肌强直。

5.禁与血、血清、血浆等血制品经同一路径给药。

【用药宣教】

1.本品可能引起剂量依赖性低血压和心动过缓，可预先给予适量的抗胆碱药。如已出现心动过缓，可降低输注速率，也可合用升压药和抗胆碱药。

2.本品可能引起肌肉强直，且与剂量大小有关，可减量或降低输注速率，也可事先给予肌松药预防。

阿芬太尼

本品为阿片类镇痛药。

【理化性状】本品注射液为无色澄明液体。

【用药评估】

1.肝功能不全者，必须使用时应减量。老年和体弱患者需要使用时，需减量，以防止药物蓄积。

2.支气管哮喘、呼吸抑制和重症肌无力及高敏患者禁用。

3.孕妇及心律失常患者慎用。

【相互作用】

1.巴比妥类、镇静药、阿片类药、吸入麻醉药(恩氟烷、异氟烷)会增强本品的作用。

2.红霉素、地尔硫䓬、氟康唑可抑制参与本品代谢的CYP3A，从而降低本品的代谢，使本品作用时间延长，毒性增加。应通过监测患者的反应来调整剂量。

3.美索比妥、硫喷妥钠与本品合用时，呼吸抑制作用可增强。

4.纳曲酮与本品竞争阿片受体，从而引起阿片戒断症状。

5.丙泊酚可改变本品的代谢，从而增加本品的毒性(如呼吸抑制、低血压、心动过缓等)。

6.利福布汀能诱导CYP酶，加快本品的代谢，从而降低本品的作用。

7.术前长期使β受体拮抗剂(如醋丁洛尔、倍他洛尔、贝凡洛尔、比索洛尔、卡替洛尔、塞利洛尔、艾司洛尔、拉贝洛尔、左布诺洛尔、美托洛尔、纳多洛尔、氧烯洛尔)的患者，使用本品会增加心动过缓的发生率。

8.乙醇会增加肝脏对本品的代谢，从而降低本品的治疗效果。

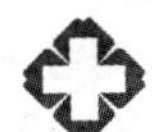

【操作要点】

1. 静脉注射　按手术长短决定应用剂量。手术时间10min以内完成，7~15μg /kg；手术时间60min，40~80μg /kg；手术时间超过60min，80~150μg /kg。剂量超过120μg，可引起睡眠和镇痛，可改为每分钟1μg /kg，连续静脉滴注，至手术结束前10min停止给药。

2.本品可用0.9%氯化钠注射液、5%葡萄糖注射液、乳酸林格注射液稀释至25~80μg/ml后静脉注射或静脉滴注。

【用药宣教】

1.主要用作复合全身麻醉的组成部分，本品能引起呼吸抑制和窒息，须在呼吸和心血管功能监测及辅助设施完备的情况下，由有资格和有经验的麻醉医师给药。

2.务必在MAOI(如呋喃唑酮、丙卡巴肼)停用14天以上方可给药，应先试用小剂量(1/4常用量)，否则会发生严重的并发症，临床表现为多汗、肌肉僵直、血压先升高后剧降、呼吸抑制、发绀、昏迷、高热、惊厥，终致循环虚脱而死亡。

3.快速静脉注射可引起胸壁和腹壁肌肉强直而影响通气，可用肌肉松弛药处理。

4.由于本品的药动学特点，本品反复或大剂量注射后，可在用药后3~4h出现延迟性呼吸抑制，临床上应引起警惕。

5.虽然大量快速静脉注射能使神志消失，但患者的应激反应依然存在，常伴有术中知晓。

二氢埃托啡

本品为阿片类镇痛药。

【理化性状】本品注射液为无色澄明液体。

【用药评估】

1.对本品过敏者禁用。

2.孕妇、婴幼儿、未足月新生儿禁用。

3.脑外伤神志不清者或肺功能不全患者禁用。

4.肝、肾功能不全患者慎用，必须应用应酌减用量。

【相互作用】

1.本品与司可巴比妥(100mg)或地西泮(5mg)合用，明显延长晚期癌痛的止痛时间。

2.阿片受体拮抗剂能对抗本品的作用。

【操作要点】

1.用于麻醉诱导，缓慢静脉注射0.1~0.2μg /kg及氟哌啶醇2.5~5mg。

2.用于静脉复合麻醉，首次缓慢静脉注射0.3~0.6μg/kg，以后每60min追加半量，手术结束前60min停止给药。

3.内窥镜检查术前肌内注射1次(10μg)，极量15μg。术后应让患者坐或卧30min。

4.本品过量致中毒时，应及时进行人工呼吸，加压给氧，必要时肌内注射或静脉注射盐酸纳洛酮0.4mg或氢溴酸烯丙吗啡10mg，以对抗本品的呼吸抑制作用。

【用药宣教】本品不得用作海洛因成瘾时脱毒治疗的替代药。

氢吗啡酮

本品为阿片类镇痛药。

【理化性状】本品注射液为无色澄明液体。

【用药评估】

1.对本品或焦亚硫酸盐过敏者禁用。

2.意识受损或昏迷的患者禁用。

3.麻痹性肠梗阻患者、存在其他胃肠道梗阻或狭窄的患者禁用。

4.对阿片类药物不耐受者禁用。

5.严重呼吸抑制者禁用。

6.急性或严重的支气管痉挛无监护设备或无复苏设备时禁用。

7.本品可通过乳汁排泌，哺乳期妇女不推荐使用。

【相互作用】

1.与其他中枢神经系统抑制药如乙醇、镇静催眠药、抗焦虑药合用，可增强这些药物的作用，并已有致死的报道。

2.与抗胆碱药合用有增加尿潴留和严重便秘的风险，可导致麻痹性肠梗阻。

3.与MAOI合用，可增加本品的作用，停用前者14天后才可开始本

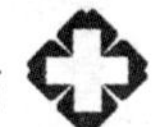

品的治疗。

【操作要点】

1. 皮下或静脉注射　1~2mg，如需要，可每 2~3h 给药 1 次。

2. 静脉注射　起始剂量为 0.2~1mg，每 2~3h 给药 1 次。老年患者及体弱者应从 0.2mg 开始。

【用药宣教】

1.本品可导致致命性的呼吸抑制，须密切监测患者呼吸抑制的症状。

2.儿童易发生过量致死。

3.慢性阻塞性肺疾病患者使用本品应密切监测，如有可能，换用其他治疗方法。

4.对走动的患者，本品可致严重低血压，甚至晕厥。特别是失血或使用中枢性镇静剂(如吩噻嗪或全身麻醉药)的患者，开始本品治疗或增加剂量时应监测患者低血压的症状。

5.颅脑损伤或颅内肿瘤的患者使用本品应密切监测镇静和呼吸抑制的症状，特别是在开始治疗时和增加剂量时。

6.本品可诱发癫痫或使癫痫恶化，有癫痫病史者应用时需进行监测。

7.需要停药时应逐渐减量，不可骤然停药。

8.本品可损害脑力或体力，服用本品期间不能驾车或操作危险性机械。

9.如过量，可使用纳洛酮或纳曲酮对抗。

地佐辛

本品为阿片 κ 受体部分激动剂。

【理化性状】本品注射液为无色澄明液体。

【用药评估】

1.对本品过敏者禁用。

2.孕妇、18 岁以下患者注射本品的安全性尚不确定，仅在权衡利弊后方可使用。

3.未确定本品是否通过乳汁排泄，所以哺乳期妇女不推荐使用。

【配伍禁忌】本品与阿洛西林、呋塞米、兰索拉唑、酮咯酸氨丁三醇存在配伍禁忌。

【相互作用】

1.本品能增强镇静催眠药、抗焦虑药及抗忧郁药的作用。

2.本品能减弱其他麻醉性镇痛药的麻醉镇痛作用。但不能拮抗吗啡或哌替啶中毒，甚至可加重中枢抑制。

【操作要点】

1.肌内注射：开始时10mg，以后每隔3~6h，2.5~10mg。

2.静脉注射：开始5mg，以后每隔2~4h，2.5~10mg。

【用药宣教】

1.本品含有焦亚硫酸钠，硫酸盐对于某些易感者可能引起致命性过敏反应和严重哮喘。

2.使用本品的患者在药物作用存在时，不应开车或操作危险的机器。

3.本品与乙醇和(或)其他中枢神经系统抑制剂合用可能对患者产生危害，乙醇成瘾或服用此类药物的患者慎用。

4.本品为阿片受体混合型激动-拮抗剂，比纯阿片类药物如吗啡、哌替啶滥用倾向低。尤其是曾经滥用阿片类药物或依赖者。

布桂嗪

本品为强效镇痛药。

【理化性状】本品注射液为无色澄明液体。

【用药评估】

1.对本品过敏者禁用。

2.有恶心、眩晕或困倦、黄视、全身发麻感等症状的患者慎用。

【操作要点】

1.皮下或肌内注射：成人每次50~100mg，每天1~2次。疼痛剧烈时用量可酌增。

2.对于慢性中、重度癌痛患者，可逐渐增加剂量。首次及总量遵医嘱。

【用药宣教】连续使用本品，有耐受性和成瘾性，故不可滥用。

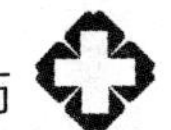

2.阿片受体部分激动剂

丁丙诺啡

本品为阿片受体部分激动剂。

【理化性状】本品注射液为无色澄明液体。

【用药评估】

1.对本品过敏者禁用。

2.分娩期妇女慎用。

【相互作用】

1.与其他阿片类镇痛药，特别是中枢性神经抑制药合用，可产生相互作用。

2.应避免合用MAOIs。本品可能会增强MAOIs毒性，即导致5-HT综合征或阿片类毒性(如呼吸抑制、昏迷)。

3.合用地西泮可出现心肺功能衰竭。

4.合用口服抗凝药可出现紫癜。

【操作要点】肌内注射或缓慢静脉注射，成人每次0.3~0.6mg，必要时6~8h重复1次。

【用药宣教】

1.不推荐用于儿童。

2.用于海洛因成瘾脱毒治疗，须在专门机构内按特定用药方案由专科医师进行。

布托啡诺

本品为阿片受体部分激动剂。

【理化性状】本品注射液为无色澄明液体。

【用药评估】

1.对本品过敏者禁用。

2.心血管、肾、呼吸和肝脏功能不全患者慎用。

3.哺乳期妇女使用时应暂停哺乳。

4.胆囊病变、头部损伤、颅内压增高、情绪不稳定者或对一些药物容易产生依赖成瘾者，尽量避免应用。

5.儿童不宜使用。

【相互作用】

1.在使用布托啡诺的同时，使用中枢神经系统抑制药(如乙醇、巴比妥类、安定药和抗组胺药)会导致抑制中枢神经系统的作用加强。

2.目前还不能确定与影响肝脏代谢的药物(如西咪替丁、红霉素、茶碱等)合用是否影响本品的作用，但应减小起始剂量并延长给药间隔时间。

【操作要点】

1.用于中、重度疼痛，肌内注射1~4mg或静脉注射0.5~2mg，每3~4h给药1次。

2.麻醉前用药，可于手术前60~90min肌内注射2mg。

【用药宣教】

1.本品有成瘾性。

2.超剂量的毒性反应可用纳洛酮治疗。

喷他佐辛

本品为阿片受体部分激动剂。

【理化性状】本品注射液为无色至几乎无色的澄明液体。

【用药评估】

1.对本品过敏者禁用。

2.12岁以下儿童禁用。

3.呼吸抑制如慢性肺疾病患者慎用。

4.由于本品能增加心脏负荷，故不适用于心肌梗死引起的疼痛。

5.头部外伤、颅内损伤、颅内压升高及有癫痫倾向者禁用。

6.胆道手术、肝肾功能不全的患者慎用。

7.哺乳期妇女使用时应暂停哺乳。

【相互作用】

1.本品能增强镇静催眠药、抗焦虑药及抗抑郁药的作用。

2.本品能减弱其他麻醉性镇痛药的麻醉镇痛作用。但不能拮抗吗啡或哌替啶中毒，甚至可加重中枢抑制。

3.MAOIs能增强本品的作用。与MAOIs合用可引起难以预料的严重的、足以致死的休克，先驱症状通常为激动(狂躁)、僵直、血压较高或较低、呼吸抑制严重、昏迷、惊厥或高热。

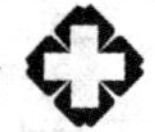

【操作要点】

1. 肌内注射　成人每次 30~60mg，必要时每天 4~6 次，每天的总量不超过 360mg。儿童的最大单剂量不超过 1mg/kg。

2. 静脉注射　成人每次 30mg，儿童最大单剂量不超过 0.5mg/kg。

【用药宣教】

1.本品易于被滥用。

2.应尽量避免皮下注射，因可致组织损伤。

3.产妇应用可使新生儿暂时呼吸停顿。

4.长期连续服用可产生依赖性和戒断症状。过量可用纳洛酮对抗。

5.正在应用麻醉性镇痛药的患者不应给予本品，因本品可促进戒断症状出现。

纳布啡

本品为阿片受体部分激动剂。

【理化性状】本品注射液为无色澄明液体。

【用药评估】

1.对本品过敏者禁用。

2.哺乳期妇女禁用。

3. 存在脑损伤或颅内压增高的患者慎用。

【操作要点】皮下、肌内注射或静脉注射，每次 10mg，必要时 3~6h 重复。最大剂量每次 20mg，每天 160mg。

【用药宣教】

1.对情绪不稳定或有阿片类滥用史的患者应密切监测。

2.本品会对患者体力、精力产生一定影响，故从事有潜在危险工作如驾驶员慎用。

二、其他镇痛药

曲马多

本品为非阿片类强效镇痛药。

【理化性状】本品注射液为无色澄明液体。

【用药评估】

1.对本品过敏者禁用。

2.对乙醇、催眠药、镇痛药或其他精神药物有急性中毒患者禁用。

3.阿片类依赖者、病因不明的意识紊乱、呼吸中枢和呼吸功能紊乱、出现颅内压增高而无人工呼吸设备的情况及1岁以下婴幼儿慎用。

4.心脏疾病患者慎用。

5.本品限用于14岁以上的患者。本品不适用于1岁以下儿童。

6.轻至中度肝肾功能不全者应考虑延长给药间隔，重度肝肾功能不全者不宜使用本品。

7.孕妇或哺乳期妇女，使用前应权衡利弊。

【操作要点】

1. 肌内注射　每次50~100mg，必要时可重复。

2. 静脉注射　每次100mg，缓慢注射。

3. 静脉滴注　每天100~200mg，以5%或10%葡萄糖注射液稀释后滴注。

4. 日剂量不超过400mg。

【用药宣教】

1.本品有可能影响患者的驾驶或机械操作的反应能力。

2.长期使用本品，应注意耐药性或药物依赖性。

3.用药期间注意监测患者肝肾功能，出现明显改变时，及时调整剂量。

罗通定

本品为千金藤属植物块根中提取的一种生物碱。

【理化性状】本品注射液为淡黄色至黄色的澄明液体。

【用药评估】

1.对本品过敏者禁用。

2.哺乳期妇女使用时应暂停哺乳，孕妇禁用。

3.儿童及老年人用药有效性及安全性尚未确定，慎用。

【操作要点】

1.皮下或肌内注射　每次60~90mg。

2.治疗心律失常　本品注射液1.5~2.0mg/kg加入50%葡萄糖注射液稀释至20ml于2min内缓慢静脉注射，7天为一疗程，治疗期间每天用Ⅱ导联心电图监测。

【用药宣教】

1.本品具有一定的耐受性。

2.用于镇痛时，临床较多见患者嗜睡状态，驾驶员、机械操作者、运动员等慎用。

3.据报道，本品有发生过敏性休克，故应引起重视。本品与中枢神经系统抑制药合用时，应慎重，必要时适当调整剂量。

四氢帕马汀

本品为罂粟科植物延胡索中提取的生物碱。

【理化性状】本品注射液为淡黄色或黄绿色的澄明液体。

【用药评估】

1.对本品过敏者禁用。

2.孕妇慎用。

【操作要点】肌内注射：每次60~120mg。

【用药宣教】本品治疗量时无成瘾性，偶有眩晕、恶心。大剂量对呼吸中枢有一定的抑制作用。可引起锥体外系反应。

奈福泮

本品为非阿片类镇痛药。

【理化性状】本品注射液为无色澄明液体。

【用药评估】

1.对本品过敏者禁用。

2.孕妇、有惊厥史及心肌梗死的患者禁用。

3.青光眼、尿潴留及肝、肾功能不全患者慎用。

4.本品可通过乳汁分泌，哺乳期妇女使用时应暂停哺乳。

5.儿童有效性及安全性尚未确定，慎用。

【相互作用】

1.接受MAOIs治疗的患者不宜同时应用本品。本品可抑制去甲肾上腺素和5-羟色胺摄取，与MAOIs合用其摄取作用相加。

2.本品可能增加抗毒蕈碱药物的不良反应或拟交感药的活性。

【操作要点】肌内注射或缓慢静脉注射：每次20mg，必要时每6h给药1次。

【用药宣教】不良反应有瞌睡、恶心、出汗、头晕、头痛等，但一般持续时间不长。偶见口干、眩晕、皮疹。

齐考诺肽

本品是在食鱼的海蜗牛中发现的天然镇痛药。

【理化性状】本品注射液为无色澄清液体。

【用药评估】

1.对本品过敏者禁用。

2.儿童用药的安全性和有效性尚未确定，慎用。65岁以上老年人应从低剂量开始，慎用。

3.尚未明确本品是否可经乳汁分泌，哺乳期妇女使用时应暂停哺乳。

4.在使用本品期间，可能发生精神症状和神经系统功能衰减。有精神病史的患者禁用。对所有用药的患者都应频繁监护认知能力是否减退，是否有幻觉和精神或意识改变的表征。在发生神经或精神不良事件时，如撤药不会带来不良影响，应暂停用药或立即停药。

【相互作用】本品与其他中枢神经系统抑制剂合用，可使中枢神经系统不良事件(如头晕、混乱)的发生率升高。

【操作要点】

1.开始鞘内输注每天不可超过2.4μg，并根据患者的临床效应确定适合的滴速。

2.根据效应确定滴定剂量，剂量可增至每天2.4μg (相当于0.1μg/h)，每周不可超过2~3次，约在第21天时，最高剂量可达19.2μg(0.8μg/h)。每次加量应低于每天2.4μg (相当于0.1μg/h)，增加的次数不可超过2~3次。

【用药宣教】

1.本品必须在鞘内输注经验丰富的医师指导下审慎进行。

2.本品仅供鞘内输注，不可静脉注射。

3.有3%的本品使用者发生脑膜炎，医护人员和患者本身都应注意

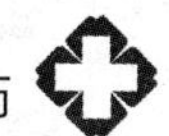

脑膜炎的症状和体征，以及脑膜炎的可疑表现(如恶心、呕吐、发热、抽搐、头痛和颈强直)，争取尽快发现，提早治疗。一旦明确脑膜炎的诊断，应立即停用本品，并给予有效的抗炎治疗。

4.使用本品期间，可能会产生自杀意念，对过度抑郁、语言极少的患者应特别注意防范。

5.用药期间，可能发生木僵和其他神经精神异常，如同时合用抗癫痫药、抗精神病药、镇静药或利尿药，可能使患者的意识水平下降更趋明显。

6.用药期间，应监测血清磷酸肌酸激酶水平(开始每两周的头一个月和以后每月的适当时候检测)，此不良反应多见于男性患者，更多发生在用药的头两个月内。患者如出现肌痛、肌无力、肌痉挛、虚弱或体力活动能力减弱，说明已有明显的磷酸肌酸激酶水平升高，应减量或停药。

高乌甲素

本品为从毛茛科植物高乌头根中提取到的一种生物碱。

【理化性状】本品粉针剂为白色疏松块状物或无定形固体。

【用药评估】

1.对本品过敏者禁用。

2.本品尚缺乏孕妇及哺乳期妇女用药的安全性研究资料，慎用。哺乳期妇女如确需使用，应选择停药或停止哺乳。

【操作要点】

1.肌内注射：每次4mg，每天1~2次。

2.静脉滴注：每天4~8mg，溶于葡萄糖氯化钠注射液500ml中静脉滴注。

【用药宣教】

1.本品中毒的早期表现是心电图的变化(可逆性)。

2.应遮光密闭保存。

第三章　神经系统用药

第一节　镇静、催眠及抗焦虑、抗惊厥药

一、苯二氮䓬类

地西泮

本品为苯二氮䓬类镇静催眠药。

【理化性状】本品注射液为几乎无色至黄绿色的澄明液体。

【用药评估】

1.对本品或其他苯二氮䓬类药物过敏患者禁用。

2.肝、肾功能不全者，本品清除半衰期延长。

3.在妊娠三个月内，本品有增加胎儿致畸的危险，孕妇长期服用可成瘾，使新生儿呈现撤药症状激惹、震颤、呕吐、腹泻；妊娠后期用药，影响新生儿中枢神经活动。分娩前及分娩时用药可导致新生儿肌张力较弱，应禁用。

4.本品可分泌入乳汁，哺乳期妇女应避免使用。

【操作要点】

1. 肌内注射

(1) 基础麻醉或静脉全麻：10~30mg。

(2) 镇静、催眠或急性酒精戒断：开始用10mg，以后按需每隔3~4h加5~10mg。24h总量以40~50mg为限。

(3) 解除肌肉痉挛：最初5~10mg，以后按需增加，可达到最大限用量。破伤风时可能需要较大剂量。

2. 静脉注射

(1) 癫痫持续状态和严重复发性癫痫：开始时静脉注射10mg，每间隔10~15min可按需重复，达30mg。需要时可在2~4h后重复治疗。

(2) 解除肌肉痉挛：最初5~10mg，以后按需增加可达到最大限用量。

【用药宣教】

1.使用本品可有头痛等不良反应。

2.使用本品可导致困倦，不宜从事危险性工作，如驾车、操作机械等。

氯硝西泮

本品为苯二氮䓬类镇静催眠药。

【理化性状】本品注射液为无色或微黄绿色的澄明液体。

【用药评估】

1.对本品或其他苯二氮䓬类药物过敏者禁用。

2.急性酒精中毒、肝肾功能不全、多动症、低蛋白血症、重症肌无力、外科或长期卧床、严重慢性阻塞性肺疾病、闭角性青光眼及有药物滥用史、成瘾史者慎用。

3.本品可经乳汁分泌，哺乳期妇女使用时应暂停哺乳。

【相互作用】

1.酶诱导剂可加强本品的代谢。

2.乙醇会影响患者对本品的效应。

【操作要点】静脉注射：用于癫痫持续状态，常用量1~4mg，30s左右缓慢注射完毕，如症状未得到控制，每隔20min重复原剂量1~2次。每天极量20mg。

【用药宣教】

1.用药期间不得饮酒或含乙醇的饮料，饮酒者需告知医师，调整剂量。

2.本品开始宜用小剂量，逐渐调整用量。停药时应逐渐减量，防止因突然停药造成症状加重。

3.本品长期使用可产生耐药性，故服药3个月后宜调整用量。

咪达唑仑

本品为苯二氮䓬类镇静催眠药。

【理化性状】本品粉针剂为白色或淡黄色结晶性粉末；注射液为无色或几乎无色澄明液体。

【用药评估】

1.对苯二氮䓬类过敏者禁用。

2.重症肌无力患者、精神分裂症患者、严重抑郁状态患者禁用。

3.本品不能用于孕妇，在分娩过程中应用须特别注意，单次大剂量注射可致新生儿呼吸抑制，肌张力减退，体温下降以及吸吮无力。

4.本品可随乳汁分泌，通常不用于哺乳期妇女。

5.儿童患者禁用。

【配伍禁忌】

1.本品不能用6%葡聚糖注射液或碱性注射液稀释或混合。

2.本品与呋塞米、碳酸氢钠、奥美拉唑、多巴酚丁胺、氢化可的松、地塞米松、头孢菌素类、亚胺培南西司他丁钠(泰能)合用理化性质会发生改变，故避免合用。

【相互作用】

1.本品可增强催眠药、镇静药、抗焦虑药、抗抑郁药、抗癫痫药、麻醉药和镇静性抗组胺药的中枢抑制作用。

2.一些肝酶抑制药，特别是CYP3A抑制药物，可影响本品的药代动力学，使其镇静作用延长。

3.乙醇可增强本品的镇静作用。

4.本品可增强中枢抑制药与乙醇的作用，故用本品后12h内不得饮用含乙醇的饮料。

5.本品与西咪替丁、雷尼替丁合用，咪达唑仑的血药浓度升高。

6.本品与降压药合用，可增强降压药的降压作用。

【操作要点】

1.静脉给药，用0.9%氯化钠注射液、5%或10%葡萄糖注射液、5%果糖注射液、林格液稀释。

2. 肌内注射　用0.9%氯化钠注射液稀释。

3. 麻醉前给药　在麻醉诱导前20~60min使用，剂量为0.05~0.075mg/kg，肌内注射，老年患者剂量酌减；全麻诱导常用5~10mg(0.1~0.15mg/kg)。

4. 局部麻醉或椎管内麻醉辅助用药　分次静脉注射，0.03~0.04mg/kg。

5. ICU患者镇静　先静脉注射2~3mg，继之以0.05mg/(kg·h)静脉滴注维持。

【用药宣教】

1.给药剂量必须个体化，长期大量用药应注意患者是否有成瘾性。

2.长期用药后突然撤药可再度引发失眠，故应逐渐减少剂量。

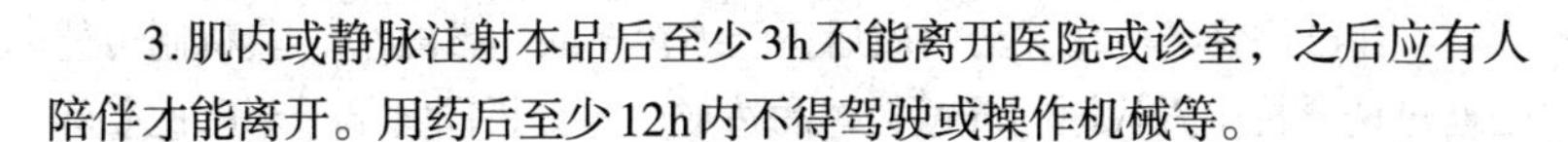

3.肌内或静脉注射本品后至少3h不能离开医院或诊室，之后应有人陪伴才能离开。用药后至少12h内不得驾驶或操作机械等。

二、巴比妥类

苯巴比妥

本品为巴比妥类镇静药。

【**理化性状**】本品注射液为无色澄明液体；粉针剂为白色结晶性颗粒或粉末。

【**用药评估**】

1.对本品过敏者、严重肺功能不全者、支气管哮喘患者、颅脑损伤致呼吸中枢受抑制患者、卟啉症患者禁用。

2.肝、肾功能不全或严重损害的患者慎用或禁用。

3.儿童与老年患者、急性或未获控制的疼痛与精神抑郁患者慎用。

4.巴比妥类药物可经乳汁分泌，使用本类药物时应暂停哺乳。

【**配伍禁忌**】苯巴比妥钠与很多药物(氨苄西林、氯唑西林、苯唑西林、丙氯拉嗪、磺苄西林、肼屈嗪、可待因、克林霉素、雷尼替丁、利多卡因、链霉素、两性霉素B、罗库溴铵、氯丙嗪、麻黄碱、吗啡、美沙酮、萘夫西林、哌替啶、普鲁卡因、羟嗪、氢化可的松琥珀酸钠、氢吗啡酮、去甲肾上腺素、四环素、头孢呋辛、头孢噻吩、头孢他啶、头孢唑林、万古霉素、依达拉奉、依他佐辛、胰岛素、左啡诺)存在配伍禁忌，苯巴比妥可能从含有苯巴比妥钠混合物沉淀析出，这种沉淀作用取决于浓度和pH值，也取决于存在的其他溶剂。

【**相互作用**】

1.本品可降低香豆素的血浆水平导致抗凝血活性降低。巴比妥类药物可以诱导肝微粒体酶，导致代谢增加，降低口服抗凝剂(华法林、醋硝香豆素、双香豆素、苯丙香豆素)的作用。如果有巴比妥类药物加入治疗或者停药，抗凝治疗稳定的患者需要调整抗凝药物的剂量。

2.巴比妥类药物可能通过诱导肝微粒体酶升高外源性皮质激素的代谢。当有巴比妥类药物加入治疗或停药时，正在接受稳定的皮质激素治疗的患者须要调整剂量。

3.苯巴比妥可干扰灰黄霉素的口服吸收，从而降低其血浆水平。灰黄霉素血药浓度下降对治疗的影响虽尚未确定，但还是尽量避免合用巴比妥类药物。

4.在巴比妥类药物停药两周后还能缩短多西环素的$t_{1/2}$，其机制可能是通过诱导抗生素代谢的肝微粒体酶造成的。如果同时给予苯巴比妥和多西环素，应密切监测多西环素的临床效应。

5.巴比妥类药物对苯妥英的代谢影响似乎是不一致的。

6.合用其他中枢神经系统抑制剂，如其他镇静剂、安眠药、抗组胺药、乙醇，可能产生协同作用。

7.MAOIs可能因为抑制巴比妥类药物的代谢，从而延长巴比妥类药物的作用时间。

8.雌二醇经苯巴比妥预处理或与苯巴比妥合用会通过增加前者的代谢而降低其效果。

9.减弱阿司匹林、保泰松的抗炎止痛作用。

10.甘露醇、尿素等渗透性利尿药可促进巴比妥类药物的排泄，以尿素的作用最甚。

【操作要点】本品可肌内注射或缓慢静脉注射，必要时6h后重复1次。儿童使用3~5mg/kg，肌内注射或缓慢静脉注射。注射剂临用前加灭菌注射用水适量使溶解，静脉注射速度不超过60mg/min。

【用药宣教】

1.长期用药可产生耐药性，并容易形成依赖性，突然停药可出现撤药综合征，故长期服药时不可突然停药。

2.老年患者对常用量可引起兴奋、精神错乱或抑郁，用量宜小。

3.用于癫痫的治疗，10~30天才能达到最大效果。

4.用药期间避免驾驶车辆、操作机械和高空作业，以免发生意外。

异戊巴比妥

本品为巴比妥类镇静药。

【理化性状】本品粉针剂为白色颗粒或粉末。

【用药评估】

1.严重肺功能不全、肝硬化、血卟啉病史、贫血、哮喘史、未控制的糖尿病、对本品过敏者禁用。

2.老年、体弱、儿童、精神抑郁的患者慎用。

【配伍禁忌】本品可能会从含有异戊巴比妥制剂中沉淀出来，这取决于浓度和pH值。因此，有很多关于本品配伍禁忌的报道，尤其是和酸类以及酸性盐。

【操作要点】肌内注射或缓慢静脉注射。注射剂临用时用灭菌注射用水配成5%~10%溶液，静脉注射时速度不超过60mg/min。

【用药宣教】参见苯巴比妥。

三、其他镇静、催眠及抗焦虑、抗惊厥药

右美托咪定

本品为镇静药。

【理化性状】本品注射液为无色澄明液体。

【用药评估】重度心脏阻滞患者禁用。孕妇、哺乳期妇女慎用。

【相互作用】

1.七氟烷、异氟烷、丙泊酚、阿芬太尼、咪达唑仑可能提高本品的疗效，而未见本品与以上药物之间存在不良的相互作用。

2.本品合用麻醉剂、镇静剂、催眠药和类阿片药物时，应减少本品剂量。

【操作要点】

1. 用于镇静　起始10min内静脉注射负荷剂量1μg/kg，继后可静脉滴注维持剂量，以每小时0.2~0.7μg/kg的速度给药。

2. 作为麻醉时的辅助用药　可给予0.5~0.6μg/kg，于麻醉诱导前10~15min给药，静脉注射时间不应少于1min。作为麻醉时的辅助用药，也可于诱导麻醉前1h肌内注射本品0.5~1.5μg/kg。用于白内障手术时，可静脉滴定给予1μg/kg。

3. 术后镇痛　每次可给予0.4μg/kg静脉注射，24h内最多应用5次；如效果不佳，应改用吗啡。

【用药宣教】

1.本品连续静脉滴注不可超过24h。

2.心脏功能明显障碍的患者在功能未恢复之前不宜使用本品。

3.本品不影响罗库溴铵的神经肌肉阻滞作用。

天麻素

本品为兰科植物天麻的干燥根块提取物。

【理化性状】本品注射液为无色澄明液体。

【用药评估】

1.对本品中任何成分过敏者禁用。

2.孕妇、哺乳期妇女及儿童用药的安全性尚未确定，慎用。

【操作要点】

1.肌内注射　每次200mg，每天1~2次。器质性疾病可适当增加剂量，或遵医嘱。

2.静脉滴注　每次600mg，每天1次，用5%葡萄糖注射液或0.9%氯化钠注射液250~500ml稀释后使用。

【用药宣教】少数患者可出现口鼻干燥、头昏、胃不适等症状，但无须特殊处理。

硫酸镁

本品为抗惊厥药。

【理化性状】本品注射剂为无色的澄明液体。

【用药评估】

1.对本品过敏者禁用。严重心、肾功能不全者禁用。

2.肠道出血、急腹症、经期妇女及妊娠期妇女禁用本品导泻。

3.肾功能不全、低血压及存在呼吸系统疾病(特别是呼吸衰竭者)者慎用。

【相互作用】

1.保胎治疗时，不宜与肾上腺素β受体激动药，如利托君同时使用，否则容易引起心血管的不良反应。

2.应用^{99m}Tc胶态硫作单核-吞噬细胞系统显影时，本品能使^{99m}Tc胶态硫凝集从而大量集聚在肺血管，进入肝、脾、骨髓等减少。

【操作要点】

1.中枢神经系统抑制药中毒需要导泻时，应避免使用硫酸镁，以防中枢神经系统过度抑制。

2.用药前需了解患者心肺情况。

3.低镁血症合并出现钙缺乏时，先补充镁，再补充钙。

4.出现高镁血症后，给予葡萄糖酸钙注射液10~20ml静脉注射，或采用透析疗法迅速清除体内镁离子。应纠正机体低容量状态，增加尿量促进镁的排泄，也可皮下注射毒扁豆碱注射液(不作为常规应用)。急性

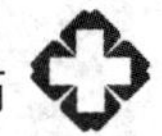

镁中毒时应立即停药，进行人工呼吸，并缓慢注射钙剂解救，常用药物为10%葡萄糖酸钙注射液10ml缓慢静脉注射。

【用药宣教】

1.本品用药前及用药过程中应监测心电图、肾功能、血镁浓度及尿量(每小时尿量少于25~30ml或24h少于600ml，应及时停药)，同时应进行膝腱反射检查(如出现膝腱反射明显抑制，应及时停药)并测定呼吸频率(每分钟少于14~16次，停药)。

2.用药过程中突然出现胸闷、胸痛、呼吸急促等，应及时听诊，必要时行胸部X线检查，以便及早发现肺水肿。

3.哺乳期妇女应权衡利弊，谨慎用药。

第二节 抗癫痫药

苯妥英

本品为乙内酰脲类抗癫痫药。

【理化性状】本品粉针剂为白色粉末。

【用药评估】

1.对本品或其他乙内酰脲类药物过敏者禁用。

2.阿-斯综合征、窦房结阻滞、窦性心动过缓、二至三度房室传导阻滞及低血压者禁用。

3.贫血、糖尿病、肝肾功能不全、嗜酒、心血管疾病(尤其是老年患者)、甲状腺功能异常及卟啉病患者慎用。

【配伍禁忌】本品只能存在于相当于碱性(pH 10~12)溶液中，有报道苯妥英钠与其他药物混合注射会导致pH改变而影响本品的溶解度。

【操作要点】

1. 静脉注射　注射速度不得超过50mg/min，需要时30min后可再次静脉注射100~150mg，每天总量不超过500mg。

2. 静脉滴注　用于治疗癫痫持续状态，每次(16.4 ± 2.7)mg/kg。

【用药宣教】

1.有酶诱导作用，可对某些诊断产生干扰，如地塞米松试验，甲状腺功能试验，使血清碱性磷酸酶、ALT、AST、血糖浓度升高。

2.用药期间需检查血常规、肝功能、血钙、口腔、脑电图、甲状腺功能和血药浓度，防止毒性反应。

3.妊娠期每月测定一次、产后每周测定一次血药浓度以确定是否需要调整剂量。

磷苯妥英

本品是苯妥英的水溶性前药。

【理化性状】本品粉针剂为白色粉末。

【用药评估】

1.对本品或其制剂成分、苯妥英或其他乙内酰脲类药物过敏者禁用，心功能异常者、孕妇禁用。

2.哺乳期妇女用药应权衡利弊，选择停药或停止哺乳。

3.须严格限制磷摄入的患者，如重度肾功能不全患者慎用。

【相互作用】本品可降低地拉韦啶的效果，禁止合用。

【操作要点】

1.本品剂量按等效的苯妥英钠计，本品75mg相当于苯妥英钠50mg等效剂量。下文中剂量均指等效的苯妥英钠剂量。

2.在非紧急情况时静脉注射或肌内注射10~20mg/kg，维持剂量为4~6mg/(kg·d)。

3.静脉滴注治疗癫痫发作的剂量为15~20mg/kg。静脉滴注前以5%葡萄糖注射液或0.9%氯化钠注射液稀释，使本品浓度范围为1.5~25mg/ml(苯妥英钠)，稀释液在室温8h或2~8℃ 24h内稳定。

【用药宣教】本品静脉注射可导致感觉异常，也可致注射部位的远端刺痒、水肿及染色(紫色手套综合征)。

拉科酰胺

本品为新型*N*-甲基-D-门冬氨酸受体甘氨酸结合位点拮抗剂。

【理化性状】本品粉针剂为白色至淡黄色粉末。

【用药评估】

1.哺乳期妇女应权衡利弊，选择停药或停止哺乳。

2.对人的宫内成长和分娩的影响尚不清楚，不推荐使用，除非有明确需要(母亲的获益大于对胎儿的潜在风险)。

3.本品在年龄<17岁儿童中的安全性和有效性尚未建立，慎用。

4.临床试验中，老年癫痫患者有限(n=18)，不足以评价本品在此人群的有效性。不必根据年龄差异调整剂量(老年患者增加剂量应谨慎)。用于老年患者时应考虑年龄相关的肾脏清除率下降及AUC水平升高。

5.重度肾功能不全的患者(Ccr≤30ml/min)和终末期肾脏疾病患者的最大推荐剂量为300mg/d。本品可随血液透析有效清除。血液透析后，补充50%剂量。在所有肾功能不全的患者中，增加本品剂量时应谨慎。

6.轻、中度肝功能不全患者最大推荐剂量为300mg/d，此类患者增加剂量时应密切观察。未对重度肝功能不全患者的药动学进行评估，此类患者不推荐使用。

【相互作用】

1.本品应慎用于接受已知可引起P-R间期延长药物(如卡马西平、拉莫三嗪、艾司利卡西平、普瑞巴林)治疗的患者，以及接受Ⅰ类抗心律失常药物治疗的患者。

2.本品与地高辛、二甲双胍、奥美拉唑均无药动学相互作用；口服避孕药(包括炔雌醇和左炔诺孕酮)不影响本品代谢，但本品可使健康受试者炔雌醇C_{max}增加20%。

【操作要点】

1.静脉滴注时间30~60min，每天2次，连用5天。

2.本品注射剂可不稀释或与稀释剂混合后使用。本品与0.9%氯化钠注射液或5%葡萄糖注射液或乳酸钠林格注射液在玻璃或PVC袋中混合后，在室温15~30℃贮存不应超过4小时。发现有颗粒或变色时禁止使用；未用完的注射剂应丢弃。

【用药宣教】

1.在使用抗癫痫药物包括本品时，自杀行为或意念的风险增加。用药过程中，应密切注意上述患者抑郁症的发生或恶化、自杀行为、意念和(或)情感、行为的异常变化。

2.本品可引起头晕、共济失调、眩晕，当剂量>400mg时，其发生率也随之增加。当患者服用本品时，建议不要驾车、操作复杂的机械或从事其他危险的活动。

3.本品可引起心脏节律或传导异常，包括P-R间期延长，心房颤动和心房扑动，晕厥。本品与延长P-R间期药物合用时，有进一步延长

P-R间期的可能，慎合用。

4.与其他抗癫痫药物一样，本品须逐渐停药(最少1周时间)，以使患者的癫痫发作频率增加的可能性降低到最小。

5.应警惕本品引起的多器官超敏反应。如怀疑发生，立即停用本品，并改用其他药物治疗。

丙戊酸钠

本品为抗癫痫的一线药物。

【理化性状】本品粉针剂为白色粉末或冻干块状物。

【用药评估】

1.有药源性黄疸个人史或家族史者、有肝病或明显肝功能不全者禁用。

2.有血液病，肝病史，肾功能不全，器质性脑病时慎用。

3.孕妇及哺乳期妇女慎用。

【相互作用】

1.本品可以增强下列精神系统药物的作用，如神经阻滞剂、单胺氧化酶抑制剂、抗抑郁药和苯并二氮䓬类。因此合用应进行临床监测并按需要调整剂量。

2.本品升高苯巴比妥的血药浓度(由于抑制了肝脏分解代谢)导致镇静作用，尤其是儿童。因此，在联合用药的最初15天内要进行临床监测，如出现镇静情况，应减少苯巴比妥的剂量，必要时测定血浆苯巴比妥的水平。

3.本品升高扑米酮的血药浓度，加重其不良反应(如镇静)，当长期治疗时，不良反应会消失。在联合用药时，应进行临床观察，根据需要调整剂量。

【操作要点】

1.本品静脉注射剂溶于0.9%氯化钠注射液，末次口服给药4~6h后静脉给药。或持续静脉滴注24h。或每日分四次静脉滴注，每次时间需约1h。

2.需要快速达到有效血药浓度并维持时，以15mg/kg剂量缓慢静脉注射，持续至少5min；然后以1mg/kg/hr的速度静脉滴注，使血药浓度达到75mg/L，并根据临床情况调整滴注速度。

3.一旦停止静脉滴注，需要立刻口服给药，以补充有效成分。口服剂量可能用以前的剂量或调整后的剂量。

【用药宣教】

1.肝功能异常发生时情况：极个别有严重肝损害甚至死亡。特别是接受多种癫痫药治疗者、有严重癫痫发作的婴儿和3岁以下的儿童应密切监测肝功能。

2.在治疗开始之前或手术前和自发性挫伤或出血时应查血常规，血细胞计数，包括血小板计数，出血时间和凝血时间。

3.在肾功能不全的患者，由于游离血清丙戊酸水平增高，因而需要减少本品的剂量。

4.偶可致免疫功能异常，系统性红斑狼疮的患者使用时，需要权衡利弊。

5.偶可致胰腺炎，当服用本品出现急性腹痛时，应检查血清淀粉酶。

6.严格应用静脉给药途径，不应肌内注射。

7.有嗜睡的危险，对驾驶、操作机器有影响。

第三节　抗精神失常药

一、吩噻嗪类

氯丙嗪

本品为吩噻嗪类抗精神病药。

【理化性状】本品注射液为无色或几乎无色的澄明液体。

【用药评估】

1.对本品或其他吩噻嗪类药物过敏者、帕金森病、帕金森综合征、骨髓抑制、血液病、青光眼及肝功能不全者禁用。

2.癫痫、慢性呼吸道疾病、呼吸道感染、锥体外系疾病、乙醇依赖、心衰、心肌梗死、传导异常等心血管疾病患者及年老体弱者慎用。

【配伍禁忌】本品与氨茶碱、苯妥英钠、肝素钠、氨苄西林钠易发生酸碱反应，应避免配伍。

【操作要点】

1.肌内注射，可用于控制严重症状，一般每次25~50mg，深部肌内注射。

2.静脉注射，偶可用于极度躁动患者，每次不超过50mg，用0.9%

氯化钠注射液20ml稀释，缓慢静脉注射。

【用药宣教】

1.用药期间不宜饮酒或含乙醇的饮料，以免出现中枢神经系统抑制症状。不宜嚼服槟榔，会增强锥体外系反应。

2.用药后引起体位性低血压，应卧床，血压过低可静脉滴注去甲肾上腺素，禁用肾上腺素。

3.出现迟发性运动障碍，应停用所有抗精神病药。

4.出现过敏性皮疹及恶性综合征应立即停药并进行相应的处理。

5.肝、肾功能不全者应减量。

6.用药应定期检查肝功能与白细胞计数。

7.用药期间不宜驾驶车辆、操作机械或高空作业。

8.本品不适用于有意识障碍的精神异常者。

奋乃静

本品为吩噻嗪类抗精神病药。

【理化性状】本品粉针剂为白色或淡黄白色的结晶性粉末。

【用药评估】参见氯丙嗪。

【配伍禁忌】本品与头孢哌酮钠及盐酸咪达唑仑不能配伍。

【操作要点】

1.治疗精神病：肌内注射，用于减轻急性精神病症状，开始每次5~10mg，必要时每隔6h增加5mg，每天最大用量为15~30mg。

2.控制恶心、呕吐，肌内注射，每次5mg，必要时可每次10mg。

【用药宣教】

1.用药期间不宜饮酒或含乙醇的饮料，以免出现中枢神经系统抑制症状。

2.用药期间不宜嚼服槟榔，会增强锥体外系反应。

3.本品用药超过2周才可充分显效。

4.突然停药可导致恶心、呕吐、头痛、失眠、胃部不适及心率加快等，故应遵医嘱逐渐减量。

5.用药后尿液可呈粉红色、红色或红棕色，属正常现象，不必紧张。

6.用药期间不宜驾驶车辆、操作机械或高空作业。

7.应定期检查肝功能与白细胞计数。

哌泊噻嗪

本品为具有哌啶侧链的吩噻嗪类药。

【理化性状】哌泊噻嗪棕榈酸酯为哌泊噻嗪的长效酯化物，为黄色澄明油状液。

【用药评估】

1. 参见氯丙嗪。

2.孕妇、对本品过敏者禁用。

3.哺乳期妇女使用时应暂停哺乳。

【操作要点】肌内注射，一般每隔2~4周注射50~200mg，开始使用时，应事先停用其他的精神病药物，从小剂量开始给药(如25~50mg)。

【用药宣教】参见氯丙嗪。

丙氯拉嗪

本品为吩噻嗪类抗精神病药。

【理化性状】本品注射液为透明的淡黄色黏稠液体。

【用药评估】

1.对本品过敏者、孕妇和年龄<2岁儿童、骨髓抑制患者禁用。

2.老年患者应减量应用。

3.肝病患者慎用。

4.哺乳期妇女使用时应暂停哺乳。

【操作要点】肌内注射，多用本品甲磺酸盐或乙二磺酸盐。治疗精神病，12.5~25mg，每天2~3次。治疗恶心、呕吐，5~10mg，每天4~6次，每日最高量40mg。

【用药宣教】参见氯丙嗪。

二、丁酰苯类

氟哌啶醇

本品为丁酰苯类抗精神病药。

【理化性状】本品注射液为无色澄明液体。

【用药评估】

1.对本品过敏者禁用。

2.重症肌无力、帕金森综合征、骨髓抑制、严重心脏疾病、严重中枢神经抑制状态者禁用。

3.心脏疾病、癫痫、肝肾功能不全、青光眼、甲状腺功能亢进或毒性甲状腺肿、肝、肾、肺功能不全及尿潴留患者慎用。

【配伍禁忌】1.乳酸氟哌啶醇溶于0.9%的氯化钠注射液中，当最终的氟哌啶醇浓度≥1mg/ml时，将形成沉淀。

2.未稀释的本品注射液(5mg/ml)不能与肝素钠(溶解于0.9%氯化钠注射液或5%葡萄糖注射液)、硝普钠(溶解于5%葡萄糖注射液)、头孢美唑钠和苯海拉明配伍。

3.将相同体积的浓度为10μg/ml的莫拉司亭和浓度为200μg/ml的乳酸氟哌啶醇混合后，在第4h会出现沉淀，禁止配伍。

【相互作用】

1.服本品同时饮酒，易产生严重的低血压和(或)深度昏迷。使用其他中枢神经抑制药可加强中枢神经抑制作用。

2.本品会降低苯丙胺的作用。

3.抗癫痫药可增加本品的毒性反应。

4.抗高血压药物与本品合用时，可使血压过度降低。

5.抗胆碱能药与本品合用，虽可减少锥体外系不良反应，但有可能使眼压增高或降低精神分裂症患者的血药浓度。

6.肾上腺素与本品合用时，由于阻断了α受体，使β受体的活动占优势，会导致血压下降。

7.甲基多巴与本品合用时，可导致精神错乱、意识障碍、思维迟缓与定向障碍。

8.甲氧氯普胺与本品合用时，锥体外系反应发生率可能增高。

9.苯妥英钠、苯巴比妥可明显降低本品的血药浓度。苯妥英钠还可能加重抗精神病药引起的运动障碍。

【操作要点】

1.肌内注射　用于兴奋躁动和精神运动性兴奋，每次5~10mg，每天2~3次，安静后改为口服给药。

2.静脉滴注　10~30mg本品加入250~500ml葡萄糖注射液内静脉滴注。用于急性精神病。

【用药宣教】

1.用药期间饮酒可致酒精中毒，故不应饮酒或含乙醇的饮料。

2.吸烟可降低本品的稳态血药浓度。

3.饮茶或咖啡可减少本品的吸收。

4.舌蠕动为迟发性运动障碍的先兆症状，用药过程中一旦出现，立即告知医师。

5.用药期间不宜驾驶、操作机械或高空作业。

氟哌利多

本品为丁酰苯类抗精神病药。

【理化性状】本品注射液为无色或微黄色澄明液体。

【用药评估】

1.对本品过敏者、严重抑郁的患者禁用。

2.儿童、青少年、老年和肝病患者慎用。

3.哺乳期妇女使用时应暂停哺乳。

【相互作用】参见氟哌啶醇。

【操作要点】

1.控制急性精神病的兴奋躁动，肌内注射，每天5~10mg。

2.麻醉前，肌内注射，2.5~5mg(于术前30~60min给药)。

3.神经安定、镇痛，可用本品5mg加入芬太尼0.1mg，于2~3min缓慢静脉注射，5~6min如尚未达到一级浅麻醉水平，可追加半量至全量。

4.防止术后呕吐，50mg，肌内注射或缓慢静脉注射。

【用药宣教】参见氟哌啶醇。

三、苯酰胺类

舒必利

本品为苯酰胺类抗精神病药。

【理化性状】本品注射液为无色澄明液体。

【用药评估】

1.嗜铬细胞瘤、高血压患者、严重心血管疾病和严重肝病患者、对本品过敏者禁用。

2.不推荐孕妇使用。

3.哺乳期妇女使用本品期间应停止哺乳。

4.有心血管疾病(如心律失常、心肌梗死、传导异常)、癫痫、基底神经节病变、帕金森综合征、严重中枢神经抑制状态者慎用。

【相互作用】除氯氮平外，几乎所有抗精神病药和中枢抑制药均与本品存在相互作用，应充分注意。

【操作要点】治疗精神分裂症，肌内注射：每次100mg，每天2次。静脉滴注：对木僵、违拗患者，用本品100~200mg，用250~500ml葡萄糖注射液或0.9%氯化钠注射液稀释后缓慢静脉滴注，每天1次，可逐渐增量至每天300~600mg，每天量不超过800mg。滴注时间不少于4h。

【用药宣教】

1.出现迟发性运动障碍，应停用所有的抗精神病药。

2.出现过敏性皮疹及恶性症状群应立即停药，进行相应的处理。

3.肝、肾功能不全患者应减量。

舒托必利

本品为苯酰胺类抗精神病药。

【理化性状】本品注射液为无色的澄明液体。

【用药评估】参见舒必利。

【相互作用】参见舒必利。

【操作要点】肌内注射：最大可达每天1.6~1.8g。

【用药宣教】

1.出现迟发性运动障碍，应停用所有的抗精神病药。

2.出现过敏性皮疹及恶性症状群应立即停药并进行相应的处理。

3.肝、肾功能不全患者应减量。

四、苯并异噁唑类

帕利哌酮

本品为苯并异噁唑类抗精神病药。

【理化性状】棕榈酸帕利哌酮注射液为白色至灰白色混悬液。

【用药评估】

1.对本品、利培酮或本品制剂中任何辅料有超敏反应的患者禁用。

2.先天性长Q-T间期综合征患者、心律失常患者、与痴呆相关的精神病患者禁用。

3.只有效益大于对胎儿伤害的风险时，孕妇才可使用。

4.哺乳期妇女使用时应暂停哺乳。

5.本品在12~17岁中安全有效性已评估，但在低于12岁精神分裂患者及低于18岁的情感分裂性精神障碍患者中尚无研究。18岁以下患者使用本品注射剂的安全性和有效性尚不明确，慎用。

【相互作用】

1.本品慎重合用与中枢作用的药物或乙醇。

2.本品可对抗左旋多巴和其他多巴胺受体激动药，导致体位性低血压，与其他能引起该不良反应的药物合用，可出现叠加效应。

3.本品6mg，每天1次与卡马西平200mg，每天2次合用，本品的稳态C_{max}和AUC约降低37%，这种降低主要是通过增加肾排泄而产生的。开始卡马西平治疗时，应考虑增加本品剂量；相反，卡马西平停药时，应考虑降低本品剂量。

4.单剂量本品12mg与丙戊酸钠缓释片(1000mg，每天1次)同时服用，本品的C_{max}和AUC升高约50%。与丙戊酸盐合用时，可考虑降低本品的剂量。

5.本品可引起校正Q-T(Q-Tc)间期中度延长。避免与其他已知能延长Q-Tc间期的药物合用。

【操作要点】

1.对未使用过本品口服制剂或注射剂、利培酮制剂者，建议先通过口服制剂或口服利培酮确定患者对本品的耐受性。

2.建议首日注射本品150mg，一周后再次注射100mg，前2剂的注射部位均为三角肌，维持剂量75mg，根据患者的耐受情况或疗效，可在25~150mg的范围内增加或降低每月的注射剂量，第2剂药物之后，每月1次注射部位可以为三角肌或臀肌。

3.如漏用维持剂量不超过6周，应尽快注射，继后每月1次；如漏用维持剂量的时间超过6周~6月，应尽快于三角肌处肌内注射之前稳定的剂量(如之前的稳定剂量为234mg，则重新开始的前两次，每次就应注射156mg)，继而在1周后注射相同的剂量，再延后每月1次注射之前的稳定剂量；如漏用维持剂量超过6个月，应按上述1.方法重新开始初始剂量后再给予维持剂量。

4.从口服抗精神病药转为本品时，在开始治疗前停用口服抗精神病药，推荐初始剂量为第1d给予234mg，1周后给予156mg，于三角肌处行肌内注射。之前正在服用本品缓释片12mg/d的患者，如转为本品注射剂，应给予本品的维持剂量为234mg，每4周1次；之前正在服用本品缓释片6mg/d的患者，如转为本品注射剂，本品的维持剂量应为117mg，每4周1次；之前正在服用本品缓释片3mg/d的患者，如转为本品注射剂，本品的维持剂量应为39~78mg，每4周1次。

5.未使用过本品口服剂型或利培酮口服和注射剂型的患者，再开始本品注射剂治疗前，应首先建立患者对本品或利培酮口服剂型的耐受性。

6.已稳定使用其他长效抗精神病药注射剂型的患者，应在下次使用时间点使用本品注射剂替代其他抗精神病药，继后每月1次，肌内注射本品，且不需要1周后注射第2剂。推荐维持剂量为117mg，根据之前患者的耐受性和有效性，维持剂量可在39~234mg间调整。

【用药宣教】

1.包括本品在内的抗精神病药，均与神经阻滞剂恶性综合征有关，临床表现为高热、肌肉僵直、精神状态改变及自主神经不稳定(脉搏、血压异常，心动过速、出汗及心律失常)。

2.因本品有α阻滞活性，本品可致体位性低血压和晕厥。

3.抗精神病药可导致白细胞减少、中性粒细胞减少。可能的危险因素包括先前存在白细胞计数降低及有药物引起白细胞/中性粒细胞减少的病史，存在上述情况明显者，应在治疗开始的数月内，经常检测全血细胞计数。

4.本品可引起嗜睡，包括本品在内的抗精神病药有可能损害判断、思考或运动能力，用药时不应驾驶或操作机械。

第四节　抗抑郁药

苯丙胺

本品为抗抑郁药。

【理化性状】本品注射液为无色澄明液体。

【用药评估】

1.孕妇、心血管疾病、甲状腺功能亢进、神经衰弱、老年患者禁用。

2.本品可浓集于母乳，若母亲滥用药物，可引起母乳喂养的婴儿过度兴奋和不易入睡。

3.肾功不全患者慎用。

【配伍禁忌】本品与碱溶液和钙盐不相溶。

【相互作用】

1.本品不可合用MAOIs或停用MAOIs还不满14天时，因可导致高血压危象。也可发生各种神经毒性和恶性高热，有时可为致命性的禁止合用。

2.本品合用β受体拮抗剂可能引起严重高血压。

3.本品可降低其他降压药的作用，如藜芦生物碱类、胍乙啶和类似药物。

4.正在接受苯丙胺和三环类抗抑郁药的患者应注意监测对心血管的不良影响，如心律失常可能加重。

5.酸性尿使药物随尿排泄增加，碱性尿则使排泄减少。

6.本品可延迟乙琥胺、苯巴比妥和苯妥英的吸收。

7.本品的兴奋作用可受到氯丙嗪、氟哌啶醇和锂的抑制。

8.双硫仑可抑制本品的代谢和排出。

9.拟交感药与挥发性麻醉药(如氟烷)可增加心律失常的风险。

10.本品可增强哌替啶的镇痛效果。

11.右丙氧芬过量，可增强本品中枢神经兴奋作用，可发生致命的惊厥。

12.本品会引起血浆皮质激素水平显著升高，且在晚间时升高最为明显。

13.本品会干扰尿中皮质激素的测定。

【操作要点】皮下或肌内注射：每次5~10mg，每次极量10mg，每天2次。

【用药宣教】

1.出现毒性反应时应立即停药。

2.苯丙胺及其多种衍生物，如甲基苯丙胺(冰毒)和二甲基苯丙胺(摇头丸)，可以产生较强的精神依赖性(瘾癖)，在我国属于第一类精神药品特殊管理，应用时注意。

第五节　抗帕金森病药物

苯扎托品

本品为抗帕金森病药。

【理化性状】本品注射液为无色澄清液体。

【用药评估】

1.对本品过敏者、前列腺增生、膀胱颈梗阻、青光眼、幽门或十二指肠梗阻、狭窄性消化性溃疡、重症肌无力、巨结肠、贲门失弛缓症和有严重过敏反应史、脑内缺乏乙酰胆碱的帕金森病患者禁用。

2.老年人长期应用容易促发青光眼。伴有动脉硬化者，对常用量的抗帕金森病药容易出现精神错乱、定向障碍、焦虑、幻觉及精神病样症状，应慎用。

3.尚未明确本品是否可经乳汁分泌，哺乳期妇女慎用。

4.儿童用药的安全性及有效尚未确定。3岁以下禁用，3岁及以上慎用。

5.孕妇的安全使用尚未确定，应避免应用。

【相互作用】

1.本品与碱化尿液药合用，排泄延迟，作用时间和毒性增加。

2.本品可增强丙吡胺与抗精神病药的抗胆碱效应，可推迟对乙酰氨基酚的镇痛作用，减少左旋多巴的吸收。

【操作要点】肌内注射或静脉注射：治疗震颤性麻痹，成人每天1~2mg，剂量视病情需要及耐受力而定。治疗药物引起的锥体外系反应，成人每次1~4mg，每天1~2次。

【用药宣教】

1.出现严重的精神紊乱和不安时，应立即停药。

2.有心血管病史者一般对抗毒蕈碱药耐受很差，应换用苯海拉明较为安全。

第六节　改善脑功能药

吡硫醇

本品为脑功能改善药。本品为维生素B_6的衍生物。

【理化性状】本品注射液为几乎无色的澄明液体；粉针剂为白色、类白色结晶性粉末。

【用药评估】

1.对本品过敏者禁用。

2.肝功能不全者慎用。

【操作要点】用适量的注射用水溶解后加入5%葡萄糖注射液或0.9%氯化钠注射液250~500ml静脉滴注，每次0.2~0.4g，每天1次。

【用药宣教】

1.偶可引起皮疹、恶心等，停药后即可恢复。

2.哺乳期妇女使用时，应暂停哺乳。

吡拉西坦

本品为脑功能改善药。

【理化性状】本品注射液为无色澄明液体；粉针剂为白色冻干块状物或粉末。

【用药评估】

1.对本品过敏者、孕妇和新生儿、锥体外系疾病、Huntington舞蹈症者禁用。

2.哺乳期妇女慎用。

【相互作用】本品与华法林联合应用时，可延长凝血酶原时间，并抑制血小板的聚集。在接受抗凝治疗的患者中，同时应用本品时应特别注意凝血时间，防止出血危险，并调整抗凝治疗药物的剂量和用法。

【操作要点】

1.静脉注射，用20ml注射用水或0.9%氯化钠注射液溶解后使用。

2.静脉滴注，用20ml注射用水或0.9%氯化钠注射液溶解后，然后加到250ml 5%或10%葡萄糖注射液或0.9%氯化钠注射液后使用。

【用药宣教】常见有恶心、腹部不适、纳差、腹痛、兴奋、易激动、头晕、头痛和失眠等，但症状轻微。

奥拉西坦

本品为脑功能改善药。

【理化性状】本品注射液为几乎无色或微黄色澄明液体；粉针剂为

白色或类白色的疏松块状物。

【用药评估】

1.对本品过敏者，轻、中度肾功能不全者，慎用。

【操作要点】静脉滴注，用前加入到100~250ml 0.9%氯化钠注射液、5%或10%葡萄糖注射液中。对神经功能缺失的治疗通常疗程为2周，对记忆与智能障碍的治疗通常疗程为3周。

【用药宣教】偶见皮肤瘙痒、恶心、精神兴奋、睡眠紊乱，但症状较。

胞磷胆碱

本品为脑功能改善药。

【理化性状】本品注射液为无色澄明液体。

【用药评估】

1.对本品过敏者禁用。

2.伴脑出血、脑水肿和颅压增高的严重急性颅脑损伤、癫痫及低血压者慎用。

【相互作用】本品用于震颤麻痹患者时，不宜与左旋多巴合用，否则可引起肌僵直恶化。

【操作要点】

1.肌内注射仅用于不得已的情况下，并限于必要的最少次数，只有在必须肌内注射时才应用，而且不可在同一部位反复注射。

2.静脉内给药时，应尽量缓慢。

3.用于脑梗死急性期意识障碍患者时，最好在卒中发作后的2周以内开始用药。

4.给予急性重症且为进行性头部外伤和脑手术伴有意识障碍患者用药时，须同时给予止血药，降颅压药及施以降体温等处理。

5.静脉滴注时，用5%或10%的葡萄糖注射液稀释后缓缓滴注。

【用药宣教】

1.妊娠期及哺乳期妇女用药的安全性尚不明确，故应权衡利弊，谨慎用药。儿童及老年人用药的安全性尚不明确，故应遵医嘱，谨慎用药。

2.偶见引起休克症状(不足0.1%)，给药后应注意观察，若出现血压

降低、胸闷、呼吸困难等症状，应立即停止给药，并进行适当的处置。

单唾液酸四己糖神经节苷脂钠

本品为脑功能改善药。

【理化性状】本品为无色至淡黄色的澄明溶液。粉针剂为白色粉末或块状物。

【用药评估】对本品过敏者、有遗传性糖脂代谢异常(神经节苷脂累积病，如家族性黑矇性痴呆、视网膜变性病)患者禁用。

【操作要点】每天20~40mg，遵医嘱一次或分次肌内注射或缓慢静脉滴注。

在病变急性期(尤其急性创伤)：每天100mg，静脉滴注。2~3周后改为维持量，每天20~40mg，一般6周。

帕金森病，静脉滴注。首剂量500~1000mg，第2天起每天200mg，可皮下、肌内注射或静脉滴注，一般用至18周。皮下、肌内注射用药时，粉针剂用注射用水溶解至10mg/ml；静脉滴注用药时，用0.9%氯化钠注射液或5%葡萄糖注射液溶解并稀释。

【用药宣教】密闭，室温遮光保存。

脑蛋白水解物

本品为脑功能改善药。

【理化性状】本品注射液为浅黄色澄明液体；粉针剂为白色或淡黄色冻干块状物或粉末。

【用药评估】癫痫患者、严重肾功能不全者、孕妇、哺乳期妇女、对本品过敏者禁用。

【相互作用】

1.本品不能与平衡氨基酸注射液在同一输液瓶中输注。

2.本品与抗抑郁药同时服用，可导致精神紧张，建议减少后者剂量。

3.本品与单胺氧化酶抑制剂同服，二者药效有相加作用。

4.本品与胞磷胆碱、复方丹参、维生素B_{12}等合用，可能会相互提高疗效。

【操作要点】用5%葡萄糖注射液或0.9%氯化钠注射液250ml中稀

释后缓慢静脉滴注，60~120min滴完。

【用药宣教】老年人使用本品时如发现排尿量过多，且2~3天内不能自行缓解时应停止使用。

赖氨酸

本品为必需氨基酸。

【理化性状】本品注射液为无色或微黄色澄明液体；粉针剂为白色或类白色疏松块状物或粉末。

【用药评估】

1.对本品过敏者、严重肝肾功能不全者禁用。

2.急性缺血性脑血管病、高血氧、酸中毒者慎用。

【操作要点】静脉滴注，用250ml静脉滴注液稀释后缓慢滴注。

【用药宣教】

1.过量使用可能出现严重的新陈代谢中毒危险。

2.本品不耐高温。

3.长期使用会抑制精氨酸的利用。

肌氨肽苷

本品为脑功能改善药。本品含多肽、氨基酸、核苷及核苷酸。

【理化性状】本品注射液为微黄色至黄色澄明液体；粉针剂为白色或类白色冻干疏松块状物或粉末。

【用药评估】对本品过敏者禁用。

【操作要点】肌内注射，粉针剂需用注射用水溶解后使用。静脉滴注，加入500ml氯化钠注射液中或5%~10%葡萄糖注射液中，缓慢滴注(每分钟2ml)。

【用药宣教】用药时个别患者出现发冷、发烧、体温略有升高，头晕、烦躁，可调慢滴速，停药后症状可消失。

脑苷肌肽

本品为脑功能改善药。本品为复方制剂，其组分为多肽，多种神经节苷脂。

【理化性状】本品注射液为无色或微黄色澄明液体。

【用药评估】

1.对本品过敏者、遗传性糖脂代谢异常者禁用。

2.肾功能不全者慎用。

【配伍禁忌】不宜与氨基酸输液同用。

【操作要点】肌内注射，每次2~4ml。静脉滴注，每次10~20ml，加入300ml0.9%氯化钠注射液中或5%葡萄糖注射液中，缓慢滴注(每分钟2ml)，每天1次。

【用药宣教】个别患者会出现发冷、体温略有升高、头晕、烦躁。

三磷酸胞苷二钠

本品为核苷酸衍生物，在体内参与磷脂类合成代谢。

【理化性状】本品注射液为无色或几乎无色的澄明液体；粉针剂为白色冻干块状物或粉末。

【用药评估】

1.病窦综合征、窦房结功能不全者、缓慢性心律失常者、对本品过敏者、孕妇禁用。

2.哺乳期妇女、严重肝、肾功能不全者、癫痫患者、心肌梗死患者、脑出血急性期患者慎用。

【操作要点】

1.肌内注射，粉针剂用注射用水溶解后使用，一次20mg，一日1~2次。

静脉滴注，每20mg加入5%葡萄糖注射液，20mg加入5%葡萄糖注射液或0.9%氯化钠注射液250ml中，或者40mg加入5%葡萄糖注射液或0.9%氯化钠注射液500ml中缓慢静脉滴注。

2.严禁静脉注射。

【用药宣教】偶有发热、皮疹，停药后消失。静脉滴注时，滴速不可过快，否则会引起兴奋、呼吸加快、头晕、头胀、胸闷及低血压等。

第七节　抗脑血管病药

尼莫地平

本品为钙通道阻滞剂。

【理化性状】本品注射液为几乎无色或微黄绿色的澄明液体。

【用药评估】

1.对本品过敏者、严重肝功能不全、脑水肿或颅内压明显升高者禁用。

2.严重肾功能不全、严重心血管功能损伤及严重低血压者慎用。

【相互作用】

1.本品可增强β受体拮抗剂的降压作用。

2.本品合用Aldesleukin(阿地白介素)或抗精神病药会引起低血压。

3.本品可能削弱胰岛素的降糖作用。

4.本品广泛经CYP酶代谢，因此，酶的诱导剂或抑制剂都可能与本品产生相互作用，使本品血药浓度降低或升高。

【操作要点】应经中心静脉给予，静脉滴注，开始每小时1mg，经侧管加入输液中，连用2h，连续监测血压，如未明显下降，可提高用量为每小时2mg。如患者的体重<70kg，起始用量应减为0.5mg，给药时间可以少于1h。对血压不稳定的患者或肝功能不全患者，静脉滴注至少应持续5天，但不应超过14天。

【用药宣教】

1.用药期间必须随时监测血压和心率，注意是否发生过敏反应。

2.输注系统不能使用聚氯乙烯材料。

3.已有脑水肿或重度颅内压升高，应首先予以处理，并慎用本品。

罂粟碱

本品为平滑肌松弛药。

【理化性状】本品注射液为无色或微带橙黄色的澄明液体。

【用药评估】

1.对本品过敏者、完全性房室传导阻滞者禁用。

2.青光眼、肝功能不全患者慎用。

【配伍禁忌】本品与溴、碘和碘化物等有配伍禁忌。

【相互作用】

1.本品与左旋多巴合用时，可减弱后者疗效。

2.吸烟可降低本品疗效。

【操作要点】肌内注射或静脉注射，每次30~60mg，每天3次，最高可达300mg。

【用药宣教】

1.本品不可静脉滴注，只供静脉注射。

2.静脉给药或用量过大可引起房室传导阻滞、室颤，甚至导致死亡。

己酮可可碱

本品为血液流变学改善药。

【理化性状】本品注射液为无色澄明液体；粉针剂为白色或类白色疏松块状物或无定形固体。

【用药评估】

1.对本品过敏者、脑出血、急性心肌梗死和视网膜出血患者以及不耐受本品者禁用。

2.有出血倾向者、缺血性心脏病或低血压患者慎用。

3.哺乳期妇女使用时，应停止哺乳。

【相互作用】

1.本品可增强抗高血压药的降压作用。

2.大剂量本品可增加胰岛素的降糖作用。

3.本品不可合用酮咯酸或美洛昔康，因可增加出血的危险性。

【操作要点】静脉注射可用100~200mg，静脉滴注可用100~400mg，溶入0.9%氯化钠注射液、5%葡萄糖注射液或低分子右旋糖酐250~500ml中，于1.5~3.0h输完。

【用药宣教】肾功能不全或重度肝功能不全者应调整剂量。

倍他司汀

本品为H_1受体激动剂。

【理化性状】本品注射液为无色澄明液体；粉针剂为白色疏松块状物或粉末。

【用药评估】

1.儿童、孕妇禁用。

2.支气管哮喘、消化性溃疡、嗜铬细胞瘤、褐色细胞瘤患者慎用。

3.哺乳期妇女使用时，应停止哺乳。

【相互作用】本品不宜与抗组胺药同用。

【操作要点】肌内注射：一次10mg，一日1~2次。静脉滴注：一次10~30mg，一日1次，加入5%葡萄糖注射液或0.9%氯化钠注射液中静脉滴注。

【用药宣教】

1.本品对内耳眩晕症有效，尤其在静脉给药时。

2.本品为组胺类似物，勿与抗组胺药合用。

法舒地尔

本品为血管扩张药。

【理化性状】本品注射液为无色或微黄色的澄明液体。

【用药评估】

1.颅内出血患者、可能发生颅内出血的患者、术中对出血的动脉瘤未能进行充分止血处置的患者、低血压患者禁用。

2.妊娠或可能妊娠妇女及哺乳期妇女应避免使用。

3.儿童的有效性及安全性尚未确定，慎用。

4.肝、肾功能不全的患者、严重意识障碍的患者、70岁以上的老年患者、蛛网膜下隙出血合并重症脑血管障碍(烟雾病、巨大脑动脉瘤等)的患者慎用。

【操作要点】成人每天2~3次，每次30mg(盐酸)或35mg(甲磺酸)，以50~100ml的0.9%氯化钠注射液或葡萄糖注射液稀释后静脉滴注，每次滴注时间为30min。本品给药应在蛛网膜下隙出血术后早期开始，连用2周。

【用药宣教】

1.本品只可静脉滴注使用。

2.术前合并糖尿病的患者、术中在主干动脉有动脉硬化的患者，使用本品时，应充分观察临床症状及计算机断层摄影，若发现颅内出血，应速停药并予以适当处置。

3.本品使用时，应密切注意临床症状及CT改变，若发现颅内出血，应立即停药并进行适当处理。

4.本品可引起低血压，因此在用药过程中应注意血压变化及给药速度。

5.本品的用药时间为2周，不可长期使用。

长春西汀

本品为抗脑血管药。

【理化性状】本品注射液为无色澄明液体；粉针剂为白色或类白色冻干块状物或粉末。

【用药评估】

1.对本品中所有成分过敏者、颅内出血后尚未完全止血者、严重缺血性心脏病、严重心律失常者、孕妇或已有妊娠可能的妇女禁用。

2.哺乳期妇女使用应停止哺乳。

3.注射剂含山梨醇，糖尿病患者慎用。

【相互作用】本品不能与肝素合并使用。

【操作要点】静脉滴注：起始剂量，每天20mg，以后根据病情可增至每天30mg。可用本品20~30mg加入500ml 0.9%氯化钠注射液或5%葡萄糖注射液内，缓慢静脉滴注(滴注速度不能超过80滴/分钟)。配制好的输液须在3h内使用。输注治疗后，推荐口服本品片剂继续治疗。肝、肾疾病患者不必进行剂量调整。

【用药宣教】

1.本品的注射剂禁用于静脉注射或肌内注射。

2.长期使用时，应检查血常规。

3.出现过敏症状时，应立即停药就医。

七叶皂苷钠

本品为七叶树科植物天师栗的干燥成熟种子中提取的一种含酯键的三萜皂苷，为抗脑血管病药。

【理化性状】本品粉针剂为白色冻干疏松块状物。

【用药评估】

1.急、慢性肾功能不全患者禁用。

2.在妊娠的最初3个月内，不应使用本品。

3.哺乳期妇女慎用。

【相互作用】对肾毒性较大的药物不宜与本品配伍使用。

【操作要点】静脉注射或静脉滴注。成人按体重一日0.1~0.4mg/kg或取本品5~10mg溶于10%葡萄糖注射液或0.9%氯化钠注射液中供静脉滴注。也可取本品5~10mg溶于10~20ml 10%葡萄糖注射液或0.9%氯化钠注射液中供静脉注射，重症患者可多次给药，一日总量不得超过20mg，疗程7~10天。

【用药宣教】

1.禁用于动脉、肌内和皮下注射。

2.宜选用较粗静脉注射，注射时勿使药液漏出血管外，注射速度不宜过慢。若药液渗出引起疼痛，可立即热敷，并用0.5%普鲁卡因或玻璃酸酶局部封闭。

3.对于需要多次注射的患者，或者需要注射其他药物的患者，建议在拔除针头后，在注射的局部短时压迫后，可涂一层复方七叶皂苷钠凝胶，以防止患者的静脉刺激和血栓等。

4.对于有血栓倾向和排卵期的患者，建议使用双倍的溶剂。

5.在大面积创伤、出血、烧伤和外科大手术术后，患者易伴有血压偏低、肾血流量变少、少尿或无尿等症状，这时使用本品就必须密切监视肾功能的变化，一旦发现肾功能异常，应立即停用。

6.药物过量可引起急性肾衰竭。可按急性肾衰竭治疗原则进行治疗。

丁苯酞

本品为芹菜挥发油的主要成分，为改善脑血管病药。

【理化性状】丁苯酞氯化钠注射液为无色澄明液体。

【用药评估】

1.对本品或芹菜过敏者、有严重出血倾向者禁用。

2.肝、肾功能不全及有幻觉的精神症状者慎用。

【相互作用】本品与阿司匹林、尿激酶、肝素、(多种毒蛇)去纤酶合用，未见不良的相互作用。

【操作要点】本品应在发病后48h内开始给药。每次滴注时间不少于50min，两次用药时间间隔不少于6h，疗程14天。PVC输液器对丁苯酞有明显的吸附作用，故输注本品时仅允许使用PE输液器。

【用药宣教】本品不推荐用于出血性脑卒中。

依达拉奉

本品是一种自由基清除剂。

【理化性状】本品注射液为无色或几乎无色澄明液体。

【用药评估】

1.对本品过敏者、重度肾衰竭者、孕妇、哺乳期妇女、儿童禁用。

2.轻中度肾功能不全患者、肝功能不全者、心血管疾病患者、高龄患者慎用。

【配伍禁忌】

1.不可和高能量输液、氨基酸制剂混合或由同一通道输注，因可降低本品浓度。

2.不可与抗癫痫药(地西泮、苯妥英钠等)和坎利酸钾混合使用，因可产生浑浊。

【相互作用】

1.本品应用0.9%氯化钠注射液稀释，与各种含糖输液混合可降低本品浓度。

2.本品与头孢唑林钠、哌拉西林钠、头孢替安钠等合用时，可使肾衰竭加重。

【操作要点】每次30mg，每天2次，加入适量0.9%氯化钠注射液中稀释后静脉滴注，30min内滴完，一个疗程为14天以内。尽可能在发病后24h内开始给药。

【用药宣教】本品不是通过纤溶发挥作用，故可用于治疗具有出血倾向的脑栓塞。

桂哌齐特

本品为哌嗪类钙通道阻滞药。

【理化性状】马来酸桂哌齐特注射液为无色澄明液体。

【用药评估】

1.对本品过敏者、白细胞减少或有白细胞减少史者、脑内出血未完全止血者、孕妇和儿童禁用。

2.有肝功能不全史者慎用。

3.哺乳期妇女使用时，应停止哺乳。

【操作要点】

1.肌内注射　成人80mg，每天1~2次。

2.静脉注射　成人每次160mg，每天1~2次，用0.9%氯化钠注射液稀释后缓慢静脉注射，一般10~45天一疗程。

3.静脉滴注　每次160~320mg，每天1次，用0.9%氯化钠注射液或10%葡萄糖注射液250~500ml稀释后缓慢滴注，滴速约为每小时100ml，14~28天一疗程。

【用药宣教】

1.由于本品存在引发粒细胞缺乏症的可能，建议用药期间，应定期作血液学检查。

2.用药1~2周后，如未见效，应停止用药。

3.如在用药后出现发热、乏力、头痛、溃疡、炎症等，应立即停药。

阿魏酸钠

本品为中药川芎中的一种有效成分。为脑血管病用药。

【理化性状】本品粉针剂为白色或类白色结晶或结晶性粉末；注射液为无色至微黄色澄明液体。

【相互作用】

1.本品与阿司匹林合用，对抑制血小板聚集有协同作用。

2.本品可减轻氨基糖苷类药物的肾毒性。

【操作要点】

1.静脉滴注　每次100~300mg，每天1次，先用注射用水溶解，然后加入0.9%氯化钠注射液或5%葡萄糖注射液100~500ml中缓慢滴注，10天为一疗程。

2.静脉注射　每次100mg，每天1次，以注射用水少许溶化药物后加入10%葡萄糖注射液20~40ml缓慢静脉注射。

3.肌内注射　每次50~100mg，每天1~2次，以0.9%氯化钠注射液2~4ml溶解后肌内注射，10天为一疗程。

【用药宣教】

1.本品用0.9%氯化钠注射液溶化时，可见少许沉淀，但不影响药效，振摇均匀后即可使用。

2.本品缓解庆大霉素的肾毒性，尚无具体用法可依，临床可谨慎从小剂量开始，注意观察反应。

左卡尼汀

本品为哺乳动物能量代谢中必需的体内天然物质，其主要功能是促进脂类代谢，为增强组织代谢药。

【理化性状】本品注射液为无色澄明液体；粉针剂为白色冻干块状物或粉末。

【用药评估】

1.对本品过敏者禁用。

2.癫痫患者慎用。

【相互作用】

1.接受丙戊酸的患者需增加本品的用量。

2.本品可增强香豆素抗凝作用。

【操作要点】

1.长期血透患者，每次血透后推荐起始剂量是10~20mg/kg，溶于5~10ml注射用水中，每2~3min静脉注射1次，血浆左卡尼汀谷浓度低于正常(40~50μmol/L)立即开始治疗，在治疗第3周或第4周调整剂量(如在血透后5mg/kg)。

2. 急性心肌梗死　每天0.1~0.2g/kg，分4次缓慢静脉注射或最初48h内静脉滴注，此后监护期剂量减半。

3. 心源性休克　连续静脉给药直至休克恢复。

【用药宣教】

1.治疗前检测血浆卡尼汀水平，并建议每周和每月监测，监测内容包括血生化，生命体征和全身状况。

2.本品可改善葡萄糖的利用，服用降糖药物治疗的糖尿病患者可能引起低血糖。

胰激肽原酶

本品为血管扩张药。

【理化性状】本品粉针剂为白色或者类白色冻干块状物。

【用药评估】

1.对本品过敏者、出血性疾病的急性期禁用，肿瘤、颅内压增高、急性心肌梗死及心力衰竭者禁用。

2.脑出血或有其他出血倾向者及近期发生脑血管意外者慎用。

【相互作用】

1.本品不能与蛋白酶抑制剂同时使用。

2.本品与血管紧张素转化酶抑制剂(ACEI)有协同作用。

【操作要点】肌内注射，每天10~40IU，每天1次或隔日1次，临用前加1.5ml规定溶剂溶解。

【用药宣教】偶有面部潮红、头晕、乏力、皮疹、皮肤瘙痒及胃部不适和倦怠等感觉，停药后消失。一旦发生严重不良反应，应立即停药，及时救治。

曲克芦丁脑蛋白水解物

本品为抗血小板聚集药曲克芦丁与脑蛋白水解物的复方制剂。

【理化性状】本品为注射液黄色或浅棕黄色的澄明液体。

【用药评估】对本品过敏者、严重肾功能不全者、癫痫持续状态或癫痫大发作患者禁用。

【配伍禁忌】本品不宜与平衡氨基酸注射液同用。

【相互作用】同用抗抑郁药治疗可发生不良的相互作用，导致不适当的精神紧张。此时建议减少抗抑郁药剂量。

【操作要点】

1. 肌内注射　每次 2~4ml，每天 2 次，或遵医嘱。

2. 静脉滴注　每次 10ml，每天 1 次，用 250~500ml 0.9% 氯化钠注射液或 5% 葡萄糖注射液稀释后使用。20 日为一个疗程，可用 1~3 个疗程，每疗程间隔 3~7 天，或遵医嘱。

【用药宣教】偶可发生寒战、轻度发热等反应。个别病例可引起过敏性皮疹。调慢滴速或停药后症状可自行消失。

银杏叶提取物

本品为从银杏叶中提取的有效成分。

【理化性状】本品注射剂为黄色澄明液体。

【用药评估】对银杏、银杏叶提取物过敏者禁用。孕妇及心力衰竭者慎用。

【配伍禁忌】

1.严禁混合配伍，谨慎联合用药。本品应单独使用，禁忌与其他药品混合配伍使用。如确需要联合使用其他药品时，应谨慎考虑与本品的间隔时间、输液容器的清洗以及相互作用等问题。

2.有报道银杏叶提取物注射液不能与氨茶碱、阿昔洛韦、注射用奥美拉唑钠配伍使用。

【操作要点】

1.本品应即配即用，不宜长时间放置。静脉滴注时，必须稀释以后使用。

2.严格控制滴注速度和用药剂量。建议滴速小于40滴/分，一般控制在15~30滴/分。

3.首次用药，宜选用小剂量，慢速滴注。用药过程中，应密切观察用药反应，特别是开始30min。发现异常，立即停药，采用积极救治措施，救治患者。

【用药宣教】

1.银杏叶/银杏叶提取物制剂可引起出血不良反应，建议凝血机制或血小板功能不全者、有出血倾向者慎用；本品与抗凝药或抗血小板药等可能增加出血风险的药物同时使用时应加强监测。

2.建议本品在临床使用过程中加强肝功能监测。

第八节 中枢兴奋药

尼可刹米

本品为中枢兴奋药。

【理化性状】本品注射液为无色澄清液体。

【用药评估】孕妇、哺乳期妇女、对本品过敏者、儿童以及急性卟啉症患者禁用。

【相互作用】与其他中枢兴奋药合用，具有协同作用，可引起惊厥。

【操作要点】本品作用时间短暂，应视病情间隔给药。

【用药宣教】

1.本品作用时间短暂，一次静注仅可维持作用5~10分钟。

2.巴比妥类既抑制呼吸的驱动力又抑制控制呼吸节律特性的机制，其作用贯穿于整个中枢神经系统，而尼可刹米仅兴奋呼吸中枢。

多沙普仑

本品为中枢兴奋药。

【理化性状】本品注射液为无色澄清液体。

【用药评估】吗啡中毒及对本品过敏者禁用。

【配伍禁忌】本品的注射剂不能与碱性溶液相溶，如氨茶碱、呋塞米或硫喷妥钠。

【相互作用】

1.本品能促使儿茶酚胺的释放增多，与咖啡因、哌甲酯、匹莫林、肾上腺素受体激动药合用时，对中枢的兴奋作用增强，易于引起紧张、激动、失眠，甚至惊厥和(或)心律失常。

2.与单胺氧化酶抑制剂(MAOIs)以及拟交感胺类药物合用时，血压比单独用任何一药时上升更高。

3.肌松药的残余效应可暂时使本品的中枢兴奋作用隐而不显。

【操作要点】

1.不论静脉注射或静脉滴注均不可太快，因有引起溶血的危险。

2.药液溢出或静脉滴注时间太长可导致血栓性静脉炎或局部刺激。

3.应常规测血压、脉搏和深肌腱反射，防止用药超量。

4.给药期间，应常测定动脉血气，以利于及时发现二氧化碳蓄积或呼吸性酸血症。

5.在吸入全麻下，心肌对儿茶酚胺异常敏感；因此，应在氟烷、异氟烷等停用10~20min后，才能使用拟交感胺类药物。

贝美格

本品为中枢兴奋药。

【理化性状】本品注射液为无色澄清液体。

【用药评估】吗啡中毒及对本品过敏者禁用。

【操作要点】注射本品时，必须准备短效的巴比妥类药物，以便产生惊厥时解救。静脉滴注，临用前加5%葡萄糖注射液250~500ml稀释后静脉滴注。

【用药宣教】本品会引起恶心、呕吐等不良反应。

二甲弗林

本品为中枢兴奋药。

【理化性状】本品为无色澄明液体。

【用药评估】有惊厥病史者、肝功能不全者、肾功能不全者禁用。

【操作要点】本品静脉注射速度不宜太快，过量可引起恶心、呕吐，并易引起肌肉抽搐和惊厥，小儿尤易发生。肌内注射：每次8mg。静脉注射：每次8~16mg，临用前加5%葡萄糖注射液稀释后缓慢注射。静脉滴注：用于重症患者，每次16~32mg，临用前加0.9%氯化钠注射液或5%葡萄糖注射液稀释后静脉滴注。

【用药宣教】本品用量较大易引起抽搐或惊厥，尤见于小儿。

洛贝林

本品为中枢兴奋药。

【理化性状】本品注射液为无色澄清液体。

【操作要点】

1.皮下或肌内注射：成人每次3~10mg，极量每次20mg，50mg/d；儿童每次1~3mg。

2.静脉注射：成人每次3mg，极量每次6mg，20mg/d；儿童每次0.3~3mg。静脉注射应缓慢。必要时30min可重复1次。

【用药宣教】本品会引起恶心、呕吐、腹泻，剂量过大可致心动过速、传导阻滞、呼吸抑制、血压下降和强直痉挛性惊厥等。

细胞色素C

本品为细胞呼吸激动剂。

【理化性状】本品注射液为橙红色的澄明液体。

【操作要点】本品用药前需做过敏试验。

皮肤试验方法　皮肤划痕法系用0.03%溶液1滴，滴于前臂屈面皮肤上，用针在其上扎一下(单刺)或多下(多刺)，至少量出血程度。皮内注射法系用0.03mg/ml溶液0.03~0.05ml皮内注射。均观察20min，单刺者局部红晕直径10mm以上或丘疹直径大于7mm，多刺和皮内注射者红晕直径15mm或丘疹直径10mm以上为阳性。皮肤阳性者禁用。

本品静脉注射时，加25%葡萄糖注射液20ml混匀后缓慢注射。也可用5%~10%葡萄糖注射液或0.9%氯化钠注射液稀释后静脉滴注。中止用药后再继续用药时，过敏反应尤易发生，须再做皮试，宜应用用药量较小的皮内注射法。

【用药宣教】

1.本品可能会引起过敏反应。若发生过敏反应，应立即停药，并对症处理。

2.严禁与酒同时服用。

麻黄碱

本品为中枢兴奋药。

【理化性状】本品注射液为无色澄清液体。

【用药评估】甲状腺功能亢进、高血压、动脉硬化、心绞痛等患者禁用。

【配伍禁忌】本品与氢化可的松、戊巴比妥、苯巴比妥、司可巴比妥、硫喷妥钠存在配伍禁忌。

【相互作用】

1.本品与肾上腺皮质激素合用，可增加肾上腺皮质激素的代谢清除率，需调整肾上腺皮质激素的剂量。

2.尿碱化剂，如制酸药、钙或镁的碳酸盐、枸橼酸盐、碳酸氢钠等，可影响本品在尿中的排泄，增加本品的半衰期，延长作用时间，致麻黄碱中毒，应调整本品用量。

3.与α受体拮抗剂如酚妥拉明、哌唑嗪以及吩噻嗪类药合用时，可对抗本品的加压作用。

4.本品与洋地黄类合用，可致心律失常。

【操作要点】

1.本品可皮下注射或肌内注射。用药过程中出现头痛、焦虑不安、心动过速、眩晕、多汗等，应注意停药或调整剂量。

2.本品短期内反复用药，作用可逐渐减弱(快速耐受现象)，停药数小时后可以恢复。每日用药不超过3次，则耐受现象不明显。

【用药宣教】

1.本品可分泌入乳汁，哺乳期妇女禁用。

2.前列腺肥大者可引起排尿困难。

甲氯芬酯

本品为中枢兴奋药。

【理化性状】注射用盐酸甲氯芬酯为白色结晶或结晶性粉末，或为白色或类白色疏松块状物或粉末。

【用药评估】

1.对本品过敏者禁用。

2.高血压患者慎用。

【配伍禁忌】本品与丹参酮ⅡA、头孢哌酮、头孢哌酮舒巴坦、头孢哌酮他唑巴坦存在配伍禁忌。

【操作要点】

1. 静脉注射或静脉滴注 每次 0.1~0.25g，每天 3 次，临用前用注射用水或 5% 葡萄糖注射液稀释成 5%~10% 溶液使用。

2. 肌内注射 用于昏迷状态，每次 0.25g，每 2h 给药 1 次。

【用药宣教】

1.本品易水解，静脉给药时，应现配现用。

2.本品可致失眠，用药过程中需监测血压，尤其原有高血压的患者。

第四章　心血管系统用药

第一节　抗心律失常药

利多卡因

本品为局麻药和抗心律失常药。

【理化性状】本品注射液为无色澄明液体。

【用药评估】

1.对局部麻醉药过敏者禁用。

2.阿-斯综合征(急性心源性脑缺血综合征)、预激综合征、严重心传导阻滞(包括窦房、房室及心室内传导阻滞)的患者禁用静脉给药。

【配伍禁忌】本品与苯巴比妥、硫喷妥钠、硝普钠、甘露醇、两性霉素B、氨苄西林及磺胺嘧啶钠有配伍禁忌。

【相互作用】本品与西咪替丁以及与β受体拮抗剂如普萘洛尔、美托洛尔、纳多洛尔合用，本品经肝脏代谢受抑制，血药浓度升高，可发生心脏和神经系统不良反应，应调整本品剂量，并应心电图监护及监测本品血药浓度。

【操作要点】

1.非静脉给药时，应防止误入血管，并注意中毒症状的诊治。

2.为了能较快达到有效浓度，宜用负荷剂量加静脉维持量，如首次负荷量后5min不能达到理想疗效，可再用初始剂量的1/3~1/2。

3.心或肝功能不全者如需长期静脉滴注，应减慢滴注速度，以免超量。

4.静脉给药的同时监测心电图，并备有抢救设备。如出现P-R间期延长或QRS波增宽，出现其他心律失常或原有心律失常加重者应立即停药。

5.静脉滴注一般以5%葡萄糖注射液配成1~4mg/ml药液滴注或用输液泵给药。

【用药宣教】用药前后及用药期间应定期监测血压、血清电解质、血药浓度及心电图。

普罗帕酮

本品为抗心律失常药。

【理化性状】本品注射液为无色澄明液体。

【用药评估】

1.无起搏器保护的窦房结功能障碍、严重房室传导阻滞或双束支传导阻滞、严重充血性心力衰竭、心源性休克、严重低血压及对本品过敏者禁用。

2.心肌严重损害者慎用。

3.严重的心动过缓，肝、肾功能不全患者慎用。

【配伍禁忌】本品与肝素钠在注射器中混合，5min后出现浑浊或沉淀。即存在配伍禁忌。

【相互作用】

1.本品与奎尼丁合用可以减慢代谢过程。

2.本品与局麻药合用增加中枢神经系统不良反应的发生。

3.本品可以升高血清地高辛浓度，并呈剂量依赖性；也可以显著升高普萘洛尔、美托洛尔血药浓度和延长清除半衰期。

4.本品可升高华法林血药浓度。

【操作要点】静脉注射，加5%葡萄糖注射液稀释，于10min内缓慢给药。

【用药宣教】老年患者易发生肝肾损伤，用药需谨慎。老年患者用药后可能出现血压下降。

胺碘酮

本品为抗心律失常药。

【理化性状】本品注射液为无色至微黄色的澄明液体。

【配伍禁忌】

1.本品禁用0.9%氯化钠注射液稀释。

2.本品与硝普钠，碳酸氢钠、氨茶碱、氨苄西林舒巴坦、头孢氨苄、头孢唑林、头孢他啶、头孢噻肟、头孢曲松、地高辛、肝素、亚胺培南西司他汀、硫酸镁、哌拉西林、磷酸钾、磷酸钠存在配伍禁忌。

【相互作用】

1.本品与可引起心动过缓的药物(如β受体拮抗剂、钙通道阻滞药以及其他抗心律失常药)合用，可引发窦性心动过缓、窦性停搏及房室传导阻滞。

2.本品不可与可致心律失常的药物(如吩噻嗪类、三环类抗抑郁药、卤泛群、特非那定等)合用，可增强其对心脏的作用。

3.本品可能增强口服抗凝血药或氯硝西泮的作用。

4.本品可升高环孢素、地高辛、氟卡尼、苯妥英、普鲁卡因胺和奎尼丁的血药浓度。

5.苯妥英可降低本品的血药浓度。

6.西咪替丁或酶抑制剂(包括HIV蛋白酶抑制剂)可升高本品的血药浓度。

【操作要点】

1.静脉给药应于不宜口服给药时使用。

2.本品必须以5%葡萄糖注射液配制，不得向所配药液中加入任何其他制剂。

3. 静脉注射

(1) 静脉注射仅用于体外电除颤无效的室颤相关心脏停搏的心肺复苏等紧急情况，且应在持续监护(心电图，血压)下使用，推荐在重症监护室中应用。

(2) 初始静脉注射剂量为300mg(或按体重5mg/kg)，稀释于20ml 5%葡萄糖注射液中并快速注射。如果室颤持续存在，需考虑静脉途径追加150mg(或按体重2.5mg/kg)。

(3) 每次静脉注射完毕后可在原位注射少量0.9%氯化钠注射液以减轻刺激，或采用中心静脉给药。

4. 静脉滴注

(1) 500ml中少于300mg药物的浓度不宜使用，且应尽量通过中心静脉途径给药。

(2) 本品注射液溶于5%葡萄糖注射液中，浓度超过3mg/ml时，会增加外周静脉炎的发生，浓度低于2.5mg/ml，出现上述情况较少。所以静脉滴注超过1h时，本品浓度不应超过2mg/ml，除非经中心静脉给药。

(3) 本品第一个24h应个体化给药。初始滴注速度不得超过30mg/min，以0.5mg/min的滴速做维持滴注不应超过3周。

5.在应用PVC材料或器材时，本品可使酞酸二乙酯(DEHP)释放到溶

液中，为了减少患者接触DEHP，建议应用不含DEHP的PVC或玻璃器具，于应用前临时配制。

6.由于本品药效个体差异较大，需要给予负荷剂量来抑制危及生命的心律失常，同时进行精确的剂量调整。

7.在给药之前，应纠正低钾血症。

【用药宣教】

1.用药期间建议患者避免暴露于阳光以及紫外线下。

2.治疗期间推荐监测心电图(口服时应特别注意Q-T间期的监测)、血压、肝功能、甲状腺功能(包括三碘甲状腺原氨酸、血清甲状腺素及促甲状腺素，应每3~6个月1次)、肺功能、胸部X线片(每6~12个月1次)及眼科检查。

3.如果用药期间出现呼吸困难或干咳，无论是否合并疲乏、体重下降、发热等，均应进行放射学对照检查。

4.用药期间如出现血清转氨酶水平升高和(或)黄疸，需停药并告知医师。

5.在出现视觉模糊不清或者视觉敏锐度下降时，必须立即实施完全的眼科评估，包括观察眼底。

伊布利特

本品为抗心律失常药。

【理化性状】本品注射液为无色澄明液体。

【用药评估】

1.严重心动过缓、严重心力衰竭、低钾血症、低镁血症、原有Q-T间期延长和扭转型室性心动过速发作史的患者禁用。

2.孕妇只有在益处大于对胎儿伤害的风险时方可使用。

3.哺乳期妇女应权衡利弊，选择停药或停止哺乳。

【相互作用】

1.由于室性心律失常有可能掩盖地高辛过量引起的心脏毒性，血浆地高辛浓度高于或怀疑高于正常水平的患者使用本品应谨慎。

2.本品与吩噻嗪类、三环类抗抑郁药、四环类抗抑郁药、抗组胺药等能延长Q-T间期的药物合用，会导致心律失常的危险性增加。

【操作要点】

1.用药前应检查患者血钾、血镁浓度，并开始抗凝治疗。

2.患者应该住院治疗，并进行连续心电监护，至少应监护4h或至Q-T间期恢复到基线值。

3.肝功能不全患者，使用本品时，其清除率减低，药物作用时间延长。

4.4h内不得合用其他延长Q-T间期的药物。

5.由于老年人肝、肾、心脏功能降低，用药剂量应谨慎，从低剂量开始。

6.本品可直接静脉注射，也可用5%葡萄糖注射液或0.9%氯化钠注射液稀释至0.017mg/ml后静脉滴注。稀释液可室温放置24h或2~8℃下放置48h。

【用药宣教】患者应住院治疗，并进行连续心电监护，至少应监护4h或至Q-T间期恢复到基线值。

腺苷

本品为抗心律失常药。

【理化性状】本品注射液为无色澄明液体。

【用药评估】

1.Ⅱ度或Ⅲ度房室传导阻滞(使用人工起搏器的患者除外)、病态窦房结综合征(使用人工起搏器的患者除外)、已知或估计有支气管狭窄或支气管痉挛的肺部疾病患者(例如哮喘)、对腺苷过敏的患者禁用。

2.由于可能有引起尖端扭转性室速的危险，对Q-T间期延长的患者，不管是先天性、药物引起的或代谢性的，应慎用。

3.慢性阻塞性肺疾病，本品可能促使或加重支气管痉挛。

【相互作用】

1.与地高辛合用罕见发生室颤。与洋地黄类药物合用增加发生室颤的风险。

2.本品的作用可被甲基黄嘌呤类药物，如咖啡因和茶碱拮抗，需增加本品剂量，否则无效。

3.双嘧达莫抑制本品的摄取，故可加强本品的活性，如必须合用，应降低本品的用量。

4.卡马西平可增加心脏阻滞药物的作用。

【操作要点】

1.本品只能经外周静脉快速注射(1~2s)，应确保注射液注射于静脉

中，注射后快速注射0.9%氯化钠注射液冲洗。

2.大量静脉注射可导致低血压。

【用药宣教】

1.常见不良反应包括面部潮红，呼吸困难，支气管痉挛，胸部紧压感，恶心和头晕等。

2.由于在室上性心动过速转复为窦性心律时可出现暂时的电生理现象，故必须在医院心电监护下给药。

第二节　抗慢性心功能不全药

一、强心苷类

地高辛

本品为强心药。

【理化性状】本品注射液为无色或几乎无色澄明液体。

【用药评估】

1.强心苷中毒、室性心动过速、心室颤动、梗阻性肥厚型心肌病(若伴收缩功能不全或心房颤动仍可考虑)、预激综合征伴心房颤动或扑动患者禁用。

2.低钾血症、不完全性房室传导阻滞、高钙血症、甲状腺功能低下、缺血性心脏病、急性心肌梗死早期、活动性心肌炎、肾功能不全患者慎用。

【配伍禁忌】本品与多巴酚丁胺、多沙普仑、胺碘酮存在配伍禁忌。

【相互作用】

1.本品与两性霉素B、肾上腺皮质激素或排钾利尿药如布美他尼、依他尼酸等合用时，可引起低血钾而致洋地黄中毒。

2.本品与抗心律失常药、钙盐注射剂、可卡因、泮库溴铵、琥珀胆碱或拟肾上腺素类药物合用时，可因作用相加而导致心律失常。

3.β受体拮抗剂与本品同用可导致房室传导阻滞而发生严重心动过缓。

4.本品与奎尼丁合用，可使本品血药浓度提高约1倍，甚至可达到中毒浓度，提高程度与奎尼丁用量相关，即使停用地高辛，其血药浓度仍继续上升，两药合用时应酌减地高辛用量1/3~1/2。

5.本品与维拉帕米、地尔硫䓬、胺碘酮合用，由于降低肾及全身对地高辛的清除率而提高其血药浓度，可引起严重心动过缓。

6.依酚氯胺与本品合用可致明显心动过缓。

7.吲哚美辛可减少本品肾清除，使其半衰期延长，有洋地黄中毒危险，需监测血药浓度及心电图。

8.本品与肝素同时使用，由于本品可能部分抵消肝素的抗凝作用，需调整肝素用量。

【操作要点】

1.本品注射液可不经稀释直接静脉注射，也可稀释于4~6倍容量的灭菌注射用水、0.9%氯化钠注射液、5%葡萄糖注射液中静脉注射，注射时间至少5min。

2.本品通常口服给药，肠道外给药仅在紧急需要快速洋地黄化或患者不能口服时考虑使用，酏剂主要用于儿童、老年人及吞咽困难者。

3.本品给药剂量应个体化，推荐剂量只是平均剂量，必须按照患者具体情况调整每次用量，剂量应按理想体重计算。

4.心律失常者在用电复律前应暂停本品，且电复律开始使用时的电压宜低。

5.给予负荷剂量本品前，需了解患者在近2~3周之前是否服用过任何洋地黄制剂。如有洋地黄残余作用，本品需减量，以免中毒。

6.发生地高辛中毒的危险因素有：地高辛血药浓度超过2ng/ml、低钾血症、低镁血症。

【用药宣教】

1.用药前后及用药期间应注意监测血压、心率、心律、心电图、电解质(尤其是血钾、钙、镁)及肾功能。怀疑有洋地黄中毒时，应进行血药浓度测定。过量时，由于蓄积性小，一般于停药后1~2天中毒表现可以消退。

2.有严重或完全性房室传导阻滞且伴正常血钾者的洋地黄化患者不应同时应用钾盐，但同时使用本品与氢氯噻嗪时须给予钾盐，以防止低钾血症。

3.老年人大多肾功能减退，易出现中毒反应，故应慎用，且需监测肾功能。

去乙酰毛花苷

本品为强心药。

【理化性状】本品注射液为无色或几乎无色澄明液体。

【用药评估】【相互作用】参见“地高辛”。

【操作要点】

1.本品用于病情紧急而2周内未使用过洋地黄毒苷或在1周内未曾用过地高辛者。因作用迅速，故多用于抢救紧急病情(如严重的左心衰竭伴急性肺水肿、阵发性室上性心动过速、室率增快的心房扑动、心房颤动)。因本品在体内消除快，故小剂量本品有时可用于易发洋地黄中毒者，如肺源性心脏病患者。

2.用5%葡萄糖注射液稀释后静脉注射。

【用药宣教】参见“地高辛”。

二、非强心苷类

多巴酚丁胺

本品为β受体兴奋剂。

【理化性状】本品注射液为无色澄明液体。

【配伍禁忌】本品与碳酸氢钠、氨茶碱、溴苄胺、布美他尼、氯化钙、葡萄糖酸钙、地西泮、多沙普仑、地高辛、肾上腺素、呋塞米、肝素、胰岛素、硫酸镁、硝普钠、苯妥英钠、氯化钾、磷酸钾、阿昔洛韦存在配伍禁忌。

【相互作用】

1.本品不能与碳酸氢钠混合使用，因可使后者失活。必要时，可使用两条通道分别输入。

2.本品与全麻药环丙烷、氟烷和其他挥发性麻醉药合用，有可能产生室性心律失常。

3.本品不可合用β受体拮抗剂。

【操作要点】

1.用5%葡萄糖注射液、0.9%氯化钠注射液或乳酸钠林格注射液至少50ml稀释后，以滴速每分钟2.5~10μg/kg给予。

2.滴注期间，应持续监护，观察心率、血压和心电图，据以调节剂量。

3.对房颤伴有室速的患者应首先使用强心苷。

4.对心排出量低和心率慢的心力衰竭，本品疗效优于多巴胺。

5.必须逐渐减量停药。

【用药宣教】

1.本品可显著加快心率和升高血压，减少给药剂量可缓解症状。还可促进房室传导，有房颤的患者服用本品前宜先服用洋地黄类药物。

2.可突发或加重室性早搏，罕见室性心动过速。

3.本品注射液含有焦亚硫酸钠，在某些特定人群中可能会引发过敏反应，包括严重的甚至具有致命性的哮喘发作。

氨力农

本品磷酸二酯酶抑制剂，为强心药，兼有正性肌力和血管扩张作用。

【理化性状】本品注射液为无色澄明液体。

【配伍禁忌】本品与葡萄糖注射液、呋塞米、碳酸氢钠之间存在配伍禁忌。

【相互作用】

1.与丙吡胺合用可导致血压过低。

2.与硝酸酯类合用有相加效应。

3.本品加强洋地黄的正性肌力作用，故应用期间不必停用洋地黄。

【操作要点】

1.输注时，应以0.9%氯化钠注射液稀释药物，浓度为1~3mg/ml，不可用葡萄糖注射液稀释，因可产生沉淀。

2.用药期间，应监测心律(率)、血压，必要时调整剂量。

【用药宣教】本品可引起胃肠道反应，用药过程中出现过敏反应、皮疹、发热、胸痛等及时报告给医师。

米力农

本品为磷酸二酯酶抑制剂，为强心药，作用机制与氨力农相同。

【理化性状】本品注射液为无色澄明液体。

【用药评估】不宜用于严重瓣膜狭窄病变及梗阻性肥厚型心肌病患者。急性缺血性心脏病患者慎用。

 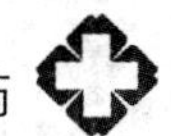

【配伍禁忌】本品与呋塞米、普鲁卡因胺、亚胺培南西司他丁存在配伍禁忌。

【相互作用】

1.本品与丙吡胺合用可导致血压过低。

2.本品与硝酸酯类合用有相加效应。

3.本品加强洋地黄的正性肌力作用，故应用期间不必停用洋地黄。

【操作要点】

1.负荷剂量本品可直接静脉注射，可用0.9%氯化钠注射液或5%葡萄糖注射液稀释至0.1mg/ml后使用。

2.用药期间，应监测血压、心率、心电图、水与电解质平衡。

3.由于本品可通过房室结促进心脏传导，故能增加房扑或房颤患者的心室反应率，因此，这类患者在使用本品之前应先予以洋地黄化。

4.之前因服用利尿药而导致心脏充盈压力降低者，服用本品时应注意监测血压、心率（心律），必要时调整剂量。

【用药宣教】

1.本品可导致头痛，服用止痛药缓解。

2.如出现心绞痛的症状应及时报告医师处理。

左西孟旦

本品为钙增敏剂。属强心药。

【理化性状】本品注射液为黄色或橙黄色澄明液体。

【用药评估】

1.显著影响心室充盈或(和)射血功能的机械性阻塞性疾病患者禁用。

2.严重的肝、肾(肌酸酐清除率<30ml/min)功能损害患者禁用。

3.严重低血压和心动过速患者禁用。

4.有尖端扭转型室性心动过速(TdP)病史的患者禁用。

【相互作用】

1.与其他血管扩张药合用可致低血压。

2.与其他心血管药物如β受体拮抗剂、ACEI、钙通道阻滞剂、硝酸酯类、地高辛、华法林、阿司匹林合用时一般较为安全。

【操作要点】

1.本品在给药前需用500ml 5%葡萄糖注射液稀释。本品仅用于静脉滴注，可通过外周或中央静脉滴注给药。

2.用药期间，应持续监测心电图、血压、心率和尿量。

【用药宣教】

1.最常见的不良反应是头痛、低血压和室性心动过速，常见的不良反应有低钾血症、失眠、头晕、心动过速、室性早搏、心衰、心肌缺血、早搏、恶心、便秘、腹泻、呕吐、血红蛋白减少。

2.哺乳期妇女在使用本品后14天内应暂停哺乳。

奈西利肽

本品为B型利钠肽。为人体分泌的一种内源性多肽，能降低心脏负荷，并增加心排血量。

【理化性状】本品粉针剂为白色粉末或块状物。

【用药评估】对本品成分过敏的患者和有心源性休克或收缩压<90mmHg的患者禁用。应避免在被怀疑有或已知有低心脏充盈压的患者中使用。

【配伍禁忌】本品与布美他尼、依那普利拉、依他尼酸、呋塞米、肝素、肼苯达嗪、胰岛素存在配伍禁忌。

【操作要点】

1.本品可用5%葡萄糖注射液、0.9%氯化钠注射液或葡萄糖氯化钠注射液稀释至6μg/ml后使用。先给予冲击剂量，所需上述注射液的体积为0.33×体重(kg)，经60s静脉注射后，立即静脉滴注其余药品，滴注速度(ml/h)=0.1×体重(kg)。

2.肾脏功能可能依赖于肾素-血管紧张素-醛固酮系统的严重心力衰竭患者，采用本品治疗可能引起高氮血症。急性肾衰竭和需要进行肾透析时，应监测血液生化指标，特别是血清肌酐升高的情况。

【用药宣教】治疗过程中应密切监测血压，如出现低血压，应降低剂量或停药。

高血糖素

本品为血糖升高药。

【理化性状】本品粉针剂为白色粉末。

【用药评估】嗜铬细胞瘤、胰岛瘤、胰高血糖素瘤、血糖过高、血

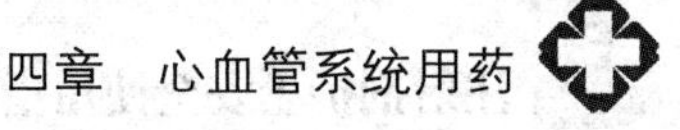

钾过低的患者禁用。

【相互作用】

1.与普萘洛尔合用，可降低升血糖作用。

2.与华法林合用，应适当减少华法林用量。

3.与乙醇合用，可抑制高血糖素引起的胰岛素分泌。

4.本品可抑制肝脏利用维生素K合成凝血因子，加强抗凝剂的作用。

【操作要点】本品可皮下、肌内或静脉注射。

1.治疗胰岛素性低血糖，可用本品0.1%溶液0.5~1mg行皮下或肌内注射，如无效应，20min后可重复应用。

2.治疗心源性休克，静脉注射，每次3~5mg或用5%葡萄糖稀释后静脉滴注3~5mg/h，可持续24h，最大滴速12mg/min，也可将本品3~5mg用0.9%氯化钠注射液稀释后缓慢静脉注射。

3.嗜铬细胞瘤激发试验，静脉快速注射本品0.5~1mg，促使肾上腺髓质释放儿茶酚胺，大约30~60s内血压升高，心率快、出汗，3min内达高值，15min后恢复。

4.松弛平滑肌，稀释后静脉注射，每次1~2mg。

5.β细胞分泌能力的评估：患者空腹时静脉注射1mg，注射前和注射后6min测定血浆C-肽水平。如空腹血糖浓度低于7mmol/L，则试验结果难以评估。

【用药宣教】

1.对有高血压、冠心病的患者，应用时应注意监测血压及心电图等。

2.在治疗心肌梗死同时应用抗凝剂可发生大出血，需严密观察。

3.用药时警惕血糖过高或血钾过低。

4.对危急病例仅怀疑低血糖而未肯定时，不可代替葡萄糖静脉注射。使用本品后，如低血糖昏迷患者已恢复知觉，即应给葡萄糖，以防再次昏迷。

第三节　抗心绞痛药

硝酸甘油

本品为硝酸酯类血管扩张药。

【理化性状】本品注射液为无色澄明液体。

【用药评估】

1.对本品过敏者、严重低血压、低血容量、明显的贫血、由于梗阻(包括缩窄性心包炎)所致的心力衰竭、闭角型青光眼等禁用。

2.重度肝、肾功能不全、甲状腺功能减退、营养不良或低热者应慎用。

3.尚未明确本品是否可分泌到乳汁中，哺乳期妇女慎用。如确须使用，应选择停药或停止哺乳。

【配伍禁忌】本品与肼苯达嗪、苯妥英、阿替普酶存在配伍禁忌。

【相互作用】

1.乙醇、扩张血管药或其他降压药物均可增强本品的降压作用。

2.本品与肝素静脉滴注，前者可能拮抗后者的抗凝血作用。

3.本品与普萘洛尔合用有协同作用，并可抵消各自的副作用，但可导致低血压，应注意。

【操作要点】

1.以5%葡萄糖注射液或0.9%氯化钠注射液稀释，开始剂量为5μg/min，可每3~5min增加5μg/min，如果在20μg/min时无效可以10μg/min递增，以后可按20μg/min，大多数患者对10~200μg/min有效应。

2.如患者正在使用本品贴剂，开始静脉滴注前应揭除本品贴剂，以防过量，且应从起始剂量降低50%开始。

【用药宣教】

1.用药时可伴有持久搏动性头痛。偶见头晕、虚弱、心动过速或体位性低血压等症状。

2.突然停药会引起严重的撤药反应。

硝酸异山梨酯

本品为硝酸酯类血管扩张药。

【理化性状】本品注射液为无色澄明液体；粉针剂为白色或类白色疏松块状物或粉末。

【用药评估】

1.对本品过敏者、严重低血压、低血容量、明显的贫血、由于梗阻(包括缩窄性心包炎)所致的心力衰竭、由于头部创伤或颅内出血所致颅内压升高、闭角型青光眼均属禁用。

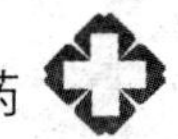

2.重度肝、肾功能不全、甲状腺功能减退、营养不良或低热者应慎用。

【相互作用】

1.乙醇、扩张血管药或其他降压药物均可增强本品的降压作用。

2.本品与肝素静脉滴注，前者可能拮抗后者的抗凝血作用。

3.可致口干的药物可能使本品含片或颊片延迟溶出。

4.本品与普萘洛尔合用有协同作用，并可抵消各自的副作用，但可导致低血压，应注意。

【操作要点】本品可用0.9%氯化钠注射液或5%葡萄糖注射液稀释至100~200μg/ml，静脉滴注，起始速度为30μg/min，观察0.5~1h，如能耐受，可将滴注速度加倍。

【用药宣教】

1.用药期间宜保持卧位，站起时应缓慢，以防突发体位性低血压。

2.本品长期连续用药可产生耐药性，故不宜长期连续用药。

3.本品可能引起反应迟缓而影响患者操作机器或驾驶车辆，与乙醇同用时此效应更明显。

单硝酸异山梨酯

本品为硝酸酯类血管扩张药。

【理化性状】本品注射液为无色澄明液体；粉针剂为白色或类白色疏松块状物或粉末。

【用药评估】【相互作用】参见硝酸异山梨酯。

【操作要点】用5%葡萄糖注射液稀释后以1~2mg/h开始静脉滴注，根据患者的效应调整剂量，最大剂量为8~10mg/h，用药期间须密切观察患者的心率及血压。由于个体反应不同，剂量应个体化。

【用药宣教】参见硝酸异山梨酯。

第四节　抗高血压药

一、肾上腺素能受体拮抗剂

乌拉地尔

本品为α受体拮抗剂，具有外周和中枢双重降压作用。

【理化性状】本品粉针剂为白色或类白色疏松块状物。

【用药评估】

1.对本品过敏者、孕妇禁用。

2.主动脉峡部狭窄或动静脉分流的患者禁用。

3.老年患者、有药物过敏史者慎用。

4.哺乳期妇女使用时，应暂停哺乳。

【配伍禁忌】本品不能与碱性液体混合，因其酸性性质可能引起溶液浑浊或形成絮状物。

【相互作用】

1.若同时使用其他抗高血压药、饮酒或患者存在血容量不足的情况如腹泻、呕吐，可增强本品的降压作用。

2.本品与西咪替丁同时应用，可使本品的血药浓度上升，最高达15%。

【操作要点】

1. 静脉注射　缓慢静脉注射10~50mg，监测血压变化，降压效果在5min内即可显示。若效果不够满意，可重复用药。

2. 持续静脉滴注或用输液泵泵入　本品在静脉注射后，为了维持其降压效果，可持续静脉滴注，液体按下述方法配制：通常将250mg本品加入到适宜的液体中，如0.9%氯化钠注射液、5%或10%的葡萄糖注射液、5%果糖注射液或右旋糖酐40氯化钠注射液中。静脉滴注的最大浓度为4mg/ml。

【用药宣教】

1.乙醇可增强本品的降压作用，故用药期间不宜饮酒或含乙醇的饮料。

2.本品治疗期限一般不超过7天。

3.老年人对本品敏感性难以预计，须慎用，且初始剂量宜低。

4.本品可能影响驾驶或操作能力，故患者驾驶或操作机械时应谨慎。

普萘洛尔

本品为β受体拮抗剂。具有拮抗交感神经兴奋和儿茶酚胺作用。

【理化性状】本品注射液为无色澄明液体。

【用药评估】失代偿充血性心力衰竭、心源性休克、传导阻滞、肺水肿、哮喘患者禁用。

【配伍禁忌】本品与两性霉素B脂质体及二氮嗪存在配伍禁忌。

【相互作用】

1.本品不宜与抑制心脏的麻醉剂(乙醚)合用。

2.本品与西咪替丁、氟卡尼、肼屈嗪、普罗帕酮、奎尼丁等合用，可升高本品血药浓度。

3.本品与口服避孕药、环丙沙星、舍曲林、帕西汀、胰岛素等合用，可增强本品作用。

4.本品与利血平同用，可能出现心动过缓及低血压。

5.本品可升高华法林的血药浓度。

【操作要点】

1.本品注射液可直接静脉注射，也可溶于10ml 5%葡萄糖注射液中静脉注射，注射时间约1min；静脉滴注，用0.9%氯化钠注射液稀释至50ml后，经15~20min静脉滴注。

2.本品血药浓度不能完全预示药理作用，故应根据心率、血压等临床征象指导用药，心动过缓(少于50~55次/分)时，不能再增加剂量。

【用药宣教】

1.乙醇可减慢本品吸收速率，故用药期间不建议饮酒或含乙醇的饮料。

2.首次用药需从小剂量开始，逐渐增加剂量并密切观察反应以免发生意外。

3.充血性心力衰竭者(继发于心动过速者除外)，须等心衰得到控制后方可使用本品。

4.冠心病、甲状腺功能亢进及长期用药者不宜骤停本品，否则可出现严重不良反应。所有服用本品者，撤药时均须逐渐减量，至少经过3天，一般为2周，同时应尽可能限制体力活动。

索他洛尔

本品为β受体拮抗剂。可抑制肾上腺素释放，引起心率减慢和收缩力的有效减弱。

【理化性状】本品注射液为无色澄明液体。

【用药评估】支气管哮喘、窦性心动过缓、二度或三度房室传导阻滞(除非安放了有效的心脏起搏器)、先天性或获得性Q-T间期延长综合征、心源性休克、未控制的充血性心力衰竭以及对本品过敏的患者禁用。当患者肌酐清除率<60ml/min时，应慎用。

【相互作用】

1.本品能使Q-T间期延长，故已知能延长Q-T间期的药物如Ⅰ类抗心律失常药、吩噻嗪类、三环类抗抑郁药、特非那定等不宜与本品合用。

2.本品对地高辛血清浓度无明显影响，但两者合用引起心律失常较为常见。

3.本品与异丙肾上腺素等β受体激动剂合用时，可能需要增加用药剂量。

4.本品可引起高血糖并可掩盖低血糖的症状，应调整降糖药物的剂量。

【操作要点】

1.本品用5%葡萄糖注射液20ml稀释，10min内缓慢静脉注射，如有必要可在6h后重复。

2.为尽量减少诱导心律失常的风险，患者开始用药或重新使用本品时应在观察室中至少监测3天。

3.用药初期及调整剂量时应配备心肺复苏设施，并能进行持续的心电监护。使用维持剂量的本品也至少应持续监护3天，经过电转复律或药物复律后12h内，不允许患者出院。

【用药宣教】

1.由于个体差异大，故本品宜从小剂量开始逐渐加量。

2.与呋塞米、托拉塞米、氢氯噻嗪等利尿药合用时，应注意补钾。

3.心房颤动患者应遵医嘱，同时进行抗凝治疗。

4.用药前应检查电解质，应纠正低血钾及低血镁后再使用本品治疗。对于长期腹泻或同时服用利尿药者尤其需要注意。

5.用药过程中需定期监测心电图(每次用药后监测Q-T间期2~4h)、血压、电解质及肾功能，条件允许的情况下还应监测血药浓度。

6.本品所致严重心律失常多发生于最初用药的8天或调整剂量后3天，故患者应住院观察。

7.将其他抗心律失常药换成本品时，应在严密监测下将以前所用药物逐渐减量至停药，至少2~3个半衰期后再使用本品。从胺碘酮转为使用本品时，须待Q-T间期恢复正常后再给予本品。

8.本品不可骤然停药，宜在1~2周内逐渐减量。

美托洛尔

本品为β受体拮抗剂。可减慢心率，减少心输出量，降低血压。

【理化性状】本品注射液为无色澄明液体。

【用药评估】失代偿性心功能不全、心源性休克、病态窦房结综合征、Ⅱ度或Ⅲ度房室传导阻滞、有临床意义的心动过缓者禁用。室上性快速型心律失常时，收缩压<110mmHg的患者不宜静脉给予美托洛尔。

【配伍禁忌】

1.本品不应加入右旋糖酐70血浆代用品中静脉滴注。

2.本品与两性霉素B脂质体不相溶，混合可产生大量沉淀。

【相互作用】

1.本品与胺碘酮、Ⅰ类抗心律失常药、非甾体抗炎药、可乐定、地尔硫䓬、奎尼丁、利福平等药物合用时可能使美托洛尔的血药浓度升高或者降低，需调整本品剂量。

2.与洋地黄类同用，可发生房室传导阻滞而致心率过慢。

3.本品可使非去极化型肌松药氯化筒箭毒碱、加拉碘铵等增效，时效延长。

4.本品可影响血糖水平，故与降糖药同用时，需调整后者的剂量。

5.本品与异丙肾上腺素或黄嘌呤同用，可使后者疗效减弱。

【操作要点】

1.静脉内给药，必须缓慢，0.5~1mg/min，并在心电图与血压的密切观察下使用。

2.静脉注射时易引起严重的心动过缓与低血压，甚至虚脱和心脏停搏，必须十分谨慎，应严格掌握适应证、剂量和注射速度，出现明显的心动过缓与低血压时即须停止注射，可用阿托品1~2mg静脉注射，必要时可使用升压药如间羟胺或去甲肾上腺素，亦可用高血糖素1~5mg静脉注射。

3.糖尿病患者使用本品应特别小心，因为β受体拮抗剂可以掩盖心动过速及低血糖的症状。

4.疑有甲状腺功能亢进患者，未确诊前，不宜使用。

5.本品治疗结束时，不要突然停药，尤其在重症心绞痛患者突然停药会诱发室性心动过速、心绞痛或心肌梗死，应逐渐减量停药。

【用药宣教】

1.支气管痉挛者需谨慎用药，应仅用小剂量，并及时加用β_2受体激动剂(如沙丁胺醇、特布他林等)。

2.用于嗜铬细胞瘤时应先使用α受体拮抗剂(酚妥拉明、哌唑嗪等)。

3.其他参见普萘洛尔。

艾司洛尔

本品为β受体拮抗剂。可降低心率。

【理化性状】本品注射液为无色至微黄色的澄明液体。

【用药评估】有支气管哮喘或有支气管哮喘病史、严重慢性阻塞性肺病、窦性心动过缓、Ⅰ度以上房室传导阻滞、难治性心功能不全、心源性休克、对本品过敏者禁用。

【配伍禁忌】本品与普鲁卡因胺、两性霉素B脂质体、呋塞米、华法林、5%碳酸氢钠、地西泮和硫喷妥钠存在配伍禁忌。

【相互作用】

1.本品与交感神经阻滞剂合用，有协调作用，应防止低血压、心动过缓、晕厥。

2.本品与地高辛合用时，地高辛血药浓度可升高10%~20%。

3.本品与吗啡合用时，本品的稳态血药浓度会升高46%。

4.本品会降低肾上腺素的药效。

【操作要点】

1.高浓度给药(>10mg/ml)会造成严重的静脉反应(包括血栓性静脉炎)，20mg/ml的浓度溢出血管外可造成严重的局部反应，甚至引起皮肤坏死，故药液浓度一般不宜大于10mg/ml，且应尽量通过大静脉给药。

2.本品可用0.9%氯化钠注射液、5%葡萄糖注射液配制，不得使用碳酸氢钠注射液配制。

3.必须严格控制输液速度，最好采用定量输液泵。

4.静脉给药时可能需要大量液体，故心脏储备功能降低者应注意。

5.血压偏低者用药过程中应严密监测，当出现低血压时，减少最终维持量。

6.虽本品无类似普萘洛尔的撤药症状，但仍需谨慎，减量方法如下。

(1) 心率控制及病情稳定后，改用其他抗心律失常药(如普萘洛尔、地高辛、维拉帕米)。

(2) 第1剂替代药物给药30min后，本品的输注速度降低一半。

(3) 给予第2剂替代药物后，监测患者反应，如于1h内达到控制效果，可停用本品。

【用药宣教】

1.本品临床作用快而强，故初始剂量宜低。

2.用药期间需监测血压、心率、心功能变化。

拉贝洛尔

本品为β受体拮抗剂，并具有选择性α_1受体拮抗作用，两种作用均有降压效应。

【理化性状】本品注射液为无色澄明液体。

【用药评估】

1.支气管哮喘、心源性休克、心传导阻滞(Ⅱ或Ⅲ房室传导阻滞)、重度或急性心力衰竭、窦性心动过缓、对本品过敏者禁用。

2.充血性心力衰竭、糖尿病、肺气肿或非过敏性支气管炎、肝功能不全、甲状腺功能低下、雷诺综合征或其他周围血管疾病、肾功能减退患者慎用。

【配伍禁忌】

1.本品与5%碳酸氢钠注射液混合，溶液产生白色沉淀。

2.本品与两性霉素B脂质体、头孢哌酮钠、头孢曲松钠、呋塞米、肝素钠、胰岛素、华法林钠等药物不相溶。

【相互作用】

1.本品与三环类抗抑郁药同时应用可产生震颤。

2.本品可增强氟烷的降压作用。

3.本品可减弱硝酸甘油的反射性心动过速，但有协同降压作用。

4.本品与维拉帕米等钙通道阻滞剂联用时需十分谨慎。

5.西咪替丁可增加本品的生物利用度。

【操作要点】

1.静脉注射　每次25~50mg加10%葡萄糖注射液20ml，于5~10min内缓慢静脉注射，如降压效果不理想可于15min后重复一次，直至产生理想的降压效果。总剂量不应超过200mg，一般静脉注射后5min内出现最大作用，约维持6h。

2.静脉滴注　本品100mg加5%葡萄糖注射液或0.9%氯化钠注射液稀释至250 ml，静脉滴注速度为1~4mg/min，直至取得较好效果，然后停止静脉滴注，有效剂量为50~200mg，但对嗜铬细胞瘤患者可能需300mg以上。

【用药宣教】

1.静脉给药时患者应取卧位，注射完毕后静卧10~30min。

2.少数患者可在服药后出现体位性低血压，因此给药剂量应逐渐增加。同时应避免突然停药，建议在1~2周内逐渐停药。

3.用药期间应监测血压、心电图，长期用药应定期检查肝功能及视力。

4.对检验值的影响：本品尿中代谢物可造成尿儿茶酚胺和香草基杏仁酸(VMA)假性升高，本品可使尿中苯异丙胺试验呈假阳性。

二、钙通道阻滞剂

维拉帕米

本品为钙通道阻滞药。通过调节心肌传导细胞、心肌收缩细胞以及动脉血管平滑肌细胞细胞膜上的钙离子内流，发挥其药理学作用。

【理化性状】本品注射液为无色的澄明液体，5%的水溶液pH值为4.5~6.0。

【用药评估】

1.重度心力衰竭、心源性休克、Ⅱ度或Ⅲ度房室传导阻滞、病窦综合征、重度低血压、预激综合征伴旁路前传型折返性心动过速，尤其合并房颤、房扑者禁用。

2.心动过缓、肝、肾功能不全、轻、中度低血压、支气管哮喘和肺气肿者慎用。

3.本品可通过乳汁分泌，哺乳期妇女使用时，应暂停哺乳。

4.老年人用药剂量应从最低剂量起。

【配伍禁忌】本品在碱性溶液中会形成沉淀，与萘夫西林钠、氨茶碱、碳酸氢钠注射液存在配伍禁忌。

【相互作用】

1.本品可使地高辛的血药浓度升高70%，也可使乙醇的血药浓度升高。地高辛也可升高本品血药浓度，但不明显。

2.合用奎尼丁可致有效不应期进一步延长，延缓传导，还可引起严重低血压。

3.凡能增强肝代谢的药物均可降低本品血药浓度。凡能降低肝代谢的药物都可升高本品的血药浓度。

4.本品与其他抗心律失常药或β受体拮抗剂合用要特别小心，尤其静脉注射本品合用β受体拮抗剂更为危险。易引起低血压、心动过缓、房室传导阻滞，甚至停搏。

5.本品与环孢素、卡马西平、咪达唑仑或茶碱合用，均可使后者血药浓度升高。

6.使用本品前48h和后24h均不宜合用丙吡胺。

【操作要点】治疗室上性心律失常，如静脉给药必须要有心电监护，可于2~3min内静脉注射5~10mg。如有必要，可在5~10min后重复。儿童静脉注射更应谨慎，方法同上，不满1岁小儿给予0.1~0.2mg/kg，1~15岁儿童给予0.1~0.3mg/kg(最多不超过5mg)注射时间至少超过2min。一旦起效，即应减量或停止注射。

【用药宣教】

1.肝功能不全患者应减量。

2.婴儿使用本品，更易引起心律失常。

3.撤药宜缓，突然停药可能使心绞痛加重。

地尔硫䓬

本品为钙通道阻滞药。抑制钙离子向末梢血管、冠脉血管平滑肌细胞及房室结细胞内流，而达到扩张血管及延长房室传导的作用，从而对高血压、心律失常和心绞痛产生疗效。

【理化性状】本品注射剂为无色的澄明液体，1%水溶液pH值为

4.3~5.3。

【用药评估】

1.对本品过敏者、病窦综合征、曾发生过Ⅱ度或Ⅲ度房室传导阻滞、左室功能不全患者禁用。

2.肝、肾功能不全患者慎用。

3.本品可经乳汁分泌，哺乳期妇女使用时，应停止哺乳。

4.老年人用药应从最小剂量开始。

【配伍禁忌】本品与呋塞米存在配伍禁忌。

【相互作用】

1.本品合用胺碘酮、β受体拮抗剂、地高辛或甲氟喹可加重心脏传导抑制，可能产生心动过缓、房室传导阻滞或心力衰竭。

2.本品与其他抗高血压药合用，可能增强降压作用。

3.本品在肝内通过CYP酶代谢，凡是酶诱导剂或酶抑制剂均不可与本品合用。

4.本品合用常用量的苯妥英钠可增强抗癫痫作用，但与大剂量苯妥英钠长期合用却可诱发癫痫。

5.本品可使卡马西平的毒性增加。

【操作要点】治疗心律失常，开始静脉注射0.25mg/kg，于2min注完，如效应不充分，15min后可再给予0.35mg/kg，此后的用量应个体化。

对于房扑或房颤，可在静脉注射后继续静脉滴注，开始滴注的速度为5~10mg/h，如有必要，可加量至15mg/h。静脉滴注可以持续24h。

【用药宣教】

1.左心室功能不全患者如必须使用本品，应特别小心，谨防发生心力衰竭。

2.较长期用药者不可突然停药，以免心绞痛加重。

尼卡地平

本品为钙通道阻滞药。可阻滞钙离子流入血管平滑肌细胞内，从而扩张血管，使血压下降。

【理化性状】本品注射液为淡黄色的澄明液体。

【用药评估】

1.用于高血压、劳力型心绞痛，注射剂还可用于手术时异常高血压的急救处置。

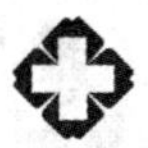

2.对本品过敏者、重度主动脉瓣狭窄者、颅内出血未完全止血者、脑卒中急性期颅内压增高的患者禁用。

肝、肾功能不全、低血压、青光眼、孕妇、哺乳期妇女、儿童慎用。

3.充血性心力衰竭患者，特别是合用β受体拮抗剂时，急性脑梗死和脑缺血患者慎用。

【配伍禁忌】本品能与呋塞米、氨茶碱、双丁酸环磷腺苷、利多卡因、肝素钠、尿激酶、碳酸氢钠等注射液存在配伍禁忌。

【相互作用】本品与β受体拮抗剂合用耐受性良好；西咪替丁可使本品血药浓度升高；本品可使环孢素的血药浓度升高。

【操作要点】静脉滴注：手术时异常高血压的急救处置，按体重以每分钟2~10μg/kg滴速开始，将血压降到目的值后，边监测血压边调整滴注速度，如有必要迅速降低血压时，以每分钟10~30μg/kg的滴速给予；高血压急症，按体重以每分钟0.5μg/kg滴速开始，根据血压监测调整滴注速度。

【用药宣教】

1.本品与其他抗高血压药合用，注意可能引起低血压。

2.血压急症在停止使用本品后血压有时会重新上升，因此应逐渐减量，停药后仍应细心观察血压。

3.长期使用本品，若注射部位出现疼痛或发红时，应改变注射部位。

三、中枢性降压药

可乐定

本品为中枢性降压药。

【理化性状】本品注射液为无色澄明液体。

【用药评估】脑血管病、冠状动脉供血不足、有精神抑郁史、近期心肌梗死、雷诺综合征、慢性肾功能不全、窦房结或房室结功能低下、血栓闭塞性脉管炎患者慎用。

【相互作用】

1.利尿药或其他降压药均可增强本品的降压作用。

2. 本品不可与β受体拮抗剂合用，因在停用本品时，可致血压反跳。

3. 三环类抗抑郁药可拮抗本品的降压作用。

4. 本品有增强抗抑郁药的作用。

【操作要点】加入5%葡萄糖注射液，缓慢注射，24h内总量不宜超过0.75mg。

【用药宣教】

1. 治疗时突然停药，可发生血压反跳性增高。

2. 大部分不良反应轻微，并随用药过程而减轻。

四、其他降压药

利血平

本品为抗去甲肾上腺素能神经抗高血压药。

【理化性状】本品注射液为无色澄清液体。

【用药评估】

1. 对本品过敏者、抑郁症或有抑郁症史、有自杀倾向、嗜铬细胞瘤、消化性溃疡、溃疡性结肠炎或帕金森病患者禁用。

2. 衰弱或老年患者，存在心律失常、心肌梗死、肾功能不全、胆结石、癫痫或过敏性疾病(如支气管哮喘)者慎用。

3. 哺乳期妇女应权衡利弊，选择停药或停止哺乳。

【相互作用】

1. 使用本品的患者可能对肾上腺素和其他起直接作用的拟交感神经药过敏，应避免合用所有具有肾上腺素能的药物，因对本品具有拮抗作用。

2. 本品可增强强心苷的心脏毒性，对心房扑动的患者危险最大，可因此而导致室上性心律失常、传导障碍。

3. 起间接作用的拟交感药(如麻黄碱)可能因同时使用本品而降低前者的作用。

4. 本品与利尿药或其他降压药合用，可增强本品的降压作用。

5. 同时服用本品和胍乙啶的患者，采用乙醚全麻时可引起严重低血压，甚至休克，术前2~3周应停止使用上述药物。

6. 本品可增强巴比妥类、全麻药、镇痛药及拟胆碱能药的作用。

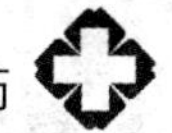

7.本品与左旋多巴合用，可减弱、消除后者的抗震颤麻痹作用。

8.先用单胺氧化酶抑制剂后用本品则可引起血压升高与严重的中枢兴奋，按相反次序用药，则无明显不良反应。

9.本品与奎尼丁合用时，可加深其心脏抑制。

10.本品与甲基多巴合用，可增加本品的降压作用。先用甲基多巴再加用本品，则更加剧两药的不良反应。

11.本品与帕吉林合用时，必须减少本品用量。

12.本品与噻嗪类利尿药合用，可减少本品用量，可减少不良反应的发生。

【操作要点】初始肌内注射0.5~1mg，以后按需要每4~6h肌内注射0.4~0.6mg。

【用药宣教】本品可导致抑郁。如出现意气消沉、清晨失眠、阳痿、食欲不振或自嘲等症状，应停药。

二氮嗪

本品为松弛血管平滑肌药。

【理化性状】本品注射剂为无色澄明液体。

【用药评估】

1.对本品和噻嗪类或其他磺胺衍生物过敏者、主动脉狭窄、主动脉夹层动脉瘤、心绞痛、心肌梗死、脑缺血、肺动脉高压、肾衰竭、慢性心力衰竭、糖尿病及肾性高血压患者禁用。

2.妊娠、哺乳期妇女禁用。

3.哺乳期妇女慎用。如确需使用，应选择停药或停止哺乳。

【配伍禁忌】本品注射液呈强碱性，不宜与其他药物及输液配伍。

【相互作用】

1.噻嗪类利尿药可能加重本品引起的高血糖症、高尿酸症、低血压反应。

2.本品合用其他降压药或血管扩张药，可使低血压的风险增加。

3.本品与普萘洛尔合用，可增加降压作用。

4.本品可从蛋白结合部位将口服抗凝药置换出来，后者应减量。

【操作要点】患者取卧位快速静脉注射，成人一次200~400mg，在15~20s内注完。抢救高血压危象时，可在0.5~3h内再注射1次，一日总量不超过1200mg。儿童按体重1~3mg/kg或按体表面积30~90mg/m^2，用法同成人。

【用药宣教】

1.糖尿病患者使用本品期间血糖可能会升高，用药期间应监测血糖。

2.应常监测血压、血常规、心电图和血尿酸水平。

依那普利拉

本品为依那普利的活性代谢产物。抑制血管紧张素转化酶，降低血压。

【理化性状】本品注射液为无色的澄明液体。

【用药评估】

1.使用ACEI发生过遗传或特发性血管神经性水肿的患者禁用。孕妇禁用。

2.依那普利和本品均可在乳汁中出现，哺乳期妇女应权衡本品对其的重要性，选择停药或停止哺乳。

【配伍禁忌】本品与两性霉素B、两性霉素B脂质体、头孢吡肟、苯妥英钠等存在配伍禁忌。

【操作要点】静脉注射，以5%葡萄糖注射液、0.9%氯化钠注射液或原装所附稀释剂稀释至50ml，注射时间不少于5min。

【用药宣教】

1.本品对严重低钠血症(血容量不足)，严重心力衰竭，肾功能不全，缺血性心脏病或脑血管疾病有较强的降压作用，用时应加强监护。

2.用药期间尽量减少钾盐的摄入。

硝普钠

本品为血管扩张药。

【理化性状】本品粉针剂为粉红色结晶性粉末。水溶液放置不稳定，光照下加速分解。

【配伍禁忌】本品与多巴酚丁胺、胺碘酮、普罗帕酮、顺阿曲库铵、氟哌啶醇等存在配伍禁忌。

【用药评估】

1.对本品过敏、孕妇、肝、肾功能不全、代偿性高血压(如动静脉短路或主动脉缩窄)患者禁用。

2.维生素B_{12}缺乏或莱伯视神经萎缩(先天性视神经萎缩)、烟草中毒性弱视者禁用。

3.肺功能不全或脑血管循环减退的患者慎用。

4.甲状腺功能减退患者慎用，因本品的代谢物硫氰酸盐可抑制碘结合和摄取。

5.哺乳期妇女应权衡利弊，选择停药或停止哺乳。

【配伍禁忌】本品与苯磺酸顺阿曲库铵和左氧氟沙星不相溶。

【相互作用】

1.本品与其他降压药同用，可使血压剧降。

2.本品与多巴酚丁胺同用，可使心排血量增多而肺毛细血管楔压降低。

3.本品与拟交感胺类同用，本品降压作用减弱。

【操作要点】

1.本品不能直接静脉注射，必须用5%葡萄糖注射液稀释后才可静脉滴注。本品对光敏感，溶液稳定性较差，故应现用现配并迅速将输液瓶用黑纸或铝箔包裹避光。新配溶液为淡棕色，如变为暗棕色、橙色或蓝色，应弃去。溶液的保存与应用不应超过24h，溶液内不宜加入其他药品。

2.静脉滴注。成人：开始按体重每分钟0.5μg/kg，根据治疗反应以每分钟0.5μg/kg递增，逐渐调整剂量；常用剂量为每分钟3μg/kg，极量为每分钟10μg/kg，总量为3.5mg/kg；用于心力衰竭治疗应从更小剂量开始如每分钟0.5μg/kg，根据血压和病情逐渐增加剂量。小儿：按体重每分钟1.4μg/kg，按效应逐渐调整剂量。

【用药宣教】

1.本品可代谢生成有剧毒的氰化物，由于用药超量或内源性硫代硫酸钠耗竭(可将氰化物转化为硫氰酸盐)，血浆中的氰化物超量(>0.08μg/ml)可引起心动过速、出汗、过度换气、心律失常和明显的代谢性酸中毒。

2.输注本品几秒钟后即可见血压下降，因此，用药前就应开始监测血压，严密监护，严防用药不足血压陡升或用量过大血压陡降。

第五节 抗休克药

去甲肾上腺素

本品为肾上腺素受体激动药，本品是强烈的 α 受体激动药，同时也激动 β 受体。

【理化性状】本品注射液为无色或几乎无色的澄明液体；遇光和空气易变质。

【用药评估】

1.对本品过敏者禁用。

2.高血压、缺血性心脏病、心动过速、脑动脉硬化、少尿或无尿、可卡因中毒、出血性休克及微循环障碍休克者禁用。

3.缺氧、动脉硬化、甲状腺功能亢进、糖尿病、闭塞性血管炎及血栓者慎用。

【配伍禁忌】

1.本品与偏碱性药物配伍会失效、在碱性溶液中与含铁离子杂质的药物(谷氨酸钠、乳酸钠等)配伍会变成紫色，同时药效减弱。

2.本品溶剂不宜选用氯化钠注射液。

【相互作用】

1.本品与 β 受体拮抗剂合用，各自的疗效降低。

2.本品与洋地黄类、三环类抗抑郁药合用，易导致心律失常。

3.本品禁与含卤素麻醉剂、其他儿茶酚胺药合用。可使心肌对拟交感胺类药物反应更敏感，容易发生心律失常。

【操作要点】

1.本品可用5%葡萄糖注射液，5%葡萄糖氯化钠注射液稀释。初始以8~12μg/min的速度滴注，调整滴速以使血压升到理想水平，维持量为2~4μg/min，必要时可加量，但需注意保持或补足血容量。

2.本品不宜长期静脉滴注，如必须应用，应定期更换部位，并在滴注前对受压部位采取措施，减轻压迫(如垫棉垫)。

3.注意对其他拟交感胺类药物过敏者，对本品也可能过敏。

4.本品遇光变色，应注意避光贮存，如药液呈棕色或出现沉淀，不宜再用。

5.本品不宜皮下或肌内注射，静脉滴注部位应在前壁静脉或股静脉

并按需调整，儿童应选粗大静脉给药并定期更换给药部位。

6.如本品与全血或血浆合用，需分别输注或用Y形管连接两个容器输注。

7.低血压伴低血容量时，应在补足血容量后再使用本品，紧急状况下可先用或合用本品。

8.静脉给药须防止药液渗漏出血管外，用药过程中注意监测血压，调整滴速，以维持血压在正常范围内。

9.患者持续出现焦虑不安、苍白、头痛、眩晕、心悸及失眠时应引起注意。

10.不宜骤然停药，以免出现血压下降。

11.药液外渗：给予甲磺酸酚妥拉明5~10mg(以10~15ml 0.9%氯化钠注射液稀释)，迅速在外漏处做局部浸润注射，12h内可能有效，为防止组织的进一步损伤，可在含本品的每1L溶液中加入酚妥拉明5~10mg。

12.静脉滴注部位皮肤苍白或已出现缺血性坏死，应给予血管扩张药，同时尽快热敷并给予普鲁卡因大剂量封闭，同时更换滴注部位。

【用药宣教】

1.用药过程中必须监测动脉压(开始每2~3min监测1次，血压稳定后每5min监测1次，一般患者采用间接法测血压，危重者直接动脉内插管测量)、尿量及心电图，必要时监测中心静脉压、肺动脉压、肺毛细血管楔压。

2.老年人长期或大量用药，可使心排血量降低，应谨慎。

去氧肾上腺素

本品为α受体激动药。作用于α受体，引起血管收缩，外周阻力增加，使收缩压及舒张压均升高。

【理化性状】本品注射液为无色的澄明液体。

【用药评估】

1.高血压、冠状动脉硬化、甲亢、糖尿病、心肌梗死者禁用。

2.近两周内用过单胺氧化酶抑制剂者禁用。

【配伍禁忌】本品与脑蛋白水解物氯化钠、羧苄西林、头孢曲松存在配伍禁忌。

【相互作用】

1.先用α受体拮抗剂如酚妥拉明、酚苄明、妥拉唑林、吩噻嗪类等后再给药时，可减弱本品的升压作用。

2.本品与全麻药(尤其环丙烷或卤代碳氢化合物)同用，易引起室性心律失常；也不宜将本品加入局麻药液中用于指趾末端，以避免末梢血管极度收缩，引起组织坏死溃疡。

3.本品与降压药同用，可使降压作用减弱。

4.本品与胍乙啶同用，可降低胍乙啶的作用，并使本品的升压作用增效。

5.本品与催产药同用，可引起严重的高血压。

6.本品与单胺氧化酶抑制剂同用，可使本品的升压作用增强，在使用单胺氧化酶抑制剂后14天内禁用本品。

7.本品与拟交感神经药同用，可使这类药潜在的不良反应容易显现。

8.本品与甲状腺激素同用，使二者的作用均加强。

9.本品与三环类抗抑郁药同用，本品升压作用增强。

10.本品与硝酸酯类同用，可使本品的升压作用与硝酸酯类的抗心绞痛作用均减弱。

【操作要点】

1.在指趾末端的局麻中应避免使用本品，以防末梢血管过度收缩而引起组织坏死、溃烂。

2.静脉注射前应先用灭菌注射用水稀释至1mg/ml。

3.严重低血压、休克：静脉滴注，用0.9%氯化钠注射液或5%葡萄糖注射液每500ml中加入本品10mg(浓度1：50000)稀释。初始剂量为每分钟0.1~0.18mg，待血压稳定后，以每分钟0.04~0.06mg维持。如需增加血压反应，可再加本品10mg于滴注液中。滴速根据患者反应调整。

4.轻或中度低血压

肌内注射，每次1~10mg，以一次2~5mg最为常用，首次剂量不超过5mg。如需再次用药，应间隔1~2h。

静脉注射，一次0.1~0.5mg，缓慢注射，通常剂量为一次0.2mg。首次剂量不超过0.5mg，再次给药间隔不少于10~15min。

5.预防蛛网膜下隙阻滞期间低血压：肌内注射，可在阻滞前3~4min肌内注射本品2~3mg。

6.局部麻醉：注射给药，局麻药液中每20ml可加本品1mg，浓度

1∶20000。

7.阵发性室上性心动过速

静脉注射，初始剂量为0.5mg，20~30s内注入，以后用量递增，一次增量不超过0.1~0.2mg。最大剂量为一次1mg。

静脉滴注，本品5mg加入5%葡萄糖注射液100ml中快速静脉滴注，同时测量血压［收缩压不超过21.28~23.94kPa(160~180mmHg)］和心率。一旦心动过速立即停药。

【用药宣教】治疗期间除应经常测量血压外，须根据不同情况作相应的检查和监测。

甲氧明

本品为α受体激动药。作用于周围血管的α受体，引起血管收缩、使收缩压和舒张压均升高。

【理化性状】本品注射液为无色的澄明液体。

【用药评估】

1.动脉硬化、器质性心脏病、甲状腺功能亢进及严重高血压、青光眼患者禁用，近两周内曾用过单胺氧化酶抑制剂者禁用。

2.酸中毒或缺氧患者慎用。如需使用，须先纠正酸中毒或缺氧状态。

3.嗜铬细胞瘤患者慎用。

【配伍禁忌】与脑蛋白水解物、羧苄西林钠存在配伍禁忌。

【相互作用】

1.原先用α受体拮抗剂如酚妥拉明、酚苄明、妥拉唑林、吩噻嗪类、哌唑嗪类、氟哌啶醇等后再给药时，可部分拮抗本品的升压效应，同时作用时效缩短。

2.本品与局麻药同用，可促使局部循环血流量减少，组织供血不足。

3.本品与降压药或利尿药同用，可使后者的降压作用减弱。

4.本品与洋地黄类药同用，可能引起心律失常，须进行心电图监测。

5.本品与催产素同用，可使血压剧烈升高。

6.本品与麦角胺同用，可引起周围血管缺血及坏死，应禁用。

7.本品与胍乙啶同用，可使本品的升压作用增效。

8.本品与左旋多巴同用，可致心律失常，故本品用量宜小。

9.用三环类抗抑郁药后5~7天内用本品，可致高血压、心动过速、心律失常与高热。

10.本品与硝酸酯类同用，彼此固有的效应均抵消。

11.本品与利血平同用，后者的降压作用减弱。

12.与甲状腺激素同用，使二者的作用均加强。

【操作要点】

1.用药期间应频繁监测血压，使血压保持略低于正常水平。原血压正常者，收缩压保持于10.67~13.33kPa(80~100mmHg)；原为高血压者，使收缩压保持低于原收缩压4~5.33kPa(30~40mmHg)。

2.用药期间应监测心率、心电图。

【用药宣教】

1.如出现高血压，可给予α受体拮抗剂(如酚妥拉明)。

2.如出现心动过缓，可给予阿托品纠正。

间羟胺

本品为α受体激动药。直接兴奋α受体，能收缩血管，持续地升高血压。

【理化性状】本品注射液为无色澄明液体。

【用药评估】

1.甲状腺功能亢进、高血压、冠心病、充血性心力衰竭、糖尿病患者和有疟疾病史者慎用。

2.应先纠正血容量不足后再用本品。

【配伍禁忌】本品与阿洛西林、呋塞米存在配伍禁忌。本品不宜与碱性药物共同滴注，因可引起本品分解。

【相互作用】

1.本品与环丙烷、氟烷等麻醉药合用，易致心律失常。

2.本品与单胺氧化酶抑制剂并用，使升压作用增强，引起严重高血压。

3.本品与洋地黄或其他拟肾上腺素药并用，可致异位心律。

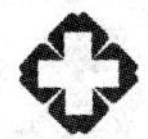

【操作要点】

1.本品以静脉给药为宜，并选用较粗大的静脉，避免四肢小静脉，特别是对周围血管病、糖尿病或血液高凝状态的患者更应注意；静脉用药时须谨慎，勿使药液外漏。

2.应谨慎选择肌内或皮下注射部位，避免在血液循环不佳的部位使用。

3.用药期间应监测血压、心电图、肺动脉楔压、中央静脉压。

4.配制后的溶液应于24h内用完。

【用药宣教】

1.本品不能代替补充血容量，用药前应先纠正血容量不足。

2.短期内连续用药，可使药效逐渐减弱，产生快速耐受性。

3.连续给药时，不得突然停药，应逐渐减量，以免发生低血压反跳。

4.用药后如血压上升不明显，须至少观察10min才决定是否增加剂量，以免贸然增量致使血压上升过高。

5.静脉给药时一旦出现药液外溢，可用5~10mg酚妥拉明用10~15ml 0.9%氯化钠注射液稀释后局部浸润注射。

异丙肾上腺素

本品为β受体激动药。

【理化性状】本品注射液为无色的澄明液体。

【用药评估】心绞痛、心肌梗死、甲状腺功能亢进、嗜铬细胞瘤患者禁用。心律失常并伴有心动过速、心血管疾病，包括心绞痛、冠状动脉供血不足，糖尿病，高血压，甲状腺功能亢进，洋地黄中毒所致的心动过速者慎用。

【配伍禁忌】本品与羧苄西林、头孢曲松存在配伍禁忌。

【相互作用】本品与其他拟肾上腺素药物合用可增效，但不良反应也增多。本品与普萘洛尔合用，本品的作用受到拮抗。

【操作要点】

1.Ⅲ度房室传导阻滞　静脉滴注，当心率低于40次/分钟时，以0.5~1mg溶于5%葡萄糖注射液200~300ml中缓慢静脉滴注。

2.心搏骤停　心腔内注射，每次0.5~1mg。

【用药宣教】

1.遇有胸痛及心律失常应及早重视。

2.交叉过敏，患者对其他肾上腺能激动药过敏者，对本品也常过敏。

肾上腺素

本品兼有α受体和β受体激动作用。

【理化性状】本品为无色或几乎无色的澄明液体；受日光照射或与空气接触易变质。

【用药评估】

1.对本品过敏者禁用。高血压、器质性心脏病、冠状动脉疾病、糖尿病、甲状腺功能亢进、洋地黄中毒、心源性哮喘、外伤性及出血性休克者禁用。

2.器质性脑病、心血管病、青光眼、帕金森病、噻嗪类引起的循环虚脱、低血压及精神神经疾病者慎用。

【配伍禁忌】禁止与含卤素麻醉剂、其他儿茶酚胺药合用。

【相互作用】

1.与β受体拮抗剂合用，各自的疗效降低。

2.与洋地黄类、三环类抗抑郁药合用，易导致心律失常。

【操作要点】

1.抢救过敏性休克：皮下或肌内注射0.5~1mg，也可0.1~0.5mg本品缓慢静脉注射(以0.9%氯化钠注射液稀释至10ml)，如疗效欠佳，可改用4~8mg静脉滴注(溶于0.5~1L 5%葡萄糖注射液中)。

2.抢救心脏骤停：本品0.25~0.5mg以0.9%氯化钠注射液10ml稀释后静脉注射，同时进行心脏按压、人工呼吸及纠正酸中毒。

3.本品遇氧化物、碱类、光线及热均可分解变色，贮存时应注意；其水溶液露置于空气及光线中即分解变为红色，不宜再用。

4.用1mg/ml本品做心内或静脉注射前必须稀释，由于本品可使血管剧烈收缩而导致组织坏死，故不推荐动脉内注射，同时，注射时必须轮换部位。

5.用于过敏性休克时，应注意同时补充血容量。

6.长期或过量用药可产生耐药性，停药数日后再次使用，药效可恢复。

7.患者持续存在头痛、焦虑不安、烦躁、失眠、面色苍白、恐惧、眩晕、震颤、多汗、心跳异常增快及沉重感时应引起注意。

【用药宣教】

1.用药期间应密切监测血压、心率与心律变化，多次使用时还应监测血糖。

2.常见不良反应为心悸、头痛，有时可引起心律失常，严重者可由于心室颤动而致死。

多巴胺

本品为多巴胺受体激动剂。

【理化性状】本品注射液为无色的澄明液体。

【用药评估】

1.对本品过敏者禁用。环丙烷麻醉及嗜铬细胞瘤者禁用。

2.闭塞性血管病(包括动脉栓塞、动脉粥样硬化、血栓闭塞性脉管炎、糖尿病性动脉内膜炎、雷诺病及冻伤等)或有既往史者、肢端循环不良、频繁的室性心律失常者慎用。

【配伍禁忌】本品不宜与碱性药物配伍。

【相互作用】

1.本品与单胺氧化酶抑制剂合用，应减少本品至常用量的十分之一。

2.三环类抗抑郁药可增加本品的心血管作用，引起心动过速、高血压。

3.大剂量本品可拮抗α受体拮抗剂的扩血管作用。β受体拮抗剂可拮抗本品对心脏的β_1受体作用。

【操作要点】

1.静脉滴注前必须稀释本品，稀释液的浓度取决于剂量及个体需要的液量，若不必扩容，浓度可为0.8mg/ml，如有液体潴留，为1.6~3.2mg/ml，中、小剂量本品对周围血管阻力无作用，用于处理低心排血量引起的低血压，较大剂量则用于提高周围血管阻力以纠正低血压。

2.宜选用粗大的静脉作静脉注射或静脉滴注，以防药液外溢，产生组织坏死，如发现输注部位皮肤变色，应立即更改静脉注射或静脉滴注部位。

3.静脉滴注时应控制滴速，休克纠正后即应减慢滴速，如遇周围血管过度收缩而引起舒张压不成比例升高以致脉压减小或出现尿量减少、心率加快甚至心律失常时，应减慢滴速或暂停用药。

4.如静脉滴注本品后血压继续下降或经调整剂量仍持续低血压，应停用多巴胺，改用更强的血管收缩药。

5.突然停药可产生严重低血压，故停用时应逐渐递减。

6.如发生药液外溢，可用5~10mg酚妥拉明稀释后在注射部位作浸润注射。

7.药物过量时，减慢滴速或停药，必要时给予α受体拮抗剂。

【用药宣教】用药期间应定期监测血压、心电图、心率、心律及尿量等。

第六节　其他心血管系统用药

环磷腺苷

本品为蛋白激酶激活剂，系核苷酸的衍生物。是在人体内广泛存在的一种具有生理活性的重要物质。

【理化性状】本品粉针剂为白色或类白色疏松块状物或粉末；注射液为无色的澄明液体。

【配伍禁忌】本品与硝酸甘油、硝普钠存在配伍禁忌。

【相互作用】本品氨茶碱合用，可提高本品药效。

【操作要点】静脉注射，溶于20ml 0.9%氯化钠注射液中静脉注射；静脉滴注，本品40mg用5%葡萄糖注射液250~500ml稀释后应用。

【用药宣教】偶见发热和皮疹，可引起腹痛、头痛、肌痛、睾丸痛、背痛、四肢无力、恶心、手脚麻木、高热等。

三磷酸腺苷

本品为辅酶类药，是核苷酸衍生物，在机体内参与磷脂类及核酸的合成和代谢。

【理化性状】本品注射液为无色至微黄色的澄明液体；粉针剂为白

色冻干块状物或粉末。

【配伍禁忌】本品与环丙沙星、亮菌甲素、脑蛋白水解物、西咪替丁、长春西汀、多种微量元素存在配伍禁忌。

【用药评估】病窦综合征、窦房结功能不全者禁用。老年人慎用。心肌梗死和脑出血患者在发病期慎用。

【操作要点】粉针剂临用前加0.9%氯化钠注射液溶解。肌内注射或静脉注射，静脉注射速度宜缓慢，以免引起头晕、头胀、胸闷及低血压等。

【用药宣教】可见咳嗽、胸闷及暂时性呼吸困难，有哮喘病史者可能诱发哮喘。

复合辅酶

本品系用新鲜食用酵母为原料提取精制所得的多种辅酶和生物活性物质的复合物。其中辅酶A、辅酶Ⅰ、还原型谷胱甘肽等成分都是人体内乙酰化反应、氧化还原反应、转甲基反应和能量代谢的重要酶的辅酶。

【理化性状】本品粉针剂为白色或淡黄色冻干块状物，溶解后应为淡黄色澄清液体。

【用药评估】对本品过敏者、孕妇、脑出血初期患者、房室传导阻滞患者禁用。

【配伍禁忌】本品与地塞米松、氢化可的松、万古霉素、山莨菪碱、碳酸氢钠存在配伍禁忌。

【操作要点】

1.严禁静脉注射。

2.肌内注射，用1~2ml 0.9%氯化钠注射液溶解后肌内注射。静脉滴注，加入5%葡萄糖注射液内稀释后静脉滴注。

【用药宣教】静脉注射速度过快可引起低血压、眩晕、颜面潮红、胸闷、气促。

丹参酮ⅡA

本品为唇形科植物丹参的干燥根及根茎中提取的有效成分。本品能增加冠脉血流量，改善缺氧后引起的心肌代谢紊乱，从而提高心肌耐氧的能力，还有显著保护红细胞膜的作用。

【理化性状】本品注射液为红色。

【配伍禁忌】

1.本品不宜与其他药物(除了配伍使用安全已得到临床验证的药物)在注射器或输液瓶中混合，应尽可能单独使用。

2.本品不可与盐酸氨溴素、西咪替丁、法莫替丁、盐酸甲氯芬酯、硫酸镁、盐酸克林霉素以及甲磺酸帕珠沙星、甲磺酸培氟沙星等喹诺酮类抗生素和硫酸依替米星、硫酸妥布霉素等氨基糖苷类抗生素配伍使用，否则会使溶液产生浑浊或沉淀。

3.本品的溶液与重金属离子接触会发生类似蛋白质样变性反应，使溶液变黏稠。故本品禁与含镁、铁、钙、铜、锌等重金属的药物配伍使用。本品具有较强的还原性，也不宜与具有强氧化性的药物配伍使用。

【操作要点】

1.静脉注射液：一次40~80mg用25%葡萄糖注射液20ml稀释。

2.静脉滴注液：一次40~80mg用5%葡萄糖注射液或0.9%氯化钠注射液250~500ml稀释。

【用药宣教】部分患者肌内注射后有疼痛。个别有皮疹反应，停药后即可消失。

川芎嗪

本品为川芎中提取的有效成分，现已人工合成。具有抗血小板聚集、扩张小动脉、改善微循环活血化瘀作用。

【理化性状】本品注射液为无色的澄明液体；粉针剂为白色或类白色疏松冻干块状物。

【用药评估】

1.对本品过敏者、脑出血及有出现倾向者禁用。

2.孕妇、哺乳期妇女、脑水肿患者慎用。

3.不推荐儿童使用。

【配伍禁忌】本品酸性较强，不宜与碱性药物配伍。本品与阿洛西林钠、奥美拉唑、氨溴索、甲泼尼龙琥珀酸钠、美洛西林钠舒巴坦钠存在配伍禁忌。

【操作要点】

1.静脉滴注，滴注速度不宜过快，一般不超过30~40滴/分，宜于

3~4h滴完。

2.本品不适于大量肌内注射。

3.静脉滴注液、小容量注射液或粉针剂用5%~10%葡萄糖注射液或0.9%氯化钠注射液250~500ml稀释。

【用药宣教】偶有口干、嗜睡等。

葛根素

本品为中药葛根中提取的有效成分。本品是一种黄酮苷，为血管扩张药，也具有抗血小板聚集作用。

【理化性状】本品注射液为无色至微黄色的澄明液体；粉针剂为白色或微黄色块状物或粉末。

【用药评估】

1.重度肝肾功能不全、心力衰竭及其他严重器质性疾病患者、对本品过敏者禁用。

2.孕妇、儿童、有出血倾向者慎用。

3.尚未明确本品是否可经乳汁分泌，哺乳期妇女使用时应暂停哺乳。

【配伍禁忌】本品与萘普生钠、美洛西林钠、长春西汀、溴己新存在配伍禁忌。

【相互作用】本品为含酚羟基的化合物，遇碱溶液变黄，与金属离子形成络合物等。因此，使用过程中，不宜在碱液中长时间放置，应避免与金属离子接触。

【操作要点】长期低温(10℃以下)存放可能析出结晶，此时可将安瓿置温水中，待结晶溶解后仍可使用。用5%葡萄糖注射液500ml溶解后静脉滴注。

【用药宣教】

1.血容量不足者应在短期内补足血容量后再使用本品。

2.糖尿病患者应定期监测胆红素、网织红细胞、血红蛋白及尿常规。

3.出现寒战、发热、黄疸、腰痛、尿色加深等症状者，应立即停药，及时治疗。

第五章　呼吸系统用药

第一节　镇咳药

可待因

本品为中枢性镇咳药。

【理化性状】本品注射液为无色澄明溶液。

【用药评估】

1.对本品或其他阿片衍生物过敏者禁用。

2.多痰者禁用，以防因抑制咳嗽反射，使大量痰液阻塞呼吸道，继发感染而加重病情。

3.呼吸困难或处于昏迷状态者禁用。

4.本品可通过胎盘，使胎儿成瘾，引起新生儿的戒断症状如过度啼哭、打喷嚏、打哈欠、腹泻等。分娩期应用本品可引起新生儿呼吸抑制。

5.本品可自乳汁排泄，哺乳期妇女禁用。

6.本品慎用于新生儿、婴儿。

7.支气管哮喘、诊断未明的急腹症，使用本品可能会掩盖症状造成误诊。

8.胆结石患者使用本品可引起胆管痉挛。

9.原因不明的腹泻，使用本品可使肠道蠕动减弱、减轻腹泻症状而误诊。

【相互作用】

1.本品与解热镇痛药有协同效应，合用时止痛效果增强。

2.本品与美沙酮或其他类吗啡药合用，可加强对呼吸中枢的抑制作用。

3.甲喹酮(安眠酮)可增强本品的镇咳及止痛作用，对疼痛引起的失眠亦有协同疗效。

4.本品与肌肉松弛药合用时，会加强呼吸抑制作用。

5.本品与抗胆碱能药合用时，可加重便秘或尿潴留。

【操作要点】本品仅能皮下注射或肌内注射。

【用药宣教】

1.本品重复给药可产生耐药性，久用有成瘾性。

2.本品能抑制呼吸道腺体分泌和纤毛运动，故对有少量痰液的剧烈咳嗽，应与祛痰药并用。

第二节　化痰药

溴己新

本品为黏痰溶解药。

【理化性状】本品注射液为无色的澄明液体；粉针剂为白色或类白色疏松块状物或粉末。

【用药评估】

1.有对本品及辅料过敏者禁用。

2.胃炎或胃溃疡患者慎用。

【相互作用】本品与四环素类抗菌药合用，能增加支气管分泌液中四环素类抗菌药的浓度，从而增加抗菌疗效。

【操作要点】静脉滴注，用0.9%氯化钠注射液或5%葡萄糖注射液稀释后静脉滴注。

【用药宣教】

1.偶见血清氨基转移酶短暂升高，但能自行恢复。

2.脓性痰患者需加用抗菌药物控制感染。

3.肝功能不全患者需在医师指导下用药。

4.偶有恶心、胃部不适、减量或停药后可消失。

5.严重的不良反应为皮疹、遗尿。

氨溴索

本品为黏痰溶解药。

【理化性状】本品注射液为无色的澄明液体；粉针剂为白色疏松块状物或粉末。

【用药评估】

1.有对本品过敏者禁用。

2.胃溃疡、青光眼、肝肾功能不全、支气管纤毛运动功能受阻及呼吸道出现大量分泌物的患者慎用。

3.特殊人群、有过敏史和高敏状态(如支气管哮喘等气道高反应)的患者慎用。

【配伍禁忌】本品禁止与其他药物在同一容器内混放，应特别注意避免与头孢菌素类抗生素、中药注射剂等配伍应用。

【相互作用】本品能增加抗生素在肺的分布浓度，增强抗菌作用。

【操作要点】

1.由于氨溴索在pH>6.3的溶液中可能会出现游离碱沉淀，故本品注射液不宜与碱性溶液混合。

2.本品静脉注射速度不宜过快，也可将本品以5%葡萄糖注射液或0.9%氯化钠注射液100~250ml稀释后于30min内缓慢静脉滴注。

3.本品应避免与阿托品类药物联用。

【用药宣教】

1.如果患者在用药后新出现皮肤或者黏膜损伤，应立即停药并告知医师。

2.用药后如出现过敏反应须立即停药，并根据反应的严重程度给予对症治疗。一旦出现过敏性休克应立即给予急救。

糜蛋白酶

本品为自牛或猪胰中提取的一种蛋白分解酶。具有肽链内切酶作用，使蛋白质大分子的肽链切断，成为分子量较小的肽或氨基酸，具有消炎、消肿作用。

【理化性状】本品粉针剂为白色冻干块状物。

【用药评估】

1.严重肝病或凝血功能不正常者禁用。

2.眼内压高或伴有角膜变性的白内障患者以及玻璃体有液化倾向者禁用。

3.20岁以下患者，由于晶状体囊膜玻璃体韧带相连牢固，眼球较小，巩膜弹性强，应用本品可使玻璃体脱出，故禁用。

【配伍禁忌】本品不能与青霉素合用，不能与肾上腺素、过氧化氢配伍。

【相互作用】对本品引起的青光眼症状，于术后滴入β受体拮抗剂(如噻吗洛尔)或口服碳酸酐酶抑制剂(如乙酰唑胺)，可减轻。

【操作要点】

1.本品不可静脉注射。

2.用前将本品以0.9%氯化钠注射液适量溶解，肌内注射，一次4000单位；眼科注入后房，一次800单位，3min后用0.9%氯化钠注射液冲洗前后房中遗留的药物。

3.本品水溶液极不稳定，必须临用前以注射用水现配。

4.肌内注射偶可致过敏性休克，用前应先做皮肤过敏试验。

【用药宣教】

1.眼科局部应用可引起短期性的眼内压增高，导致眼痛和角膜水肿，青光眼症状可持续一周后消退。

2.本品遇血液迅速失活，因此在用药部位不得有未凝固的血液。

3.如引起过敏反应，应立即停止使用，并用抗组胺药治疗。

第三节　平喘药

沙丁胺醇

本品为β_2受体激动药。有较强的支气管扩张作用。

【理化性状】本品注射液为无色澄清液体。

【用药评估】

1.对本品及其他肾上腺素受体激动剂过敏者禁用。

2.冠状动脉供血不足、甲状腺功能亢进、糖尿病及高血压患者慎用。

【配伍禁忌】本品与去甲肾上腺素、异丙嗪存在配伍禁忌。

【相互作用】

1.β受体拮抗剂(普萘洛尔等)可拮抗本品的支气管扩张作用。

2.茶碱类药与本品合用时，可见松弛支气管平滑肌的作用增加，不良反应也会增多。

【操作要点】

1.静脉注射，用0.9%氯化钠注射液20ml稀释后缓慢注射。

2.静脉滴注，用5%葡萄糖注射液100ml稀释后静脉滴注。

【用药宣教】

1.对其他肾上腺素受体激动药过敏者可能对本品呈交叉过敏。

2.长期使用可产生耐药性，不仅疗效降低，还有加重哮喘的危险。

特布他林

本品为β_2受体激动药。有较强的舒张支气管平滑肌作用。

【理化性状】本品注射液为无色或几乎无色澄明液体；粉针剂为白色至类白色冻干块状物。

【用药评估】

1.对本品及其他同类药物过敏者禁用。

2.甲状腺功能亢进、糖尿病、高血压、心律失常、冠心病及癫痫患者慎用。

【配伍禁忌】

1.本品与羧苄西林钠存在配伍禁忌。

2. MAOIs、三环类抗抑郁药、抗组胺药、左甲状腺素等可增加本品的不良反应。正使用或停用MAOIs 2周内的患者禁用本品。

3.本品不宜与β受体拮抗剂合用。

【相互作用】

1.本品与其他肾上腺素受体激动药合用，疗效增加，不良反应也可能加重。

2. β受体拮抗剂如普萘洛尔等能拮抗本品的作用，使疗效降低，还可能使哮喘患者产生严重的支气管痉挛。

3.本品与琥珀胆碱合用可增强后者的肌松作用。

4.本品能减弱胍乙啶的降血压作用。

5.本品与茶碱合用可降低茶碱的血药浓度，增强舒张支气管平滑肌作用，但可能加重心悸等不良反应。

6.本品与拟交感胺类合用，对心血管系统会产生有害影响，故不推荐二者合用。

7.本品与排钾利尿药合用应谨慎，会引起心电图改变和低钾血症。

【操作要点】

1.本品用于哮喘时推荐短期内间断吸入给药，仅在重症哮喘发作时考虑静脉给药，同时应注意联用肾上腺皮质激素等抗炎药。

2. 加入0.9%氯化钠注射液100ml中，以0.0025mg/min的速度缓慢静脉滴注。

【用药宣教】

1. β_2受体激动剂有升高血糖作用，因此糖尿病患者用本品时，应特别注意控制血糖。

2. β_2受体激动剂已成功用于严重缺血性心功能衰竭的急性治疗。但这类药物有致心律失常的可能性，应慎用。

3.与其他拟交感神经药合用可加重副作用。

4.本品在临床使用时，雾化吸入和静脉滴注不建议同时使用，以防药性叠加产生不良后果。

氨茶碱

本品为磷酸二酯酶抑制剂。松弛支气管平滑肌和抑制肥大细胞释放过敏介质，增加心肌收缩力和轻微的利尿作用。

【理化性状】本品注射液为无色至淡黄色的澄明液体。

【用药评估】

1.对本品、乙二胺或其他茶碱类药物过敏者禁用。

2.活动期消化性溃疡、严重心律失常、严重心功能不全、急性心肌梗死伴血压明显下降者及未经控制的惊厥患者禁用。

3.持续发热、高血压、非心动过缓的心律失常、肺源性心脏病、充血性心力衰竭、严重低氧血症、甲状腺功能亢进、酒精中毒、存在肝肾疾病及非活动期消化性溃疡患者慎用。

【配伍禁忌】本品呈碱性，不宜与维生素C、促皮质素、去甲肾上腺素、四环素族盐酸盐配伍。

【相互作用】

1.肾上腺糖皮质激素与本品合用控制哮喘持续状态，有协同作用。

2.普萘洛尔可抑制本品的支气管扩张作用。

3.克林霉素、红霉素、林可霉素、环丙沙星等均可降低本品在肝内的清除率，使血药浓度升高，甚至出现毒性反应，应在给药前后调整本品的用量。

4.本品可加速肾脏对锂的排出。

【操作要点】

1.本品有效血药浓度范围较窄，个体差异大，故应根据患者血药浓度调整给药剂量。本品用于慢性病治疗时，用药3天测定茶碱浓度，以10~20μg/ml为宜。

2.静脉注射本品需用50%葡萄糖注射液稀释至浓度低于25mg/ml，注射速度以不高于10mg/min为宜，亦可用5%葡萄糖注射液稀释后缓慢静脉滴注。

【用药宣教】

1.吸烟可降低本品疗效，故吸烟者应加量给药。

2.咖啡因可使本品毒性增强，故不宜同时饮用含咖啡因的饮料或同食含咖啡因的食品。

3.用药期间应定期监测血药浓度、心率及心律，并观察患者反应及肺功能。

4.老年患者血浆清除率降低，更易出现药物蓄积中毒，故55岁以上者(尤其是男性及伴慢性肺部疾病者)应权衡利弊，谨慎用药。

多索茶碱

本品为茶碱衍生物。可直接作用于支气管，松弛支气管平滑肌，从而达到抑制哮喘的作用。

【理化性状】本品注射液为无色的澄明液体；粉针剂为白色或类白色疏松块状物或无定形固体。

【用药评估】

1.对本品及黄嘌呤衍生物过敏者禁用，急性心肌梗死患者禁用。

2.消化性溃疡、高血压、肺源性心脏病、心脏供血不足、严重低氧血症、甲状腺功能亢进、肝病、肾功能不全及合并感染者慎用。

【配伍禁忌】

1.本品与头孢哌酮舒巴坦、头孢替唑、阿洛西林、美罗培南、氨溴索、呋塞米存在配伍禁忌。

2.不得与其他黄嘌呤类药物同时使用。

【相互作用】本品与喹诺酮类药物如依诺沙星、环丙沙星合用，宜减量。

【操作要点】

1.本品个体差异大，应根据患者具体病情变化调整给药方案，如需增加剂量应注意监测血药浓度，20μg/ml以上即为中毒浓度。

2.本品静脉注射时间不少于20min，以25%葡萄糖注射液稀释至

40ml缓慢静脉注射；静脉滴注时间不少于30min，溶于5%葡萄糖注射液或0.9%氯化钠注射液100ml中，缓慢静脉滴注。

3.一旦患者出现严重心律失常、阵发性痉挛等初期中毒症状，应立即停药并告知医师，监测血药浓度。在上述中毒迹象和症状完全消失后可继续用药。

【用药宣教】

1.咖啡因可使本品毒性增强，故不宜同时饮用含咖啡因的饮料或同食含咖啡因的食品。

2.用药期间应避免滥用乙醇类制品。

3.用药期间应定期监测血药浓度、心率及心律，并观察患者反应及肺功能。

4.老年患者对本品血浆清除率不同，故应权衡利弊，谨慎用药。

二羟丙茶碱

本品为茶碱衍生物。对呼吸道平滑肌有直接松弛作用。

【理化性状】本品注射液为无色的澄明液体。

【用药评估】

1.对本品及其他茶碱类药物过敏者禁用。

2.活动性消化性溃疡和未经控制的惊厥性疾病患者禁用。

3.哮喘急性严重发作的患者不宜首选本品。

4.其他风险评估项参见氨茶碱。

【相互作用】

1.本品与拟交感胺类支气管扩张药合用，有协同作用。

2.本品与苯妥英钠、卡马西平、西咪替丁、咖啡因及其他黄嘌呤类合用，可增强本品的作用和毒性。

3.克林霉素、林可霉素、大环内酯类及喹诺酮类抗菌药可降低本品的肝脏清除率，使血药浓度升高，甚至出现毒性反应。

4.碳酸锂加速本品清除，可降低本品疗效。

5.本品与普萘洛尔合用，可降低本品的疗效。

【操作要点】

1. 静脉注射 加入25%(或50%)葡萄糖注射液20~40ml中，于15~25min缓慢注射。

2. 静脉滴注 以5%(或10%)葡萄糖注射液或0.9%氯化钠注射液稀

释后静脉滴注，每天总量小于2g。

【用药宣教】

1.咖啡因可使本品毒性增强，故不宜同时饮用含咖啡因的饮料或同食含咖啡因的食品。

2.本品可使血清尿酸及尿儿茶酚胺测定结果升高。

细辛脑

本品为中药石菖蒲的主要有效成分。能对抗组胺、乙酰胆碱、缓解支气管痉挛起到平喘作用，对咳嗽中枢也有较强的抑制作用。

【理化性状】本品注射液为无色至淡黄色的澄明液体。

【用药评估】

1.本品易发生过敏反应，对本品所含成分过敏者禁用，过敏体质者慎用。

2.孕妇慎用。

3.本品注射剂含苯甲醇，儿童禁止肌内注射。

4.6岁以下儿童慎用。

5.重度肝、肾功能不全患者慎用。

【配伍禁忌】本品与依达拉奉存在配伍禁忌。

【相互作用】

1.本品与利血平或氯丙嗪合用对中枢有协同作用。

2.本品能增强巴比妥类的催眠作用。

【操作要点】

1.静脉注射，用20%葡萄糖注射液40ml稀释，缓慢静脉注射，每天2~3次。小儿剂量酌减。

2.静脉滴注，用5%或10%葡萄糖注射液稀释成0.01%~0.02%的溶液后静脉滴注。

【用药宣教】

1.给药期间，应密切观察患者，一旦出现过敏症状，应立即停药及给予适当的救治措施。

2.医护人员应严格按照说明书规定的用法用量给药，不得超剂量使用。细辛脑注射剂尽量单独用药，以减少严重不良反应的发生。

第六章　消化系统用药

第一节　消化性溃疡用药

一、H_2受体拮抗剂

西咪替丁

本品为抑制胃酸分泌药。

【理化性状】本品注射液为无色的澄明液体；粉针剂为白色或类白色的疏松块状物或粉末。

【用药评估】

1.对本品过敏者、孕妇和哺乳期妇女、急性胰腺炎患者禁用。

2.严重心脏及呼吸系统疾病、系统性红斑狼疮(西咪替丁的骨髓毒性可能增高)、器质性脑病、肾功能中度或重度损害患者慎用。

【相互作用】

1.本品为肝药酶抑制剂，与普萘洛尔、华法林、苯妥英钠、茶碱类合用时，可使后者血药浓度增高，加重副作用甚至中毒。

2.本品与氢氧化铝、氧化镁或甲氧氯普胺合用，可使本品的吸收减少。

3.本品与硫糖铝合用，可使后者的疗效降低。

4.本品与阿片类药物合用时，可使慢性肾衰竭患者产生呼吸抑制、精神错乱和定向力丧失。对此类患者应减少阿片类药的用量。

5.本品可使维拉帕米的绝对生物利用度提高，由于维拉帕米可发生少见但却很严重的副作用，合用时应引起注意。

6.本品使胃内的pH升高，与四环素合用时可使其溶解速率降低，吸收减少，作用减弱。

7.本品与阿司匹林合用，可使后者作用增强。

8.本品与苯二氮䓬类合用，可增加后者血药浓度，加深镇静及其他中枢神经抑制症状。

9.本品与香豆素类抗凝剂合用，可使后者自体内排出率下降，导致出血倾向。

10.本品与酮康唑合用可干扰后者的吸收，降低其抗真菌活性。

【操作要点】

1.癌性溃疡者，使用前应明确诊断，以免延误治疗。

2.静脉注射，用20ml 5%葡萄糖氯化钠注射液或5%葡萄糖注射液稀释后缓慢注射，注射时间不低于5min。静脉滴注，用5%葡萄糖注射液或0.9%氧化钠注射液或葡萄糖氯化钠注射液250~500ml 稀释后静脉滴注。

【用药宣教】

1.突然停药后有“反跳现象”：突然停药，可能引起慢性消化性溃疡穿孔，可能为停用后回跳的高酸度所致。故完成治疗后尚需继续服药(每晚0.4g)3个月。

2.用药期间如出现精神症状或严重的窦性心动过速时应立即停药并联系医师。

3.用药前应排除癌症可能性，癌性溃疡者使用前应明确诊断，以免延误治疗。

4.用药期间应定期检查肾功能及血常规。

5.老年人肾功能减退，更易引发不良反应，故应慎用。

6.对检验值的影响：服药后15min内胃液隐血试验可能出现假阳性；血液水杨酸浓度、血清肌酐、催乳素、氨基转移酶等浓度均可能升高；甲状旁腺激素浓度可能降低。

雷尼替丁

本品为抑制胃酸分泌药。

【理化性状】本品注射液为无色至淡黄色的澄明液体；粉针剂为微黄色或淡黄色的块状物或粉末。

【用药评估】

1.对本品过敏者、儿童禁用。

2.对肝有一定毒性，但停药后可恢复，肝、肾功能不全患者慎用。

3.本品可经乳汁分泌，哺乳期妇女使用时应暂停哺乳。

【相互作用】

1.本品与普鲁卡因胺合用，可使普鲁卡因胺的清除率降低。

2.本品可减少肝脏血流量，与普萘洛尔、利多卡因等代谢受肝血流量影响大的药物合用时，可延缓这些药物的作用。

3.本品与茶碱类药物合用，可促使后者血药浓度升高，须降低茶碱剂量。

4.本品可降低维生素B_{12}的吸收，长期使用可致维生素B_{12}缺乏。

【操作要点】

1.静脉注射，可用0.9%氯化钠注射液、5%葡萄糖注射液、10%葡萄糖注射液、乳酸林格注射液或5%碳酸氢钠注射液稀释至不超过2.5mg/ml，注射速度不超过4ml/min。

2.静脉滴注，稀释至不超过0.5mg/ml，滴注速度不超过5~7ml/min。

本品注射液随放置时间而颜色加深，但不影响本品疗效。稀释后的本品可在室温下稳定48h。

【用药宣教】

1.使用本品前，必须排除癌性溃疡的可能性后方可用药。

2.较长时间用药，应定期检查肝肾功能。

法莫替丁

本品为抑制胃酸分泌药。

【理化性状】本品注射液为无色至微黄色的澄明液体；粉针为白色疏松块状物或粉末。

【用药评估】

1.对本品过敏者禁用。

2.肾衰竭或肝病患者、有药物过敏史者慎用。

3.儿童、老人慎用。

4.本品可经乳汁分泌，哺乳期妇女使用时应暂停哺乳。

【配伍禁忌】本品与两性霉素B、阿奇霉素、头孢吡肟存在配伍禁忌。

【相互作用】

1.与西咪替丁不同，本品不影响CYP酶的代谢作用，故与其他药物的相互作用明显较少。

2.本品与茶碱类药物合用，可增加后者的毒性。

【操作要点】本品可缓慢静脉注射(在2min内)20mg，或经15~30min静脉滴注，每12h可重复。可以用0.9%氯化钠注射液、5%葡萄糖注射液、10%葡萄糖注射液、乳酸林格注射液溶解和稀释本品。

【用药宣教】本品会掩盖胃癌症状，故应在排除肿瘤和食管、胃底静脉曲张后再给药。

二、质子泵抑制剂

奥美拉唑

本品为抑制胃酸分泌药。

【理化性状】本品为白色或类白色的疏松块状物或粉末；注射用奥美拉唑钠专用溶剂为无色的澄明液体，略黏稠。

【用药评估】

1.对本品过敏者禁用，严重肾功能不全者禁用。

2.肝、肾功能不全者慎用。

3.首先排除癌症的可能后才能使用本品。

4.老年患者使用本品肠溶制剂时生物利用度提高，清除率降低，故应慎用。

5.妊娠期妇女使用本品后可能造成胎儿损害，故妊娠期妇女禁用本品。

6.本品是否经乳汁分泌尚不明确，故哺乳期妇女应权衡利弊，谨慎用药。

【相互作用】

1.本品具有酶抑制作用，一些经CYP酶代谢的药物如地西泮、双香豆素、苯妥英等，其$t_{1/2}$可因合用本品而延长。

2.本品能显著升高胃内pH，可增加地高辛的吸收。

【操作要点】将药物用专用溶剂10ml溶解后制成静脉滴注用溶液，溶液应在4h内使用，静脉滴注速度不宜过快，40mg本品静脉滴注时间应在20~30min甚至更长。

【用药宣教】

1.应用本品期间不宜私自服用其他抗酸药或抑酸药。

2.用药期间应监测药物疗效(包括内镜检查溃疡是否愈合、进行尿素呼吸试验检查了解幽门螺杆菌是否被根除、检测基础胃酸分泌值以了解治疗卓-艾综合征的效果)及肝功能，长期服药者还应检查胃黏膜有无肿瘤样增生，用药超过3年者还应监测血清维生素B_{12}水平。

3.本品不宜长期大剂量使用，具体用药时间应严格遵医嘱。

4.对检验值的影响：本品可使^{13}C-尿素呼吸试验结果出现假阴性，故在本品治疗至少4周后才能进行此试验。

埃索美拉唑

本品为抑制胃酸分泌药。

【理化性状】本品为白色或类白色的疏松块状物或粉末；注射用埃索美拉唑钠专用溶剂为无色的澄明液体，略黏稠。

【用药评估】参见奥美拉唑。

【相互作用】参见奥美拉唑。

【操作要点】

1.静脉注射，溶于5ml 0.9%氯化钠注射液中在至少3min以上的时间内静脉注射。

2.静脉滴注，溶于100ml 0.9%氯化钠注射液中，在10~30min内静脉滴注。

【用药宣教】参见奥美拉唑。

泮托拉唑

本品为抑制胃酸分泌药。

【理化性状】本品粉针剂为白色或类白色疏松块状物或粉末。

【用药评估】

1.对本品过敏者禁用，严重肾功能不全者禁用。

2.肝、肾功能不全者慎用。

3.疑似出现胃溃疡时，首先排除癌症的可能后才能使用本品，以免因症状缓解而延误诊断。

【相互作用】

1.当与生物利用度取决于pH值的药物(如酮康唑)同时服用时，应考虑到本品对其吸收的影响。

2.本品通过CYP2C19代谢，从理论上讲，凡通过该酶系代谢的药物均不能排除与之产生相互作用的可能性。

【操作要点】临用前将10ml 0.9%氯化钠注射液注入冻干粉小瓶内，将溶解后的药液加入0.9%氯化钠注射液100~250ml中稀释后静脉滴注。

静脉滴注要求15~60min内滴完。本品溶解和稀释后必须在4h内用完，禁止用其他溶剂或其他药物溶解和稀释。

【用药宣教】如出现严重的过敏反应，必须立即停药。

兰索拉唑

本品为抑制胃酸分泌药。

【理化性状】本品粉针剂为白色或类白色疏松块状物或粉末。

【相互作用】

1.本品能延缓地西泮及苯妥英钠的代谢与排泄。

2.抗酸药和硫糖铝可降低本品的生物利用度，在使用前者1h内不应使用后者。

3.和奥美拉唑一样，本品也是CYP酶的微弱诱导剂，可能影响通过该酶代谢药物的药动学。

【操作要点】首先用5ml注射用水溶解30mg本品注射剂，不能用其他溶液溶解，溶解后的溶液可稀释于0.9%氯化钠注射液、林格注射液或5%葡萄糖注射液中静脉滴注。本品溶解和稀释后必须在12h内用完。

【用药宣教】使用前应排除胃癌的可能性。可出现便秘、腹泻、口渴、腹胀、头痛、贫血、白细胞减少、嗜酸性粒细胞增多、发热、皮疹、瘙痒等不良反应。

雷贝拉唑

本品为抑制胃酸分泌药。

【理化性状】本品粉针剂为白色或类白色疏松块状物或粉末。

【用药评估】参见泮托拉唑。

【相互作用】

1.本品具有酶抑制作用，一些经肝脏CYP酶代谢的药物如地西泮、双香豆素、苯妥英等，其$t_{1/2}$可因合用本品而延长。

2.本品能显著升高胃内pH，可增加地高辛的吸收。

【操作要点】静脉注射，使用前用5ml无菌注射用水溶解5~15min，也可进一步用5%葡萄糖注射液、葡萄糖氯化钠注射液稀释后静脉滴注。稀释液应在12h内使用。

【用药宣教】使用前应排除胃癌的可能性。常见的不良反应有恶心、皮疹和头痛，较严重时需停止治疗。

第二节　胃肠解痉药

间苯三酚

本品为胃肠动力调节药。

【理化性状】本品为无色或几乎无色的澄明液体；粉针剂为白色或类白色的疏松块状物或粉末。

【用药评估】

1.对本品过敏者禁用。

2.孕妇及哺乳期妇女慎用。

【相互作用】

1.本品不能与安乃近在同一注射针筒混合使用(可引起血栓性静脉炎)。

2.本品避免与吗啡及其衍生物合用，因这类药有致痉挛作用。

【操作要点】肌内或静脉注射，粉针剂需用注射用水溶解后注射。用5%或10%葡萄糖注射液稀释后静脉滴注。

【用药宣教】极少有过敏反应，表现为皮疹、荨麻疹等。

阿托品

本品为抗胆碱药。

【理化性状】本品为无色的澄明液体。

【用药评估】

1.对本品或其他抗胆碱药过敏者禁用。青光眼、前列腺增生及高热者禁用。

2.脑损害(尤其是儿童)、心律失常、充血性心力衰竭、冠心病、二尖瓣狭窄、反流性食管炎、胃幽门梗阻、食管与胃的运动减弱、下食管括约肌松弛、溃疡性结肠炎、胃溃疡及发热患者慎用。

3.奎尼丁可增强本品对迷走神经的抑制作用。

4.本品延缓胃排空，吸收快的药物可因此而延迟吸收(如对乙酰氨基酚)；而吸收慢的药物则因此而增加吸收量(如地高辛)。

5.孕妇、哺乳期妇女、婴幼儿及老年人慎用。

【配伍禁忌】本品与氨苄西林、肌苷、硫喷妥钠、氨氯西林存在配伍禁忌。

【相互作用】

1.本品与碱化尿液药合用，使本品排泄延迟、作用时间和毒性增加。

2.本品可增强丙吡胺与抗精神病药的抗胆碱效应，可推迟对乙酰氨基酚的镇痛作用，减少左旋多巴的吸收。

【操作要点】

1.本品静脉注射宜缓，小剂量多次给药在提高对部分不良反应耐受性的同时也会造成疗效减弱。

2.本品用于缓慢型心律失常时，需谨慎调整剂量，避免因剂量过大造成心率加快、心肌耗氧量增加甚至室颤。

3.治疗有机磷中毒时初始剂量为2~10mg，静脉小壶给药，每隔10~20min给药1次，出现“阿托品化”(即轻微阿托品中毒表现)后减量维持，不可突然停药，以免出现反跳现象。

4.药物过量时，洗胃，给予尼可刹米或注射新斯的明、毒扁豆碱或毛果芸香碱等，新斯的明皮下注射0.5~1mg，每15min给药1次，直至瞳孔缩小，症状缓解为止。

【用药宣教】

1.对其他颠茄生物碱不耐受者，对本品也不耐受。

2. 20岁以上存在潜隐性青光眼时，用药后有诱发青光眼的危险，用药应谨慎。

3.眼压异常者用药后可出现眼压明显升高，有激发青光眼急性发作的风险，故用药应谨慎。

4.由于用药后可出现视物模糊，故用药期间避免驾驶、操作机械或高空作业。

5.对诊断的干扰：酚磺酞试验时可减少酚磺酞的排出量。

东莨菪碱

本品为抗胆碱药。

【理化性状】本品注射剂为无色的澄明液体。

【用药评估】严重心脏病、器质性幽门狭窄或麻痹性肠梗阻患者禁用；青光眼、前列腺肥大患者慎用。

【配伍禁忌】本品禁止与碱、碘及鞣酸配伍。

【相互作用】

1.与其他抗胆碱能药、吩噻嗪类等药物合用时会增加毒性。

2.可拮抗甲氧氯普胺、多潘立酮等的促胃肠动力作用。

3.某些抗心律失常药(如奎尼丁、丙吡胺等)与本品合用要谨慎，因前者具有阻滞迷走神经作用，故能增强本品的抗胆碱能效应，导致口干、视物模糊、排尿困难，老年人尤应注意。

4.本品与拟肾上腺素能药物合用(如右旋苯丙胺5mg)，可增强止吐作用，减少本品的嗜睡作用，但口干更显著。

5.与三环类抗抑郁药(阿米替林等)合用时，两者均具有抗胆碱能效应，口干、便秘、视物模糊等副作用加剧，可使老年患者发生尿潴留，诱发急性青光眼及麻痹性肠道梗阻等，禁止与这两种药物合用。

6.本品分别与地高辛、呋喃妥因、维生素B_2等合用时，会明显增加后者的吸收。

7.应用本品或其他抗胆碱能药物期间，舌下含化硝酸甘油预防或治疗心绞痛时，因唾液减少使后者崩解减慢，从而影响其吸收，作用有可能推迟及(或)减弱。

【操作要点】皮下或肌内注射时要注意避开神经与血管，如需反复注射宜在不同部位左右交替注射。

【用药宣教】

1.出现过敏反应时应停药。

2.对于血压偏低者应用本品时，应注意防止产生体位性低血压。

3.本品不得与抗抑郁药、抗精神病药或抗帕金森药合用。

山莨菪碱

本品为抗胆碱药。

【理化性状】本品注射液为无色的澄明液体。

【用药评估】

1.对本品过敏者禁用。颅内压增高、脑出血急性期、青光眼、前列腺肥大及尿潴留患者禁用。

2.心律失常、严重心力衰竭及肺功能不全者慎用。

【配伍禁忌】本品与地西泮存在配伍禁忌，不得于同一注射器中应用。

【相互作用】

1.本品与金刚烷胺、吩噻嗪类药、三环类抗抑郁药、扑米酮、普鲁卡因胺及其他抗胆碱药合用，可使不良反应增加。

2.本品与单胺氧化酶制剂(包括呋喃唑酮和丙卡巴肼)伍用，可加强抗毒蕈碱作用的副作用。

3.本品能减弱胃肠运动和延迟胃排空，对一些药物产生影响，如红霉素在胃内停留过久降低疗效，对乙酰氨基酚吸收延迟，地高辛、呋喃妥因等药物的吸收增加。

【操作要点】

1.如患者口干明显，可口含酸梅或维生素C缓解，静脉滴注过程中如出现排尿困难，可肌内注射新斯的明0.5~1mg或氢溴酸加兰他敏2.5~5mg以解除症状。

2.用量过大，给予1%硝酸毛果芸香碱0.25~0.5ml，每隔15~20min皮下注射1次解救，亦可给予新斯的明或氢溴酸加兰他敏。

【用药宣教】参见“阿托品”。

第三节　胃肠动力药

甲氧氯普胺

本品为止吐药。

【理化性状】本品注射液为无色的澄明液体。

【用药评估】

1.对普鲁卡因或普鲁卡因胺过敏者禁用。胃肠道出血、机械性肠梗阻或穿孔、癫痫、嗜铬细胞瘤、因行化疗和放疗而呕吐的乳腺癌患者、有抗精神病药物致迟发性运动功能不全史者禁用。

2.肝、肾衰竭者慎用。

【相互作用】

1.与对乙酰氨基酚、左旋多巴、锂化物、四环素、氨苄西林、乙醇和地西泮等同用时，胃内排空增快，使后者在小肠内吸收增加。

2.与乙醇或中枢抑制药等同时并用，镇静作用均增强。

3.与抗胆碱能药物和麻醉止痛药物合用有拮抗作用。

4.与抗毒蕈碱麻醉性镇静药并用，本品对胃肠道的能动性效能可被

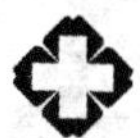

抵消。

5.由于本品可释放儿茶酚胺，正在使用单胺氧化酶抑制剂的高血压患者，使用时应注意监控。

6.与阿扑吗啡并用，后者的中枢性与周围性效应均被抑制。

7.与西咪替丁、慢溶型剂型地高辛同用，后者的胃肠道吸收减少，如间隔2h服用可以减少这种影响；本品还可增加地高辛的胆汁排出，从而改变其血药浓度。

8.与能导致锥体外系反应的药物，如吩噻嗪类药等合用，锥体外系反应发生率与严重性均有所增加。

【操作要点】

1.肌内注射　每次10~20mg。每天剂量不宜超过0.5mg/kg，否则易引起锥体外系反应。

2.静脉滴注　每次10~20mg。用于不能口服者或治疗急性呕吐。本品可用0.9%氯化钠注射液、5%葡萄糖注射液、葡萄糖氯化钠注射液、林格注射液、乳酸林格注射液稀释，剂量超过10mg时，液体量应大于50ml。稀释后的本品注射液可在室温下避光保存24h。用0.9%氯化钠注射液稀释后的本品在冷冻下可保存4周。

3.本品静脉注射速度宜缓，于1~2min内注射完毕，快速给药易出现躁动不安，随即进入昏睡状态。

4.本品遇光变成黄色或黄棕色后毒性增高，故用药前应仔细检查。

【用药宣教】

1.对晕动病所致呕吐无效。

2.醛固酮与血清催乳素浓度可因使用本品而升高。

3.严重肾功能不全患者剂量至少须减少60%，这类患者容易出现锥体外系症状。

4.因本品可降低西咪替丁的口服生物利用度，若两药必须合用，间隔时间至少要1h。

第四节　肝、胆相关疾病治疗药

亮菌甲素

本品为肝病辅助用药。

【理化性状】本品注射为带有蓝色荧光的黄色澄明液体；粉针剂为黄色或淡黄色的冻干块状物。

【用药评估】

1.严重胆道梗阻者禁用。

2.对本品过敏者禁用。

【配伍禁忌】与硫普罗宁、人血白蛋白、丙种球蛋白、肌苷、三磷腺苷存在配伍禁忌。

【操作要点】

1.肌内注射，如用粉针剂，可用0.9%氯化钠注射液1~2ml稀释后使用。

2.静脉滴注，5%葡萄糖注射液或0.9%氯化钠注射液稀释后使用。

【用药宣教】如有上腹不适或轻微腹泻，停药，症状可消失。

腺苷蛋氨酸

本品为肝病辅助用药。

【理化性状】本品为白色或几乎白色的冻干块状物。

【用药评估】对本品过敏者禁用。

【配伍禁忌】本品不应与碱性溶液或含钙溶液混合。

【相互作用】有报道服用腺苷蛋氨酸和氯米帕明的患者出现血清素综合征。同时给予腺苷蛋氨酸和选择性5-羟色胺再摄取抑制剂(SSRIs)、三环类抗抑郁剂(包括氯米帕明)以及含有色氨酸基团的药品和植物源性营养补充剂时，应谨慎。

【操作要点】

1.本品粉针剂须在临用前用所附溶剂溶解。本品注射剂溶解后，保存时间不应超过6h。

2.用于静脉注射时，需缓慢注射。

【用药宣教】

1.对本品特别敏感的患者，偶可引起昼夜节律紊乱。

2.可引起浅表性静脉炎，恶心、腹泻、出汗和头痛等。

3.发生不良反应后一般不必中断治疗，对昼夜节律紊乱的患者，睡前服用催眠药可减轻症状。

4.有血氨增高的肝硬化患者，应用本品时应注意监测血氨水平。

门冬氨酸鸟氨酸

本品为肝病辅助用药。

【理化性状】本品注射液为淡黄色澄明液体；粉针剂为白色或类白色的疏松块状物。

【用药评估】严重肾衰竭、乳酸或甲醇中毒者禁用。

【配伍禁忌】本品与维生素K_1存在配伍禁忌。

【操作要点】

1.使用时先将本品用适量注射用水充分溶解，再加入到0.9%氯化钠注射液或5%、10%葡萄糖注射液中，最终门冬氨酸鸟氨酸的浓度不超过2%，缓慢静脉滴注。

2.出现胃肠道反应时，应减慢滴速。

【用药宣教】

1.大剂量使用时，应注意监测血及尿中的尿素氮。

2.如果患者的肝功能已经完全受损，输液速度必须根据患者的个体情况来调整，以免引起恶心和呕吐。

3.药物过量可能会出现胃肠道反应。

甘草酸二铵

本品为肝病辅助用药。

【理化性状】本品注射液为无色澄明的液体；粉针剂为白色或类白色冻干块状物或粉末。

【用药评估】

1.严重低钾血症、高钠血症、高血压、心力衰竭、肾衰竭患者禁用。

2.新生儿、婴幼儿的剂量和不良反应尚未确定，不推荐使用。

3.孕妇不宜使用。

4.哺乳期妇女使用时应暂停哺乳。

【配伍禁忌】本品与葡萄糖酸钙、氟罗沙星、左氧氟沙星存在配伍禁忌。

【相互作用】与依他尼酸、呋塞米、乙噻嗪等利尿剂并用时，可增强本品的排钾作用，易导致血钾下降，应特别注意。

【操作要点】本品未经稀释不得进行注射，注射液用10%葡萄糖注射液250ml稀释后缓慢静脉滴注；粉针剂用注射用水溶解后，再以10%葡萄糖注射液250ml稀释后缓慢静脉滴注。

【用药宣教】治疗过程中应定期检测血压、血清钾、钠浓度，如出现高血压、血钠潴留、低血钾等情况应停药或适当减量。

异甘草酸镁

本品为肝细胞保护剂。

【理化性状】本品注射液为无色澄明液体。

【用药评估】

1.严重低钾血症、高钠血症、高血压、心力衰竭、肾衰竭的患者禁用。

2.新生儿、婴幼儿的剂量和不良反应尚未确定，不推荐使用本品。

3.老年人慎用。

4.孕妇及哺乳期妇女，目前尚未有这方面的用药经验，暂不推荐使用。

【配伍禁忌】本品与地西泮、帕珠沙星、环丙沙星、奥美拉唑、加替沙星、长春西汀、氨溴索、腺苷蛋氨酸、依替米星、卡泊芬净、昂丹司琼等存在配伍禁忌。

【相互作用】与依他尼酸、呋塞米等噻嗪类及三氯甲噻嗪、氯噻酮等降压利尿剂并用时，可增强本品的排钾作用，易导致血清钾的下降，应注意观察。

【操作要点】用10%葡萄糖注射液250ml稀释后静脉滴注。

【用药宣教】

1.治疗过程中，应定期测血压和血清钾、钠浓度。

2.本品可能引起假性醛固酮增多症，治疗过程中如出现发热、皮疹、高血压、血钠潴留、低血钾等情况，应停药。

促肝细胞生长素

本品为肝病辅助用药。

【理化性状】本品注射液为淡黄色透明液体；粉针剂为类白色或微

黄色的冻干块状物或粉末。

【用药评估】对本品过敏者禁用。过敏体质者慎用。

【配伍禁忌】本品与前列地尔存在配伍禁忌。

【操作要点】

1.临床应单独给药；需合并使用其他药物时，应分别滴注，且两组给药之间需冲管。

2.用10%葡萄糖注射液250ml稀释后缓慢静脉滴注。

3.溶解后为淡黄色透明液体，已变为棕黄色时禁用；新鲜配制有沉淀、浑浊时禁用。

【用药宣教】本品可引起过敏性休克等严重过敏反应，应在有抢救条件的医疗机构使用，用药后出现过敏反应或其他严重不良反应须立即停药并及时救治。

葡醛内酯

本品为肝病辅助用药。

【理化性状】本品注射液为无色澄明液体。

【用药评估】对本品过敏者禁用。

【操作要点】肌内注射或静脉注射，用葡醛酸钠(1.33相当于葡醛内酯1g)，每次0.133~0.266g，每天1~2次。

【用药宣教】用药期间避免阳光直射、高温。

还原型谷胱甘肽

本品为肝病辅助用药。

【理化性状】本品注射液为无色澄明液体；粉针剂为白色粉末。

【用药评估】

1.对本品高度过敏者禁用。

2.孕妇及哺乳期妇女不推荐使用。

3.老年人用药应从最小剂量开始。新生儿、早产儿、婴儿和儿童应慎用。

【配伍禁忌】本品与泮托拉唑、兰索拉唑、川芎嗪存在配伍禁忌。

【操作要点】

1.本品可肌内注射，也可缓慢静脉注射，或加入100~500ml 0.9%氯化钠注射液或5%葡萄糖注射液中静脉滴注。

2.注射剂溶解后应立即使用，剩余溶液不可再用。

【用药宣教】

1.本品在医师监护下，在医院内使用。

2.如在用药过程中出现出疹、面色苍白、血压下降、脉搏异常等症状，应立即停药。

3.应避免同一部位反复注射。

苦参素

本品为肝病辅助用药。

【理化性状】本品注射液为几乎无色至微黄色的澄明液体；粉针剂为白色或类白色块状物或粉末。

【用药评估】

1.对本品过敏者禁用。

2.有严重血液、心、肝、肾及内分泌疾病患者禁用。

3.孕妇不宜使用。

4.哺乳期妇女慎用。

【相互作用】

1.与中枢抑制药(如水合氯醛)合用有协同作用。

2.本品可易化士的宁的惊厥效应。

3.本品与中枢兴奋药(如苯丙胺)合用有拮抗作用。

【操作要点】粉针剂用灭菌注射用水2ml溶解后肌内注射。静脉滴注，可溶于5%葡萄糖注射液或0.9%的氯化钠注射液100~250ml中应用，滴注速度以约每分钟60滴为宜。

【用药宣教】

1.尚未有儿童使用本品的经验。

2.长期使用应密切注意肝功能变化。

复方二氯醋酸二异丙胺

本品为肝病辅助用药。

【理化性状】本品注射液为无色的澄明液体；粉针剂为白色或类白色疏松块状物或粉末。

【用药评估】

1.对本品过敏者、重度肾功能不全者禁用。

2.孕妇慎用，哺乳期妇女使用本品时应暂停哺乳。

3.低血压患者、儿童慎用。

【操作要点】

1.本品可肌内注射、静脉注射和静脉滴注。

2.静脉滴注时用5%或10%葡萄糖注射液或0.9%氯化钠注射液稀释至适量(50~100ml)后滴注。

【用药宣教】

1.滴注时需减慢滴速，并使患者卧床，低血压患者慎用。

2.老年患者使用本品前应检查肾功能，肾功能不全的老年患者，使用本品时应注意调整剂量。

3.长期大剂量使用本品可导致四肢麻痹、白内障等。一旦过量，应采用催吐、洗胃等措施，并大量饮水和使用利尿药，促使本品尽快排出体外。

肝水解肽

本品为肝病辅助用药。

【理化性状】本品注射液为微黄色至淡黄色或淡黄棕色的澄明液体；粉针剂为白色或类白色疏松冻干块状物。

【用药评估】

1.对本品过敏者禁用。

2.肝昏迷、严重氮质血症及氨基酸代谢障碍者禁用。

【配伍禁忌】本品与对氨基水杨酸钠存在配伍禁忌。本品与地塞米松混合后，立即出现白色絮状沉淀。所以临床使用时应避免同时和连续使用，如需联合使用，必须给予足够的冲管液体。

【操作要点】

1.肌内注射：粉针剂用灭菌注射用水2ml溶解后注射。

2.静脉滴注：用5%或10%葡萄糖注射液500ml稀释后缓慢滴注。

【用药宣教】本品为生物制剂，长时间高温能使本品变浑浊或形成沉淀，不可使用。

多烯磷脂酰胆碱

本品为肝病辅助用药。

【理化性状】本品注射液为黄色澄清液体。

【用药评估】

1.对大豆制剂、本品过敏者禁用。

2.本品注射剂中含有苯甲醇，新生儿和早产儿禁用。

3.不推荐孕妇和哺乳期妇女使用。

【配伍禁忌】本品注射剂严禁用电解质溶液稀释。

【操作要点】

1. 静脉注射　每天232.5~465mg，缓慢静脉注射，严重病例剂量可加倍，不可与其他任何注射液混合注射。

2. 静脉滴注　每天465~930mg，严重病例剂量可加倍，只能用不含电解质的葡萄糖注射液(如5%或10%葡萄糖溶液,5%木糖醇溶液)稀释。

【用药宣教】

1.使用本品时，应避免对肝脏有害物质(如乙醇等)的摄入，以防止有害物质对肝脏的损害。

2.本品为辅助治疗药，第一次使用本品前应咨询医师。治疗期间应定期到医院检查。

3.由于本品含有大豆油成分，可能会导致严重的过敏反应。

4.对于慢性肝炎患者，使用本品治疗后如不能明显改善主观临床症状，应停药并就医。

5.如相关症状加重或出现新症状，可能是疾病恶化的征兆，应立即就医。

硫普罗宁

本品为肝病辅助用药。

【理化性状】本品注射液为无色澄明液体；粉针剂为白色疏松块状物。

【用药评估】

1.对本品过敏者禁用。

2.重症肝炎并伴有高度黄疸、顽固性腹水、消化道出血等并发症的肝病患者禁用。

3.肾功能不全合并糖尿病者禁用。

4急性重症铅、汞中毒患者禁用。

5.既往使用本品时发生过粒细胞缺乏症、再生障碍性贫血、血小板减少或其他严重不良反应者禁用。

6.老年患者、有哮喘病史的患者、既往使用青霉胺时发生过严重不良反应的患者慎用。

7.哺乳期妇女使用时，应暂停哺乳。

【配伍禁忌】本品与利福霉素、多烯磷脂酰胆碱、呋塞米存在配伍禁忌。

【相互作用】本品不得与具有氧化作用的药物合用。

【操作要点】

1.粉针剂使用前，每100mg本品先用专用溶剂5%的碳酸氢钠(pH8.5)溶液2ml溶解，再用5%~10%的葡萄糖注射液或0.9%氯化钠注射液250~500ml稀释后，静脉滴注。

2.注射液可直接用5%~10%的葡萄糖注射液或0.9%氯化钠注射液稀释。

【用药宣教】

1.对于曾出现过青霉胺毒性的患者，使用本品应从较小的剂量开始。

2.如出现胃肠道反应、蛋白尿时应减量或停药，出现疲劳感和肢体麻木应停服。

3.如果外周白细胞计数降到3.5×10^6/ml以下，或者血小板计数降到10×10^6/ml以下，建议停药。

4.应定期进行下列检查以监测本品的毒性：外周血细胞计数、血小板计数、血红蛋白、血浆白蛋白、肝功能、24h尿蛋白。此外，治疗中每3个月或每6个月应检查一次尿常规。

第五节　其他消化系统用药

辅酶A

本品为消化系统用药。

【理化性状】本品粉针剂为白色或类白色的冻干块状或粉状物。

【用药评估】急性心肌梗死患者禁用，对本品过敏者禁用。运动员慎用。

【相互作用】与三磷酸腺苷、细胞色素C等合用可增强疗效。

【操作要点】

1.静脉滴注，临用前用5%葡萄糖注射液500ml溶解后应用。

2.肌内注射，临用前用氯化钠注射液2ml溶解后应用。

奥曲肽

本品为消化系统用药。

【理化性状】本品注射液为无色的澄明液体；粉针剂为白色疏松块状物。

【用药评估】

1.对本品中任一成分过敏者禁用。

2.糖尿病、高尿酸血症、全身感染、肾脏、胰腺功能异常及胆石症患者慎用。

3.孕妇及哺乳期妇女慎用。

【配伍禁忌】本品与头孢替安、肠外营养剂等存在配伍禁忌。

【相互作用】

1.与环孢素合用，可减少小肠对后者的口服吸收。

2.与西咪替丁合用，可延缓后者的口服吸收。

【操作要点】

1.药液应在达到室温后使用，且避免同一部位短期注射多次，以减少局部不适感。

2.在两餐之间或卧床休息时给药，可减少胃肠道不良反应。

3.胰岛素瘤患者，用药期间应严密监测。频繁的小剂量给药，可减少血糖的明显波动。

4.由于分泌生长激素的垂体肿瘤有时可扩散而引起严重并发症(如视野缺损)，治疗中如发现肿瘤扩散应立即更换其他治疗措施。

5.本品药液配制后应立即使用，如不立即使用，可保存于2~8℃环境下。本品重新配制药液、用溶剂稀释、冰箱保存直至用药结束时间不应超过24h。

6.本品可皮下注射或持续静脉滴注，静脉滴注速度为0.025μg/h，可用0.9%氯化钠注射液或葡萄糖注射液稀释。

【用药宣教】

1.本品可影响食物中脂肪的吸收。

2.本品可改变糖尿病患者对胰岛素的需求，应注意调整胰岛素的剂量。

3.老年人更易引发不良反应，故用药期间应密切观察，避免出现严重不良反应。

4.患者治疗前后每6~12个月进行胆囊超声检查，对糖尿病患者应密切监测其血糖水平。

加贝酯

本品为消化系统用药。

【理化性状】本品为白色或类白色的冻干块状物或粉末。

【用药评估】对本品过敏者、孕妇和儿童禁用。

【操作要点】

1.先以注射用水5ml溶解冻干粉，充分溶化后再加入5%葡萄糖注射液或林格液500ml中。应控制输注速度，每小时1mg/kg，不可过快。

2.用药前应备好过敏性休克的急救措施。

3.药液应现配现用，输注时，药液不可溢出血管外，以免造成组织损伤。

【用药宣教】

1.多次输注需要更换部位。

2.哺乳期妇女使用时应暂停哺乳。

乌司他丁

本品为消化系统用药。

【理化性状】本品为无色至淡黄色澄明液体；粉针剂为白色或微黄色冻干块状物。

【用药评估】

1.对本品过敏者禁用。

2.老年人应从最低剂量起用药。

【配伍禁忌】本品应避免与甲磺酸加贝酯制剂或球蛋白制剂混注。

【操作要点】

1.急性胰腺炎、慢性复发性胰腺炎，初期每次100000单位溶于500ml5%葡萄糖注射液或氯化钠注射液中静脉滴注，每次1~2h，每日1~3次，以后随症状消退而减量。

2.急性循环衰竭，每次100000单位溶于500ml 5%葡萄糖注射液或氯化钠注射液中静脉滴注，每次1~2h，每日1~3次，或每次100000单位溶于5~10ml 0.9%氯化钠注射液中，缓慢静脉注射，每日1~3次。并可根据年龄、症状适当增减。

【用药宣教】

1.本品溶解后应迅速使用。

2.本品用于急性循环衰竭时，应注意不能代替一般的休克疗法(输液法、吸氧、外科处理、抗生素等)，休克症状改善后即终止给药。

聚桂醇

本品为硬化剂。

【理化性状】本品为无色的澄明液体，摇时有少量的泡沫产生。

【用药评估】患者处于休克状态或对本品过敏者禁用。

【相互作用】由于本品也是一种局麻剂，有局部镇痛作用，当与麻醉剂合用时有增加心脏麻醉的危险(抗心律失常作用)。

【操作要点】切记勿注入动脉血管。

【用药宣教】应严格按照操作规程作好术前准备和术后护理。

生长抑素

本品为消化系统用药。

【理化性状】本品为白色或类白色的疏松块状物或粉末。

【用药评估】

1.对本品过敏的患者，不得使用此药。

2.孕妇不得使用本品，除非无其他安全替代措施。

【配伍禁忌】本品与埃索美拉唑存在配伍禁忌。

【相互作用】

1.本品可延长环己烯巴比妥导致的睡眠时间，且加剧戊烯四唑的作用，所以不应与这类药物或产生同样作用的药物同时使用。

 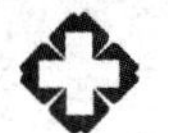

2.由于生长抑素与其他药物的相互作用未建立，所以建议单独给药。

【操作要点】静脉滴注，连续给药前，须用本品3mg配备够使用12h的药液(溶剂可为0.9%氯化钠注射液或5%葡萄糖注射液)。给药期间应不间断地输入，换药间隔不宜超过3min。可通过输液泵给药。

【用药宣教】

1.由于本品抑制胰岛素及胰高血糖素的分泌，在治疗初期会导致血糖水平短暂的下降。

2.胰岛素依赖型糖尿病患者使用本品后，每隔3~4h应测试1次血糖浓度。给药期间，尽可能避免使用葡萄糖。必要的情况下应使用胰岛素。

第七章　泌尿系统用药

第一节　利尿药

呋塞米

本品为袢利尿药。

【理化性状】本品注射液为无色或几乎无色的澄明液体。

【用药评估】

1.对本品过敏者、哺乳期妇女禁用。

2.低钾血症、肝昏迷、足量使用洋地黄的患者禁用。

3.老年人、儿童、晚期肝硬化及痛风患者慎用。

4.有氮质血症者禁用。

5.孕妇使用本品的安全性尚未建立，应权衡利弊。

【配伍禁忌】

1.本品注射液呈碱性，禁止与葡萄糖注射液或其他酸性溶液混合或稀释。

2.有报道本品注射液与盐酸地尔硫䓬、盐酸多巴酚丁胺、盐酸多巴胺、盐酸拉贝洛尔、盐酸咪达唑仑、乳酸米力农、盐酸尼卡地平和维库溴铵混合可出现肉眼可见沉淀。

3.肠外营养液、苯磺顺阿曲库铵和左氧氟沙星与本品不相溶。

【相互作用】

1.本品不宜与氨基糖苷类抗生素合用，以免增加耳毒性。

2.本品与头孢噻啶、头孢噻吩和头孢乙腈配伍时，可增加后三种药的肾脏毒性。

3.本品与吲哚美辛合用，影响后者在肠道的吸收并对抗后者的升血压作用。

4.本品能增强降压药的作用，合用时须适当减少降压药的用量。

5.本品是和氯噻嗪类结构相似的磺胺型药物，能降低动脉对拟交感胺(如去甲肾上腺素)的反应，并能增加筒箭毒碱的肌肉松弛及麻痹作用，因此，手术前一周应停用本品。

6.本品与甘露醇合用可增强降低颅内压的作用。

7.本品与丙磺舒合用，可加强利尿作用。

8.本品与水合氯醛合用，可产生心动过速、血压下降等不良反应。

9.长期应用苯妥英钠或苯巴比妥的患者使用本品，可见利尿作用降低。

10.所有非甾体抗炎药均可减弱本品的疗效。

【操作要点】

1.本品静脉注射必须缓慢，不宜与其他药物混合注射。可将200~400mg加于0.9%氯化钠注射液100ml内静脉滴注。

2.本品长期大量用药时应注意监测血中电解质浓度。

3.少尿或无尿患者应用本品最大剂量后24h仍无效时应停药。

4.药物过量可引起心脏骤停。一旦发生心脏骤停，必须就地抢救，给予心肺复苏等治疗措施。

【用药宣教】

1.本品主要不良反应有电解质紊乱，常见低钾、低钠和低氯性碱中毒。

2.使用本品可能出现轻微恶心、腹泻、药疹、瘙痒、视物模糊等不良反应。

3.使用本品有时可发生直立性头晕、乏力、疲倦、肌肉痉挛、口渴，少数病例有白细胞减少，偶见肝损害、血小板减少、粒细胞减少，肝炎患者易产生肝昏迷、多形性红斑。

4.长期服用本品可引起高尿酸血症、胃肠道障碍、过敏反应、血糖升高、胃及十二指肠溃疡。

托拉塞米

本品为高效髓袢利尿剂。

【理化性状】本品注射液为无色或几乎无色的澄明液体；粉针剂为白色或类白色的疏松块状物或粉末。

【用药评估】

1.已知对本品或磺酰脲类药物过敏的患者禁用。

2.无尿的患者禁用。

3.肝硬化和腹水的肝病患者慎用。

4.尚未明确本品是否可经乳汁分泌，哺乳期妇女慎用。

5.儿童用药的安全性及有效性尚未确定。

【相互作用】

1.不宜与氨基糖苷类抗生素合用，以免增加耳毒性。

2.吲哚美辛会部分地抑制本品的促尿钠排泄作用。

3.同时服用地高辛使本品的AUC增加50%，但无需调整本品的剂量。

4.动物实验中，考来烯胺会使口服本品的吸收率下降，不推荐两药合用。

5.同时服用丙磺舒会使本品的利尿作用下降。

6.本品合用其他利尿剂可使发生锂中毒的风险增加，必须慎重。

7.本品可加强箭毒样肌松药和茶碱类药物的作用。

8.本品可降低去甲肾上腺素和肾上腺素的作用。

9.本品引起的低钾可加重强心苷类的不良反应。

10.本品可加强盐和糖皮质激素和轻泻剂的钾消耗作用。

11.本品可加强抗高血压药物的作用。

12.使用大剂量水杨酸盐类时，本品可增加水杨酸盐类的毒性。

【操作要点】

1.本品可以静脉注射，也可以用5%葡萄糖注射液或0.9%氯化钠注射液稀释后进行静脉滴注。

2.静脉注射后10min内可见明显利尿，作用维持8h。

3.静脉注射时，应缓慢注射，时间在2min以上，单次用药的剂量不能超过200mg。

4.使用本品期间应定期监测血钾。

【用药宣教】

1.开始使用本品前必须纠正排尿障碍，尤其是老年患者。

2.肝硬化腹水患者使用本品进行利尿时，应住院治疗。此类患者如利尿过快，可造成严重的电解质紊乱和肝性脑病。

3.使用本品初期，由其他药物转为使用本品或开始一种新的辅助药物治疗时，可影响个别患者的警觉性(如驾驶或操作机械时的警觉性)。

布美他尼

本品为高效髓袢利尿剂。

【理化性状】本品注射液为无色的澄明液体；粉针剂为白色或类白色的疏松块状物。

【用药评估】

1.对本品以及磺胺药、噻嗪类利尿药过敏者禁用。

2.妊娠三个月以内的孕妇禁用。

3.无尿或重度肾功能不全患者慎用，后者因须加大剂量，故用药间隔时间应延长，以免出现耳毒性等不良反应。

4.糖尿病患者慎用。

5.高尿酸血症或有痛风病史者慎用。

6.重度肝功能不全患者慎用，因水电解质紊乱可诱发肝昏迷。

7.急性心肌梗死患者慎用，因过度利尿可促发休克。

8.胰腺炎患者或有此病史者慎用。

9.有低钾血症倾向者，尤其是应用洋地黄类药物或有室性心律失常的患者慎用。

10.前列腺肥大患者慎用。

【配伍禁忌】本品忌与雷莫司琼、奈西立肽混合配伍。

【相互作用】

1.肾上腺皮质激素、促肾上腺皮质激素及雌激素能降低本品的利尿作用，并增加电解质紊乱尤其是低钾血症的发生机会。

2. NSAIDs能降低本品的利尿作用，肾损害机会也增加，这与前者抑制前列腺素合成，减少肾血流量有关。

3.本品与拟交感神经药及抗惊厥药合用时，利尿作用减弱。

4.本品与氯贝丁酯(安妥明)合用，两药的作用均增强，并可出现肌肉酸痛、强直。

5.本品与多巴胺合用，利尿作用加强。

6.饮酒、含乙醇的制剂及可引起血压下降的药物能增强本品的利尿和降压作用。

7.本品与巴比妥类药物、麻醉药合用，易引起体位性低血压。

8.本品可使尿酸排泄减少，血尿酸升高，故与治疗痛风的药物合用时，后者的剂量应作适当调整。

8.本品可降低降血糖药的疗效。

9.本品会降低抗凝药物和抗纤溶药物的作用，主要是利尿后的血容量下降，致血中凝血因子浓度升高，且利尿可改善肝的血液供应，使肝脏合成凝血因子增多。

10.本品可加强非去极化肌松药的作用，此与血钾下降有关。

【操作要点】

1.静脉或肌内注射，起始0.5~1mg，必要时每隔2~3h重复，最大剂量为每日10mg。

2.用药期间定期监测电解质，尤其是合用洋地黄类药物或皮质激素类药物以及肝、肾功能不全患者。

3.用药期间应定期监测血压，尤其是用于降压、大剂量应用或用于老年人时。

4.用药期间应定期监测肾功能、肝功能、血糖、血尿酸、酸碱平衡情况以及听力。

【用药宣教】

1.常见的不良反应为大剂量或长时间用药后引起水和电解质紊乱。其他还有恶心、眩晕、呕吐、腹部不适、皮疹、肌肉痉挛、男子乳腺发育、白细胞减少、血小板减少、血糖和尿酸浓度升高。

2.强大的利尿作用增加近曲小管对钙的重吸收，可使血钙升高。

3.本品可能引起肌痛，尤其在使用大剂量时。

依他尼酸

本品为袢利尿药。

【理化性状】本品粉针剂为白色或几乎白色结晶粉末。

【用药评估】

1.严重水样腹泻患者禁用。

2.婴幼儿、妊娠期妇女禁用。

3.严重肝、肾功能不全、糖尿病、低血压、前列腺增生、急性心肌梗死(过度利尿可促发休克)、高尿酸血症或有痛风病史者、胰腺炎或有此病史者、有低钾血症倾向者(尤其是应用洋地黄类药物或有室性心律失常者)、红斑狼疮患者(本品可诱发或加重病情)、代谢性碱中毒者、电解质紊乱者慎用。

【配伍禁忌】本品忌与肌苷、奈西立肽配伍。

【相互作用】参见布美他尼。

【操作要点】

1.起始剂量为50mg或0.5~1mg/kg，用5%葡萄糖注射液或0.9%氯化钠注射液稀释至1mg/ml后缓慢滴注。必要时2~4h后重复，有反复者可每4~6h重复1次，危重情况可每小时重复1次，一般每日剂量不超过100mg。

2.少尿或无尿患者使用最大剂量后24h无效时应停药。

3.给药应剂量个体化，从最小有效剂量开始，随后根据具体情况调整剂量，以减少水、电解质紊乱等不良反应。

4.本品与华法林合用时应密切监测凝血酶原时间和国际标准化比值(INR)。

【用药宣教】

1.本品的不良反应与呋塞米相似，胃肠道反应比呋塞米更为常见。

2.耳毒性较呋塞米重，一般是暂时性的，偶见难恢复者。

3.尚可引起肝功能异常、黄疸、皮疹、血尿酸和血糖升高、粒细胞减少和血小板减少。

第二节　脱水药

甘露醇

本品为脱水药。

【理化性状】本品注射液为无色的澄明液体。

【用药评估】

1.肺充血或肺水肿、脑出血、充血性心力衰竭及进行性肾衰竭患者禁用。

2.因本品可透过胎盘，孕妇一般不宜使用。

3.心功能不全、因脱水而尿少的患者慎用。

4.尚未明确本品是否可分泌到乳汁中，哺乳期妇女慎用。

5.本品主要经肾排泄，肾功能不全患者发生毒性反应的风险增加。老年人应适当控制用量并注意监测肾功能。

【配伍禁忌】

1.本品不能加入全血输液或通过与输血相同的途径给予。

2.本品避免与无机盐类药物配伍，以免引起结晶析出。

【相互作用】

1.本品可增强利尿药、碳酸酐酶抑制药的利尿和降眼内压作用。

2.本品可增强洋地黄类药物的毒性作用(与低钾血症有关)。

【操作要点】

1.本品注射速度过快，可产生一过性头痛，视物模糊、眩晕、畏寒及注射部位轻度疼痛等。应调整好输注速度。

2.气温较低时常析出结晶，可用热水加温振摇溶解后使用。

3.注射时不可漏出血管，否则可发生局部组织肿胀，严重时可引起组织坏死。

4.药物过量时，应尽早洗胃，给予支持对症处理，并密切随防血压、电解质和肾功能。

5.常用量：

(1) 利尿：按体重1~2g/kg，一般用20%注射液250ml静脉滴注，并调整剂量使尿量维持在每小时30~50ml。

(2) 治疗脑水肿、颅内高压和青光眼：按体重0.25~2g/kg，配制成15%~25%浓度于30~60min内静脉滴注。当患者衰弱时，剂量应减小至0.5g/kg。严密随访肾功能。

(3) 鉴别肾前性少尿和肾性少尿：按体重0.2g/kg，以20%浓度于3~5min内静脉给药，如用药后2~3h以后每小时尿量仍低于30~50ml，最多再用一次，如仍无反应则应停药。已有心功能减退或心力衰竭者慎用或不宜使用。

(4) 预防急性肾小管坏死：先给予12.5~25g，10min内静脉滴注，若无特殊情况，再给50g，1h内静脉滴注，若尿量能维持在每小时50ml以上，则可继续应用5%注射液静脉滴注；若无效则立即停药。

(5) 治疗药物、毒物中毒：50g以20%注射液静脉滴注，调整剂量使尿量维持在每小时100~500ml。

(6) 肠道准备：术前4~8h，10%注射液1000ml于30min内口服完毕。

【用药宣教】

1.常见的不良反应为水和电解质失调。

2.尚可出现过敏反应如喷嚏、咽喉水肿、呼吸困难、荨麻疹、紫癜及意识丧失。

3.静脉滴注可出现恶心、呕吐、头痛、眩晕、寒战、发热、心动过速、胸痛、低钠血症、尿潴留、脱水、视物模糊、惊厥、肺水肿、低血压或高血压等。

4.大剂量久用可引起肾小管损害及血尿。

山梨醇

本品为甘露醇的异构体，作用与甘露醇相似但较弱。

【理化性状】本品注射液为无色的澄明液体。

【用药评估】

1.确诊为急性肾小管坏死的无尿患者，包括对试用山梨醇无反应者禁用，因山梨醇积聚引起血容量增多，加重心脏负担。

2.严重失水者禁用。

3.颅内活动性出血者禁用，因扩容加重出血，但颅内手术时除外。

4.急性肺水肿或严重肺瘀血者禁用。

5.心脏功能不全或因脱水所致尿少患者慎用。

6.有活动性脑出血患者，除在手术中外，不宜应用。

【相互作用】

1.与聚磺苯乙烯钠合用可使结肠坏死的发生率增加。

2.与氟哌利多合用可增加心脏毒性(如Q-T间期延长、尖端扭转性心动过速、心脏停搏)，特别是存在可致Q-T间期延长危险因素(如缓泻剂治疗)的患者。

3.与洋地黄合用可增加洋地黄毒性作用，与低钾血症有关。

4.本品可增加利尿药及碳酸酐酶抑制药的利尿和降眼内压作用。

【操作要点】

1.静脉滴注，一次25%溶液250~500ml，儿童一次量1~2g/kg，在20~30min内滴注。

2.如有结晶析出，可用热水加温摇溶后再注射。注射不宜太快，否则可引起头痛、视物模糊、眩晕、注射部位疼痛。注射时注意药液不可漏出血管。

【用药宣教】快速大量静脉滴注可引起恶心、呕吐、头痛、头晕、腹上部或胸骨下疼痛、乳酸性酸中毒。偶见引起血栓性静脉炎。

第三节　治疗尿崩症药

去氨加压素

本品为天然激素精氨酸加压素的类似物。

【理化性状】本品注射液为无色澄明液体。

【用药评估】

1. ⅡB型血管性血友病、习惯性或精神性烦渴症、心功能不全者、不稳定型心绞痛、中重度肾功能不全、抗利尿激素分泌失调综合征、低钠血症患者禁用。

2. 水电解质紊乱、有颅内压升高风险的患者慎用。

【配伍禁忌】本品忌与胰岛素混合配伍。

【相互作用】

1. 与洛哌丁胺合用可使本品血药浓度上升3倍，增加发生水潴留/低钠血症的风险。

2. 与可导致SIADH的药物(如三环类抗抑郁药、选择性5-羟色胺再摄取抑制药、氯丙嗪、卡马西平)合用可增强抗利尿作用，增加发生水潴留的风险。

3. 与非甾体抗炎药合用可能导致水潴留(低钠血症)。

4. 与二甲硅油合用可能降低本品的吸收。

【操作要点】

1. 按体重0.3μg/kg，用0.9%氯化钠注射液稀释至50~100ml，在15~30min内静脉滴注；若效果显著，可间隔6~12h重复给药1~2次；若再次重复给药可能会降低疗效。

2. 用药期间需要监测患者的尿量、渗透压和体重，对有些病例还需测定血浆渗透压。

【用药宣教】

1. 少部分患者出现头痛、恶心、胃痛、变态反应、水潴留及低钠血症。

2. 高剂量时可引起短暂的血压降低、反射性心跳快速及面部潮红、眩晕、疲乏等。

3. 注射给药时，可致注射部位疼痛、肿胀。

鞣酸加压素

本品为抗利尿激素药。

【理化性状】本品为淡黄色或黄色的油状混悬液，振摇后能均匀分散。

【用药评估】高血压、冠状动脉疾病、动脉硬化、心力衰竭患者、孕妇禁用。

【操作要点】

1.注射前需振荡摇匀5min以上。肌内注射，初次剂量0.1ml，以后逐渐递增至一次0.2~0.5ml，视病情而定，以一次注射能控制多尿症状3~6天为宜。

2.上次注射的作用过后才可下一次用药。

3.用药期间避免过量饮水。

【用药宣教】剂量过大可发生水中毒及突发性严重多尿，少数病例发生严重过敏皮疹，注射部位硬结。

第八章　血液系统用药

第一节　抗贫血药

右旋糖酐铁

本品为补铁药。

【理化性状】本品注射液为深棕色的胶体溶液。

【用药评估】

1.对本品过敏、血红蛋白沉着病、消化性溃疡患者禁用。

2.溃疡性结肠炎、肠炎患者禁用。

3.反复接受输血的患者禁用。

4.溶血性贫血患者禁用，除非同时合并有缺铁情况。

5.肝功能不全患者慎用。

【相互作用】

1.稀盐酸、维生素C可促进本品吸收。

2.含鞣酸的饮料(浓茶)和含鞣酸的药物(鞣酸蛋白)与本品合用影响铁剂的吸收。

3.本品与四环素、氯霉素、考来烯胺、青霉胺、抗酸药合用均可影响铁剂的吸收。

4.高钙食品(如豆腐)、高磷酸盐食品(如牛奶)不宜与铁剂配伍。

5.铁剂中毒时，禁用二巯基丙醇解毒。

6.禁与别嘌醇联用。

【操作要点】

1. 静脉注射　首次给予30mg，以0.9%氯化钠注射液或5%葡萄糖注射液稀释后缓慢静脉注射，如无变态反应发生，可逐渐加量至100mg/d。

2. 静脉滴注　每日100mg，用0.9%氯化钠注射液500ml稀释。

3. 深部肌内注射　开始25~50mg，每次1次，逐渐加大至100mg，两侧臀部交替注射。

【用药宣教】使用本品可致以下不良反应。

1. 注射部位反应　局部持续性疼痛和皮肤变色，深部肌内注射可减轻。

2. 过敏反应　可引起荨麻疹、发热、关节痛，严重者可出现过敏性休克。

3.注射剂量过大可致含铁血黄素沉着症，引起组织损伤。

4.若用药后未见血红蛋白逐步升高，应立即停药。

山梨醇铁

本品为补铁药。

【理化性状】本品为深棕色胶体溶液。

【用药评估】

1.对本品过敏、血红蛋白沉着病、消化性溃疡患者禁用。

2.溃疡性结肠炎，肠炎患者禁用。

3.反复接受输血的患者禁用。

4.溶血性贫血患者禁用，除非同时合并有缺铁情况。

5.肝功能不全患者慎用。

【配伍禁忌】本品与ω-3鱼油脂肪乳、中-长链脂肪乳在体外配伍时不稳定，故不推荐配伍应用。

【相互作用】参见右旋糖酐铁。

【操作要点】肌内注射，75~100mg/d。禁止静脉注射给药。

【用药宣教】使用本品可致以下不良反应。

1. 注射部位反应　局部持续性疼痛和皮肤变色，深部肌内注射可减轻。

2. 过敏反应　可引起荨麻疹、发热、关节痛，严重者可出现过敏性休克。

3.注射剂量过大可致含铁血黄素沉着症，引起组织损伤。

蔗糖铁

本品为补铁药。

【理化性状】本品注射液为棕褐色胶体溶液。

【用药评估】

1.非缺铁性贫血、铁过载或铁利用障碍、已知对单糖或二糖铁复合物过敏者禁用。

2.妊娠前3个月不建议使用非肠道铁剂。在第2个和第3个三个月应慎用。

3.本品只能用于以通过适当的检查、适应证得到完全确认的患者(如血清铁蛋白、血红蛋白、红细胞压积、红细胞计数、红细胞平均体积、平均血红蛋白含量、红细胞平均血红蛋白浓度)。

4.非肠道使用的铁剂会引起潜在致命的过敏反应或过敏样反应，轻度过敏反应可服用抗组胺类药物；重度过敏应立即给予肾上腺素。

5.有支气管哮喘、铁结合率低或叶酸缺乏的患者，应特别注意过敏反应或过敏样反应的发生。

6.重度肝功能不全、急性感染，有过敏史或慢性感染的患者在使用本品时应谨慎。

7.如果本品注射速度太快，会引发低血压。

8.谨防静脉外渗漏。如果遇到静脉外渗漏，应按以下步骤进行处理：若针头仍然插在静脉中，用少量0.9%氯化钠注射液冲洗。为了加快铁的清除，指导患者用黏多糖软膏或油膏涂在针眼处。禁止按揉，以避免铁的进一步扩散。

【配伍禁忌】本品只能与0.9%氯化钠注射液混合使用。本品不能与其他药品混合使用。

【相互作用】本品不能与口服铁剂同时使用。因此，口服铁剂的治疗应在继注射完本品的5d后开始使用。

【操作要点】

1.本品打开后应立即使用。0.9%氯化钠注射液稀释后的本品应在12h内使用。

2.静脉注射后，应伸展患者的胳膊。

3.药液的滴注速度为：100mg铁至少滴注15min；200mg至少滴注30min；300mg至少滴注1.5h；400mg至少滴注2.5h；500mg至少滴注3.5h。

【用药宣教】用药后可出现以下不良反应。

1.罕见过敏反应。

2.偶见口腔金属味、头痛、恶心、呕吐、腹泻、低血压。

3.极少出现副交感神经兴奋、胃肠功能不全、肌肉痛、发热、风疹、面部潮红、四肢肿胀、呼吸困难，在输液的部位可发生静脉曲张、静脉痉挛。

叶酸

本品为抗贫血药。

【**理化性状**】本品粉针剂为黄色的、黄褐色的或橙黄色的无臭结晶性粉末。

【**用药评估**】

1.对本品过敏者禁用。

2.抗生素类药物可致血清或红细胞中叶酸浓度出现偏低的假象，用药前应加注意。

3.营养性巨幼红细胞性贫血常合并缺铁，应同时补充铁，并补充蛋白质及其他B族维生素。

【**配伍禁忌**】本品忌与青霉素、头孢菌素类药品配伍应用。

【**相互作用**】

1.维生素C可能抑制叶酸在胃肠中的吸收。

2.苯妥英钠与本品合用时，可使抗癫痫作用降低。

3.与二氢叶酸还原酶亲和力较强药物(如甲氨蝶呤、乙胺嘧啶等)可使叶酸失去治疗作用。在甲氨蝶呤治疗肿瘤、白血病时，如使用大剂量叶酸，也会影响甲氨蝶呤的疗效。

4.可导致本品缺乏的药物有乙醇、口服避孕药、甲氨蝶呤、氨苯蝶啶、乙胺嘧啶、甲氧苄啶、考来烯胺。

5.长期服用苯妥英的患者，可使本品的体内血药浓度下降，如补充本品，只可给予0.1~1mg/d，如补充>5mg/d，则可使苯妥英的血药浓度降低，导致癫痫发作次数增加。

【**操作要点**】

1.口服本品片剂会出现恶心、呕吐等症状。手术后禁食的患者可肌内注射本品。

2.静脉注射较易致不良反应，故不宜采用；肌内注射时，不宜与维生素B_1、维生素B_2、维生素C同管注射。

3.恶性贫血及疑有维生素B_{12}缺乏的患者，不单独用叶酸，因这样会加重维生素B_{12}的负担和神经系统症状。

4.一旦发生过敏性休克，必须就地抢救，予以保持气道畅通、吸氧及用肾上腺素、糖皮质激素等治疗措施。

【**用药宣教**】使用本品后可出现以下不良反应。

1.肾功能正常患者，本品很少发生中毒反应，偶见过敏反应。

2.长期服用本品可出现厌食、恶心、腹胀等胃肠道症状。

3.大量服用时，可引起黄色尿。

维生素B_{12}

本品为抗贫血药。

【理化性状】本品注射液为粉红色至红色的澄明液体。

【用药评估】

1.痛风患者使用本品可能发生高尿酸血症。

2.利伯病或烟草中毒性弱视患者血清中维生素B_{12}异常升高，使用本品可使视神经萎缩迅速加剧。

【配伍禁忌】本品忌与青霉素、头孢菌素类药品配伍应用。

【相互作用】氨基水杨酸可减弱本品的作用。

【操作要点】肌内注射，成人，一日0.025~0.1mg或隔日0.05~0.2mg。用于神经炎时，用量可酌增。

【用药宣教】肌内注射偶可引起皮疹、瘙痒、腹泻及过敏性哮喘等不良反应，但发生率低，极个别会出现过敏性休克。

腺苷钴胺

本品为抗贫血药。

【理化性状】本品粉针剂为淡红色冻干块状物或疏松粉状物。

【用药评估】对本品过敏者禁用。

【配伍禁忌】

1.本品忌与葡萄糖注射液、青霉素、头孢菌素类药品配伍应用。

2.不宜与氯丙嗪、维生素C、维生素K等混合于同一容器中。

【相互作用】

1.氯霉素减少其吸收。

2.与对氨基水杨酸钠不能并用。

3.考来烯胺可结合维生素B_{12}，使本品吸收减少。

【操作要点】本品遇光易分解，溶解后要尽快使用。

【用药宣教】本品治疗后期可能出现缺铁性贫血，应补充铁剂。

甲钴胺

本品为内源性维生素B_{12}。

【理化性状】本品注射液为红色澄明液体。

【用药评估】对本品成分过敏者禁用。

【配伍禁忌】本品忌与左氧氟沙星、去甲万古霉素、氟罗沙星配伍。

【操作要点】

1.本品见光易分解，开封后立即使用的同时，应注意避光。

2.肌内注射时为避免对组织、神经的影响，应注意如下几点：①避免同一部位反复注射，且对新生儿、早产儿、婴儿、幼儿要特别小心。②注意针扎入时，如有剧痛、血液逆流的情况，应立即拔出针头，更换注射部位。

3.为了确保储存质量稳定，本品采用遮光保护袋LPE包装，从遮光保护袋中取出后应立即使用。

【用药宣教】使用本品后可出现以下不良反应。

1.过敏症状，可能会引起血压下降、呼吸困难等。

2.可能出现皮疹、头痛等。

促红细胞生成素

本品为人体内源性糖蛋白激素，可刺激红细胞生成。

【理化性状】本品注射液为无色澄明液体。

【用药评估】

1.有药物过敏史或过敏倾向者、心肌梗死、肺栓塞、脑梗死患者、高血压患者、血卟啉病患者慎用。

2.对本品或其他哺乳动物细胞衍生物、人血白蛋白过敏者、感染患者禁用。

【操作要点】

1.初次使用本品或重新使用本品时，建议先使用少量，确定无异常反应后，再注射全量；如用药过程中发生异常，应立即停药并妥善处理。

2.用药期间应定期监测血细胞比容(用药初期每周1次，维持期每2周1次)、血压。

3.用药前和用药期间监测转铁蛋白饱和度、血清铁蛋白。

【用药宣教】

1.本品可引起轻度血清钾升高，故用药期间应适当调整饮食，如发生血钾升高，应调整剂量。

2.应避免过度红细胞生成(确认血细胞比容36%以下)，如发现过度红细胞生长，应采取暂停用药等适当处理。如治疗期间的任意2周内血红蛋白升高超过1g/dl，建议减少本品剂量。

3.如患者突然对本品失去反应，并伴重症贫血及网织红细胞计数减少，应立即评估本品失效的原因，包括促红素中和抗体的出现。如疑为与抗促红素抗体相关的贫血，则应停药。对抗体介导性贫血，应永久停用ESAs，因抗体可能产生交叉反应，亦不可换用其他ESAs。

4.如出现过敏症状、心肌梗死、肺梗死、脑梗死、肝功能损害、黄疸，应采取停药等措施。

第二节　升白细胞药

非格司亭

本品为升白细胞药。

【理化性状】本品注射液为无色透明液体。

【用药评估】

1.对本品或其他粒细胞刺激因子过敏者、骨髓恶性疾病、心力衰竭或水潴留、自身免疫性血小板减少性紫癜患者禁用。

2.有过敏病史者慎用本品。

3.尚未明确本品是否可经乳汁分泌，哺乳期妇女慎用。

4.在细胞毒化疗或放疗前24h以及后24h之间不可使用本品。

【配伍禁忌】

1.本品的注射液不可用0.9%氯化钠注射液稀释。若需稀释，可用5%葡萄糖注射液。

2.本品与哌拉西林、头孢西丁、头孢曲松、头孢唑肟、甲硝唑、头孢唑肟等存在配伍禁忌。

【操作要点】使用本品前应避免振荡，因振荡后起泡可减少实际吸入注射器的剂量。本品供静脉给药时须用5%葡萄糖注射液稀释，浓度不低于15μg/ml；如本品的终浓度小于15μg/ml，须在加入本品之前于5%

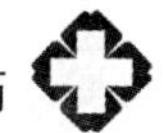

葡萄糖注射液中先加入终浓度为0.2%的人血白蛋白，以避免输液系统对本品的吸附。配制后的药液可于室温下保存24h。

【用药宣教】

1.使用本品后可出现以下不良反应。

(1) 短期用药的主要不良反应有肌肉骨骼痛和排尿困难。罕见过敏反应。

(2) 长期使用最常见骨痛和肌肉骨骼痛，其他可见脾肿大、血小板减少、贫血、鼻出血、头痛、腹泻和表皮血管炎。

(3) 也有肺浸润导致呼吸衰竭或急性呼吸窘迫综合征的报道。

(4) 可能发生低热、皮疹、口炎、脱发、失眠、腰痛、胸痛，少数患者还可能出现血尿酸、乳酸脱氢酶或碱性磷酸酶短时升高，停药后可望恢复。

2.用药期必须定期检查血常规。

3.骨质疏松患者如长期应用本品应监测骨密度。

沙格司亭

本品为升白细胞药。

【理化性状】本品注射液为无色透明液体。

【用药评估】

1.对GM-CSF、源自酵母的产品有过敏史者禁用。

2.正在进行放疗的患者禁用。

3.过多的幼稚细胞进入骨髓或外周血者禁用(≥10%)。

4.本品含苯甲醇，禁用于新生儿。

5.孕妇的安全性尚未确定，只有明确需要时方可使用。

6.尚未明确本品是否可经乳汁分泌，哺乳期妇女用药需谨慎。

【相互作用】慎与锂剂、皮质激素合用。

【操作要点】

1.接受本品治疗的患者，如发生过敏性休克、血管神经性水肿、支气管痉挛等急性过敏反应时应立即停药，并给予紧急处理。

2.化疗或放疗过程中及前后24小时内禁用本品。

【用药宣教】

1.本品有刺激肿瘤包括恶性肿瘤生长的可能，特别是髓系恶性肿瘤。

2.治疗期间每2周检测一次全血细胞计数，定期检查肝、肾功能。密切监测体重和液体平衡。

肌苷

本品为升白细胞药。

【理化性状】本品注射液为无色或几乎无色的澄明液体。

【用药评估】儿童、孕妇及哺乳期妇女使用本品时应慎重。

【操作要点】

1.本品一旦过量，应采取对症治疗措施。

2.静脉滴注有引起心脏骤停、过敏性休克死亡等报道，应做好应对措施。

【用药宣教】静脉注射偶会出现恶心、颜面潮红等不良反应。

重组人白介素-11

本品为促血小板增生药。

【理化性状】本品注射液为透明液体；粉针剂为白色粉末。

【用药评估】

1.对本品成分有过敏史的患者禁用。

2.高热、严重心脏病、低血压者，严重心肾功能不全者，肺功能异常或进行过器官移植者禁用。

3.即往用药史中出现过与之相关的毒性反应者禁用。

4.孕妇慎用。

【操作要点】

1.用灭菌注射水溶解后皮下注射、静脉注射、动脉灌注、胸腔注射或病灶局部注射。

2.使用本品从小剂量开始，逐渐增大剂量。应严格掌握安全剂量。使用本品低剂量、长疗程可降低毒性，并且可维持抗肿瘤活性。

3.使用本品较大剂量时，可能会引起毛细血管渗漏综合征，表现为低血压、末梢水肿、暂时性肾功能不全等，应立即停用，积极对症处理。

【用药宣教】使用本品后可出现以下不良反应。

1.最常见的是发热、寒战、肌肉酸痛，与用药剂量有关，一般是一过性发热(38℃左右)，亦可有寒战高热，停药后3~4h体温多可自行恢复至正常。

2.个别患者可出现恶心、呕吐、皮疹、类感冒症状。皮下注射者局部可出现红肿、硬结、疼痛，停药后可自行恢复。

第三节　止血药及促凝血药

一、促凝血因子活性药

维生素 K_1

本品为促凝血因子活性药。

【理化性状】本品注射液为黄色澄明黏稠的油状液体。

【用药评估】

1.对本品过敏者禁用。

2.尚未明确本品是否可经乳汁分泌，哺乳期妇女慎用。

3.当患者因维生素K依赖因子缺乏而发生严重出血时，短期应用常不足以即刻生效，可先静脉输注凝血酶原复合物、血浆或新鲜血。

4.肝硬化或晚期肝病患者出血以及肝素所致出血使用本品无效。

【配伍禁忌】本品与苯妥英钠、维生素C、维生素B_{12}、右旋糖酐有配伍禁忌。

【相互作用】

1.口服抗凝剂如双香豆素类可干扰维生素K的代谢。两药同用，作用相互抵消。

2.较大剂量水杨酸类、磺胺类药、奎宁、奎尼丁等可影响维生素K的效应。

【操作要点】本品静脉注射和肌内注射均可能出现严重反应，可致死亡。本品应尽可能采用皮下注射的给药方式。

【用药宣教】

1.静脉注射时应缓慢，注射速度不应超过1mg/min。

2.本品遇光快速分解，注射及贮藏过程中应避光。

人凝血因子Ⅷ

本品为凝血因子类药。

【理化性状】本品粉针剂为乳白色疏松体。复溶后溶液为无色澄清液体，可带轻微乳光。

【用药评估】

1.孕妇只有在确实需要时才能使用。

2.本品是否由乳汁分泌尚未明确，哺乳期妇女使用本品应权衡利弊且只有在有明确指征时方考虑使用。

3.儿童慎用。

4.大量反复输入本品时，应注意出现过敏反应、溶血反应及肺水肿的可能性，心脏病患者尤应注意。

【配伍禁忌】本品与阿莫西林克拉维酸钾、瑞芬太尼、哌拉西林钠他唑巴坦钠与脂肪乳氨基酸葡萄糖等存在配伍禁忌。

【操作要点】

1.本品和稀释剂应放置至室温后再进行溶解，溶解过程中不能振摇，避免产生泡沫。溶解后，一般为澄清略带乳光的溶液，允许微量细小蛋白颗粒存在。但如发现有大块不溶物时，则不可使用。

2.本品对于因缺乏凝血因子Ⅸ所致的乙型血友病，或因缺乏凝血因子Ⅺ所致的丙型血友病均无疗效，故在用前应确诊患者系属凝血因子Ⅷ缺乏方可使用。

3.本品不得用于静脉以外的注射途径。

4.本品一旦被溶解后应立即使用。未用完部分必须弃去。

【用药宣教】使用本品后可出现的不良反应包括寒战、恶心、头晕或头痛，这些症状通常是暂时的。也有可能发生过敏反应。

人纤维蛋白原

本品为促凝血药。

【理化性状】本品为灰白色或淡黄色疏松体。复溶后应为澄明溶液，可带轻微乳光。

【用药评估】

1.对本品过敏者禁用。

2.对孕妇和哺乳期妇女用药应慎重，只有权衡利弊后，认为患者确有必要使用本品时方可应用，并应在医师指导和严密观察下使用。

3.本品按标示量复溶后，含有不超过3%的盐酸精氨酸作为稳定剂，

大剂量使用时可能存在代谢性酸中毒的风险，建议在使用前及使用期间进行电解质监测，根据结果调整剂量或停止使用本品。

4.已存在代谢紊乱的患者应慎用本品。

【相互作用】不可与其他药物同时使用。

【操作要点】

1.使用前先将本品及灭菌注射用水预温至30~37℃，然后按瓶签标示量(25ml)注入预温的灭菌注射用水，置30~37℃水浴中，轻轻摇动使制品全部溶解(切忌剧烈振摇以免蛋白变性)。

2.用带有滤网装置的输液器进行静脉滴注。滴注速度以每分钟60滴左右为宜。

3.用量：应根据病情及临床检验结果包括凝血试验指标和纤维蛋白原水平等来决定给药量。一般首次给药 1~2g，如需要可遵照医嘱继续给药。

4.本品专供静脉输注，严格控制输注量和输注速度。

5.本品一旦溶解应尽快使用。

6.在治疗消耗性凝血疾病时，需注意只有在肝素的保护及抗凝血酶Ⅲ水平正常的前提下，凝血因子替代疗法才有效。

7.使用本品期间，应严密监测患者凝血指标和纤维蛋白原水平，并根据结果调整本品用量。

8.由于体外活性检测方法的局限性，不同厂家生产的纤维蛋白原可能活性不完全相同，在相互替换时需要注意用量的调整。

【用药宣教】

1.少数患者会出现过敏反应和发热，严重反应者应采取应急处理措施。

2.本品含有不超过3%的盐酸精氨酸(作为稳定剂)，大剂量使用时可能存在代谢性酸中毒等风险。

重组人血小板生成素

本品为促血小板增生药。

【理化性状】本品注射液为无色澄明液体，无肉眼可见不溶物。

【用药评估】

1.对本品成分过敏者。

2.严重心、脑血管疾病患者禁用。

3.有其他血液高凝状疾病、近期发生血栓患者禁用。

4.合并严重感染者宜先控制感染后再使用本品。

【操作要点】

1.本品使用过程中应定期检查血常规，观察血小板计数的变化，血小板计数达到所需指标时，应及时停药。

2.本品应在化疗结束后6~24h开始使用。

【用药宣教】较少发生不良反应，偶会出现发热、肌肉酸痛、头晕等，一般不需处理，多可自行恢复。

凝血酶原复合物

本品为促凝血药。

【理化性状】本品粉针剂为白色或灰绿色疏松体。溶解后为无色、淡黄色、淡蓝色或黄绿色澄明溶液。

【用药评估】

1.除肝病出血患者外，一般在用药前应确诊患者是缺乏凝血因子Ⅱ、Ⅶ、Ⅸ、Ⅹ方能对症下药。

2.冠心病、心肌梗死、严重肝病、外科手术等患者如有血栓形成或弥散性血管内凝血(DIC)倾向时，应慎用本品。

3.孕妇及哺乳期妇女应用应慎重。

4.老年人应视患者状态谨慎用药。

【配伍禁忌】与阿莫西林克拉维酸钾、哌拉西林他唑巴坦钠、瑞芬太尼与脂肪乳氨基酸葡萄糖等存在配伍禁忌。

【操作要点】

1.本品专供静脉输注。

2.用前应先将本品及其溶解液预温至20~25℃，按瓶签标示量注入预温的溶解液，轻轻转动直至本品完全溶解(注意勿使产生很多泡沫)。

3.溶解后用带有滤网装置的输血器进行静脉输注(可用0.9%氯化钠注射液或5%葡萄糖注射液稀释成50~100ml)。输注速度开始要缓慢，约15滴/分，15min后稍加快输注速度(40~60滴/分)，一般在30~60min输完。

4.输注时，若发现弥散性血管内凝血或血栓的临床症状和体征，要立即终止使用，并用肝素拮抗。

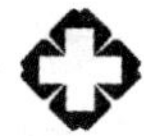

5.剂量随因子缺乏程度而异，一般输注10~20血浆当量单位(PE)/kg，以后凝血因子Ⅸ缺乏者每隔24h，凝血因子Ⅱ和凝血因子Ⅹ缺乏者每隔24~48h，凝血因子Ⅶ缺乏者每隔6~8h，可减少或酌情减少剂量，一般历时2~3天。在出血量较大或大手术时可根据病情适当增加剂量。凝血酶原时间延长的患者如拟作脾切除者要先于手术前用药，术中和术后根据病情决定。

6.瓶子破裂、产品超过有效期或溶解后出现摇不散的沉淀等不可使用。如发现制剂瓶内已失去真空度，请勿使用。

7.本品一旦开瓶应立即使用(一般不得超过3h)，未用完部分不能保留再用。

8.本品不得用于静脉外的注射途径。

9.本品含有凝血因子Ⅸ的一半效价的肝素，可降低血栓形成的危险性。一旦发现任何可疑情况，即使患者病情不允许完全使用，也要大幅度减低用量。

【用药宣教】

1.本品为人血液制剂，尽管经过筛检及灭活病毒处理，仍不能完全排除含有病毒等未知病原体而引起血源性疾病传播的可能。

2.一般无不良反应，快速输注时可引起发热、潮红、头疼等，减缓或停止输注，上述症状即可消失。

3.偶有因大量输注导致弥散性血管内凝血(DIC)、深静脉血栓(DVT)、肺栓塞(PE)等。

罗米司亭

本品是促血小板增生药。

【用药评估】

1.本品有使骨髓增生异常综合征(MDS)进展为急性骨髓性白血病的风险。MDS引起的或其他非ITP导致的血小板减少禁用本品。

2. ITP伴慢性肝病者慎用，可增加血栓性并发症的风险。

3.孕妇只有潜在的益处大于对胎儿伤害的风险时，方可使用。

4.哺乳期妇女应权衡利弊，选择停药或停止哺乳。

5.肝、肾功能不全患者慎用。

【操作要点】

1.本品仅用于皮下注射。

2.因注射液体积可能非常小，须使用标有0.01ml刻度的注射器。

3.遗弃任何未使用完的部分药液。小瓶中的药品不能分次给药，更不要合并小瓶中未使用部分。

4.配制方法

(1) 本品注射剂仅供一次性使用，无防腐剂，使用最小刻度为0.01ml注射器稀释和给药。使用无菌技术，用无防腐剂的灭菌注射用水配制本品(为保证溶解后有足剂量可供取用，本品实际含量较标示含量多125μg)，配制方法如下表。

罗米司亭配制方法表

规格	实际含量	加无菌注射用水体积	可用本品的剂量和体积	最终浓度
250μg	375μg	0.72ml	250μg溶于0.5ml中	500μg/ml
500μg	625μg	1.2ml	500μg溶于1ml中	500μg/ml

(2) 轻轻旋转和倒置小瓶使溶解，避免过度或剧烈搅拌，不要振摇。通常全部溶解约需2min。配制好本品的溶液应澄清无色。肉眼观察应无颗粒物和(或)变色，如有则不能使用。

(3) 配制好的本品溶液应遮光、在室温(25℃)或在2~8℃下冷藏保存24h。

5.在配制前应谨慎计算本品的剂量和配制注射用水的体积。应特别注意确保适量本品从小瓶抽出以供皮下注射。

【用药宣教】

本品不良反应如下。

1.严重不良反应包括骨髓内网硬蛋白沉积、停用本品后血小板减少恶化。如停用本品，应每周进行全血细胞计数检查，包括血小板计数，至少持续2周。对恶化的血小板减少可根据目前的用药指南进行治疗。

2.常见不良反应是头痛、关节痛、眩晕、失眠、肌肉痛、腹痛、四肢疼痛、肩痛、消化不良和感觉异常。

3.其他不良反应包括红斑性肢痛症、过敏反应及血管神经性水肿。

血凝酶

本品为促凝血药。

【理化性状】本品粉针剂为白色疏松的冻干粉末。

【用药评估】

1.血栓或栓塞性血管疾病患者禁用。

2.除大出血外，孕妇不宜使用。

3.弥散性血管内凝血的出血患者禁用。

4.有血栓形成风险患者慎用。

【操作要点】

1.大、中动脉，大静脉受损的出血，必须首先经外科手术处理。

2.血液中缺乏血小板或某些凝血因子时，宜在补充血小板、凝血因子或输注新鲜血液的基础上应用。

3.使用期间还应注意观察患者的出、凝血时间。

4.紧急出血可静脉注射本品1~2KU(克氏单位)。

5.手术前预防出血，可在术前5~30min静脉注射或肌内注射本品1~2KU。

6.预防术后出血，在手术后每日肌内注射本品1KU，连用3天。

【用药宣教】使用本品后，可出现荨麻疹、出汗、低血压、心率减慢和焦虑。

尖吻蝮蛇血凝酶

本品为促凝血药。

【理化性状】本品粉针剂为白色冻干块状物。

【用药评估】

1.本品任何成分过敏者禁用。

2.有血栓病史者禁用。

3.弥散性血管内凝血、血液病所致的出血不宜使用本品。

【配伍禁忌】不推荐与丹参注射液、人血白蛋白配伍使用。

【操作要点】

1.本品为单次静脉注射给药。每次2单位(2瓶)，每瓶用1ml注射用水溶解，缓慢静脉注射，注射时间不少于1min。用于手术预防性止血，术前15~20min给药。

2.本品溶解后应在当日用完。

【用药宣教】偶见过敏样反应。

白眉蛇毒血凝酶

本品为促凝血药。

【理化性状】本品粉针剂为白色或类白色块状物或粉末。

【用药评估】

1.有血栓病史者禁用。

2.对本品或同类药品过敏者禁用。

3.除非紧急情况，孕妇不宜使用。

4.儿童用药时剂量酌减。

【配伍禁忌】不推荐与丹参注射液、人血白蛋白配伍使用。

【相互作用】不宜与其他药物混合静脉注射。

【操作要点】可经静脉注射、肌内注射或皮下注射，也可局部用药。

【用药宣教】不良反应发生率较低，偶见过敏样反应，对症处理即可。

二、抗纤维蛋白溶解药

氨甲环酸

本品为抗纤维蛋白溶解药。

【理化性状】本品粉针剂为白色结晶性粉末。

【用药评估】

1.对本品过敏者、有栓塞性血管疾病史者禁用。

2.有血栓形成倾向的患者慎用。

3.肾功能不全患者应减量慎用。

4.孕妇只有明确需要时方可使用。

5.哺乳期妇女使用时应停止哺乳。

【配伍禁忌】本品不能与青霉素配伍。

【相互作用】

1.正在接受抗纤溶治疗的患者不应同时使用止血药物。

2.与雌激素或口服避孕药合用可能增加发生血栓形成的可能性。

【操作要点】静脉滴注：一般成人每次0.25~0.5g，必要时可1~2g/d，分1~2次给药。根据年龄和症状可适当增减剂量。

【用药宣教】使用本品可引起以下不良反应。

1.可出现腹泻、头晕、恶心、皮疹、乏力和肌肉痛等。

2.静脉注射过快可引起低血压、心动过缓。

3.过量使用时可产生血栓，诱发肾小球毛细血管栓塞、脑栓塞或心肌梗死等。

氨基己酸

本品为抗纤维蛋白溶解药。

【理化性状】本品注射液为无色或几乎无色的澄明液体。

【用药评估】

1.对本品过敏者禁用。

2.泌尿道手术后出现血尿的患者慎用。

3.有血栓形成倾向或既往有血管栓塞史者慎用。

4.孕妇只有明确需要时方可使用。

5.哺乳期妇女慎用。

6.儿童的有效性及有效性尚未确定。

7.本品不能阻止小动脉出血，手术中仍应以结扎为主。

【配伍禁忌】忌与酚磺乙胺混合使用。

【相互作用】

1.本品可拮抗链激酶、尿激酶的作用。

2.与雌激素或口服避孕药合用可能增加发生血栓形成的可能性。

【操作要点】

1. 静脉滴注　成人开始给予4~6g，加入5%、10%葡萄糖注射液或0.9%氯化钠注射液100ml中，于15~30min输完，维持量为1g/h，直至出血停止。24h内总用量以不超过20g为宜。

2. 局部给药　术后膀胱出血可用本品0.5%溶液冲洗膀胱。拔牙后可用本品10%溶液漱口，或用棉球蘸药液填塞伤口。

【用药宣教】使用本品可出现以下不良反应。

1.进量过大易引起恶心、呕吐、腹泻、头痛、头晕、耳鸣、鼻塞、皮疹，严重者可致肾脏受损。

2.快速静脉注射可出现低血压、心动过缓和心律失常。

氨甲苯酸

本品为抗纤维蛋白溶解药。

【理化性状】本品注射液为无色澄明液体。

【用药评估】参见氨基己酸。

【配伍禁忌】忌与溶栓剂配伍。

【相互作用】与雌激素、凝血酶原复合物或口服避孕药合用可能增加发生血栓形成的可能性。通常应在给予凝血因子8h后再使用本品。

【操作要点】参见氨基己酸。

【用药宣教】参见氨基己酸。

抑肽酶

本品为抗纤维蛋白溶解药。

【理化性状】本品注射液为无色澄明液体；粉针剂为白色或类白色冻干块状物或粉末。

【皮肤试验方法】临用前，将本品溶于5%葡萄糖注射液，使成每1ml含1.4单位的溶液，静脉注射1ml，严密观察15min，如果发生过敏反应，则不能使用。

【用药评估】

1.对本品过敏者禁用。

2.有过敏史者慎用。

3.哺乳期妇女慎用。

【配伍禁忌】本品不可与肾上腺皮质激素、肝素、四环素及含有氨基酸和脂肪乳的营养液配伍。

【相互作用】

1.本品可加强神经肌肉阻滞药的作用。

2.本品与纤维蛋白溶酶(如阿替普酶、阿尼普酶、链激酶、尿激酶等)的作用相拮抗。

【操作要点】

1.本品可导致严重的过敏反应，甚至致命，即使在首次使用本品的患者中也会发生。本品应在有抢救设备和人员的医疗机构使用。使用前须权衡利弊。

2.国内与国外的剂量单位不同，国内采用单位，而国外采用KIU，1单位 = 1800KIU，在使用时应注意。

3.在体外循环前将本品1680~2800单位(小儿840~1120单位)全量一次性加入预充液中。

4.纤维蛋白溶解而引起的出血每日44.8~67.2单位，病情减轻后减为每日11.2~22.4单位。

5.预防出血于手术前一日开始，每日注射11.2单位。

【用药宣教】

1.不良反应较轻，注射过快时，可出现恶心、呕吐、腹泻、多汗、肌肉痛和血压变化。

2.偶见变态反应，红斑、荨麻疹和支气管痉挛，血栓性静脉炎。

三、作用于血管的止血药

卡巴克络

本品为促凝血药。

【理化性状】本品注射液为橘红色的澄明液体。

【用药评估】

1.对本品过敏者、孕妇禁用。

2.有癫痫病史及精神病史者慎用。

3.哺乳期妇女使用本品时应停止哺乳。

4. 对水杨酸过敏者禁用。

【配伍禁忌】本品忌与四环素类药物在同一容器内给药。

【相互作用】

1.大剂量本品可降低抗精神病药物的疗效，

2.本品可能会拮抗抗癫痫药的疗效。

3.抗胆碱药、抗组胺药有拮抗本品对毛细血管断端的收缩作用，降低其止血效能，故不宜合用。

【操作要点】注射液如变色产生沉淀不可再用。

【用药宣教】

1.注射部位有痛感。

2.本品毒性低，但有诱发癫痫及精神紊乱的可能。

酚磺乙胺

本品为促凝血药。

【理化性状】本品粉针剂为白色或类白色结晶性粉末；注射液为无色或几乎无色的澄明液体。

【用药评估】

1.对本品过敏者、孕妇禁用。

2.有过敏病史者、哺乳期妇女慎用。

【配伍禁忌】本品忌与碳酸氢钠、氨基酸等混合使用。

【相互作用】本品忌与右旋糖酐合用。

【操作要点】粉针剂用0.9%氯化钠注射液2ml溶解后肌内注射，也可稀释于0.9%氯化钠注射液或5%葡萄糖注射液中静脉使用；注射液可直接肌内注射。

1. 预防用药　在手术前30min静脉滴注或肌内注射0.25~0.5g。

2. 治疗用药　肌内注射、静脉注射或静脉滴注每次0.25~0.75g，每天4~6次。

【用药宣教】使用本品，可引起以下不良反应。

1.不良反应较轻，偶有恶心、头痛和皮疹。

2.有报道静脉注射时可发生休克。全麻情况下静脉注射过快时(30~40s内注射0.50~0.75g)可使血压下降25~85mmHg。

四、其他止血药

鱼精蛋白

本品为肝素对抗药。

【理化性状】本品粉针剂为白色或近白色的吸湿性粉末；注射液为无色澄明液体。

【用药评估】

1.对本品过敏者、孕妇禁用。

2.有过敏病史者慎用。

3.有鱼类过敏史的患者可能对本品发生超敏反应。使用含鱼精蛋白胰岛素或在肝素中和期间暴露于本品的患者容易发生不良反应。接受大剂量本品静脉注射后可能出现危及生命的反应。有男性不育症或输精管切除术史者在使用本品时可发生过敏反应。

【配伍禁忌】本品忌与阿莫西林克拉维酸钾混合使用。

【相互作用】碱性药物可使本品失去活性。

【操作要点】

1.本品仅限于静脉给药。

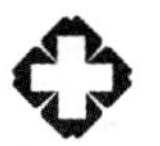

2.由于肝素在体内代谢迅速，与本品给药的间隔时间越长，拮抗所需用量越少，例如肝素静脉注射30min后，再用本品，剂量可减少一半。

3.对接受心脏手术的患者进行术后密切监测非常重要。

4.本品静脉注射速度过快可引起严重低血压及过敏反应。应配备抢救治疗设备。

【用药宣教】使用本品，可出现以下不良反应。

1.可导致血压下降、心动过缓、过敏性休克。

2.其他不良反应包括短暂的面部潮红伴温热感，呼吸困难、恶心、呕吐和疲倦。在接受心脏插管等手术的清醒患者中，有背痛不良事件的报道。

3.严重不良反应如下。

(1) 过敏反应导致的严重呼吸窘迫、循环衰竭和毛细血管渗漏。有报道既往无过敏史的患者出现致死性过敏反应。

(2) 急性肺动脉高压。

(3) 严重、潜在的不可逆循环衰竭伴心肌衰竭和心输出量减少。

(4) 在接受心脏手术并行心肺旁路术的患者中，报道发生与使用本品相关的高蛋白血症、非心源性肺水肿。

第四节　抗凝血药及溶栓药

一、抗凝血药

肝素钠

本品为抗凝血药。

【理化性状】本品注射液为无色至淡黄色的澄明液体。

【用药评估】

1.对本品过敏者、肝和肾功能不全、严重高血压禁用。

2.尚未控制的活动性出血者、有出血性疾病，包括血友病、血小板减少性或血管性紫癜患者禁用。

3.外伤或术后渗血、先兆流产、亚急性感染性心内膜炎、胃及十二指肠溃疡、黄疸患者禁用。

4.有过敏性疾病及哮喘病史、口腔手术等易致出血的操作时、已口服足量抗凝药者、月经量过多者、血小板$<50\times10^9$/L(50000/mm^3)者

慎用。

【相互作用】

1.香豆素及其衍生物与本品合用时，可导致出血。

2.阿司匹林及非甾体抗炎药(包括甲芬那酸、水杨酸等)与本品合用时会增加出血的危险。

3.双嘧达莫、右旋糖酐、肾上腺皮质激素、促肾上腺皮质激素、依他尼酸、组织纤溶酶原激活物(t–PA)、尿激酶、链激酶与本品合用时，增加出血的危险。

4.甲巯咪唑(他巴唑)、丙硫氧嘧啶与本品有协同作用。

【操作要点】

1.本品口服无效，可采用静脉注射、静脉滴注和深部皮下注射；皮下注射应深入脂肪层，注入部位应不断更换，注射时不要移动针头，注射处不宜搓揉。给药期间应避免注射其他药物。

2.肝素代谢迅速，轻微过量，停用即可；严重过量应用硫酸鱼精蛋白缓慢静脉注射予以中和，通常1mg鱼精蛋白能中和100U肝素；如果肝素注射后已超30min，鱼精蛋白用量需减半。

【用药宣教】使用本品可出现以下不良反应。

1.本品毒性虽较低，但用量过大可引起自发性出血，最早出现的为血尿和消化道出血，严重内出血表现为腹痛、腹胀、背痛、麻痹性肠梗阻、咯血、呕血、血尿、血便及持续性头痛。治疗期间应密切观察。

2.偶见变态反应，如荨麻疹、发热、哮喘等，使用时间较长时可发生短暂脱发、骨质疏松、自发性骨折和血小板减少性紫癜等。

3.长期使用有时反而可形成血栓，可能是抗凝血酶Ⅲ耗竭的后果。

4.外用罕见皮肤刺激如烧灼感。

依诺肝素

本品为抗凝血药。

【理化性状】本品注射液为无色或淡黄色澄明液体。

【用药评估】

1.下列情况禁用

(1)对于依诺肝素，肝素或其衍生物，包括其他低分子肝素过敏。

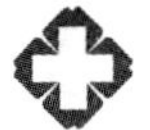

(2) 出血或严重的凝血障碍相关的出血(与肝素治疗无关的弥散性血管内凝血除外)。

(3) 有严重的Ⅱ型肝素诱导的血小板减少症史，无论是否由普通肝素或低分子肝素导致(以往有血小板计数明显下降)。

(4) 活动性消化道溃疡或有出血倾向的器官损伤。

(5) 临床显著活动性出血。

(6) 脑出血。

(7) 对于严重肾衰竭患者应使用普通肝素。

(8) 接受治疗性低分子肝素用药的患者不能行蛛网膜下隙麻醉或硬膜外麻醉。

2. 不推荐用于下列情况

(1) 急性大面积缺血性脑卒中伴或不伴意识障碍。

(2) 如果是由于栓塞引起的卒中不能在事件发生72小时内注射依诺肝素。

(3) 无论是脑卒中的病因梗死面积或临床严重程度，依诺肝素及其他低分子肝素治疗剂量的疗效尚未建立。

(4) 轻到中度肾功能损害。

(5) 难以控制的动脉高压。

(6) 急性感染性心内膜炎(一些栓塞性心脏疾病除外)。

【相互作用】不推荐联合使用下述药物(合用可增加出血倾向)：用于解热镇痛剂量的阿司匹林(及其衍生物)，非甾体抗炎药(全身用药)，酮咯酸，右旋糖酐40(肠道外使用)。当本品与下例药物共同使用时应注意：口服抗凝剂，溶栓剂，用于抗血小板凝集剂量的阿司匹林(用于治疗不稳定型心绞痛及非Q波心肌梗死)，糖皮质激素(全身用药)。

【操作要点】禁止肌内注射。

【用药宣教】使用本品后，可出现出血，血小板增多症，罕见过敏性血小板减少症、过敏等不良反应。

达肝素

本品为抗凝血药。

【理化性状】本品注射液为无色或淡黄色的澄明液体。

【用药评估】

1.严重肝、肾功能不全者慎用。

2.血小板减少或血小板缺陷者慎用。

3.未控制的高血压患者慎用。

4.糖尿病性视网膜病变患者慎用。

【相互作用】与影响止血的药物(如溶栓药、非甾体抗炎药、维生素K拮抗剂、葡聚糖)合用可使本品的抗凝作用增强。

【操作要点】

1.预防手术期间的静脉血栓栓塞　术前1~2h皮下注射2500AxaIU。对中度危险的患者，继后每天1次，每次2500AxaIU，连用5~7天，直到患者可以下床活动。对高度危险的患者，术后1~2h和术后8~12h，皮下注射2500AxaIU，接着每天给予5000AxaIU。或者手术当晚给予5000AxaIU，接着每晚给予5000AxaIU。

2.防止透析期间发生体外循环中的血块　快速静脉注射30~40AxaIU/kg，接着以15IU/（h·kg）的速度进行静脉输注。透析不足4h者，单剂量给予5000AxaIU。有出血并发症或肾功能不全患者，剂量应减小。这类患者可静脉注射5~10AxaIU/kg，继而每小时输注4~5AxaIU/kg。

3.对严重出血者，可缓慢静脉注射鱼精蛋白1mg，硫酸鱼精蛋白100U。

4.本品禁止肌内注射，由于存在血肿风险，当本品24小时剂量超过5000IU时，应避免肌内注射其他药物。

【用药宣教】参见肝素钠。

那曲肝素

本品为抗凝血药。

【理化性状】本品注射液为澄清或略显乳浊的无色或淡黄色澄明液体。

【用药评估】

1.对本品过敏者、凝血功能不全者、血小板减少症患者、脑血管出血或其他活动性出血者(除外弥散性血管内凝血)、重度和难以控制的高血压者(有脑出血危险)、肝功能不全患者、严重的胃或十二指肠溃疡患者、急性或亚急性细菌性心内膜炎患者、糖尿病视网膜病变者、大脑颈内动脉-后交通动脉动脉瘤患者、孕妇禁用。

2.肾功能不全患者、对肝素有过敏史者、接受硬脊膜外、脊髓麻醉或脊椎穿刺术者(硬膜外或脊髓血肿有导致瘫痪的危险)、脉管炎患者、心包炎或心包积液者慎用。

【配伍禁忌】本品不能与其他制剂混合。

【相互作用】

1.香豆素及其衍生物与本品合用时，可导致出血。

2.阿司匹林及非甾体抗炎药(包括甲芬那酸、水杨酸等)与本品合用时会增加出血的危险。

3.双嘧达莫、右旋糖酐与本品合用时会增加出血的危险。

4.肾上腺皮质激素、促肾上腺皮质激素与本品合用时会增加出血的危险。

5.依他尼酸、组织纤溶酶原激活物(t-PA)、尿激酶、链激酶与本品合用时会增加出血的危险。

6.甲巯咪唑(他巴唑)、丙硫氧嘧啶与本品有协同作用。

【操作要点】

1.禁止肌内注射。

2.注射部位必须交替从左到右，注射于腹部前或后外侧部皮下组织，针头必须垂直刺入，在注射全过程中保持注射部位皮肤皱褶。

3.药物过量的处理　通过静脉缓慢注射鱼精蛋白(硫酸鱼精蛋白或盐酸鱼精蛋白)来中和。根据情况决定所需的鱼精蛋白剂量：①使用过的肝素剂量：0.6ml鱼精蛋白中和0.1ml(2500抗Ⅹa因子单位)的本品。②应考虑注射后经过的时间，可酌情减少鱼精蛋白用量。此外，本品的吸收动力学决定这种中和作用是短暂的，要求在24h内分2~4次注射所需的鱼精蛋白的总量。

【用药宣教】使用本品后可出现以下不良反应。

1.常见出血和偶有过敏反应，罕见注射部位血肿、坏死。

2.其他不良反应参见肝素。

磺达肝癸钠

本品为抗凝血药。

【理化性状】本品为预充式玻璃注射器，内含无色的澄明液体。

【用药评估】下列情况禁用。

1.已知对本品中任何成分过敏者。

2.具有临床意义的活动性出血。

3.急性细菌性心内膜炎。

4.肌酐清除率<20ml/min的严重肾脏损害。

【相互作用】本品与可增加出血危险性的药物联合使用时，出血的风险会增加。口服抗凝药(华法林)、血小板抑制剂(阿司匹林)、非甾体抗炎药(吡罗昔康)以及地高辛不影响本品的药代动力学。

【操作要点】

1.本品应通过皮下或静脉注射给药，不得肌内注射。皮下注射与传统注射器使用的方式相同。静脉内给药应通过一个现存的静脉通路直接或使用小容量(25ml或50ml)0.9%氯化钠注射液袋给予。

2.在给药前，均应肉眼检查注射溶液是否有颗粒样物质和变色的情况。本品预充式注射器设计有针头保护系统，以防注射后被针头刺伤。任何未用的产品或废料应按照要求进行处理。

【用药宣教】使用本品后可出现以下不良反应。

1.常见术后出血，贫血。

2.少见术后感染，血小板减少，过敏，低钾血症，焦虑，低血压，恶心，呕吐，腹泻，消化不良，皮疹，肝功能异常，水肿等。

阿加曲班

本品为抗凝血药。

【理化性状】本品注射液为略带黏稠的无色或微黄色的澄明液体。

【用药评估】

1.出血的患者禁用。

2.脑栓塞或有可能患脑栓塞症的患者(有引起出血性脑梗死的危险)禁用。

3.伴有严重意识障碍的严重梗死患者禁用。

4.对本品成分过敏的患者禁用。

5.正在使用抗凝剂、具有抑制血小板聚集作用的抑制剂、溶栓剂或有降低血纤维蛋白原作用的酶抑制剂的患者慎用。

6.严重肝功能不全患者慎用。

7.孕妇不宜使用。

【相互作用】阿加曲班注射液与以下药物合并使用时，应注意减量。

1.抗凝剂如肝素、华法林等。

2.抑制血小板凝集作用的药物如阿司匹林、奥扎格雷钠、盐酸噻氯

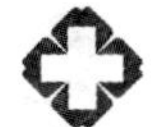

匹定、双嘧达莫(潘生丁)等。

3.血栓溶解剂如尿激酶、链激酶等；

4.降低纤维蛋白原作用的去纤酶(Batroxbin，别名巴曲酶)等。

【操作要点】静脉滴注，通常成人在开始的2日内1日6支(阿加曲班60mg)，以适当量的注射液稀释，经24h持续静脉滴注。其后的5日中1日2支(阿加曲班20mg)，以适当量的注射液稀释，每日早晚各1次，每次1支(阿加曲班10mg)，静脉滴注。

【用药宣教】

1.如同时使用其抗凝血药，应告知医师和药师。

2.使用本品后，可出现以下不良反应。

(1) 出血性脑梗死。

(2) 脑出血、消化道出血。

(3) 休克、过敏性休克。

(4) 其他不良反应：出血，皮疹，肝功能不全，呕吐，食欲不振等。

比伐卢定

本品为抗凝血药。

【理化性状】本品粉针剂为白色至灰白色粉末。

【用药评估】

1.对本品过敏者、任何出血患者禁用。

2.出血风险增高者慎用。

3.尚未明确本品是否可经乳汁分泌，哺乳期妇女应用需权衡利弊，选择停药或停止哺乳。

4.儿童用药的安全性及有效性尚未确定。

【配伍禁忌】本品与阿替普酶、盐酸胺碘酮、两性霉素B、盐酸氯丙嗪、地西泮、乙二磺酸氯吡嗪、瑞替普酶、链激酶以及盐酸万古霉素存在配伍禁忌。

【操作要点】本品250mg用注射用水5ml溶解，可用0.9%氯化钠注射液或5%葡萄糖注射液进一步稀释。溶解后的本品可在2~8℃下保存24h，稀释后的本品可在室温下保存24h。

【相互作用】本品与阿司匹林合用，可加强抗凝作用，应常检查PT

和APTT，防止出血发生。其他抑制凝血药物与本品合用的安全性尚未确定。

静脉滴注需用5%~10%葡萄糖注射液或低分子右旋糖酐注射液稀释后滴注。

【用药宣教】

1.常见腰痛、非特异性疼痛、恶心、头痛以及低血压。

2.注射部位疼痛、失眠、呕吐、骨盆痛、焦虑、心动过缓、厌食、腹痛、发热和神经过敏等。

二、抗血小板聚集药

依替巴肽

本品为环形七肽，是血小板GPnb/Ⅲa受体拮抗剂。

【理化性状】本品注射液为无色的澄明液体。

【用药评估】

1.有出血病史或给药前30d内有异常活动性出血者禁用。

2.未能良好控制的严重高血压(收缩压>200mmHg或舒张压>110mmHg)禁用。

3.给药前6周内曾接受较大的外科手术者禁用。

4.当前或计划使用其他胃肠外用GPⅡb/Ⅲa抑制剂者禁用。

5.依赖透析的终末期肾病者禁用。

6.已知对本品的任何成分过敏者禁用。

7.尚未明确本品是否经乳汁分泌，哺乳妇女慎用。

8.儿童用药的安全性及有效性尚未确定。

【配伍禁忌】

1.本品注射液可与阿替普酶、阿托品、多巴酚丁胺、肝素、利多卡因、哌替啶，美托洛尔、咪达唑仑、吗啡、硝酸甘油或维拉帕米经同一静脉通路给药，但不可与呋塞米经同一静脉通路给药。

2.本品注射液可与0.9%氯化钠注射液或0.9%氯化钠注射液/5%葡萄糖溶液经同一静脉通路给药，输液内可含有最高达60mmol/L的氯化钾。未观察到本品与静脉给药装置间存在配伍禁忌。

【相互作用】本品与影响止血的药物(如溶栓药、抗凝血药、非甾体抗炎药、其他抗血小板药)合用可能有药理学叠加效应。

【操作要点】出血是本品最常见的并发症。使用本品引起的主要出血事件大部分出现于心导管术的动脉介入位点、胃肠道或泌尿生殖道。在行PCI的患者应给予特殊护理，以使出血风险最小化。如果压迫无法控制出血，则应该立即停止输注本品和合并给药的肝素。

【用药宣教】使用本品后可出现以下不良反应：主要为出血、低血压、过敏反应；本品与肝素和阿司匹林联合用药时可出现包括脑出血、胃肠道出血和肺部出血。此外，还有关于出现致死性出血、急性重度血小板减少和免疫介导的血小板减少的报道。

替罗非班

本品为非肽类GPnb/Ⅲa受体拮抗剂。

【理化性状】本品注射液为无色的澄明液体。

【用药评估】

1.对本品任何成分过敏者禁用。

2.活动性内出血、颅内出血史、颅内肿瘤、动静脉畸形及动脉瘤患者禁用；以前使用本品出现过血小板减少的患者、几月前曾发生严重躯体创伤者、有出血倾向者禁用。

3. 1年内有出血，包括胃肠道出血或有临床意义的泌尿生殖道出血者慎用。

4.已知的凝血障碍、血小板异常或有血小板减少病史者慎用。

5.血小板计数小于150000/mm^{3}者慎用。

6. 1年内有脑血管病史者慎用。

7.近期进行过硬膜外手术的患者慎用。

8.壁间动脉瘤患者慎用。

9.严重的未控制的高血压(收缩压大于180mmHg和/或舒张压大于110mmHg)慎用。

10.急性心包炎、出血性视网膜病及长期进行血液透析的终末期肾病患者慎用。

11.孕妇只有益处大于对胎儿伤害的风险时方可使用。

12.哺乳妇女慎用。

13.儿童的有效性及有效性尚未确定，不推荐使用。

【配伍禁忌】本品不能与地西泮在同一条静脉输液管路中使用。

【相互作用】本品与肝素和阿司匹林联用时，比单独使用肝素或阿司匹林时出血的发生率增加。与其他影响止血的药物(如华法林)合用时应谨慎。

【操作要点】

本品仅供静脉使用。

1.本品溶于0.9%氯化钠注射液或5%葡萄糖注射液中，浓度为50μg/ml。建议用有刻度的输液器输注本品。必须注意避免长时间负荷输入。还应注意根据患者体重计算静脉推注剂量和输注速率。

2.不稳定型心绞痛或非Q波心肌梗死　本品与肝素联用，静脉输注，起始30min输注速率为0.4μg/(kg·min)，继续以0.1μg/(kg·min)的速率维持输注。

在验证疗效的研究中，本品注射液与肝素联用输注一般至少持续48h，并可达108h。患者平均接受本品注射液71.3h。在血管造影术期间可持续输注，并在血管成形术/动脉内斑块切除术后持续输注12~24h。当患者活化凝血时间小于180s或停用肝素后2~6h应撤去动脉鞘管。

3.血管成形术/动脉内斑块切除术　本品应与肝素联用，起始静脉注射剂量为10μg/kg，在3min内静脉注射完毕，然后以0.15μg/(kg·min)的速率维持静脉输注。本品维持量输注应持续36h。以后，停用肝素。如果患者激活凝血时间小于180s应撤掉动脉鞘管。

【用药宣教】使用本品可出现以下不良反应。

1.本品与肝素和阿司匹林联合治疗时，最常见不良事件是出血。

2.其他不良反应有恶心、发热和头痛。

3.不良反应还包括颅内出血、腹膜后出血、心包积血、肺(肺泡)出血和脊柱硬膜外血肿，致死性出血罕见。还可见急性和(或)严重血小板计数减少可伴有寒战、轻度发热或出血并发症，血红蛋白、红细胞压积降低、血小板计数下降、尿和大便潜血。也有过敏反应的报道。

奥扎格雷钠

本品为选择性血栓素合成酶抑制剂。

【理化性状】本品注射液为无色或几乎无色的澄明液体；粉针剂为白色或类白色疏松块状物或粉末。

【用药评估】以下情况禁用。

1.对本品过敏者。

2.脑出血或脑梗死并出血者。

3.有严重心、肺、肝、肾功能不全者，如严重心律不齐、心肌梗死者。

4.有血液病或出血倾向者。

5.严重高血压者，收缩压超过26.6kPa(200mmHg)者。

【配伍禁忌】本品避免与含钙输液(林格液等)混合使用。

【相互作用】本品与抗血小板聚集剂、血栓溶解剂及其他抗凝药合用应慎重，必要时适当减量。

【操作要点】

1.使用前应详细检查，如有下列情况，切勿使用：药液内有异物或浑浊、变色、内袋破损或挤压渗漏。

2.本品开启后不得贮藏再用。

3.限钠者慎用或咨询医师。

【用药宣教】使用本品可出现以下不良反应。

1.由于有出血倾向，要仔细观察，出现异常立即停止给药。

2.偶有AST、GPT、BUN、恶心、呕吐、腹泻、食欲不振、胀满感。

3.偶见荨麻疹、皮疹等，发生时停止给药。

4.偶有室上性心律失常、血压下降，发现时减量或终止给药。

5.偶有头痛、发热、注射部位疼痛、休克及血小板减少等。严重不良反应可出现出血性脑梗死、硬膜外血肿、颅内出血、消化道出血、皮下出血等。

曲前列环素

本品为抗血小板聚集药。

【理化性状】本品注射液为无色至微黄色的澄明液体。

【用药评估】重度肝功能不全患者禁用。

【相互作用】

1.本品与利尿剂、抗高血压药或其他血管扩张剂合用，可能增加症状性低血压的风险。

2.本品与抗凝血剂合用可能会增加出血风险。

3.合用CYP2C8酶抑制剂吉非贝齐可使本品的暴露量增加。合用

CYP2C8酶诱导剂利福平联合给药则可降低本品的暴露量，应谨慎合用。

【操作要点】本品采用留置中心静脉导管长期静脉输注。这种给药途径可导致血流感染和败血症，可能是致命的。因此，连续皮下输注(未稀释)是首选给药方式。

【用药宣教】

1.本品皮下给药后出现多种不良事件，其中多数不良事件可能与基础疾病有关(呼吸困难、疲劳、胸痛、右心衰竭以及苍白)。最常见的不良事件是输注部位出现疼痛和反应。

2.有时会出现输注部位严重反应，停止治疗。

曲克芦丁

本品为抗血小板聚集药。

【理化性状】本品注射液为淡黄色至黄色或淡黄绿色至黄绿色的澄明液体；粉针剂为黄色或黄绿色疏松块状物或粉末。

【用药评估】对本品中任何成分过敏者禁用。

【配伍禁忌】本品忌与木糖醇混合应用。

【操作要点】

1.本品注射液可直接肌内注射，粉针剂用注射用水或5%葡萄糖注射液溶解后肌内注射。

2.本品注射液或粉针剂可用5%~10%葡萄糖注射液或低分子右旋糖酐注射液稀释后滴注，

【用药宣教】

1.偶见过敏反应、头部不适及胃肠道障碍等。

2.用药期间避免阳光直射、高温及过久站立。

前列地尔

本品为抗血小板聚集药。

【理化性状】本品注射液为白色乳状液体，略带黏性，有特殊气味；冻干乳剂为白色或类白色冻干块状物或粉末，加水溶解后为白色或类白色乳液，略带黏性，有特殊气味。

【用药评估】

1.严重心衰(心功能不全)患者、妊娠或可能妊娠的妇女、既往对本制剂有过敏史的患者禁用。

2.心衰(心功能不全)患者、青光眼或眼压升高患者、既往有胃溃疡合并症患者、间质性肺炎患者慎用。

【配伍禁忌】避免与血浆增溶剂(右旋糖酐、明胶制剂等)混合。

【相互作用】

1.本品与磷酸酯酶抑制药合用可增强两者疗效，使细胞内环酸腺苷(cAMP)倍增。

2.本品与可延迟血液凝固的药物(抗凝药、血小板聚集抑制药)合用可增加出血倾向。

3.本品可增强降压药、血管扩张药、治疗冠心病药的药效。

【操作要点】

1.本品溶于10ml 0.9%氯化钠注射液或5%葡萄糖注射液中，缓慢静脉推注。

2.出现不良反应时，应减慢给药速度或停止给药。

3.本品与输液混合后在2h内使用。残液不能再使用。

4.不能使用冻结的药品。

【用药宣教】使用本品后可出现以下不良反应。

1.偶见休克。要注意观察，发现异常现象时，立刻停药，采取适当的措施。

2.有时出现血管炎、发红，偶见发硬、瘙痒等。

3.有时出现加重心衰，肺水肿，胸部发紧感，血压下降等症状，一旦出现立即停药。偶见脸面潮红、心悸。

4.有时出现腹泻、腹胀、不愉快感。偶见腹痛、食欲不振、呕吐、便秘、转氨酶升高等。

5.有时出现头晕、头痛、发热、疲劳感，偶见发麻。

6.偶见嗜酸粒细胞增多、白细胞减少。

7.偶见视力下降、口腔肿胀感、脱发、四肢疼痛、浮肿、荨麻疹。

三、溶栓药

尿激酶

本品为纤维蛋白溶解药。

【理化性状】本品粉针剂为白色或几乎白色非结晶性粉末。

【用药评估】

1.对本品过敏者或有任何活动性内出血者禁用。

2.颅内肿瘤患者禁用。

3.2个月内发生过脑出血者禁用。

4.严重高血压患者禁用。

5.大手术、器官活检、分娩期和受创伤10天内的患者禁用。

6.新近曾进行体外循环的患者慎用。

7.亚急性感染性心内膜炎患者慎用。

8.糖尿病性视网膜病变患者慎用。

9.与肝、肾疾病有关的凝血功能障碍患者慎用。

10.老年(75岁以上)患者慎用。

11.除非急需用本品，否则孕妇不用。

12.尚未明确本品是否可经乳汁分泌，哺乳期妇女慎用。

13.儿童用药的安全性及有效性尚未确定。

【配伍禁忌】本品忌与氨甲苯酸、氨甲环酸、多黏菌素B、麻醉性镇痛药及酸性溶液配伍使用。

【相互作用】口服抗凝药、肝素和抗血小板药、其他影响血小板功能的药物(如别嘌醇、右旋糖酐、奎尼丁、性激素、磺胺类、四环素、丙戊酸等)，可能增加出血的危险性。

【操作要点】

1.本品不可与酸性输液配伍。

2.溶解时不可振摇，以免降低活性。

3.本品以0.9%氯化钠注射液或5%葡萄糖注射液溶解后静脉输注。配制液在5℃左右可保持12h，室温下应即时使用。

4.输入速度过快，可能引起过敏反应，可事先给予异丙嗪或地塞米松。

5.遇出血反应严重者，可使用抗纤溶药。

6.本品不可肌内注射或静脉注射。

【用药宣教】

1.本品主要不良反应为出血，常见于手术后伤口。轻度出血或渗血时局部压迫即可；较严重的出血应停药；十分严重的出血则需输入血浆或全血，并给予抗纤溶药。

 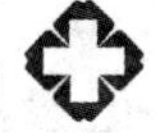

2.本品其他不良反应有发热、头痛、肌肉痛和恶心等。

链激酶

本品为纤维蛋白溶解药。

【理化性状】本品粉针剂为白色或微黄色疏松体。

【用药评估】

1.对本品过敏者禁用。

2.两周内有出血、手术、外伤史、心肺复苏或不能实施压迫止血的血管穿刺患者禁用。

3.近期有溃疡病史、食管静脉曲张、溃疡性结肠炎患者禁用。

4.出血性视网膜病变患者、未控制的高血压(血压≥180/110mmHg以上)或疑为主动脉夹层者、凝血障碍及出血性疾病患者禁用。

5.重度肝、肾功能不全的患者、近期患过链球菌感染者禁用。

6.二尖瓣狭窄合并心房颤动伴左房血栓者、感染性心内膜炎患者禁用。

7.孕妇、哺乳期妇女禁用。

8.10天内曾做手术或有外伤(包括创伤性活检、胸腔穿刺、动脉穿刺等)者慎用。

9.由溃疡性结肠炎病史或憩室炎者慎用。

10.凝血障碍(如凝血因子缺乏、严重血小板减少等)慎用。

11.房颤或心内血栓慎用。

12.对其他溶栓药过敏者慎用。

13.用本品后5天至12个月内不能用本品。

14.用本品治疗血管再通后，发生再梗死，可用其他溶栓药。

【配伍禁忌】本品忌与氨甲苯酸、氨甲环酸配伍使用。

【相互作用】

1.缺血性脑卒中患者在血栓溶解完成以前，应避免使用阿司匹林。

2.本品与吲哚美辛、双嘧达莫、保泰松及其他已知的能显著影响血小板完整性的药物合用时，发生出血的危险性增加。

3.本品与依替巴肽、华法林合用，发生出血的危险性增加。

4.本品和肝素合用时，需要提高肝素用量和随时调整本品的用量。

5.本品是一种酶制剂，许多化学品(如蛋白质沉淀药、生物碱、消毒灭菌药等)都会使之活性降低，故不宜配伍使用。

6.本品与阿司匹林同时使用治疗急性心肌梗死具有良好的效果。同时或事先使用抗凝剂或右旋糖酐，可增加出血危险。

【操作要点】本品用5%葡萄糖注射液溶解后应用，溶解液应在4~6h内使用。

【用药宣教】使用本品后，可出现以下不良反应。

1.发热、寒战、恶心、呕吐、肩背痛、过敏性皮疹。本品静脉输注时可发生低血压，如血压下降应减慢输注速度；过敏性休克罕见。轻度过敏反应不必中断治疗，重度过敏反应需立即停止滴注。

2.穿刺部位出血，皮肤瘀斑，胃肠道、泌尿道或呼吸道出血。用于急性心肌梗死溶栓治疗时，脑出血的发生率为0.1%~0.3%。大出血时可用氨基己酸，输新鲜血浆或全血。

3.本品用于急性心肌梗死溶栓治疗时可出现再灌注心律失常，偶见缓慢心律失常、加速性室性自搏性心率、室性早搏或室颤等。

4.偶可引起溶血性贫血，黄疸及转氨酶升高。

5.溶栓后可发生继发性栓塞，如肺栓塞、脑栓塞或胆固醇栓塞等。

阿替普酶

本品为纤维蛋白溶解药。

【理化性状】本品粉针剂为白色至类白色冻干粉末。

【用药评估】

1.出血性疾病(如近期内有严重内出血、脑出血或2个月内曾进行过颅脑手术者、10天内发生严重创伤或做过大手术者、严重的未能控制的原发性高血压、产后14天内的妇女、细菌性心内膜炎和急性胰腺炎)患者。

2.颅内肿瘤、动静脉畸形或动脉瘤患者。

3.已知为出血体质(包括正在使用华法林、脑卒中前48h内使用过肝素、血小板计数<100000/mm^3)患者。

4.急性缺血性脑卒中可能伴有蛛网膜下隙出血或癫痫发作者。

【配伍禁忌】本品与多巴酚丁胺、多巴胺、硝酸甘油、肝素不相溶。

【相互作用】

1.与其他影响凝血功能的药物(包括醋硝香豆素、茴茚二酮、双香豆素、苯茚二酮，华法林、肝素)同用时，会显著增加出血的危险性。

2.与依替巴肽合用时，由于附加的抗凝作用，使出血的危险性增加。

3.硝酸甘油可使本品的血浆浓度降低及冠状动脉的再灌注减少、再灌注时间延长、再闭塞增多。

【操作要点】

1.将注射小瓶内干粉用注射用水溶解为1mg/ml的浓度，配制的溶液可用0.9%氯化钠注射液稀释至1∶5的比例，但不能继续用水或其他碳水化合物(如右旋糖酐)溶液稀释。为使剂量准确，给药时可用输注泵。因注射小瓶内为负压，故应先将导管插入灭菌注射用水小瓶内，然后再插入本品小瓶内。本品不应与其他药物混合给药或与其他药物共用静脉通路。

2.如过量发生出血，可给予抗纤溶药物，或输入新鲜血浆或全血。

【用药宣教】使用本品后，可出现以下不良反应。

1.血液系统　出血最常见。与溶栓治疗相关的出血类型有胃肠道、泌尿生殖道、腹膜后或颅内出血，浅层的或表面的出血主要出现在侵入性操作的部位。

2.心血管系统

(1) 心律失常　使用本品治疗急性心肌梗死时，血管再通期间可出现再灌注性心律失常，如加速性室性自主心律、心动过缓或室性早搏等。这些反应通常为良性，通过标准的抗心律失常治疗可以控制，但有可能引起再次心肌梗死和使梗死面积扩大。

(2) 血管再闭塞　血管开通后，需继续用肝素抗凝，否则可能再次形成血栓，造成血管再闭塞。有报道用本品进行溶栓治疗后发生了胆固醇结晶栓塞。

3.中枢神经系统　可出现颅内出血、癫痫发作。

4.泌尿生殖系统　有报道用药后立即出现肾血管肌脂瘤引起的腹膜后出血。

5.可出现膝部出血性滑膜囊炎。

替奈普酶

本品为纤维蛋白溶解药。

【理化性状】本品粉针剂为白色疏松体。

【用药评估】

1.禁用于对本品任何成分有过敏史的患者。

2.活动性内出血、脑血管意外病史、2个月内颅内、椎管内手术或创伤、近期头部创伤、颅内肿瘤、动静脉畸形或动脉瘤、出血体质、严重的未得到控制的高血压、目前或过去6个月中有明显的出血性疾病、在过去2个月内有大手术、实质器官活检，严重创伤(包括与本次急性心肌梗死相关的任何创伤)、最近(2周内)曾进行较长时间(>2min)的心肺复苏、急性胰腺炎、活动性消化道溃疡、出血性卒中病史或不明原因的卒中病史、过去6个月内缺血性卒中或短暂性脑缺血发作(TIA)病史、动脉瘤性蛛网膜下隙出血或疑有蛛网膜下隙出血患者禁用。

【配伍禁忌】本品使用无菌注射用水配制，不能与其他药物混合使用。

【相互作用】在应用本品治疗前、治疗同时或治疗后使用抗凝剂(例如维生素K拮抗剂)和血小板聚集抑制剂(例如GP Ⅱb/Ⅲa拮抗剂)很可能增加出血风险。

【操作要点】加入无菌注射用水后轻轻摇动至完全溶解，不可剧烈摇荡，以免溶液产生泡沫，降低疗效。溶解后的本品应单次静脉推注，其注射时间应超过5s。本品溶解后应立即使用，在2~8℃避光冷藏保存并在8h内使用。

【用药宣教】本品引起的最常见的不良反应是出血，如颅内出血等。

纤溶酶

本品为纤维蛋白溶解药。

【理化性状】本品为无色或淡黄色澄明水溶液。为白色疏松冻干块状物或粉末。

【用药评估】

1.有凝血机制障碍、出血倾向患者禁用。

2.重度肝、肾功能不全、活动性肺结核空洞及消化性溃疡患者禁用。

3.皮试阳性反应者禁用。

4.孕妇及哺乳期妇女禁用。

【配伍禁忌】本品忌与氨甲苯酸、氨甲环酸、硫喷妥钠等配伍使用。

【操作要点】

1.皮肤试验方法　临床使用前应用0.9%氯化钠注射液稀释成1U/ml进行皮试，15min观察结果，红晕直径不超过1cm或伪足不超过3个为阴性。

2.本品加入至500ml 0.9%氯化钠注射液或5%葡萄糖注射液中静脉滴注。

3.用药过程中如出现血尿或皮下出血点，应立即停用，并对症处理。

【用药宣教】

1.用药过程中可能出现患肢胀麻、酸痛、头胀痛、发热感、出汗、多眠等，可自行消失或缓解，不需特殊处理。

2.使用本品可出现以下不良反应。

(1) 可发生创面、注射部位、皮肤及黏膜出血。

(2) 可引起头痛、头晕或转氨酶升高。极少出现过敏反应。

巴曲酶

本品为纤维蛋白溶解药。

【理化性状】本品注射液为无色澄明液体。

【用药评估】

1.对本品过敏者、孕妇禁用。

2.具有出血史者或有出血可能性者禁用。

3.手术不久者或正在使用具有抗凝作用及抑制血小板功能药物(如阿司匹林)者禁用。

4.重度肝或肾功能不全及其他如乳头肌断裂、心室中隔穿孔、心源性休克，多脏器功能衰竭者禁用。

5.有药物过敏史者或有消化道溃疡史者慎用。

6.有脑血管病后遗症者和70岁以上患者慎用。

7.哺乳期妇女使用时，应暂停哺乳。

【配伍禁忌】本品忌与氨甲苯酸、氨甲环酸配伍使用。

【相互作用】本品与水杨酸类药物合用可能增加出血倾向或使出血时间延长。

【操作要点】

1.本品使用前用100ml以上的0.9%氯化钠注射液稀释，静脉滴注时间应在1h以上。

2.如有出血现象，立即停药，应用抗纤溶药物或输血。

【用药宣教】

1.使用本品期间或使用后不久，不宜进行星状神经节封闭，动脉或深部静脉的穿刺检查或治疗。

2.拔牙、手术或转院就诊时，均应将使用本品情况告知医师。

3.使用本品后，应避免造成创伤。

4.使用本品后可出现以下不良反应：主要为注射部位出血、创面出血、头痛、头晕等中枢或周围神经症状。实验室检查可能有ALT、AST升高。

第五节　血容量扩充药

右旋糖酐

本品为血容量扩充药。

【理化性状】本品注射液为无色至淡黄色澄明液体。

【用药评估】

1.严重充血性心力衰竭患者禁用。

2.血小板减少患者禁用。

3.无尿或少尿的肾病患者禁用。

【操作要点】在大剂量和(或)快速给药时应进行药物监测。

【用药宣教】

1.如出现血压下降、脉搏频率加快或呼吸困难等休克体征或症状，应立刻停药并采取适当的治疗措施。

2.急性肾衰竭如果出现尿少等肾功能不良体征或症状，应立刻停药，并采取适当的治疗措施。

3.大剂量或反复输注本品可能引起出血倾向。如果出现任何异常的病征，应停止给药。

羟乙基淀粉

本品为血容量扩充药。

【理化性状】本品注射液为无色或微黄色澄明液体。

【用药评估】

1.对本品过敏者、有出血疾病或出血性疾病病史者(包括月经期妇女)、严重心脏病、高血压、严重神经系统疾病、严重肝肾功能不全、严重血液病患者禁用。

2.肝、肾功能不全者慎用。

3.对淀粉过敏者禁用。

【配伍禁忌】本品与前列地尔避免混合。

【相互作用】本品与有肾毒性的药物(如氨基糖苷类药)合用可能增加肾毒性。

【操作要点】一旦发生过敏反应，立即停用本品，并静脉推注地塞米松5~10mg，或用氢化可的松100mg加入液体中静脉滴注。

【用药宣教】

1.极个别病例可能发生过敏样反应，如果反应不能耐受，立即停止输注并采取急救措施。

2.长期中、高剂量输注本品，患者常出现难治性瘙痒，即使停药数周，仍可能发生。

3.极个别病例可能出现肾区疼痛，立即停药，并补充足够的液体，监测血清肌酐值。

4.较高剂量使用时，应监测血球压积的下降和血浆蛋白的稀释。

羟乙基淀粉130

本品为血容量扩充剂。

【理化性状】本品注射液为无色或淡黄色略带黏性的澄明液体。

【用药评估】

1.液体负荷过重(水分过多)，包括肺水肿、少尿或无尿的肾衰竭、接受透析治疗患者、颅内出血、严重高钠或高氯血症、已知对羟乙基淀粉和(或)本品中其他成分过敏者禁用。

2.严重肝脏疾病或严重凝血功能紊乱的患者慎用，如严重Willebrand病。

【配伍禁忌】本品避免与前列地尔混合。

【相互作用】本品与有肾毒性的药物(如氢基糖苷类药)合用可能增加肾毒性。

【操作要点】

1.为防止重度脱水，使用本品前应先给予晶体溶液。

2.瓶或袋开启后，应立即使用。

3.未用完的药品应丢弃。

4.只有在溶液澄清时使用。

【用药宣教】长期使用本品可导致以下不良反应。

1.极个别患者在使用本品时，可能发生过敏样反应，似中度流感的症状，心动过缓，心动过速，支气管痉挛，非心源性肺水肿。

2.给予本品时，患者血淀粉酶浓度将升高，可能干扰胰腺炎的诊断。

3.长期大剂量使用本品，会出现皮肤瘙痒。

4.本品大剂量使用时，可能引起血液成分如凝血因子、血浆蛋白的稀释以及红细胞压积的下降。

聚明胶肽

本品为血容量扩充药。

【理化性状】本品注射液为淡黄色澄明液体，稍带黏性，有时显轻微的乳光。

【用药评估】

1.严重肝、肾功能损害，肾性或肾后性无尿禁用。

2.充血性心力衰竭、肺水肿、心源性休克禁用。

3.高血压、食管静脉曲张、出血性疾病患者禁用。

4.已知对本制剂过敏或具有组胺释放高危因素患者禁用。

5.在体外循环或人工肾使用过程中，本品只能与加肝素的血液混合使用，不得直接与库血混合使用。

【配伍禁忌】本品忌与阿昔洛韦、甲泼尼龙、氨苄西林钠、头孢曲松等配伍。

【相互作用】使用强心苷的患者，应考虑钙剂与其有协同作用。

【操作要点】

1.使用本品时应仔细检查，如有下列情况，请勿使用：溶液浑浊、瓶口或瓶身微裂、封口松动。

2.使用本品不受血型限制，如配合输血时，应先查好血型，以防出

 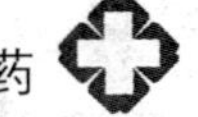

现红细胞假凝集现象。

3.如因温度较低，本品黏度加大，可稍加温后使用。

4.输注本品可导致暂时性红细胞沉降率加快。

【用药宣教】输液中或输液后，偶可出现一过性皮肤反应(荨麻疹)、恶心、呕吐、低血压、心动过速、心动过缓、呼吸困难、发热或寒战、休克等。

琥珀酰明胶

本品为血容量扩充剂。

【理化性状】本品注射液为淡黄色稍带黏性的澄明液体，有时显轻微乳光。

【用药评估】

1.对明胶类药物过敏者、肾衰竭者、出血体质者、肺水肿者、循环超负荷者、水潴留者禁用。

2.处于过敏状态者(如哮喘，使用本品后出现过敏反应的概率增加，程度也会加重)禁用。

3.孕妇和哺乳期妇女用药时应权衡利弊。

【配伍禁忌】本品忌与前列地尔、脂肪乳配伍。

【操作要点】

1.本品室温下可保存5年；一旦封口开启，应在4h内使用，任何未用完的药液均不可再用。

2.使用本品不会干扰交叉配血。本品与枸橼酸化的血液或血制品有良好的相溶性。

3.血液、电解质和碳水化合物溶液可与本品一起经同一管道输注。

4.脂肪乳不可经相同输液器与本品同时输入。

5.其他水溶性药物(如血管活性药、巴比妥酸盐类、肌松药、皮质激素和抗生素)不建议与本品同时输入。

6.给药剂量和速度取决于患者的实际情况(如脉搏、血压、外周组织灌注量、尿量等)，必要时可加压输入。快速输入时应将液体加温，但不能超过37℃。

7.本品含钙量、含钾量低，可用于洋地黄化的患者或肾功能较差的患者。

8.心力衰竭时输液应缓慢进行。应注意患者是否有水潴留、肾衰竭、出血倾向、肺水肿、钠或钾缺乏及过敏反应。

9.即使是大剂量输入(作为大输液的组分，24h输入达15L)，本品也不影响凝血功能和肾功能。

10.一旦出现过敏反应，应立即停止输注，并根据患者情况做相应处理。

【用药宣教】本品极少引起严重不良反应，偶见过敏反应，如轻微荨麻疹。

第九章　激素及内分泌调节用药

第一节　下丘脑垂体激素类药物

促皮质素

本品为垂体前叶激素类药。

【理化性状】本品粉针剂为白色或淡黄色粉末。

【用药评估】

1.硬皮病、骨质疏松、全身真菌感染、眼部单纯疱疹、消化性溃疡、高血压、充血性心力衰竭以及对本品过敏者禁用。

2.甲状腺功能减退、肝功能衰竭、血栓栓塞性疾病、癫痫和肾功能不全患者慎用。

3.糖尿病、结核病、化脓性或真菌感染、胃及十二指肠溃疡患者慎用。

【配伍禁忌】本品粉针剂不可用0.9%氯化钠注射液溶解，也不宜加入0.9%氯化钠中静脉输注。

【相互作用】

1.与排钾利尿剂合用会加重失钾。

2.长期使用时，本品与水杨酸类药物、吲哚美辛等合用可发生或加重消化道溃疡。

3.糖尿病患者使用本品时须增加降血糖药的剂量。

4.本品可使口服抗凝药的作用降低。

【操作要点】

1.皮下、肌内注射　普通注射剂每次20~25U，每天4次；长效注射剂每次20~80U，每24~72h一次。

2.静脉输注　加入5%葡萄糖注射液500ml中，每次10~25U，每天1次，注射8h以上。

【用药宣教】

1.可出现过敏反应、皮肤萎缩、易挫伤、色素沉着、闭经、痤疮、多毛症(尤其妇女)、水钠潴留、库欣综合征、低血糖等不良反应。

2.还会发生腹胀、溃疡性食管炎、胰腺炎、头痛、头晕、情绪不稳、骨生长受抑等不良反应。

重组人生长激素

本品是通过基因重组由大肠埃希菌表达的生长激素，与人生长激素具有同等的作用。

【理化性状】本品注射液为无色、透明液体。

【用药评估】

1.对本品过敏者、恶性肿瘤患者或有肿瘤进展症状者、糖尿病患者、颅内进行性病损者禁用。严重全身性感染等危重患者在急性休克期内禁用。

2.接受心内直视手术或腹部手术出现并发症的危重患者，多发性损伤或急性呼吸衰竭的患者禁用。

3.增生期或增生前期糖尿病视网膜病变患者禁用。

4.孕妇禁用。

5.脑肿瘤引起的垂体性身材矮小患者、心脏或肾脏疾病患者、糖耐量减低者慎用。

6.哺乳期妇女使用时，应暂停哺乳。

【相互作用】

1.本品与糖皮质激素合用，其效能可被抑制。

2.蛋白同化激素、雄激素、雌激素与本品合用时，可加速骨骺提前闭合。

【操作要点】

1.本品不能静脉注射，每周的剂量应分成6~7次，皮下注射。(儿童生长激素缺乏每周0.16~0.24mg/kg；普拉德-威利综合征每周0.24mg/kg；小于胎龄儿每周0.48mg/kg；特纳综合征每周0.33mg/kg；特发性矮小症每周最高剂量0.47mg/kg；用于成人替代疗法的剂量必须因人调整，通常推荐从每周0.04mg/kg开始，根据治疗反应，每隔4~8周增加剂量，最大剂量每日0.08mg/kg；长效注射剂，每月皮下注射1次，每次1.5mg/kg，或每月皮下注射2次，每次0.75mg/kg)。

2.本品注射液冻结后不宜再使用。粉针剂应临用时配制，沿瓶壁缓慢加入注射用水溶解后轻轻摇动，切勿剧烈振荡，以免变性。

3.注射部位应经常交替，以减少脂肪萎缩等局部反应。

【用药宣教】使用生理剂量时，本品可能存在以下不良反应。

1.常见的有发热、头痛、咳嗽、喉炎、鼻炎，中耳炎、支气管炎或其他感染性病变。

2.常见注射部位局部一过性反应(疼痛、发麻、红肿等)以及体液潴留(外周水肿、关节痛或肌痛)。

3.少见过敏反应(表现为皮疹、瘙痒等)以及甲状腺功能减退(原有轻度甲状腺功能减退者较易发生)。

4.偶见皮下脂肪萎缩、氨基转移酶升高、呕吐及腹痛等。

5.惊厥、银屑病恶化和体液平衡紊乱等极为罕见。

6.长期注射本品，少数患者体内会产生抗体，但抗体结合力低，无确切临床意义，如抗体结合力超过2mg/L，则可能会影响本品疗效。

7.可引起一过性高血糖现象，随用药时间延长或停药恢复正常。

8.内分泌疾病患者(包括生长激素缺乏症)可能易发生股骨头骺板滑脱，在治疗期间如出现跛行应注意评估。

9.常见感觉异常、感觉减退，少见良性颅内高血压。

绒促性素

本品是胎盘产生的一种糖蛋白激素。

【理化性状】本品粉针剂为白色至黄白色无定形粉末。

【用药评估】

1.对本品过敏者、性早熟者及前列腺、乳腺、睾丸、肾上腺、垂体、尿路、下丘脑、甲状腺肿瘤患者禁用。

2.哮喘、癫痫、偏头痛、心血管病或肾脏疾病患者慎用。

3.怀疑有垂体增生或肿瘤，前列腺癌或其他与雄激素有关的肿瘤患者禁用。

4.哺乳期妇女使用时，应停止哺乳。

5.儿童慎用，可能引起性早熟，骨端早期闭锁。

6.老年患者应减量。

7.连用8周如疗效不明显，应停药。

8.用前先做皮试。

【相互作用】本品与下丘脑垂体促性腺激素(如尿促性素)合用可能

使不良反应增加。

【操作要点】本品溶液极不稳定，不耐热，应临用前配制，并经肌内或皮下缓慢注射。

【用药宣教】

1.不良反应如下。

(1) 头痛、疲倦、情绪变化、水肿(男性多见)。

(2) 注射部位可能发生疼痛。

(3) 治疗隐睾时可能出现性早熟。

(4) 由于对卵巢的过度刺激，可引起卵巢增大或形成囊肿、急腹痛、腹水、胸腔积液、循环血容量减少和休克。

(5) 血栓栓塞性疾病。

(6) 孕期安全等级为X。

2.用药期间，注意液体潴留。

促卵泡素

本品为促排卵药。

【理化性状】本品粉针剂为白色疏松块状物或粉末。

【用药评估】

1.卵巢、乳腺、子宫、下丘脑或垂体肿瘤，未经诊断的阴道出血，对本品过敏，原发性卵巢功能衰竭，与多囊卵巢无关的卵巢囊肿或卵巢增大，性器官畸形不宜妊娠者，子宫纤维瘤不宜妊娠者禁用。

2.哺乳期妇女应用应权衡利弊，选择停药或停止哺乳。

3.儿童安全性及有效性尚未确定。

【相互作用】本品与枸橼酸氯米芬合用可增加卵泡反应。

【操作要点】

1.一般采用皮下注射，75~150IU/d，连用7天或14天，若无效应，增加用量，最高剂量为225IU/d。在月经来潮的患者中，治疗应在月经周期的前7天开始。

2.本品也可用于体外受精或其他生殖技术。一般每天给予150~225IU，在月经期第2天或第3天开始，至少连用4天。戈那瑞林类似物，可以结合本品使用，一般前者应在后者使用之前2周开始，两种治疗一直使用到卵泡充分发育为止。然后再单次给予绒促性素10000IU，以诱导卵泡成熟，约在35h后即可进行卵细胞检查。

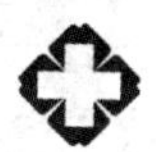

【用药宣教】

1.本品可导致轻至中度卵巢增大，可伴腹胀和(或)腹痛，常于2或3周缓解。

2.本品可导致卵巢过度刺激综合征，严重者于24小时至数天内快速进展，表现为血管渗透性急剧增高，造成腹膜腔、胸腔、(可能包括)心包内液体迅速积聚。早期表现为严重盆腔疼痛、恶心、呕吐和体重增加。卵巢过度刺激综合征可发生于治疗结束，7~10天至顶峰。本品治疗后至少应随访2周，月经来潮后自动缓解。严重者需停药，并住院治疗。

3.本品可致严重的肺部并发症(如肺不张、急性呼吸窘迫综合征及哮喘恶化)，罕见死亡报道。

4.本品可致多胎。

尿促性素

本品为促性腺激素。

【理化性状】本品为白色或微黄色粉末，可溶于水，该制剂含有黄体生成素(LH)和卵泡刺激素(FSH)，两者之比为1∶1。

【用药评估】

1.对本品过敏者禁用。

2.生殖道异常出血，颅内、肾上腺、甲状腺疾病及多囊性卵巢综合征所致卵巢囊肿或肿大者禁用。

3.哺乳期妇女使用时，应停止哺乳。

【操作要点】本品仅供肌内注射。

1.无排卵性不育症在月经周期的头7天内开始给药，75~150IU/d，直至测定证实尿中雌激素水平升高或滤泡超声显影，停药1~2天后单剂量给予绒促性素5000~10000IU。治疗后3周内无效，应停药。

2.男性促性腺素分泌不足引起的性腺功能减退症治疗每次75~150U，每周2~3次，连用3~4个月。

【用药宣教】

1.使用本品后由于卵巢受到过度刺激，可见卵巢由轻度肿大、腹部不适以至发生卵巢囊肿破裂出血，导致腹腔受到严重刺激。

2.使用本品后可出现恶心、呕吐、腹泻、腹水、脑腔积液、少尿、低血压、动脉或静脉血栓栓塞，甚至死亡。

3.本品可使多胎妊娠的发生率上升。

4.本品偶然发生过敏。

5.本品有致癌性。

人促黄体激素 α

本品为人黄体生成激素。

【理化性状】本品为白色冻干粉及无色澄清的液体。

【用药评估】

1.对人黄体生成素过敏者、未控制的颅内损害(如垂体瘤)患者、卵巢囊肿或卵巢不明原因增大患者、原发性卵巢功能衰竭患者、生殖道及附属器官的性激素依赖性肿瘤患者、不明原因的子宫出血患者、未控制的甲状腺或肾上腺功能不全患者禁用。

2.有动脉血栓栓塞倾向者、有卵巢增大或卵巢过度刺激倾向者慎用。

3.尚未确定儿童用药的安全性和有效性。

4.孕妇或计划妊娠的妇女禁用。

5.尚未明确本品是否可经乳汁分泌，哺乳期妇女用药应权衡利弊。

【配伍禁忌】除促卵泡激素 α 外，本品不可与其他药物混合于同一注射器中注射。

【相互作用】本品可与促卵泡激素 α 同时使用。

【操作要点】

1.本品打开并溶解后应立即使用，且只能一次性使用。

2.冻干粉使用前应缓慢旋转以使溶剂充分溶解。

3.溶解后的液体如果含有颗粒或不澄清，不得使用。

4.本品与促卵泡激素 α 混合后可同时且一次性使用。应先溶解本品，然后再用所得的溶液溶解促卵泡激素 α 冻干粉。

【用药宣教】

1.本品可出现以下不良反应。

(1) 有引起血栓栓塞性并发症的潜在危险。

(2) 可出现头痛和疲乏。

(3) 可出现上呼吸道感染。

(4) 泌尿生殖系统　①可导致轻至中度单纯性卵巢增大(可伴有腹痛

和腹胀)，通常于2~3周后开始好转。②卵巢过度刺激综合征(OHSS)为本品治疗中的严重不良反应，通常发生于停药后，并于排卵后7~10日达高峰。给予人绒毛膜促性腺激素(hCG)后应监测至少2周。若出现严重的OHSS，应停止治疗。③可见乳房疼痛、卵巢囊肿、痛经和卵巢疾病。

(5) 可见恶心、腹痛、胃肠胀气、便秘和腹泻。

(6) 可引起注射部位不适。

2.本品用药后可能有多胎风险。

3.治疗期间应测定血清雌二醇，并进行超声波检查，以监控卵泡是否成熟、确定何时触发排卵及检测是否有卵巢增大、过度刺激或多胎妊娠。

戈那瑞林

本品为黄体激素释放激素。

【理化性状】本品粉针剂为白色或黄色粉末。

【用药评估】

1.对本品过敏者、哺乳期妇女禁用。

2.垂体腺瘤患者禁用。

3.患有多囊卵巢病和子宫内膜异位性囊肿的妇女不宜使用本品。

4.男性在接受治疗的第一个月应加强对肿瘤发作风险的监测。

【相互作用】

1.其他的激素疗法和皮质激素可能影响本品的效应。

2.螺内酯和左旋多巴可刺激促性腺激素，而吩噻嗪类、多巴胺拮抗剂、地高辛和性激素则抑制促性腺激素的分泌。

【操作要点】

1.用于诊断　单次静脉注射或皮下注射本品100μg，如有可能，女性应在月经滤泡期的早期使用。

2.治疗闭经、不育症　可经脉冲泵给予，每次于1分钟内给予5~20μg，每90分钟1次，连用6个月或直至怀孕。

3.年龄超过1岁的儿童，单药剂量2.5μg/kg，总剂量不超过100μg。

【用药宣教】

1.使用本品可出现以下不良反应。

(1) 可见恶心、腹部不适、头痛、月经过多、阴道干涩、面红、性欲减退等。

(2) 注射部位可发生疼痛、皮疹、血栓性静脉炎、肿胀和瘙痒。

(3) 已有过敏反应的报道，包括支气管痉挛和超敏反应。

(4) 可能出现精神改变、神经过敏、心悸、痤疮、皮肤干燥、肝功能试验和血脂异常、糖耐量减低、头发和体毛的改变。

(5) 雌激素长时期受到抑制时可能引起骨小梁的骨密度降低。

(6) 男性可能发生燥热和性功能减退、乳房肿胀、触痛敏感。

(7) 极少发生卵巢过度兴奋。

2. 患者一旦怀孕，即应停药。

3. 闭经患者应先增加食量，恢复体重，然后再使用本品。

曲普瑞林

本品为合成的促性腺激素释放激素(GnRH)十肽同类物。

【理化性状】本品注射液为无色澄明液体。

【用药评估】

1. 不可用于非激素依赖性的前列腺癌或前列腺切除手术后的患者。

2. 对本品任何成分过敏的患者禁用。

3. 在治疗期间，若患者怀孕，应停止使用本品。

4. 哺乳期妇女应选择停药或停止哺乳。

5. 女孩和男孩的生理年龄分别在9岁和10岁以下开始治疗。

6. 本品可能会导致Q-T间期延长，先天性Q-T间期延长者及充血性心力衰竭的患者治疗前纠正电解质平衡，治疗期间定期检查心电图和电解质。

【配伍禁忌】在治疗期间，禁止近期或同时使用含雌激素的药物。

【相互作用】联合使用促性腺激素时，可能引起腹腔和(或)盆腔的疼痛。

【操作要点】

1. 治疗前列腺癌　肌内注射缓释制剂3.75mg，每4周1次；在肌内注射之前，开始皮下注射0.1mg/d，连用7天。先给予抗雄激素(如环丙孕酮)几天，然后开始使用戈那瑞林类似物持续3周。11.25mg的缓释双羟萘酸盐制剂，每3个月注射1次，22.5mg的缓释注射剂可每24周注射1次。

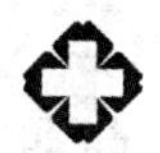

2. 治疗子宫内膜异位症或子宫平滑肌瘤　应于月经周期的第1个5天内开始给药，剂量用法同上。

3. 治疗女性不育　皮下注射0.1mg/d，作为促性腺激素的辅助用药，建议从月经期第2天开始给药，连用10~12天。

4. 治疗儿童性早熟　肌内注射缓释注射剂50μg/kg，每4周1次。

【用药宣教】

1.使用本品可出现以下不良反应。

(1) 男性常见热潮红、阳痿及性欲减退。

(2) 女性常见热潮红、阴道干涸、性交困难、出血斑及由于雌激素的血药浓度降低至绝经后的水平而可能引起的轻微小梁骨基质流失。一般在治疗停止后6~9个月均可完全恢复正常。

(3) 其他不良反应包括注射部位局部反应、轻微过敏症状(发热、发痒、出疹)、男子女性型乳房、头痛、疲惫及睡眠紊乱。上述不良反应一般比较温和，停药后会消失。

2.本品孕期安全等级为X。

3.男性患者治疗期间应定期监测血糖和糖化血红蛋白。

4.男性患者用药时可增加发生心肌梗死、卒中和猝死的风险。治疗前应进行风险评估。

第二节　肾上腺皮质激素类药物

氢化可的松

本品为糖皮质激素。

【理化性状】本品注射液为无色的澄明液体。

【用药评估】

1.以下情况禁用：活动性消化性溃疡、严重高血压、精神病、糖尿病、骨质疏松、青光眼、库欣综合征、水痘、麻疹、真菌感染等。

2. 中枢神经系抑制或肝功能不全者应慎用。需用大剂量时应改用氢化可的松琥珀酸钠。不可突然停药。

3.孕妇、哺乳期妇女、儿童以及老年人慎用。

【配伍禁忌】本品忌与头孢菌素类、肝素钠、右旋糖酐、抑肽酶等配伍。

【相互作用】

1.甲状腺功能亢进时，本品的灭活加速。

2.与降糖药如胰岛素合用时，因本品可使糖尿病患者血糖升高，应适当调整降糖药剂量。

3.甲状腺激素可使本品代谢清除率增加，故与甲状腺激素或抗甲状腺药合用，应适当调整后者的剂量。

4.与生长激素合用，可抑制后者的促生长作用。

【操作要点】肌内注射每天20~40mg。静脉滴注一次100mg，每天1次。临用前加25倍的0.9%氯化钠注射液或5%葡萄糖注射液500ml稀释后静脉滴注，同时加用维生素C 0.5~1g。

【用药宣教】长期大量应用本品可产生一系列不良反应。

1.医源性肾上腺皮质功能过高症　表现为满月脸、向心性肥胖、高胆固醇血症、高血糖、糖尿、肌肉萎缩无力、骨质疏松、多毛、痤疮、易受感染、低血钾、浮肿与高血压等，一般不需特殊治疗。

2.医源性肾上腺皮质功能减退症　主要发生在长期应用糖皮质激素治疗的停药过程中。采用激素间歇用药，可避免发生此类不良反应。

3.长期应用能降低免疫功能，诱发继发性感染。

可的松

本品为糖皮质激素。

【理化性状】本品注射液为有细微颗粒的混悬液，静置后细微颗粒下沉，振摇后呈均匀的乳白色混悬液。

【用药评估】

1.消化道溃疡、青光眼、电解质紊乱、血栓症、心肌梗死、内脏手术患者禁用。

2.某些感染性疾病应慎用，必要使用时应同时用抗感染药。

3.甲状腺功能低下、肝硬化、脂肪肝、糖尿病、重症肌无力患者慎用。

【配伍禁忌】本品忌与碘佛醇、泛影葡胺、去甲万古霉素、抑肽酶等配伍使用。

【相互作用】

1.非甾体抗炎药可加强本品致溃疡作用。

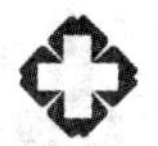

2.可增强对乙酰氨基酚的肝毒性。

3.与两性霉素B或碳酸酐酶抑制剂合用，可加重低钾血症，长期与碳酸酐酶抑制剂合用，易发生低血钙和骨质疏松。

4.与蛋白质同化激素合用，可增加水肿的发生率，使痤疮加重。

5.与抗胆碱能药(如阿托品)长期合用，可致眼压增高。

6.三环类抗抑郁药可使精神症状加重。

7.与降糖药如胰岛素合用时，因可使糖尿病患者血糖升高，应适当调整降糖药剂量。

8.甲状腺激素可使其代谢清除率增加，故甲状腺激素或抗甲状腺药与其合用，应适当调整后者的剂量。

9.避孕药或雌激素制剂合用，可加强其治疗作用和不良反应。

10.与强心苷合用，可增加洋地黄毒性及心律失常的发生。

【操作要点】主要用于肾上腺皮质功能减退。不能口服糖皮质激素者，在应激状况下，肌内注射50~300mg/d。

【用药宣教】使用本品后，可出现以下不良反应。

1.长期使用可引起类库欣综合征。

2.大量应用可引起谵妄、不安、定向力障碍、抑郁等精神症状。

3.并发感染，以真菌、结核菌、葡萄球菌、变形杆菌、铜绿假单胞菌和各种疱疹病毒为主。

4.停药后综合征，长期大剂量应用停药后表现为乏力、软弱、恶心，严重时可出现肾上腺危象。

泼尼松龙

本品为糖皮质激素。

【理化性状】本品注射液为无色的澄明液体。

【用药评估】

1.对本品及其他甾体激素过敏者禁用。

2.孕妇及哺乳期妇女禁用。

3.下列疾病患者一般不宜使用：肾上腺皮质功能亢进症，高血压，糖尿病，严重的精神病和癫痫，活动性消化性溃疡病，新近胃肠吻合手术，骨折，创伤修复期，角膜溃疡，抗菌药不能控制的感染如水痘、麻疹、真菌感染、较重的骨质疏松等。

【配伍禁忌】本品忌与甲氨蝶呤、造影剂、抑肽酶、美洛西林配伍。

【相互作用】参见可的松。

【操作要点】静脉滴注：一次10~20mg，加入5%葡萄糖注射液500ml中滴注。静脉注射：用于危重患者，一次10~20mg，必要时可重复。

【用药宣教】参见可的松。

甲泼尼龙

本品为糖皮质激素。

【理化性状】

1.本品40mg、125mg规格为双室瓶，下室为白色至类白色冻干块状物或粉末，上室为无色澄明液体。

2.本品500mg规格为白色冻干块状物或粉末。

【用药评估】

1.全身性真菌感染的患者、已知对甲泼尼龙或者配方中的任何成分过敏的患者禁用。甲泼尼龙琥珀酸钠 40mg 规格制剂禁用于已知或疑似对牛乳过敏的患者。

2.正在接受本品治疗的患者，禁止使用活疫苗或减毒活疫苗。

3.相对禁忌证：儿童；糖尿病患者；高血压患者；有精神病史者；某些感染性疾病，如结核病；某些病毒性疾病，如波及眼部的疱疹及带状疱疹。

【配伍禁忌】与本品不相溶的药物包括但不限于：葡萄糖酸钙、维库溴铵、罗库溴铵、苯磺顺阿曲库铵、格隆溴铵、异丙酚。

【相互作用】

1.对肝酶有诱导作用的药物(如苯巴比妥、苯妥英钠和利福平)可能增加甲泼尼龙的清除，需要增加甲泼尼龙的剂量。

2. CYP3A4 抑制剂(如大环内酯类、三唑类抗真菌药和部分钙离子通道阻断剂)可能抑制甲泼尼龙的代谢，应对甲泼尼龙的剂量进行调整。

【操作要点】应尽可能将本品与其他药物分开给药。

【用药宣教】参见可的松。

地塞米松

本品为糖皮质激素。

【理化性状】本品为含微细颗粒的混悬液，静置后微细颗粒下沉，振摇后成均匀的乳白色混悬液。

【用药评估】

1.对本品及肾上腺皮质激素类药物有过敏史者禁用。高血压、血栓症、胃与十二指肠溃疡、精神病、电解质代谢异常、心肌梗死、内脏手术、青光眼等患者一般不宜使用。

2.结核病、急性细菌性或病毒性感染患者慎用，必须应用时，应给予适当的抗感染治疗。

3.糖尿病、骨质疏松症、肝硬化、肾功能不良、甲状腺功能低下患者慎用。

【配伍禁忌】本品忌与造影剂、柔红霉素、罗库溴铵、抑肽酶等配伍。

【相互作用】

1.本品与巴比妥类、苯妥英、利福平同用，作用减弱。

2.本品与水杨酸类药合用，毒性增加。

3.本品可减弱抗凝血剂、口服降糖药作用。

4.本品无潴钠排钾作用，与利尿剂(保钾利尿剂除外)合用，可引起低钾血症。

【操作要点】

1.肌内注射：一次1~8mg，一日1次。

2.腱鞘内注射或关节腔、软组织损伤部位注射：一次0.8~6mg，间隔两周1次。

3.局部皮内注射：每点0.05~0.25mg，共2.5mg，一周1次。

4.鼻腔、喉头、气管、中耳腔、耳管注入:0.1~0.2mg，一日1~3次。

5.静脉注射：一般2~20mg。

6.静脉滴注：应以5%葡萄糖注射液稀释。

【用药宣教】使用本品后，主要不良反应如下：较大剂量易引起糖尿病、消化道溃疡和类库欣综合征症状。并发感染为主要的不良反应。

第三节　性激素类药物

十一酸睾酮

本品为蛋白同化激素。

【理化性状】本品注射液为几乎无色或微黄色的澄明油状溶液。

【用药评估】

1.对本品过敏者禁用。

2.前列腺癌、孕妇、男性乳腺癌患者禁用。

【配伍禁忌】本品不推荐与糖皮质激素类药物配伍。

【相互作用】

1.本品与皮质激素合用可能引起液体潴留，尤其是心脏病、肾病、肝病患者。

2.本品与口服抗凝血药(如华法林)合用，可增强后者的抗凝血作用。

3.本品与酶诱导药、酶抑制药合用，建议调整剂量。

4.本品与环丙孕酮合用，可拮抗本品的疗效。

5.本品与胰岛素合用，应减少胰岛素的剂量。

6.本品与适量蛋白质、糖和维生素合用，可提高本品疗效。

【操作要点】

1.肌内注射：每次250mg，每月1次，连用4个月。

2.若注射液有结晶析出，在60℃温水浴中加热溶解后再使用。

【用药宣教】

1.注射部位可出现硬结。

2.可见痤疮增多，体毛增加，女性发音变粗、闭经等。

3.用药前应检查血细胞比容和血红蛋白，以排除真性红细胞增多症；长期用药者监测肝功能。

4.如出现严重不良反应，如心血管性死亡、心肌梗死、血栓栓塞性疾病、脑血管意外、肺栓塞等，应立即停药。待症状消失后，再以较低的剂量重新开始用药。

苯丙酸诺龙

本品为蛋白同化激素。

【理化性状】本品注射液为淡黄色的澄明油状液体。

【用药评估】

1.肝、肾疾病和高血压患者不宜长期使用。

2.孕妇和前列腺癌患者禁用。

3.充血性心力衰竭患者慎用。

【配伍禁忌】本品与木糖醇氯化钠、脑蛋白水解物存在配伍禁忌。

【相互作用】

1.本品与抗凝血药香豆素、华法林等合用可增强后者的抗凝作用。

2.本品与皮质激素合用，可使血糖升高。

【操作要点】本品可供肌内注射，成人每次25~100mg，每周1次；儿童每次10mg；婴儿每次5mg。

【用药宣教】

1.妇女使用后，可有轻微男性化作用，如痤疮、多毛症、声音变粗、阴蒂肥大、闭经或月经紊乱等不良反应，应立即停药。

2.本品长期使用后可能引起黄疸及肝功能不全，也可能使水钠潴留而造成水肿。

苯甲酸雌二醇

本品为雌激素。

【理化性状】本品注射液为淡黄色的澄明油状液体。

【用药评估】严重肝肾功能不全、乳腺癌患者、孕妇禁用。

【相互作用】本品可能减弱降糖药物的降糖作用，应调整剂量。

【操作要点】本品仅供肌内注射，注射前应充分摇匀或加热摇匀。

【用药宣教】

1.可有恶心、呕吐、头痛、乳房胀痛等。

2.用药期间定期进行妇科检查。

戊酸雌二醇

本品为雌激素。

【理化性状】本品注射液为淡黄色的澄明油状液体。

【用药评估】

1.未确诊的阴道出血者禁用。

2.已知或可疑乳腺癌患者禁用。

3.已知或可疑受性激素影响的癌前病变或恶性肿瘤患者禁用。

4.现有或既往有肝脏肿瘤病史(良性或恶性)者禁用。

5.重度肝脏疾病患者禁用。

6.急性动脉血栓栓塞(如心肌梗死，脑卒中)患者禁用。

7.活动性深静脉血栓形成、血栓栓塞性疾病或有这些疾病的病史者禁用。

8.重度高甘油三酯血症患者禁用。

9.哺乳期妇女使用时，应停止哺乳。

10.儿童用药的安全性及有效性尚未确定。

【相互作用】

1.本品与抗凝药同用时，可降低抗凝效应，必须同时用，应调整抗凝药用量。

2.本品与肝药酶诱导剂卡马西平、苯巴比妥、苯妥英钠、扑米酮、利福平等同时使用，加快了雌激素的代谢，可减低其效应。

3.本品与三环类抗抑郁药同时使用，可增强抗抑郁药的不良反应，同时降低其应有的效应。

4.本品与抗高血压药同用，可减低抗高血压的作用。

5.本品可降低他莫昔芬的治疗效果。

6.本品促进钙剂的吸收。

【操作要点】肌内注射，用于替代治疗，每次5~10mg，2~3周1次；用于退乳，每次10mg。

【用药宣教】

1.在开始用任何雌激素替代治疗前，应进行全面的体格检查，并记录既往完整的病史和家族病史。特别应进行血压测量、乳房、腹部和妇科检查。

2.告知患有急性或慢性肝病的妇女或是有肝病史的妇女，其肝功能未恢复正常，在用本品治疗时，应定期检查肝功能。

3.告知患有静脉血栓栓塞疾病或以前有因使用雌激素出现血栓栓塞的妇女，应该定期检查，特别是血液凝固的检验。

4.告知接受抗高血压治疗的妇女或有癫痫、偏头痛、糖尿病、哮喘病或心力衰竭的妇女，需要进行定期检查。

5.在激素治疗期间，原有的子宫肌瘤可能增大，子宫内膜异位症状

可能加剧。

6.若在治疗期间或治疗停止后短期内出现异常或不规则阴道流血，则有必要作诊断性吸宫或刮宫活检以排除恶性子宫肿瘤的可能性。

7.告知长期用本品预防骨矿物质丢失应限于骨折危险增加的妇女。

8.如出现静脉血栓栓塞性疾病、黄疸、偏头痛突然发作、突然发生视力障碍、血压显著升高，应立即停药并就医。

9.告知有完整子宫的妇女出现原因不明的生殖道流血，在开始用本品之前，应该特别注意检查是否有子宫内膜过度刺激或恶变状况。

己烯雌酚

本品为雌激素。

【理化性状】本品注射液为微黄色至淡黄色的澄明油状液体。

【用药评估】

1.有血栓性静脉炎和肺栓塞性病史患者禁用。

2.与雌激素有关的肿瘤患者及未确证的阴道不规则流血患者、高血压患者禁用。

3.心功能不全、癫痫、糖尿病、肝、肾功能不全、精神抑郁患者等慎用。

4.孕妇禁用。

【配伍禁忌】与奎尼丁及其盐类、木糖醇、脑蛋白水解物、美西律存在配伍禁忌。

【相互作用】

1.本品与抗凝药同用时，可降低后者抗凝效应。

2.本品与卡马西平、苯巴比妥、苯妥英钠、扑米酮、利福平等同时使用，可减低本品的效应。

3.本品与抗高血压药同用，可减低抗高血压药的作用。

【操作要点】肌内注射，每次0.5~1mg，每天0.5~6mg。

【用药宣教】

1.可有不规则的阴道出血、子宫肥大、尿频或小便疼痛。

2.有时可引发血栓栓塞性疾病以及心功能不正常。

3.有时引起肝功能异常、高脂血症、钠潴留。

4.可引起恶心、呕吐、厌食症状等消化道症状和头痛、头晕等精神症状。

5.长期使用应定期检查血压、肝功能、阴道脱落细胞，每年一次宫颈刮片检查。

黄体酮

本品为孕激素。

【理化性状】本品注射液为无色至淡黄色的澄明油状液体。

【用药评估】

1.重度肝功能不全患者禁用(使症状恶化)。

2.肾病、心脏病水肿、高血压患者慎用。

3.本品可经乳汁分泌，哺乳期妇女慎用。

4.本品不用于儿童。

【相互作用】

1.酶诱导药(卡马西平、灰黄霉素、苯巴比妥、苯妥英和利福平)可加快本品的清除。这种相互作用可降低单用本品避孕的效果。

2.由于黄体酮和其他孕激素可影响糖尿病控制，有必要调整抗糖尿病药的剂量。

3.本品可抑制环孢素代谢，导致后者的血药浓度上升并有中毒的危险。

4.氨鲁米特可能降低本品的血药浓度，可能是通过肝药酶诱导的结果，合用须增加本品的用量。

【操作要点】本品为油溶剂注射液，深部肌内注射。长期肌内注射的患者，要经常更换注射部位，防止局部形成硬结。

【用药宣教】

1.非早期流产患者使用本品前应进行全面检查，确定属于黄体功能不全再使用。

2.偶见恶心、呕吐、头痛及乳胀。大剂量可致水钠潴留。孕期用药可致女胎男性化。

3.本品可能引起嗜睡、眩晕，驾驶和操作机械时应谨慎使用。

甲羟孕酮

本品为孕激素。

【理化性状】本品注射剂为白色水混悬液。

【用药评估】

1.血栓栓塞性疾病、严重肝功能损害者、乳腺肿瘤及流产者禁用。

2.对本品过敏者禁用。

3.肝病、肾炎患者慎用。

【相互作用】

1.与强效CYP3A抑制药(如酮康唑、伊曲康唑、克拉霉素等)合用，可能升高本品的血药浓度，建议避免合用。

2.与强效CYP3A诱导药(如苯妥英、卡马西平、圣约翰草等)合用，可能降低本品的血药浓度，建议避免合用。

3.与氨鲁米特合用可显著降低本品的生物利用度。

【操作要点】

1.肌内注射，每次150mg，每3个月1次，于月经来潮第2日至第7日内注射。

2.药瓶在使用前充分振摇，以保证混悬注射液均匀。

【用药宣教】

1.部分妇女有不规则出血等反应。如发生出血，可根据出血量加服炔雌醇0.05~0.1mg，连服3日，即可止血。

2.如出现视力突然部分或完全丧失、突发眼球突出、复视、偏头痛，应立即停药并检查；如检查提示视神经盘水肿、视网膜血管病变，则不应再给药。

3.如出现静脉血栓栓塞、黄疸、急性或慢性肝功能异常，应停药。

4.每年进行血压、乳腺、腹部、盆腔检查等。

第四节　甲状腺及甲状旁腺激素类药物

碘塞罗宁

本品为人工合成的三碘甲状腺原氨酸钠，作用与甲状腺素相似。

【理化性状】本品粉针剂为白色或略带颜色的粉末。

【用药评估】

1.血管疾病，包括心绞痛、动脉硬化、冠心病、高血压、心肌梗死等患者慎用。

2.对病程长、病情重的甲状腺功能减退或黏液性水肿患者使用本类药应谨慎小心，开始用小剂量，以后缓慢增加，直至生理替代剂量。

3.伴有垂体前叶功能减退或肾上腺皮质功能不全患者应先用皮质激素，待肾上腺皮质功能恢复正常后再用本品。

【相互作用】

1.糖尿病患者应适当增加胰岛素或降糖药剂量。

2.本品与抗凝剂如双香豆素类合用时，后者的抗凝作用增强，可能引起出血；应根据凝血酶原时间调整抗凝药剂量。

3.本品与三环类抗抑郁药合用时，两类药的作用及毒副作用均有所增强，应注意调整剂量。

4.服用雌激素或避孕药者，因血液中甲状腺素结合球蛋白水平增加，合用时甲状腺激素剂量适当增加。

5.肾上腺素受体拮抗剂可减少外周组织 T4向 T3的转化，合用时应予注意。

【操作要点】静脉注射治疗黏液性水肿缓慢静脉注射5~20μg，必要时，间隔12h可重用(最短必须间隔4h)。

【用药宣教】在替代治疗中，应首选左甲状腺素钠，而非本品。

第五节　血糖调节类药物

胰岛素

本品为猪胰中提取制得的具有降血糖作用的多肽类物质。

【理化性状】本品注射液为无色或几乎无色的澄明液体。

【用药评估】

1.低血糖、急性肝炎、肝硬化、溶血性黄疸、胰腺炎以及肾炎患者禁用。

2.对本品过敏者禁用。

【配伍禁忌】本品忌与下列药物配伍：硫喷妥钠，阿糖胞苷，阿糖胞苷脂质体，多巴酚丁胺，甘精胰岛素，赖脯胰岛素，罗库溴铵，门冬胰岛素，奈西立肽，前列地尔，盐酸阿糖胞苷，重组人脑利钠肽。

【相互作用】

1.本品与口服降糖药合用，有协同降血糖作用。

2.与单胺氧化酶抑制药、非甾体抗炎药合用，可增强本品的降血糖

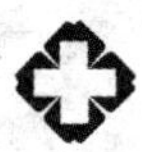

作用。

3. 与抗凝血药、水杨酸盐、磺胺类药、甲氨蝶呤合用，可增强本品的降血糖作用。

4. 与氯喹、奎尼丁、奎宁合用，可增强本品的降血糖作用。

5. 与β受体拮抗药(如普萘洛尔)合用可掩盖某些低血糖症状、延长低血糖时间，合用时应注意调整本品剂量。

6. 与血管紧张素转换酶抑制药、溴隐亭、氯贝特、酮康唑、锂、甲苯达唑、维生素B_6、茶碱、奥曲肽合用，以上药物可通过不同方式产生直接或间接影响，导致血糖降低，本品应适当减量。

7. 与钙通道阻滞药、可乐定、达那唑、二氮嗪、生长激素、肝素、H_2受体拮抗药、大麻类药物、吗啡、磺吡酮合用，以上药物可改变糖代谢、升高血糖，本品应适当加量。

8. 与糖皮质激素、促肾上腺皮质激素、胰高血糖素、雌激素、口服避孕药、甲状腺素、肾上腺素、噻嗪类利尿药、苯妥英钠合用，以上药物可升高血糖水平，应调整以上药物或本品的剂量。

9. 中等量以上的乙醇可增强本品的降血糖作用，导致严重、持续的低血糖反应，在空腹或肝糖原储备较少时更易发生，故患者用药期间不宜大量饮酒或含乙醇的饮料。

10. 吸烟可降低胰岛素药效，正在使用本品的吸烟者，突然戒烟时应告知医师，适当调整胰岛素的用量。

【操作要点】

1. 45°行皮下注射多用于规律性的治疗。一般每天2~4次，早晚餐前15~20min注射，或早中晚三餐前，或睡前再加1次。一般开始使用4U，在用药过程中，观察血糖和尿糖情况，调整用量。

2. 静脉注射多用于糖尿病酮症酸中毒和高血糖高渗性昏迷的治疗。当前主张小剂量持续给药，因大剂量常致严重低血糖。一般成人给予4~6U/h，儿童0.1U/(kg·h)。病情较重的患者，可先静脉注射10U。然后再用上面的方法持续滴注。同时测定电解质的状况，持续补液，纠正电解质失衡和酸中毒。

3. 当察知患者出现低血糖甚至低血糖性昏迷的先兆症状时应口服葡萄糖、进食糕点或糖水，如患者失去知觉，应肌内、皮下或静脉注射胰高血糖素(对胰高血糖素无反应者，给予静脉注射葡萄糖注射液)，神志清醒后口服含糖物质。

4.应变换注射部位，各注射部位之间至少应间隔4cm，而且在6~8周中不能在同一个部位上重复使用。可用的区域包括三角肌、大腿的前内侧、腹部及臀部。在某一区域应用1周后再转向下一个区域，每天在用过的部位上做记号，以便于第2天确定新部位。

【用药宣教】

1.最常见的不良反应是低血糖，常与超量、禁食或过度活动有关。低血糖可引起一些症状，如饥饿、面色苍白、出汗、心悸、焦虑、震颤、头痛、视物模糊、复视、发音不清、口和手指感觉异常、行为改变、精神不振等。可随身常备糖果、葡萄糖粉之类，便于自我救治。

2.首次注射后可引起短暂性水肿，因钠潴留所致，限钠或用利尿药常能消除。

3.由于注射部位可出现红肿、皮下结节和皮下脂肪萎缩等反应，故需经常更换注射部位(上臂、大腿、臀部、腹部)，以免影响吸收。

4.在多次重复注射的部位常易发生脂肪组织增生，多发于女性，小者可自退，大者甚至需要手术切除。

5.胰岛素制剂一般需冷藏(应维持在2~8℃)。使用过程中的本品可在室温(最高不超过25℃)、避免光照和受热的条件下最长保存4周，超过4周不得再用。

6.用药期间应定期检查血糖、尿常规、肝肾功能、视力、眼底视网膜血管、血压及心电图等，以了解病情及糖尿病并发症情况。

低精蛋白锌胰岛素

本品为中效胰岛素。

【理化性状】本品注射液为白色或类白色的混悬液，振摇后应能均匀分散。

【用药评估】

1.本品作用缓慢，不能用于抢救糖尿病酮症酸中毒、高糖高渗性昏迷患者。

2.对本品过敏者禁用。低血糖、胰岛细胞瘤患者禁用。

【配伍禁忌】本品忌与下列药物配伍：青霉素类(以阿莫西林类和青霉素为主)，硫喷妥钠，阿糖胞苷，甘精胰岛素，赖脯胰岛素，罗库溴

铵，门冬胰岛素，奈西立肽，人血白蛋白，重组人脑利钠肽。

【相互作用】参见胰岛素。

【操作要点】

1.单用早餐前30~60min或者睡前皮下注射，每天1~2次，开始给予8U，然后根据病情调整。

2.常与正规胰岛素合用。

3.不能用于静脉注射，使用前应摇匀。

4.若用药过量，应立即口服糖或含有糖分的食物。昏迷患者可注射胰高血糖素或静脉注射葡萄糖，以帮助患者恢复知觉，随后口服糖或葡萄糖。若低血糖反应频繁发生或导致昏迷，可能需减少本品的剂量。

【用药宣教】参见胰岛素。

重组人胰岛素

本品为基因重组的人胰岛素。

【理化性状】本品注射液为无色澄明液体。

【用药评估】参见胰岛素。

【配伍禁忌】部分药物加入到胰岛素中可能导致胰岛素的降解，如含有巯基或亚硫酸盐的药品。

【相互作用】

1.本品与口服降糖药、β受体拮抗剂、α受体拮抗剂、血管紧张素转换酶抑制药、单胺氧化酶抑制药(MAOI)、甲基多巴、水杨酸类药、具有合成代谢作用的皮质激素、磺胺类药、四环素、喹诺酮类药、奥曲肽等合用，可减少本品的需要量。

2.与某些利尿药、雌激素(包括口服避孕药)、甲状腺激素、肝素钠、皮质激素、生长激素、肾上腺素、异烟肼、吩噻嗪类药、β_2受体激动药(如沙丁胺醇、特布他林)合用，可增加本品的需要量。

3.本品与乙醇合用可引起低血糖，用药期间不得饮用含乙醇的饮料。

【操作要点】

1.本品可皮下注射，每天3次，于餐前15~30min注射；本品可静脉注射、静脉滴注，主要用于糖尿病酮症酸中毒或高渗性昏迷患者的抢救；本品还可肌内注射，但常规不推荐。

2.本品不能用于持续皮下胰岛素输注。

3.当使用其他胰岛素后出现变态反应、脂肪萎缩及胰岛素抵抗等不良反应时可换用本品。

4.由使用动物胰岛素换用本品时，开始阶段宜减低本品常用剂量，之后根据血糖监测结果逐渐调整用量。

【用药宣教】

1.从动物胰岛素改为人胰岛素、糖尿病病程长、糖尿病神经病变或同时服用β受体拮抗剂的患者早期的低血糖症状不易被发现，而且表现不同，应注意。

2.本品引起的低血糖反应常发生于皮下注射后8~12h，初次用药尤需注意。

3.其他参见胰岛素。

赖脯胰岛素

本品为胰岛素类似物。

【理化性状】本品注射液为无色澄明液体。

【用药评估】

1.对本品过敏者禁用。

2.在低血糖发作时严禁使用。

【配伍禁忌】

1.本品忌与其他胰岛素配伍。

2.本品与阿糖胞苷、奈西立肽、重组人脑利钠肽、硫喷妥钠、罗库溴铵存在配伍禁忌。

【相互作用】参见胰岛素。

【操作要点】

1.本品可通过皮下注射或持续皮下输液泵用药，也可以肌内注射(虽然不推荐这种用法)。必要时，还可以静脉内给药，例如用于控制酮症酸中毒和急性疾病期间的血糖水平，或者用于控制手术中和手术后的血糖水平。

2.皮下给药应当在上臂、大腿、臀部或腹部。注射部位应当轮流使用，同一个注射部位的注射一般每月不要超过1次。

3.本品皮下注射起效快，可安排在接近进餐时间给药。

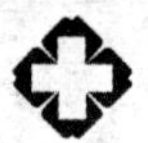

【用药宣教】

1.低血糖是最常见的不良反应。严重的低血糖可能导致意识丧失，非常严重的情况下可能导致死亡。

2.局部过敏偶有发生，表现为注射部位红、肿和发痒，这种情况常在几天到几周时间内缓解。

3.注射部位可能发生脂肪营养不良。

4.本品一旦开始使用，不可再存放于冰箱中保存，应在30℃以下贮藏，避免直接光照和过热。如果发现本品已被冰冻，则不得使用。

5.笔芯一旦开始使用，最多可使用28天，即使28天后可能还有剩余药物，也必须丢弃。

6.换用另一种类型或品牌的胰岛素应当在严格的医疗监督下进行。胰岛素效价、品牌(生产商)、类型(普通、低精蛋白锌胰岛素NPH、长效胰岛素等)、种系(动物、人、人胰岛素类似物)和(或)生产方法(重组DNA来源还是动物来源胰岛素)的改变可能导致所需剂量的改变。

7.告知从动物来源的胰岛素换用本品后出现低血糖反应的早期预兆不太明显，或者不同于他们以前所用胰岛素出现的低血糖预兆。未纠正的低血糖反应或高血糖反应会引起意识丧失、昏迷或死亡。

8.用药剂量不足或者停药，特别是对于胰岛素依赖的糖尿病患者，可能导致高血糖和糖尿病酮症酸中毒，甚至可能会导致死亡。

9.有肾功能损害时对胰岛素的需要量可能会减少。肝功能损害的患者由于糖异生能力降低、胰岛素分解减少，胰岛素的需要量可能会减少。慢性肝功能不全患者，胰岛素抵抗增加可能导致胰岛素的需要量增加。

10.如果患者的体力活动增加或者其日常饮食发生改变，可能需要调整本品的剂量。餐后立即运动可能会增加低血糖的危险性。速效胰岛素类似物的药效学表现之一是如果发生低血糖，注射后发生低血糖的时间比注射人胰岛素后出现低血糖的时间早。

11.已有噻唑烷二酮类药与胰岛素合用导致充血性心力衰竭的报道，合用时应观察患者是否出现充血性心力衰竭的体征和症状，如体重增加和水肿。如出现心功能恶化的症状，应停用噻唑烷二酮类药。

门冬胰岛素

本品为胰岛素类似物。

【理化性状】本品注射液为无色澄明液体。

【用药评估】

1.对本品过敏者禁用。

2.在低血糖发作时严禁使用。

【配伍禁忌】

1.一些化学物质(如含有巯基或亚硫酸盐的药品)加入到胰岛素中可能导致胰岛素的降解，不推荐混用。

2.本品也不可与其他产品混合，但NPH(中性鱼精蛋白)胰岛素和0.9%氯化钠注射液、5%葡萄糖注射液或含40mmol/L氯化钾的10%葡萄糖注射液除外。

【相互作用】参见胰岛素。

【操作要点】

1.由于起效快，应在餐前即时皮下注射；注射本品10min内需进食含碳水化合物的食物，必要时也可在餐后立即给药。

2.经胰岛素泵连续输注给药者，不能与其他胰岛素混合使用，应严格遵照医师的全面指导进行注射，应选择腹部作为注射部位并注意轮换输液点。如有必要，也可在医师的严格监察下给患者静脉注射本品。但绝不可直接注入肌内。

3.患者使用前必须检查药液，包括橡皮塞，如给药装置已经损坏则不得使用。

4.注射药液后针头应在皮下停留至少6秒，以确保药液全部注射入体内。

5.本品与人低精蛋白锌胰岛素混合使用时应先抽取本品，再抽取其他，抽取后必须立即使用。

【用药宣教】

1.本品起效快，如过量，出现低血糖症状的时间也会提前，在准确的个体化用量尚未稳定之前，应严密观察患者的反应。

2.应在监测血糖水平的情况下使用适合而充足的剂量，特别在使用此种新产品的时候。

3.其他参见赖脯胰岛素。

甘精胰岛素

本品为胰岛素类似物。

 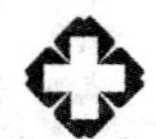

【理化性状】本品注射液为无色澄清溶液。

【用药评估】

1.对本品过敏者禁用。

2.在低血糖发作时严禁使用。

3.处于应激期(发热、疾病、情绪紊乱等)及肝、肾功能不全者慎用。

4.糖尿病酮症酸中毒者不能使用本品。

【配伍禁忌】本品禁止与其他胰岛素或稀释液混合，混合或稀释会改变其时间/作用特性，造成沉淀。

【相互作用】参见胰岛素。

【操作要点】

1.本品只供皮下注射，不能静脉注射或输注，否则可导致严重低血糖。

2.从其他中效或长效胰岛素的治疗方案改为本品治疗方案时，可能需改变基础胰岛素的剂量并调整其他同时使用的治疗糖尿病的药物剂量。

3.本品不可与其他胰岛素制剂混合。

【用药宣教】

1.使用本品后可能出现高血糖或低血糖，造成视力障碍，降低注意力及反应能力，故驾驶、操作机械及高空作业患者用药需谨慎。

2.本品属长效胰岛素类似物，每天应于固定时间皮下注射给药。

3.若患者正使用可降低血钾的药物或对血清钾浓度敏感的药物，须监测血钾水平。

4.肝、肾功能不全患者更易发生低血糖，应监测血糖。

5.其余参见赖脯胰岛素。

地特胰岛素

本品为胰岛素类似物。

【理化性状】本品注射液为无色澄明溶液。

【用药评估】

1.对本品过敏者禁用。

2.肝、肾功能不全患者慎用。

3.低血糖发作时禁用。

【配伍禁忌】

1.本品中加入其他化学物质(如含有巯基或亚硫酸盐的药物)可能导致本品的降解。

2.本品不能与其他产品混合。

【相互作用】参见胰岛素。

【操作要点】

1.本品每天皮下注射1次或2次，应根据血糖水平，用量个体化。每天1次者可于晚餐时或睡眠前给药，每天2次者傍晚的剂量可于晚餐时、睡眠前或早餐后12h给药。

2.本品不能用于静脉滴注，不能用于胰岛素泵；应避免肌内注射。

3.肉眼检查，本品应澄清、不变色，变化则不可使用。

4.本品不可混合或用其他胰岛素制剂进行稀释。

【用药宣教】

1.本品作用缓慢，不能用于糖尿病酮症酸中毒和高血糖高渗性昏迷患者的抢救。

2.低血糖，特别是在换用药物时容易发生。

3.用量不足或停止用药会发生高血糖危象，1型糖尿病患者还会发生酮症酸中毒。高血糖的症状一般在几小时到几天慢慢开始出现症状，包括恶心、呕吐、困倦、皮肤发红而干燥、口干、尿多、畏食等。

4.应定期监测血糖、糖化血红蛋白(HbA1c)和肝、肾功能。肝、肾功能不全患者应调整剂量。

5.本品还可能引起全身过敏反应，除全身皮疹外，还会发生危及生命的过敏性休克。

谷赖胰岛素

本品为胰岛素类似物。

【理化性状】本品注射液为无色澄明溶液。

【用药评估】对本品过敏者、糖尿病患者血糖过低时禁用。

【配伍禁忌】本品不可与NPH人胰岛素以外的任何药物混合使用。

【相互作用】参见胰岛素。

【操作要点】

1.本品经皮下注射或经胰岛素泵给药，就餐前15min或进餐开始后20min内给药，应对患者血糖进行监测。

2.皮下注射的部位包括腹壁、大腿、上臂；同一区域内应轮换注射点，以减少脂肪代谢障碍的发生风险。

3.若与中效胰岛素混合注射，应先吸入本品至注射器，混合后立即注射。

4.若静脉滴注仅可用0.9%氯化钠注射液稀释。

【用药宣教】

1.本品过量可引起低血糖，轻度至中度低血糖患者应口服葡萄糖治疗，必要时调整给药剂量、饮食结构或体力活动。严重低血糖引起的昏迷、癫痫发作或神经功能缺损可肌内注射或皮下注射胰高血糖素或静脉注射高浓度葡萄糖。

2.给药剂量应根据体力活动及饮食改变而进行调整，也需要根据病情、情绪紊乱或紧张状态进行改变。

3.全身变态反应少见，包括呼吸急促、喘鸣、血压降低、脉搏加快和出汗，严重时可危及生命。

4.本品皮下给药比正规人胰岛素起效快，但维持时间短，应与饮食控制、长效胰岛素或胰岛素类似物同时使用，以维持正常血糖水平。

5.肝、肾功能降低患者对本品的需要量会降低。

德谷胰岛素

本品为胰岛素类似物。

【理化性状】本品注射液为无色液体。

【用药评估】

1.对本品或本品中任何辅料过敏者禁用。

2.低血糖发作患者禁用。

【配伍禁忌】本品不得与任何其他药品混合，可能会导致本品的降解。

【相互作用】参见胰岛素。

【操作要点】

1.本品仅供皮下注射给药，每天1次，最好每天固定同一时间给药。

2.本品不能静脉注射给药和肌内注射给药，也不能在胰岛素输注泵中使用。

3. 不应将本品从胰岛素笔转移至注射器后给予，因可能导致用药过量及严重低血糖。

【用药宣教】

1. 本品最常见的不良反应为低血糖。

2. 其他不良反应有瘙痒、药疹等过敏反应，注射部位反应和脂肪营养障碍；体重增加等。

3. 本品剂量应个体化，并根据患者的代谢需求、血糖监测结果及血糖控制目标调整。

4. 如发生漏用，应尽快补充注射，并确保与下剂给药间隔至少8h。

5. 不推荐使用本品治疗糖尿病酮症酸中毒。

6. 监测血脂、肝肾功能，若有低血钾风险还需监测血钾。

艾塞那肽

本品为胰高血糖素样肽-1(GLP-1)类似物。

【理化性状】本品注射液为无色澄明溶液。

【用药评估】

1. 对本品过敏者和终末期肾病患者禁用。

2. 不推荐较重的胃肠道疾病患者使用本品。

3. 在患者需用胰岛素时，本品不能代替胰岛素，因此，本品不适用于1型糖尿病患者或糖尿病酮症酸中毒的治疗。

4. 有甲状腺髓样癌(MTC)既往史或家族史患者以及2型多发性内分泌肿瘤综合征患者(MEN2)禁用。

【相互作用】

1. 反复给予本品，可降低合用的地高辛的C_{max}，延迟T_{max}；AUC无改变。

2. 合用本品可使洛伐他汀的AUC和C_{max}均减少，T_{max}延迟，影响降脂效果。

3. 与赖诺普利合用，本品可延迟前者T_{max}。

4. 本品与对乙酰氨基酚合用，后者的AUC、C_{max}均下降，T_{max}延迟。在注射本品前1h使用对乙酰氨基酚，后者的AUC、C_{max}和T_{max}未见明显改变。说明两药的给药时间错开1h，不会产生相互作用。

5. 与华法林合用，INR可能出现升高，有时伴有出血。

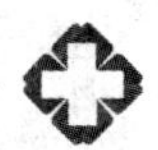

6.与促胰岛素分泌药(如磺酰脲类药)、胰岛素合用，可增加低血糖症的发生风险。

【操作要点】

1.初始剂量为一次5μg，一日2次。应于早餐和晚餐前60min内皮下注射于腹部、股部或上臂。两次给药间隔至少约6h。餐后不应使用本品。

2.不可静脉或肌内注射。

3.如发现本品出现微粒、浑浊或变色，应弃之不用。

4.若疑似出现胰腺炎，应立即停药，并进行适当治疗；若确诊为胰腺炎，不得重新用药。

5.若出现过敏反应，应停用本品及其他可疑药物，并立即采取相应的处理措施。

【用药宣教】

1.可见恶心、呕吐、腹泻、头晕、精神紧张、头痛、消化不良。

2.餐后不应使用本品。

3.可能产生针对本品的抗体，但未见不良反应增多。如血糖控制恶化或未能达到血糖控制目标，应考虑使用其他降糖药。

4.当合用磺酰脲类药物时，一定要注意突发的低血压。

5.用药期间，可能出现畏食和(或)体重下降，但不必降低剂量。

6.本品可减缓胃排空，从而可能影响口服药物的吸收，故与口服药物合用应谨慎。

利拉鲁肽

本品为胰高血糖素样肽-1(GLP-1)类似物。

【理化性状】本品注射液为无色或几乎无色的澄明等渗液，pH=8.15。

【用药评估】

1.对本品活性成分及辅料过敏者禁用。

2.对1型糖尿病无治疗经验，禁用于此类患者，也不用于治疗糖尿病酮症。

3.有胰腺炎病史的患者慎用。

4.在中度肾功能损害患者中的治疗经验有限。目前不推荐本品用于包括终末期肾病患者在内的重度肾功能损害患者。

5.在肝功能损害患者中的治疗经验有限，因此不推荐本品用于轻、中、重度肝功能损害患者。

6.有甲状腺髓样癌(MTC)既往史或家族史患者以及2型多发性内分泌肿瘤综合征患者(MEN2)禁用。

7.孕妇、哺乳期妇女禁用。

【配伍禁忌】添加至本品的物质可能会导致利拉鲁肽的降解。在未进行配伍禁忌研究的情况下，本品不得与其他药品混合。

【相互作用】

1.接受华法林治疗的患者开始接受本品治疗后，推荐进行更为频繁的INR(国际标准化比值)监测。

2.与促胰岛素分泌药(如磺酰脲类药)、胰岛素合用，可增加低血糖症的发生风险。

【操作要点】本品每天皮下注射1次，推荐每天同一时间注射，应该选择每天最为方便的时间。注射部位可选择腹部、大腿或者上臂。本品不可静脉或肌内注射。

【用药宣教】

1.可见恶心、呕吐、腹泻、头晕、精神紧张、头痛、消化不良。

2.可能产生针对本品的抗体，但未见不良反应增多。

3.用药期间发生胃肠道不良反应相关性脱水的风险，应采取适当预防措施。

4.若疑似出现胰腺炎，应立即停药，并进行适当治疗；若确诊为胰腺炎，不得再使用本品。

5.若出现过敏反应、静息心率持续增加、自杀想法或行为，应停药。

6.用药期间应定期监测心率、肾功能。

7.本品可延迟胃排空，可能降低口服药的吸收。需要口服快速起效药物的患者慎用。

8.在炎症性肠病和糖尿病性胃轻瘫患者中的治疗经验有限，因此不推荐本品用于这些患者。

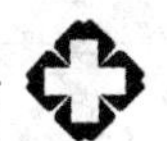

第六节　治疗骨质疏松药物

降钙素

本品为钙调节药。

【理化性状】本品粉针剂为白色或类白色粉末；注射液为无色澄明液体。

【皮肤试验方法】一般情况下，本品治疗前并不需要做皮试，但怀疑对降钙素过敏的患者应考虑在治疗前进行皮肤试验，例如有多种过敏史及对任何药物过于敏感的患者。用药前应使用稀释后的无菌鲑鱼降钙素注射液做皮试。具体方法如下：用T.B注射器，抽取0.2ml本品注射液。注射液(50IU/ml)，用5%葡萄糖注射液或0.9%氯化钠注射液稀释至1.0ml，充分混匀后，在前臂内侧给予0.1ml皮内注射。注射后观察15min，出现中度红斑或水疱则视为阳性反应，不适合用本品治疗。

【用药评估】

1.对本品过敏者禁用。

2.对所含蛋白或明胶稀释液过敏者禁用。

3.有过敏病史者应慎用。

【配伍禁忌】本品与头孢孟多、替加氟存在配伍禁忌。

【相互作用】

1.由于本品对血钙的影响，在接受强心苷的患者中用本品时有必要调整强心苷的剂量。

2.和某些其他肽类药物一样，本品可能被吸收到静脉给药的塑料装置中，可在静脉输液中加入一些蛋白质，以阻止其吸收。

3.本品与氨基糖苷类药物合用，可诱发低钙血症。

【操作要点】

1. 变形性骨炎　常用降钙素(猪)80IU，皮下或肌内注射，每周3次或每天160IU，1次注射或分次注射。骨痛或神经受压综合征患者可每天80~160IU，连用3~6个月。使用鲑鱼降钙素则给予50IU，每周3次到每天100IU，1次注射或分次注射。使用人降钙素则给予每天0.5mg，每周2~3次，严重患者可给予每天1mg。

2. 高钙血症　可给予降钙素(猪)4IU/(kg·d)，严重患者可皮下或肌内注射鲑鱼降钙素5~10 IU/(kg·d)，或400U，每5h或8h一次。一般认为再加大用量不会产生更大的效果。如遇高钙血症的急症患者可使用5~10IU/(kg·d) 加入 0.9% 氯化钠注射液 500ml，至少在 6h 内供缓慢静脉滴注。人降钙素也可供急性高钙血症使用，以 0.5mg 进行静脉滴注，每 6h 一次。

3. 骨质疏松　每天或隔天皮下或肌内注射 100IU。作为补钙，每天至少给予相当于每天 600mg 的元素钙，必要时，加服维生素 D400U。

4. 恶性肿瘤所致骨痛　可皮下或肌内注射鲑鱼降钙素 200IU，每 6h 一次，或 400IU，每 12h 一次。

5. 本品安瓿一旦开启，应立即使用，剩余药液应弃去，不得再用。

6. 一旦发生严重不良反应，应立即停药，及时救治。

【用药宣教】

1. 降钙素有 3 种不同的品种，使用剂量各不相同，必须予以明确。

2. 本品为蛋白质制剂，可能出现过敏，应准备好严重过敏反应的抢救措施。

3. 降钙素(猪)可能含有微量的甲状腺素，使用大剂量本品作短期治疗时，少数患者易出现继发性甲状旁腺功能低下。

4. 高剂量降钙素可能引起严重的低钙血症，应给予适当的补钙治疗。

5. 停药后，异常的骨代谢在一到几个月后可能复发，需要重新使用本品治疗。

6. 尽管长期使用本品治疗的某些患者可能出现抗体，但通常并不影响药物的临床疗效，治疗中断后，降钙素的治疗反应又可恢复。

依降钙素

本品为钙调节药。

【理化性状】本品注射液为无色澄明的液体，pH 为 5.0~6.5。

【用药评估】

1. 对本品过敏者禁用。

2. 14 岁以下儿童禁用。

3. 肝功能异常者、有支气管哮喘史者慎用。

【配伍禁忌】本品与氟罗沙星、葛根素、左氧氟沙星、替加氟、头孢孟多存在配伍禁忌。

【相互作用】本品与双磷酸盐合用可导致严重的低血钙。

【操作要点】

1.每周肌内注射1次，每次20IU。或每周2次，肌内注射，每次10IU。应根据症状调整剂量。

2.肌内注射时，注意避开神经走向部位及血管，若有剧痛或抽出血液，应速拔针换位注射。反复注射时，应左右交替注射，变换注射部位。

【用药宣教】

1.本品只能用于确诊为骨质疏松症的患者。

2.本品为多肽制剂，有时会引起休克，故应详细询问过敏既往史及药物过敏症。

3.本品用药以6个月为目标，不得长期无序用药。

4.本品在睡前使用或用药前给予抗呕吐药可减轻不良反应。

氯膦酸二钠

本品为钙调节药。

【理化性状】本品注射液为无色澄明液体。

【用药评估】

1.对本品或其他双膦酸盐类过敏者、重度肾功能不全患者、骨软化症患者禁用。

2.轻、中度肾功能不全患者慎用。

3.小儿长期用药可能影响骨代谢，应慎用。

4.本品对孕妇和哺乳妇女的安全性尚不明确，故不宜使用。

【配伍禁忌】本品不能与其他双膦酸盐合用。

【相互作用】

1.本品与氨基糖苷类药物合用，有增加低钙血症的危险。

2.本品与非甾体抗炎药合用，有增加肾功能不全的危险。

3.本品可使雌莫司汀磷酸钠血浆浓度升高80%。

4.与抗酸药、铁剂等含二价阳离子的药物合用时，因可形成难溶性复合物，本品的生物利用度将显著降低。

5.与钙剂合用，可影响本品的吸收，降低疗效。用药期间如需要补充钙剂，应分开给药，餐前1h服用本品，进餐时服用钙剂。

【操作要点】本品不宜静脉注射。静脉滴注时，每0.3g稀释于0.9%氯化钠注射液500ml中，滴注3~4h。高钙血症伴脱水的患者，静脉滴注前应纠正水电解质紊乱。

【用药宣教】

1.用药期间应保持适量的液体摄入，尤其是静脉给药以及有高钙血症或肾衰竭的患者。

2.用药期间应监测血常规、血钙及肝、肾功能。

3.伴有风险因素(如癌症、化疗、放疗等)的患者使用双膦酸盐治疗前应考虑牙科预防性治疗，使用双膦酸盐期间应避免有创性牙科操作。

伊班膦酸

本品为钙调节药。

【理化性状】本品注射液为无色的澄明液体。

【用药评估】

1.对本品成分过敏或其他双膦酸盐化合物过敏者禁用。

2.儿童、妊娠或哺乳期妇女禁用。

3.严重肾功能不全(血清肌酐>50mg/L)者禁用。

【相互作用】

1.本品与氨基糖苷类药物同用时，可能导致血钙水平长时间下降，同时可能还存在血镁过低的情况。

2.本品不得与其他双膦酸盐类药物合用。

【操作要点】

1.本品应通过静脉滴注给药。用药时将药物加入0.9%氯化钠注射液500ml或5%的葡萄糖注射液500ml中静脉滴注2h。

2.如出现治疗相关的低钙血症，可予静脉葡萄糖酸钙纠正。

3.如出现发热反应，给予对症治疗。

4.本品仅供静脉滴注使用，且不得注射于静脉外，否则可能引起组织损伤。

【用药宣教】

1.使用本品过程中，应注意监测血清钙、磷、镁等电解质水平及肝、肾功能。

2.有心功能衰竭危险的患者应避免过度水化治疗。

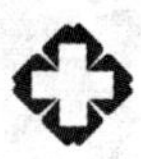

3.少数患者可出现体温升高或类似流感样症状，如发热、寒战、类似骨骼或肌肉疼痛等症状，多数情况不需特殊治疗。个别患者还有胃肠道症状。

帕米膦酸二钠

本品为钙调节药。

【理化性状】本品粉针剂为白色疏松块状物；注射液为无色澄明的液体。

【用药评估】

1.对本品或其他双膦酸盐制剂过敏者禁用。

2.严重肾功能不全者、骨软化症患者禁用。

3.心功能不全者、妊娠期和哺乳期妇女禁用。

【配伍禁忌】本品与含钙溶液存在配伍禁忌。

【相互作用】

1.本品不得与其他双膦酸盐类药物合并使用。

2.本品与降钙素联合治疗严重高钙血症时，可产生协同作用，导致血清钙降低更为迅速。

3.本品与其他有潜在肾毒性药物合用时应予以注意。如本品与沙利度胺合用治疗多发性骨髓瘤时，发生肾功能恶化风险增加。

【操作要点】

1.本品需以不含钙的液体稀释后立即缓慢静脉滴注，不可将本品直接静脉滴注。

2.一般总剂量为15~90mg，缓慢静脉滴注4h以上，静脉滴注速度不得大于15~30mg/2h，药液浓度不得超过15mg/125ml。

3.用于治疗高钙血症时，同时注意补充液体，使每天尿量达2L以上。

4.本品过量或给药速度过快，可能出现低钙血症，如抽搐、手指麻木，可适量补钙。

5.局部组织出现静脉炎，给予对症治疗。

【用药宣教】

1.治疗期间，应定期监测血常规、血电解质、钙和磷酸盐浓度。

2.用药期间如出现头晕、嗜睡，患者不应驾车或操作机械。

3.如出现发热，不必治疗，通常会自行消失。

4.本品主要经肾脏排泄，因此肾功能不全患者发生肾脏不良反应的风险相应增大。所以对长期频繁接受本品静脉滴注的患者，尤其是那些同时合并肾脏疾病或对肾功能损害敏感性增加者［如多发性骨髓瘤和(或)肿瘤引起的高钙血症患者］应定期评价其肾功能。

5.少数患者可激发癫痫发作，应给予患者适当的保护措施，并遵医嘱用药。

唑来膦酸

本品为钙调节药。

【理化性状】本品注射用粉针剂为白色疏松块状物；注射液为无色澄明的液体。

【用药评估】

1.对本品、其他膦酸盐或本品制剂中任何成分过敏者禁用。

2.妊娠期及哺乳期妇女禁用。

3.低钙血症患者禁用。

【配伍禁忌】本品不得与含钙或者其他二价阳离子的输注溶液(例如乳酸林格液)配伍使用，应使用与其他药品分开的输液管进行单次静脉滴注。

【相互作用】

1.同时使用双膦酸盐和氨基糖苷药物的患者，会出现与本品降低血钙的叠加作用，从而导致长期低血钙的风险，应谨慎合用，严密监测血钙水平。

2.本品与沙利度胺合用，会增加多发性骨髓瘤患者肾功能异常的危险性，应慎重。

3.本品与利尿药合用可增加发生低钙血症的风险。

【操作要点】

1.推荐本品加入0.9%氯化钠注射液或5%葡萄糖注射液100ml于15min输注完毕，而其他膦酸盐均需2h或更长。

2.伴有恶性高钙血症的患者使用本品，在使用前应充分补水。

3.本品合用利尿药前，应充分补水。

4.一旦发生严重不良反应，应立即停药，及时救治。

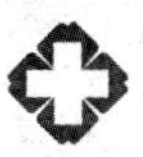

5.注射部位出现烧灼感及静脉炎应进行对症处理。

6.如果出现低钙血症、低磷血症或低镁血症，须进行短期的补充治疗。

7.从开始用药治疗之后，在每次给药前，均要测定患者的血清肌酐浓度。一旦发现患者的血清肌酐浓度从基线正常值(<1.4mg/dl)升高≥0.5mg/dl，或血清肌酐浓度从基线异常值(>1.4mg/dl)升高≥1.0mg/dl，则需要停止用药。只有当肌酐水平恢复到基线值的10%范围内才可继续使用本品治疗。重新使用剂量应是以前治疗中断时使用的药物剂量。

【用药宣教】

1.本品治疗初期，应仔细监测血清肌酐、血清钙、磷酸盐和镁的含量。

2.在使用本品期间，应尽量避免应用侵入性牙科治疗操作。

3.如出现肾功能恶化、严重肌肉骨骼疼痛，应停药。

第十章　生物制品

卡介苗

本品为减毒牛型结核杆菌悬浮液制成的活菌苗。

【理化性状】本品为白色疏松体或粉末。

【用药评估】

1.已知对该疫苗的任何成分过敏者禁用。

2.患结核病、急性传染病、肾炎、心脏病、慢性疾病的急性发作期及发热者禁用。

3.湿疹或其他皮肤病患者以及HIV感染者禁用。

【相互作用】

1.注射免疫球蛋白者，应至少间隔1个月以上再应用本品，以免影响免疫效果。

2.本品为活菌制剂，治疗期间避免使用杀菌药品。

3.与免疫抑制剂、皮质激素合用，有导致全身性卡介菌病的风险。

4.本品与硫唑嘌呤、化疗药物、英夫利西单抗、依那西普合用易引发活疫苗感染。

5.本品与茶碱合用，可使血清茶碱浓度升高。

【操作要点】

1.本品应皮内注射，严禁皮下或肌内注射。

2.接种本品的注射器应专用，以免产生化脓反应。

3.疫苗瓶有裂纹者不得使用。

4.配制方法：5次人用剂量加入0.5ml所附稀释剂，放置约1min，摇动使之溶解并充分混匀，溶解后必须在半小时内用完。

5.使用时应注意避光。

【用药宣教】

1.注射本品者应在现场观察至少30min。

2.一般注射局部反应较重，接种2周后可见局部红肿、浸润、化脓，有时还可形成溃疡，应予适当对症处理。

3.3个月以上的婴儿和成人均须先做结核菌试验，只有在阴性反应的情况下才可接种本品。

白细胞介素 –2

本品为白细胞介素。

【理化性状】注射用粉针剂为白色疏松体；注射液为透明液体，无肉眼可见不溶物。pH3.5~4.5。

【用药评估】

1.对本品过敏者、孕妇禁用。

2.高敏体质及心、肺、肾疾病患者慎用。

3.中枢神经系统疾病患者慎用或避免使用。

4.哺乳期妇女应权衡利弊，选择停药或停住哺乳。

【相互作用】

1.皮质激素可降低本品的抗癌活性，应避免合用。

2.与β受体拮抗剂、其他抗高血压药合用，可能引起低血压。

3.与吲哚美辛合用可导致更严重的体重增加、少尿和氮质血症。

4.本品可引起肝、肾功能下降，与有肾毒性的药物(如氨基糖苷类、镇痛消炎药)、有骨髓毒性的药物(如细胞毒素的化学疗法)、有心脏毒性的药物(如阿霉素)、肝毒性药物(如甲氨蝶呤、天冬酰胺酶)合用，会增加对以上器官系统的毒性作用。

5.与抗肿瘤药(顺铂、达卡巴嗪、干扰素α、他莫昔芬等)合用可能会引发过敏反应，包括红斑、瘙痒及低血压，这些反应发生在化学治疗的数小时之内。

6.与活疫苗合用可增加感染的风险，两者不宜合用。

【操作要点】

1.本品可静脉滴注、皮下注射、动脉灌注、腔内给药；胸腔内给药，用药前应尽量将胸水抽净，并令患者变换体位，使药液与胸膜广泛接触。

2.本品采用静脉滴注，可加有0.1%的白蛋白于5%葡萄糖注射液中，以有利于避免本品的活性降低。

3.本品粉针剂可用专用溶解液溶解后，再用生理盐水稀释至所需浓度。溶解后有不能散开的沉淀或异物，则不得使用。

【用药宣教】

1.使用本品时要从小剂量逐渐增大剂量或遵医嘱。

2.注射前或停药后，再次注射时须作皮试。

3.对乙酰氨基酚可缓解本品引起的全身症状，但可能会加重患者的肾功能不全。

4.布洛芬可减轻本品的毒性，特别是能缓解本品所致的发热、寒战、肌痛、恶心和呕吐。

转移因子

本品为细胞因子。

【理化性状】本品粉针剂为无色或微黄色疏松体；注射液为无色或微黄色澄明液体。

【用药评估】对本品过敏者禁用。

【操作要点】皮下注射，本品应注射于淋巴回流比较丰富的上臂内侧或腹股沟下端的皮下，亦可直接注射于淋巴结或病灶局部。每次3mg，一周或2周1次。

【用药宣教】

1.一般无毒副作用，部分病例会出现注射部位红肿、疼痛、轻度皮疹、皮肤瘙痒及一过性发热。

2.对出现局部反应明显者，应及时更换注射部位和即时处理。

甘露聚糖肽

本品为免疫调节药。

【理化性状】本品粉针剂为白色或类白色冻干粉末。注射液为无色或几乎无色的澄明液体。

【用药评估】

1.对本品过敏者、风湿性心脏病、支气管哮喘、气管炎患者禁用。

2.高敏体质者慎用。

【操作要点】

1.肌内注射，每次5mg，每天1~2次。静脉滴注，每次5~10mg，加入100ml 0.9%氯化钠注射液中，每天1次，7日为一个疗程。

2.本品应在医师严密监护并有抢救措施条件下使用，一旦出现过敏反应等，应立即停药，并给予对症及抗过敏治疗。

【用药宣教】注射剂给药后有部分患者出现发热，并随药量增加而加重，但大多数能耐受，持续4~7h后均可自然消失。偶有一过性心悸、气急、皮疹等反应。

草分枝杆菌

本品为免疫调节剂。

【理化性状】本品为无色透明或乳白色混悬液。

【用药评估】高热患者禁用，虚弱患者禁用。

【相互作用】

1.本品同其他药物及疫苗相溶(疫苗注射后间隔2周再用本品为佳)，但不可同时使用免疫抑制药。

2.本品与抗生素、抗结核药、口服降糖药配伍使用，从疗效看有协同作用。

3.本品与免疫抑制药物同时使用，会降低本品药效。

【操作要点】

1.本品供深部肌内注射。每2周注射17.2μg。

2.本品使用前充分摇匀，注射时患者应平卧。

【用药宣教】

1.本品注射后，少数患者可能会出现疲倦或发热，局部可能出现红肿、硬结、疼痛，停药即可逐渐消散。每次注射前，应认真观察注射部位的情况，如出现红肿、硬结、疼痛应更换注射部位或暂停注射，待红肿、硬结、疼痛消失后再注射。反之，若继续注射，极有可能出现注射部位无菌性坏死。

2.注射疫苗后间隔2周再注射本品为宜。

核糖核酸 I

本品为免疫调节剂。

【理化性状】本品粉针剂为白色或类白色块状物或粉末，易溶于水。

【用药评估】任何类型结核病、糖尿病、异常消瘦、血液病、肾病、胰腺病、中枢神经系统器质性病变患者禁用，对本品过敏者禁用。

【操作要点】

1.肌内或皮下注射，以2ml无菌0.9%氯化钠注射液溶解，每次6mg，隔日1次，3月为一疗程。

2.静脉滴注，以20~40ml氯化钠注射液或葡萄糖注射液溶解，缓慢静脉注射。一次30mg，一日1次或一次50mg，隔日一次。

3.本品溶解后出现浑浊不宜使用。

4.注射部位可能产生直径1~10cm的红肿疼痛范围，可持续1~3天，红肿直径在10cm以上者应停止使用。

【用药宣教】

1.本品可引起全身反应，给药后10min内出现荨麻疹、头晕、恶心、脉速、体温升高者应停止使用。

2.可使用1~2个疗程，使用2个疗程无明显疗效者应改用其他疗法。

核糖核酸Ⅱ

本品为免疫调节剂。

【理化性状】本品粉针剂为白色或类白色块状物或粉末，易溶于水。

【用药评估】对本品过敏者禁用，过敏性体质患者慎用。

【配伍禁忌】本品与甲磺酸培氟沙星葡萄糖注射液、硫酸依替米星注射液、葡萄糖酸依诺沙星注射液序贯使用时，可出现浑浊现象，在用药中应避免与上述药物直接接触，两种药物使用应间隔一段时间。

【操作要点】

1.静脉注射，以5%葡萄糖注射液或0.9%氯化钠注射溶解后静脉注射，每次100~300mg，每天1次。

2.肌内注射，以2ml无菌0.9%氯化钠注射液或无菌注射用水溶解后行肌内注射，每次50~100mg，每天1次。

【用药宣教】

1.给药后10min内如出现荨麻疹、体温升高者应停止使用。

2.注射部位红肿直径在10cm以上者应停止使用。

核糖核酸Ⅲ

本品为免疫调节剂。

【理化性状】本品粉针剂为白色或类白色块状物或粉末，易溶于水。

【用药评估】对本品过敏者禁用，过敏性体质患者慎用。

【操作要点】

1.腋窝、腹股沟处皮下或肌内注射，用注射用水2ml溶解，每次10~20mg。

2.各种恶性肿瘤，一般术后第2天开始用药，每天1次，每次20mg，15天为一疗程，3个疗程为佳。

3.支气管炎、支气管哮喘，隔日1次(小儿每周1次)，每次10mg，20次为一疗程。

4.银屑病、荨麻疹，每周2次，每次10mg，3~5个月为一疗程。

【用药宣教】

1.给药后10min内如出现荨麻疹、体温升高者应停止使用。

2.注射部位红肿直径在10cm以上者应停止使用。

抗乙肝免疫核糖核酸

本品为免疫调节剂。

【理化性状】本品粉针剂为白色或类白色的冻干块状物或粉末。

【用药评估】

1.结核病患者、异常消瘦者、血液病患者、肾病患者、胰腺疾病患者、失代偿的心血管疾病患者、器质性中枢神经系统病变患者禁用。

2.对本品过敏者禁用。

【相互作用】

1.与胸腺肽或转移因子合用，可增强本品的疗效。

2.与精制人白细胞干扰素或基因工程干扰素合用，可增强本品疗效。

3.应避免同时与免疫抑制剂并用。

【操作要点】

1.淋巴结周围(腋窝下或腹股沟周围)、皮下或肌内注射，每次2~4mg，用0.9%氯化钠注射液或肝素1ml溶解，第1月隔日注射1次，以后一周注射2次，3个月为一疗程。

2.静脉注射，每次30~50mg，每日或隔日1次。

3.儿童剂量减半。

【用药宣教】

1.在给药后10min内可出现荨麻疹、头晕，恶心、脉搏加快、体温升高等反应，出现时应停止使用本品。注射局部红肿直径在10cm以上者应停用。

2.使用本品的第1个月可出现ALT增高，此为正常现象。继续用药，

ALT则会明显下降。

3.使用2个疗程无明显疗效者，应改用其他疗法。

抗肿瘤免疫核糖核酸

本品为免疫调节剂。

【理化性状】本品粉针剂为白色或类白色的冻干块状物或粉末，易溶于水。

【用药评估】对本品过敏者禁用。

【相互作用】应避免同时与免疫抑制剂并用。

【操作要点】皮下注射，每次2~4mg，每天1次，每日或隔日注射，3个月为1疗程或遵医嘱。临用前加灭菌注射用水2ml溶解，在淋巴组织丰富的腋窝和腹股沟处皮下多点注射。

【用药宣教】

1.本品可引起过敏反应，多数患者可有轻度发热、乏力及头痛，注射局部可引起疼痛、红肿、甚至硬块。严重者应停用。

2.当药品性状发生改变时禁止使用。

胸腺喷丁

本品为免疫调节剂。

【理化性状】本品粉针剂为白色疏松块状物或粉末。注射液为无色的澄明液体。

【用药评估】

1.对本品过敏者、使用免疫抑制治疗的患者(如器官移植者)禁用。

2.18岁以下患者的安全性和有效性尚未建立。

3.孕妇、哺乳期妇女慎用。

【相互作用】

1.本品与干扰素合用，对于改善免疫功能，有协同作用。

2.本品与许多常用药物合并使用，未发现明确相互作用，其中包括非甾体抗炎药、抗生素、激素、镇痛药、降压药、利尿药、治疗心血管疾病药、中枢神经系统药及避孕药。

【操作要点】

1.原发性免疫缺陷，肌内注射，用前加灭菌注射用水1ml溶解，开始时0.5~1mg/(kg·d)，连续2周，维持量为每次0.5~1mg/kg，每周

2~3次。

2.改善恶性肿瘤患者的免疫功能低下，溶于0.9%氯化钠注射液250ml中，缓慢静脉滴注。每次1mg，每天1~2次，15~30天为一个疗程，或遵医嘱。

3.本品不宜与其他任何药物混合注射。

【用药宣教】用药期间应监测免疫功能，并定期检查肝功能。

人免疫球蛋白

本品为免疫调节剂。

【理化性状】本品注射液为无色或淡黄色可带乳光的澄清液体；粉针剂为白色疏松体。

【用药评估】

1.对人免疫球蛋白过敏或有其他严重过敏史者禁用。

2.有抗IgA抗体的选择性IgA缺乏者禁用。

【配伍禁忌】本品忌与氯化钠注射液、阿莫西林克拉维酸钾、脂肪乳氨基酸葡萄糖配伍。

【相互作用】建议单独使用。

【操作要点】

1.本品肌内注射或静脉滴注，静脉滴注以5%葡萄糖注射液稀释1~2倍后滴注。若以葡萄糖注射液稀释，糖尿病患者慎用。

2.本品注射剂分肌内使用和静脉使用两种，本品肌内注射剂不得用于静脉滴注。

3.如有摇不散的沉淀、异物或安瓿有裂纹、过期失效者均不可使用。贮存过程中严禁冻结。

4.安瓿打开后，应一次注射完毕，不得分次使用。

【用药宣教】

1.一般无不良反应，极个别患者注射局部可能出现红肿、疼痛感，无需特殊处理，可自行恢复。

2.本品过量可能引起变异反应，剂量过大导致肌内注射部位疼痛。

脾多肽

本品为免疫调节剂。

【理化性状】本品注射液为淡黄色澄明液体。

【用药评估】对本品过敏者禁用。孕妇禁用。

【相互作用】勿与蛋白分解酶类同时使用。

【操作要点】

1.肌内注射，一次2~8ml，每天1次。

2.静脉滴注，一次10ml，溶于500ml 0.9%氯化钠注射液或5%~10%葡萄糖注射液中，每天1次。为防止过敏反应，首次滴注时宜缓慢，滴速为每分钟10~20滴。

【用药宣教】

1.发现溶液浑浊，颜色异常或有沉淀，漏气等不能使用。

2.本品一般耐受性良好，偶有发热、皮疹等反应，停药后症状可消失。

3.如出现过敏性休克，应立即停药，并给予适当的处置。

4.如出现寒战、发热、多汗、畏寒等症状，可能与输液反应相关，可减慢滴注速度或停药。

金葡素

本品为免疫调节剂。

【理化性状】本品注射液为微黄色的澄明溶液。

【皮肤试验方法】本品使用前应进行过敏试验。

【用药评估】过敏体质，心、肾、肝功能严重不全患者慎用。

【配伍禁忌】本品忌与葡萄糖注射液、表柔比星、注射用奈达铂及柔红霉素配伍。

【操作要点】

1.恶性肿瘤放、化疗患者，肌内注射，每次2ml，每天1次，1个月为一疗程或遵医嘱。可与放、化疗同时使用。

2.骨折断端局部注射，每次1~2ml，每5天1次，1个月为一疗程，根据病情可适当延长或缩短。

3.本品使用过程中，特别是初次使用，谨防过敏反应的发生。

4.对陈旧性骨折应用粗针头刺入骨折断端或造成新创面后再注入药液。

5.严禁静脉注射。

【用药宣教】少数患者注射局部红肿、硬结，发热37.5~38.5℃，6~12h自行消退，严重者或持续不退热者予对症处理。

聚肌胞

本品为免疫调节剂。

【理化性状】本品注射液为无色的澄明溶液。

【用药评估】对本品过敏者禁用；孕妇禁用。

【相互作用】本品与维生素B_{12}合用效果优于单用本品，因维生素B_{12}可促进蛋白合成而抑制病毒。

【操作要点】

1.肌内注射，一次1~2mg，隔日1次。

2.结膜内注射，一次0.2~0.5mg，隔三日1次。带状疱疹患者可配合局部外用，每天数次。

【用药宣教】

1.如出现过敏反应，应立即停药。

2.注射后发热者，如两天后不能自行消失，应立即停药。

溶链菌

本品为免疫调节剂。

【理化性状】本品粉针剂为白色疏松体，加0.9%氯化钠注射液溶解后呈白色浑浊液体。

【用药评估】对青霉素过敏者、过敏体质者、有心或肾疾病者、风湿病患者禁用。

【操作要点】

1.应于注射前进行皮试。

2.大剂量静脉注射可见寒战，继而高热，应予解热剂对症处理或停止用药。

3.皮下注射或肌内注射，一般开始时每次0.2~0.5KE(KE表示临床单位，1个临床单位相当于0.1mg干燥菌体)，每天1次或隔日1次，每3~5天增量1次，渐增至每天1~5KE。维持量为每次1~5KE，每周1~3次。

4.静脉注射、静脉滴注，开始时每次0.2~1KE，每周2~3次，视患者情况酌情增减，增量时可渐增至每次1~3KE，每周2~3次。置0.9%

氯化钠注射液或5%葡萄糖注射液内注入或置补液内输注。

5.局部注射，注入肿瘤内、肿瘤周围或浆膜腔内，每次5~10KE，溶入0.9%氯化钠注射液后注射，每天或数天1次。

【用药宣教】

1.本品虽是一种低毒变异株的制剂，其菌体仍具有细菌内毒素作用，用后多有发热、寒战和注射部位疼痛，尚见有食欲下降、恶心、呕吐、倦怠、关节痛以及轻度贫血症状。

2.偶尔出现血中碱性磷酸酶、ALT升高，应停药。

3.少见过敏性休克。由于含有青霉素G，偶可引起过敏性休克。应密切观察，若有不适、口内异常感、眩晕、耳鸣等症状应立即停药。

4.大剂量长期应用可能产生溶血性链球菌感染时所致的肾与心脏损伤。

胎盘多肽

本品为免疫调节剂。

【理化性状】本品注射液为无色至淡黄色澄明溶液。

【用药评估】对本品过敏者禁用。

【操作要点】

1.肌内注射或静脉滴注，每天1次，一次4~8ml。10天为一疗程，或遵医嘱。

2.本品开启后，应一次用完，不得分次或给第二人应用。

【用药宣教】

1.应用本品时，溶液不可煮沸。

2.肾功能不全者慎用。

重组人干扰素 α2b

本品为细胞因子。

【理化性状】本品冻干制剂为白色疏松体，注射液为无色透明液体。

【用药评估】

1.对本品或该制剂的任何成分有过敏史者禁用。

2.有严重心脏疾病患者禁用。

3.严重的肝、肾或骨髓功能不正常者禁用。

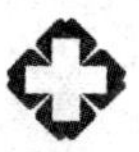

4.癫痫及中枢神经系统功能损伤者禁用。

5.有其他严重疾病不能耐受本品者，不宜使用。

【配伍禁忌】本品忌与表柔比星、柔红霉素和奈达铂配伍。

【相互作用】

1.本品可能会改变某些酶的活性，尤其可减低细胞色素酶P450的活性，因此西咪替丁、华法林、茶碱、地西泮、普萘洛尔等药物代谢受到影响。

2.在与具有中枢作用的药物合并使用时，会产生相互作用。

3.泼尼松或其他皮质激素有降低本品生物活性的作用，应予注意。

4.本品抑制醋硝香豆素在肝代谢，增强其抗凝血作用。

5.用药期间接种疫苗可使感染风险增加。

【操作要点】

1.皮下注射、肌内注射。

2.以注射用水溶解时应沿瓶壁注入，以免产生气泡，溶解后宜于当日用完，不得放置保存。

3.用药过程中，若发生不良反应，应调整剂量或暂停治疗，直到不良反应减轻。

4.本品具有交叉过敏。一旦发生过敏反应，应立即停止用药，并给予对症处理。在治疗期间或治疗后2天内可能发生低血压，需给予补液等支持治疗。

5.用药期间，当中性粒细胞低于$0.75 \times 10^9/L$，剂量减半；血小板低于$50 \times 10^9/L$，剂量减半或采用皮下注射代替肌内注射；当两者分别低于$0.5 \times 10^9/L$、$25 \times 10^9/L$时，应停药。

6.如出现甲状腺功能亢进，暂停本品治疗，适当给予治疗甲状腺功能亢进的药物，疾病稳定后可谨慎继续治疗。

【用药宣教】

1.使用本品常见有发热、头痛、寒战、乏力、肌痛、关节痛等症状，常出现在用药的第　周，可加服对乙酰氨基酚或其他解热镇痛药可以减轻或消除，也可随继续用药或调整剂量而减缓。不良反应多在注射48h后消失，如遇严重不良反应，须修改治疗方案或停止用药。

2.心血管疾病患者、原有精神障碍患者需要使用时应密切注意患者反应。

3.本品剂量大于1000万U/m^{2}时可引起嗜睡、低血压、虚脱和昏迷。注意监护。

4.用药前后及用药时应监测白细胞和血小板计数。少数患者可出现白细胞减少、血小板减少等异常，停药后即可恢复正常。

白喉抗毒素

本品为免疫调节药。

【理化性状】本品注射液为无色或微黄色的澄明液体。含适量防腐剂，久置后可析出少量能摇散的沉淀。

【过敏试验方法】

1.将本品20倍稀释后注射于前臂掌侧皮内，使成一小丘状。

2.30min后观察，如丘疹增大，红肿直径超过1cm，即为阳性，表示过敏，使用本品应采用脱敏法。

【用药评估】

1.注射前必须做过敏试验并详细询问既往过敏史。凡本人及其直系亲属曾有支气管哮喘、花粉症、湿疹或血管神经性水肿等病史，或对某种物质过敏，或本人过去曾注射动物血清制剂者，均须特别提防过敏反应的发生。

2.过敏试验阳性者使用脱敏方法注射。

【操作要点】

1.用于治疗　应尽早、足量，可肌内注射或缓慢静脉注射，用量视感染部位、病情轻重和病程长短而定。用前必须做过敏试验。轻、中度患者，可肌内注射1万~3万U，严重者，可增至4万~10万U。应在肌内注射无异常反应时方可缓慢静脉注射。

2.用于预防　皮下或肌内注射1000~2000U，免疫力可维持20d左右，在给予抗毒素的同时，亦应在不同部位注射类毒素进行主动免疫。

3.脱敏方法　患者按以下剂量依次注射，每次注射后观察30min，如本次未发生局部或全身反应，方可进行下一次注射：①1：10稀释液0.05ml，皮下注射；②1：10稀释液0.1ml，皮下注射；③1：10稀释液0.3ml，皮下注射；④未经稀释的本品0.1ml，皮下注射；⑤未经稀释的本品0.2ml，肌内注射；⑥未经稀释的本品0.3~0.5ml，肌内注射；⑦剩余剂量一次性肌内注射。脱敏注射应在严密监护下进行。

4.应备有1：1000肾上腺素，以便及时抢救过敏性休克。

5.其他参见破伤风抗毒素。

【用药宣教】

1.注射后可能会引起过敏反应，包括过敏性休克(注射后数秒钟就可能发生)和血清病(出现麻疹、发热、瘙痒、全身不适和关节痛，多于注射后7~14天发生)。

2.若出现任何不适，及时就医。

破伤风抗毒素

本品为经胃酶消化后的马破伤风免疫球蛋白。

【理化性状】本品注射液为无色或淡黄色的澄明液体，含少量防腐剂，久置可析出少量能摇散的沉淀。

【过敏试验方法】

1.取破伤风抗毒素血清1500U，制剂0.1ml，以0.9%氯化钠注射液稀释20倍作为皮试液。

2.于前臂曲面皮内注射0.1ml，15~30min观察注射局部反应，出现红晕或荨麻疹样硬结为阳性反应。

【用药评估】

1.注射前必须先做过敏试验并详细询问既往过敏史。凡本人及其直系亲属曾有支气管哮喘、花粉症、湿疹或血管神经性水肿等病史，或对某种物质过敏，或本人过去曾注射马血清制剂者，均须特别提防过敏反应的发生。

2.过敏试验为阳性反应者慎用，必须采用脱敏注射法。

3.如注射局部反应特别严重或伴有全身症状，如荨麻疹、鼻咽刺痒、喷嚏等，则为强阳性反应，应避免使用抗毒素。如必须使用时，则应采用脱敏注射法，并做好抢救准备，一旦发生过敏性休克，立即抢救。

【操作要点】

1. 接种部位 皮下或肌内。

2. 接种途径 皮下注射应在上臂三角肌附着处。肌内注射应在上臂三角肌中部或臀大肌外上部。

3. 接种剂量 1次皮下或肌内注射1500~3000IU，儿童与成人用量相同；伤势严重者可增加用量1~2倍。经5~6日，如破伤风感染危险未消除，应重复注射。

4. 脱敏注射法　在一般情况下，可用氯化钠注射液将抗毒素稀释10倍，分小量数次作皮下注射，每次注射后观察30min。第1次可注射10倍稀释的抗毒素0.2ml，观察无发绀、气喘或显著呼吸短促、脉搏加速，即可注射第2次0.4ml，如仍无反应则可注射第3次0.8ml，如仍无反应即可将安瓿中未稀释的抗毒素全量作皮下或肌内注射。有过敏史或过敏试验强阳性者，应将第1次注射量和以后的递增量适当减少，分多次注射，以免发生剧烈反应。

5. 本品为液体制剂。制剂浑浊、有摇不散的沉淀、异物或安瓿有裂纹、标签不清，过期失效者均不能使用。安瓿打开后应一次用完。

6. 每次注射须保存详细记录，包括姓名、性别、年龄、住址、注射次数、上次注射后的反应情况、本次过敏试验结果及注射后反应情况、所用抗毒素的生产单位名称及批号等。

7. 注射用具及注射部位应严格消毒。注射器宜专用，如不能专用，用后应彻底洗净，高压蒸汽灭菌。同时注射类毒素时，注射器须分开。

【用药宣教】

1. 注射抗毒素后，须观察30min才可离开。

2. 在注射中或注射后数分钟至数十分钟内突然发生过敏反应，表现沉郁或烦躁、脸色苍白或潮红、胸闷或气喘、出冷汗、恶心或腹痛、脉搏细速、血压下降、重者神志昏迷虚脱，应立即抢救。

3. 若出现荨麻疹、发热、淋巴结肿大、局部浮肿，偶有蛋白尿、呕吐、关节痛，注射部位可出现红斑、瘙痒及水肿，及时就诊。

抗蛇毒血清

本品为经胃酶消化后的马蛇毒免疫球蛋白。

【理化性状】本品注射液为无色或淡黄色的澄明液体。

【过敏试验方法】

1. 取0.1ml抗血清加1.9ml 0.9%氯化钠注射液，即20倍稀释。

2. 在前臂掌侧皮内注射0.1ml，经20~30min，注射皮丘在2cm以内，且皮丘周围无红晕及蜘蛛足者为阴性，可在严密观察下直接注射。

3. 若注射部位出现皮丘增大、红肿、浸润，特别是形似伪足或有痒感者，为阳性反应。若阳性可疑者，预先注射马来酸氨苯那敏10mg(儿童根据体重酌减），15min后再注射本品，若阳性者应采用脱敏注射法。

【用药评估】

1.注射前必须先做过敏试验并详细询问既往过敏史。

2.过敏试验为阳性反应者慎用。

3.使用抗血清须特别注意防止过敏反应。凡本人及其直系亲属曾有支气管哮喘、花粉症、湿疹或血管神经性水肿等病史，或对某种物质过敏，或本人过去曾注射马血清制剂者，均须特别提防过敏反应的发生。

4.孕妇及哺乳期妇女用药应谨慎。

【操作要点】

1.用法　通常采用静脉注射，也可作肌内或皮下注射，一次完成。

2.用量　一般蝮蛇咬伤注射抗蝮蛇毒血清6000U；五步蛇咬伤注射抗五步蛇毒血清8000U；银环蛇或眼镜蛇咬伤注射抗银环蛇毒血清10000U或抗眼镜蛇毒血清2000IU。以上剂量约可中和一条相应蛇的排毒量。视病情可酌情增减。注射前必须做过敏试验，阴性者才可全量注射。

3.脱敏注射法　取氯化钠注射液将抗血清稀释20倍。分数次做皮下注射，每次观察10~20min，第1次注射0.4ml。如无反应，可酌情增量注射。注射观察3次以上，无异常反应者，即可做静脉、肌内或皮下注射。注射前将制品在37℃水浴加温数分钟。注射时速度应慢，开始每分钟不超过1ml以后亦不宜超过4ml。注射时，如有异常反应，应立即停止注射。

4.本品为液体制品。制品浑浊、有摇不散的沉淀、异物或安瓿有裂纹、标签不清者均不能使用。安瓿打开后应一次用完。

5.每次注射须保存详细记录，包括姓名、性别、年龄、住址、注射次数、上次注射后的反应情况、本次过敏试验结果及注射后反应情况、所用抗血清的生产单位名称及批号等。

6.注射用具及注射部位应严格消毒。注射器宜专用，如不能专用，用后应彻底洗净处理，高压蒸汽灭菌。同时注射类毒素时，注射器须分开。

7.对蛇咬伤者，应同时注射破伤风抗毒素1500~3000IU。

【用药宣教】

1.注射前必须先做过敏试验。

2.注射抗血清后，需观察至少30min方可离开。

3.可能在注射中或注射后数分钟至数十分钟内突然出现沉郁或烦躁、脸色苍白或潮红、胸闷或气喘、出冷汗、恶心或腹痛、脉搏细速、血压下降等不适，请立即就医。

4.回家后出现任何不适，请立即就医。

人血白蛋白

本品为健康人血浆中提取的白蛋白。

【理化性状】本品注射液为略黏稠、黄色或绿色至棕色澄明液体。

【用药评估】

1.对白蛋白有严重过敏者禁用。

2.高血压、急性心脏病、正常血容量及高血容量的心力衰竭患者禁用。

3.严重贫血者、肾功能不全患者禁用。

4.孕妇或即将怀孕的孕妇慎用，如有必要应用时，应在医师指导和严密观察下使用。

【配伍禁忌】

1.本品不宜与蛋白水解酶或含乙醇溶剂的注射液混合使用。

2.本品不宜与血管收缩药混合使用。

【操作要点】

1.用法　一般采用静脉滴注或静脉推注。为防止大量注射时机体组织脱水，必要时可用5%葡萄糖注射液或0.9%氯化钠注射液稀释做静脉滴注(宜用备有滤网的输血器)，在开始15min内应特别注意滴注速度宜缓慢，逐渐加至滴注速度每分钟不超过2ml(约60滴)。

2.用量　使用剂量由医师酌情考虑，一般因严重烧伤或失血等所致休克，可直接注射本品5~10g，隔4~6h重复注射1次。在治疗肾病及肝硬化等慢性白蛋白缺乏症时，可每日注射本品5~10g，直至水肿消失、白蛋白含量恢复正常为止。

3.药液呈现浑浊、沉淀、异物或瓶子有裂纹、瓶盖松动、过期失效等情况不可使用。

4.本品开启后，应一次应用完毕，不得分次或给第二人应用。

5.静脉滴注过程中如发现患者有不适反应，应立即停用。

6.因本品有高渗作用，过量注射后，可造成脱水，机体循环负荷增加，充血性心力衰竭和肺水肿，有明显脱水者应同时补液。

7.运输及贮存过程中严禁冻结。

【用药宣教】

1.使用本品一般不会产生不良反应，偶可出现寒战、发热、颜面潮红、皮疹、恶心、呕吐等症状。

2.使用本品过程中有任何不适反应，立即告诉医师。

人免疫球蛋白

本品是从健康献血者的新鲜血浆或保存期不超过2年的冰冻血浆中提取的免疫球蛋白。

【理化性状】本品注射液为无色或黄色澄清液体，可带乳光。

【用药评估】

1.对免疫球蛋白过敏或有其他严重过敏史者。

2.有IgA抗体的选择性IgA缺乏者。

【相互作用】应单独使用。

【操作要点】

1.用法：只限于肌内注射，不得用于静脉滴注。

2.预防麻疹：为预防发病或减轻症状，可在与麻疹患者接触7日内按每千克体重注射0.05~0.15ml，5岁以下儿童注射1.5~3.0ml，6岁以上儿童最大注射剂量不超过6ml。一次注射预防效果通常为2~4周。

3.预防传染性肝炎：按每千克体重注射0.05~0.1ml或成人每次注射3ml，儿童每次注射1.5~3ml，一次注射预防效果通常为1个月左右。

【用药宣教】一般无不良反应，少数人会出现注射部位红肿、疼痛反应，无需特殊处理，可自行恢复。

乙型肝炎人免疫球蛋白

本品系由高效价乙型肝炎表面抗体的健康人血浆制备而成的γ球蛋白。

【理化性状】本品注射液为无色或淡黄色澄清液体，可带乳光。

【用药评估】

1.对人免疫球蛋白过敏或有其他严重过敏史者禁用。

2.有抗IgA抗体的选择性IgA缺乏者禁用。

3.孕妇及哺乳期妇女用药安全尚未进行针对性试验研究，且无系统可靠的参考文献，应慎用。

4.儿童可用。

【相互作用】

1.本品须严格单独注射，不得与其他任何药物混合使用。

2.为了避免被动接受本品中特异性抗体的干扰，注射本品3个月后才能接种某些减毒活疫苗，如脊髓灰质炎、麻疹、风疹、腮腺炎以及水痘病毒疫苗等。基于同样的考虑，在非紧急状态下，已经接种了这类疫苗的患者至少在接种后3~4周才能注射本品；如果在接种后3~4周内使用了本品，则应在最后一次应用本品后3个月重新接种。

【操作要点】

1. 使用方法　本品只限肌内注射，不得用于静脉滴注。

2.每个患者的最佳用药剂量和疗程应根据其具体病情而定。

3. 推荐的剂量与疗程

①母婴阻断：HBsAg阳性母亲所生婴儿出生24h内注射本品100IU；注射乙型肝炎疫苗的剂量及时间见乙型肝炎疫苗说明书或按医师推荐的其他适宜方案。

②乙型肝炎预防：一次注射量儿童100IU，成人200IU，必要时可间隔3~4周再注射一次。

③意外感染者，立即(最迟不超过7天)按体重注射8~10IU/kg，隔月再注射1次。

4.本品瓶子有裂纹、瓶盖松动或超过有效期时不得使用。

5.本品久存可能出现微量沉淀，但一经摇动应立即消散，如有摇不散的沉淀或异物不得使用。

6.本品一旦开启应立即一次性用完，未用完部分应废弃，不得留作下次使用或分给他人使用。

7.运输及贮存过程中严禁冻结。

【用药宣教】注射后一般无不良反应，极少数人注射局部可能出现红肿、疼痛感，无需特殊处理，可自行恢复。

破伤风人免疫球蛋白

本品系用吸附破伤风疫苗对健康献血者进行免疫后获得的特异免疫蛋白。

【理化性状】本品注射液为无色或淡黄色的澄清液体，可带乳光，不应出现浑浊。

【用药评估】

1.对人免疫球蛋白类制品有过敏史者禁用。

2.孕妇及哺乳期妇女用药应慎用。

3.未专门进行老年人用药试验研究，且无系统可靠的参考文献，应慎用。

【相互作用】本品应单独使用。

【操作要点】

1.用法 供臀部肌内注射，无需作皮试，不得用作静脉注射。严禁血管内注射。

2.用量 ①预防剂量：儿童、成人一次用量250IU。创面严重或创面污染严重者可加倍；②治疗剂量：3000~6000IU，尽快用完，可多点注射。治疗方案遵医嘱。

3.应用本品作被动免疫的同时，可使用吸附破伤风疫苗进行自动免疫，但注射部位和用具应分开。

4.本品储存期间，可能出现微量沉淀，但一经摇动应立即消散。若有摇不散的沉淀或异物，以及安瓿有裂纹、过期失效等情况，均不得使用。

5.开瓶后，本品应一次注射完毕，不得分次使用。

【用药宣教】注射后一般无不良反应。极少数人有红肿、疼痛感，无需特殊处理，可自行恢复。

狂犬病人免疫球蛋白

本品为高效价的人狂犬病抗体。

【理化性状】本品注射液为无色或淡黄色澄明液体，可带乳光，不应出现浑浊。

【用药评估】

1.对人免疫球蛋白过敏或有其他严重过敏史者禁用。

2.有IgA抗体的选择性IgA缺乏者禁用。

【相互作用】应单独使用。

【操作要点】

1.用法 皮下浸润注射或肌内注射。及时彻底清创后，于受伤部位用本品总剂量的1/2作皮下浸润注射，余下1/2 进行肌内注射(头部咬伤者可注射于背部肌肉)。WHO建议，应尽可能多地在伤口部位注射，如果没有足够量的本品可用0.9%氯化钠注射液稀释2~3倍后使用。

2.用量　皮下浸润注射或肌内注射，注射剂量按20IU/kg 体重计算(或遵医嘱)，一次注射，如所需总剂量大于 10ml，可在1~2日内分次注射。随后即可进行狂犬病疫苗注射，但两种制品的注射部位和器具要严格分开。

3.本品不得用作静脉注射。

4.本品肌内注射无需做过敏试验。

5.如有异物或摇不散的沉淀，瓶体出现裂纹或过期失效等情况，不得使用。

【用药宣教】注射后一般无不良反应，少数人在注射部位有红肿、疼痛感，无需特殊处理，可自行恢复。

重组人干扰素 α1b

本品为细胞因子。

【理化性状】本品粉针剂为白色薄壳状疏松体，加入1ml蒸馏水后溶解为澄明液体，无肉眼可见的不溶物。

【用药评估】

1.已知对干扰素制品过敏者禁用。

2.有心绞痛、心肌梗死病史以及其他严重心血管病史者禁用。

3.有其他严重疾病不能耐受本品的副作用者禁用。

4.癫痫和其他中枢神经系统功能紊乱者禁用。

5.本品在孕妇及哺乳妇女中使用经验不多，应慎用。在病情十分需要时由医师指导使用。

6.本品治疗儿童病毒性疾病是可行的，未发现任何毒副作用，但目前经验尚不多，使用时应在儿科医师严密观察下，适当控制剂量，积累更多的经验。

7.本品可在老年患者中应用，但患有禁忌证的除外。对年老体衰耐受不了可能发生的不良反应者应十分谨慎，应在医师严密观察下应用。当使用较大剂量尤应谨慎，必要时可先用小剂量，逐渐加大剂量可以减少不良反应。

8.过敏体质，特别是对多种抗生素有过敏者，应慎用。

【相互作用】使用本品时应慎用安眠药及镇静药。

【操作要点】

1.每支用灭菌注射用水1ml溶解，肌内或皮下注射。

2.使用前应仔细检查瓶子，如瓶或瓶塞有裂缝、破损不可使用。在加入灭菌注射用水后稍加振摇，制品应溶解良好，如有不能溶解的块状或絮状物，不可使用。

3.本品溶解后应一次用完，不得分次使用。

4.在使用过程中如发生严重过敏反应应立即停药，并给予相应治疗。

【用药宣教】

1.本品不良反应温和，最常见的是发热、疲劳等反应，常在用药初期出现，多为一次性和可逆性反应。

2.其他可能存在的不良反应有头痛、肌痛、关节痛、食欲不振、恶心等。

3.少数患者可能出现白细胞减少、血小板减少等血常规异常，停药后可恢复。

4.如出现患者不能忍受的严重不良反应时，及时告知医师。

注射用重组人白介素-2

【理化性状】本品粉针剂为白色粉末状，易溶于水，溶解后呈透明液体，无肉眼可见不溶物。本品注射液为透明液体，无肉眼可见不溶物。

【用药评估】

1.对本品成分有过敏史的患者禁用。

2.高热、严重心脏病、低血压者，严重心肾功能不全者，肺功能异常或进行过器官移植者，禁用。

3.本品必须在有经验的专科医师指导下使用。

4.孕妇及哺乳期妇女慎用。

【操作要点】

1.用灭菌注射用水溶解，具体用法、剂量和疗程因病而异，一般采用下述几种方法(或遵医嘱)。

2.全身给药

①皮下注射：用2ml注射用水溶解，皮下注射3次/周，6周为一疗程。

②静脉注射：溶于500ml的0.9%氯化钠注射液，滴注时间不少于4h。

③介入动脉灌注：每次50万~100万IU(1~2支)，2~4周一次，2~4次为一疗程。

3.胸腔注入：用于癌性胸腔积液，尽量抽去胸腔内积液后注入。

4.药瓶有裂缝、破损者不能使用。本品加0.9%氯化钠注射液溶解后为澄明液体，如遇有浑浊、沉淀等现象，不宜使用。

5.开启药瓶后，应一次用完，不得多次使用。

6.使用本品从小剂量开始，逐渐增大剂量。应严格掌握安全剂量。

7.为减轻寒战和发热，可应用前1h肌内注射盐酸异丙嗪25mg或口服对乙酰氨基酚0.5g，吲哚美辛25mg，最多每日3次。

8.皮疹和瘙痒可用抗组胺药治疗。

9.呕吐可用止吐药对症治疗。

10.严重低血压可用多巴胺等升压药治疗。

【用药宣教】

1.在各种不良反应中最常见的是发热、畏寒、疲乏，而且与用药剂量有关，一般是一过性发热(38℃左右)，亦可有寒战高热，停药后3~4h体温多可自行恢复到正常。

2.个别患者可出现恶心、呕吐、类感冒症状。皮下注射者局部可出现红肿、硬结、疼痛，所有不良反应停药后均可自行恢复。

3.使用较大剂量时，本品可能会引起毛细血管渗漏综合征，表现为低血压、末梢水肿、暂时性肾功能不全等，使用本品应严格掌握安全剂量。

结核菌素纯蛋白衍生物

本品为结核病诊断用药。

【理化性状】本品注射液为无色澄明液体。

【用药评估】患急性传染病(如麻疹、百日咳、流行性感冒、肺炎等)、急性眼结合膜炎、急性中耳炎、广泛皮肤病者及过敏体质者不宜使用。

【操作要点】

1.吸取本品0.1ml(5IU)，采取孟都氏法(前臂掌侧中部皮肤用75%酒精棉球消毒，待干后，用1ml注射器皮内注射0.1ml。每注射1人更换1次消毒针头。注射时针口向上，平刺入皮内，不应过深。注射后应在注射部有小白泡隆起，注射液不得从针口漏出)注射于前臂掌侧皮内。

2.结果判定：与注射后48~72h检查注射部位反应。测量应以硬结的横径及纵径的毫米数记录。反应平均直径应不低于5mm为阳性反应。凡有水泡、坏死、淋巴管炎者均属强阳性反应，应详细注明。

3.注射器及针头应当专用，不可作其他注射之用。

4.安瓿有裂纹、制品内有异物者不可使用。

5.安瓿开启后在半小时内使用。

【用药宣教】一般无不良反应。曾患过重结核病者或过敏体质者，局部可出现水泡、浸润或溃疡，有的出现不同程度的发热，一般能自行消退或自愈。偶有严重者可作局部消炎或退热处理。

注射用A型肉毒毒素

本品为毒性药品。

【理化性状】本品粉针剂为白色疏松体，0.9%氯化钠注射液复溶后呈无色或淡黄色澄明液体。

【用药评估】

1.已知对A型肉毒梭菌毒素及配方中任一成分过敏者禁用。

2.重症肌无力或Lambert-Eaton综合征患者禁用。

3.推荐注射部位存在感染，以及目标肌肉过度无力或有萎缩时，应慎用。

4.妊娠妇女不应使用本品。

5.不推荐哺乳期妇女使用本品。

6.目前缺乏本品治疗12岁以下儿童眼睑痉挛、面肌痉挛和治疗18

岁以下青少年皱眉纹的安全性和有效性资料。

7.老年人选择剂量要谨慎，通常从有效剂量的低端开始，因为老年人常有肝、肾、心脏功能减退，常伴有其他疾病，并同时服用其他药物。

8.患有外周运动神经疾病(如肌萎缩性脊髓侧索硬化症或运动神经病变)或神经-肌肉接头疾病的患者慎用。

9.具有吞咽困难和误吸病史的患者使用本品应慎用。

10.当注射部位接近易受损害的解剖结构时，应谨慎。

11.由于肉毒毒素具有抗胆碱能作用，闭角型青光眼患者慎用。

【相互作用】氨基糖苷类抗生素或大观霉素，或其他影响神经肌肉传导的药物［如神经肌肉阻滞剂，包括去极化(琥珀胆碱)和非去极化(筒箭毒碱)、林可酰胺类、多黏菌素、奎尼丁、硫酸镁和抗胆碱酯酶药］可加强肉毒梭菌毒素的作用。

【操作要点】

1.配制后2~8℃冷藏保存，4h内使用。

2.本品的推荐剂量不可与其他肉毒梭菌毒素制剂的剂量互换。

3.必须由具有相应资格并有相关专业知识和技能的医师使用，可辅以相应的设备。

4.起始剂量应从最低有效剂量开始。

5.眼睑痉挛、面肌痉挛及相关局灶性肌张力障碍：用无菌、27~30G(直径0.40~0.30mm)的针头注射配制后的本品在上眼轮匝肌的内、外侧部和下眼轮匝肌的外侧部。推荐的初始剂量为每点1.25~2.5U，不一定需要肌电图引导。避免在上睑提肌附近注射，这样可减少眼睑下垂的并发症；避免在下眼睑内、中侧注射，以减少向下斜肌的扩散，可减少复视的并发症；每次疗效持续约3个月，以后可按需要进行重复治疗。重复治疗时，如果认为初始治疗剂量不足(疗效持续时间不到2个月)，可增加注射剂量，甚至两倍。通常情况下，一个注射位点剂量超过5.0U不会有更好的疗效，每眼初始治疗剂量应不超过25U，大于每3个月一次的治疗频率对患者无益。

7.面肌痉挛或第Ⅶ对脑神经功能异常患者，治疗同单侧眼睑痉挛患者，同时根据需要可注射其他受累面肌，如皱眉肌、颧大肌、口轮匝肌、定位口周肌肉可用肌电图引导。每2个月的累计总剂量不应超过

200U。

8.暂时改善65岁及65岁以下成人因皱眉肌和(或)降眉间肌活动引起的中度至中度皱眉纹：用21G的针头配制/稀释本品(100U/2.5ml)，然后用30G的针头注射。5个注射位点各注射0.1ml(4个单位)，每侧皱眉肌有2个注射位点，降眉间肌有1个注射位点，总剂量为20U。

9.注射前，拇指或示指应稍用力放在眼眶下侧以避免注射液向眼眶下渗透，在注射过程中，针头保持向上向内侧的方向。

10.下列措施可减少眼睑下垂并发症的发生：避免在上睑提肌附近注射，尤其在降眉肌粗大患者中；注射皱眉肌时应在距骨性眶上嵴以上至少1cm；确保注射的容积/剂量精确，并尽可能使用最小的有效剂量；不要在眉毛中心上方1cm内注射。

11.如果第一次治疗未达到所期望的目标，即注射后1个月较治疗前没有显著临床改善，应采取如下措施：临床验证毒素在所注射肌肉的作用，包括由有经验的肌电图医师使用肌电图测试；分析所有可能疗效不佳的原因，如注射肌肉选择不当、注射剂量不足、注射技术欠缺、出现固定的肌挛缩、拮抗肌力过弱、毒素中和抗体形成等。

12.治疗间隔不应少于3个月。如治疗失败或重复注射后疗效逐步降低，应考虑替换治疗方法。

【用药宣教】

1.不良反应发生在注射后的前几天，通常是短暂的，罕见持续数月或更长。

2.注射位点附近和(或)远处的肌肉无力。

3.与任何注射操作一样，可发生与注射有关的局部疼痛、感染、感觉异常、感觉减退、压痛肿胀/水肿、局部感染、出血和(或)擦伤。针刺的疼痛和(或)紧张会导致血管迷走神经反应，引起短暂性症状性低血压和昏厥。

4.其他不良事件：腹部疼痛、腹泻、呕吐、发热、食欲减退、视物模糊、视觉障碍、听觉迟钝、耳鸣、眩晕、面瘫、臂神经丛病变、神经根疾病，晕厥，感觉减退、不适，肌肉痛、严重衰弱、感觉异常、多形性红斑、瘙痒、银屑病样皮炎、多汗症和毛发脱落，包括睫毛脱落。

第十一章　免疫系统用药

环孢素

本品为免疫抑制剂。

【理化性状】本品注射液为淡黄色至棕黄色的澄明油状液体。

【用药评估】

1.对本品过敏者禁用。

2.有病毒感染时禁用本品，如水痘、带状疱疹等。

3.老年人、肝功能不全、高钾血症、细菌感染、肠道吸收不良及肾功能不全患者慎用。

【相互作用】

1.雌激素、雄激素、西咪替丁、地尔硫䓬、红霉素和酮康唑，可增高本品的血药浓度，增加肝、肾毒性。

2.本品与非甾体抗炎药合用，发生肾衰竭的危险性增加。

3.保钾利尿剂和含高钾的药物与本品合用，可使血钾增高。

4.肝药酶诱导剂可增加本品的代谢。

5.肾上腺皮质激素、硫唑嘌呤、苯丁酸氮芥、环磷酰胺等免疫抑制剂与本品合用时，可能会增加感染和淋巴增生性疾病的危险性，故应谨慎。

6.洛伐他汀与本品合用于心脏移植患者，可能增加横纹肌溶解症和急性肾衰竭的危险性。

7.本品不能与他克莫司同时服用，他克莫司可抑制环孢素的肠道首过代谢，增加其吸收，两药联用，可能存在相加的免疫抑制作用并增加肾毒性发生的风险。

【操作要点】

1.静脉滴注，仅用于不能口服的患者，于移植前4~12h起每天给予3~5mg/kg，注射剂用0.9%氯化钠注射液或5%葡萄糖注射液稀释(1∶20~1∶100)后在2~6h内给予。

2.静脉输注时滴速宜慢，控制在2~6h或24h滴完。

3.静脉给药偶可见胸、脸部发红、呼吸困难、喘息及心悸等过敏反

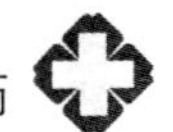

应。一旦发生应立即停药，严重者静脉推注肾上腺素和给氧抢救。

【用药宣教】

1.肾功能不全或有持续负氮平衡者，应减量或停用本品。

2.用药期间如发生感染，应加用抗生素，同时减量或停用本品。

3.发生移植排斥反应时，应加大本品剂量。

4.本品常与糖皮质激素合用，亦可与其他免疫抑制剂合用，用于器官移植排异反应。

5.本品可增加发生皮肤癌的风险，故患者用药期间应避免过度暴露在紫外线下。

6.治疗期间应定期监测血压，如出现高血压，应告知临床医师。

7.治疗开始前及治疗1个月后应进行血脂测定。

8.本品可干扰血尿素氮、肌酐、血清钾、血清镁浓度及血尿酸等多项医学诊断，因此实验前应告知主管医师或护理人员。

9.葡萄柚汁可影响本品代谢，提高本品血药浓度，应避免同服。用药期间慎食香蕉、菠菜、海带、黄豆、绿豆、葡萄、牛奶等富含钾的食物。

10.服用本品期间应定期监测血药浓度。

他克莫司

本品为免疫抑制剂。

【理化性状】本品注射液为无色澄清液体。

【用药评估】对本品或其他大环内酯类药物过敏者、对本品中任何辅料尤其是聚氧乙烯氢化蓖麻油或在结构上与其相关的化合物过敏者禁用。

【配伍禁忌】

1.本品不能与其他药品混合输注。

2.本品在碱性条件下不稳定，本品应避免与明显呈碱性溶液的药物(如阿昔洛韦和更昔洛韦)合用。

3.本品应避免与留钾利尿药合用。

【相互作用】

1.肝药酶诱导药和抑制药均可影响本品的血药浓度，使之降低或升高。

2.勿与环孢素同时服用，以免引起严重肾毒性。避免与肾毒性药物合用。

【操作要点】

1.本品只能用5%葡萄糖注射液和0.9%氯化钠注射液稀释，浓度范围为0.004~0.1mg/ml，静脉滴注。24h总滴液量为20~250ml。注意稀释后溶液不能用于静脉推注。

2.PVC塑料能吸附本品。用于本品配制和给药的导管、注射器和其他设备都不能含有PVC。使用的溶液应无色透明。

3.安瓿中未用完的本品或未用完的稀释后溶液应立即处理，避免污染。

4.如发生心室纤颤及心跳停止，应立即给予急救措施，如心脏电除颤、心肺复苏、吸氧、建立静脉通路。

【用药宣教】

1.用药过程中监测血压、电解质、心电图、血糖、视力及肝肾功能。

2.腹泻期间本品的血药浓度可能发生显著的改变，在腹泻发作期间应严密监测本品的血药浓度。

3.肾功能不全或有持续负氮平衡者，应减量或停用本品。

4.用药期间如发生感染，应加用抗生素，同时减量或停用本品。

吗替麦考酚酯

本品为免疫抑制剂。

【理化性状】本品粉针剂为白色至类白色疏松块状物或粉末。

【用药评估】

1.对本品过敏者禁用。

2.本品注射液禁用于对聚山梨醇酯80(吐温80)过敏者。

3.活动性严重消化系统疾病、严重肝、肾或心脏功能不全者慎用本品。

【相互作用】

1.合用考来烯胺可使本品AUC减少，干扰本品的肠肝循环。

2.同时服用抗酸药时，可使本品吸收减少。

3.本品与阿昔洛韦合用，可使二者血药浓度均升高。

4.本品合用丙磺舒或其他经肾小管排泄的药物，可以与MPA葡糖醛酸结合物竞争，从而使两者的血药浓度升高。

【操作要点】

1.静脉滴注，本品首次剂量应在肾移植后24h内使用，持续14天。推荐剂量为1g，每天2次。

2.静脉滴注使用本品，必须使用5%的葡萄糖注射液配制，建议浓度为6mg/ml，本品溶液应在配制后立即或4h内使用。本品注射液不得通过静脉快速滴注或推注给药。

3.用药期间应注意定期检查患者的全血细胞计数，第一个月每周1次，第2、3个月每月2次，之后每月1次至一年。

4.患者用药期间如出现任何感染、意外青肿、出血等骨髓抑制症状或轻偏瘫、情感淡漠、意识混乱、认知障碍及共济失调等症状时应立即报告临床医师。

5.用药期间应避免接种减毒活疫苗，接种其他疫苗也可能效果欠佳，详细内容应咨询临床医师。

【用药宣教】

1.由于服用本品的患者发生皮肤癌的风险增加，故应穿着防护衣或涂抹高防护因子的防晒霜来减少暴露于阳光和紫外线下的风险。

2.育龄妇女在用药期间及停药6周之内，需采取必要的避孕措施。

3.妊娠期妇女用药会增加早期流产及胎儿先天畸形的风险，故应权衡利弊，谨慎用药。

4.本品是否经乳汁分泌尚不明确，故哺乳期妇女应权衡利弊，谨慎用药。

5.65岁以上老年患者更易发不良反应，故老年人用药剂量应慎重。

抗人T淋巴细胞免疫球蛋白

本品为免疫抑制剂。

【理化性状】本品注射液为可带乳光或淡橙黄色澄明液体。

【皮肤试验方法】皮试液浓度为猪的正常免疫球蛋白(用时以0.9%氯化钠注射液稀释1 ∶ 100)或者马、兔(1/1000)，取0.1ml皮内注射后观察15~20min，红晕直径大于10mm者为阳性。

【用药评估】已知对异种蛋白过敏者，血小板严重减少的患者，如血小板少于50000/mm^3者(因本品可能引起血小板减少，有增加出血的危险)，细菌、病毒或真菌感染尚未得到治疗控制者禁用。

【配伍禁忌】本品忌与酸性溶液配伍，本品不推荐使用葡萄糖注射

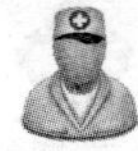

液稀释。

【相互作用】

1.本品与其他免疫抑制药(皮质激素、硫唑嘌呤、环孢素)合用，有增加感染、血小板减少和贫血的危险性。

2.对使用本品的免疫抑制患者，不能使用减毒活疫苗，可能会影响其他疫苗的免疫效果。

【操作要点】

1.本品仅供静脉滴注用。

2.静脉滴注期间需对患者进行密切的临床症状及血液学检查，如红细胞、白细胞、血小板等，治疗1~2周后需进行肾功能检查。

3.在静脉滴注本品时，应避免同时静脉滴注血液及血液制品。

4.必须准备急救治疗设备以防治过敏性休克。

5.兔源性的本品：2~5mg/kg。疗程可根据患者状况、剂量和合用药情况而定。

6.猪源性的本品：每次20~30mg/kg，将本品稀释于250~500ml 0.9%氯化钠注射液中(幼儿酌减稀释用的0.9%氯化钠注射液量)，静脉滴注。开始每分钟5~10滴，如10min后无反应，再逐渐加速，全量在1~2h内输完；用于器官移植和烧伤植皮时，为预防免疫排斥发生，可在手术前3天开始注射。在发生排斥危象时，及时注射本品。注射次数视病情需要而定。

7.在使用前或一个疗程完毕后，经过1~2周以上的时间，需要再用药时，均需进行皮试，皮试阴性者方可使用。

【用药宣教】

1.初用本品常可见循环淋巴细胞减少，故应特别注意防止患者感染。血小板和红细胞减少的情况不多见。故使用后前几天，发生这些症状时应暂时减少剂量。如发生在后期，应考虑是否由本品引起的症状，严重时应停用。

2.用药期间建议每日或隔日检查血常规，治疗1~2周后需检查肾功能。

巴利昔单抗

本品为免疫抑制剂。

 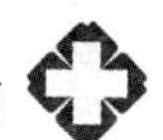

【理化性状】本品粉针剂为白色粉末。

【用药评估】对本品过敏者禁用。

【配伍禁忌】松果菊具有免疫系统刺激作用，可能降低本品的疗效，从而危及器官移植患者的生命，故两者应避免合用。

【相互作用】本品与他克莫司合用，可使后者血浆谷浓度升高，增加中毒的危险性，其作用机制可能因细胞因子引起CYP3A4介导的他克莫司代谢发生改变，故两者合用时，应在移植后1~2个月密切监测他克莫司血浆浓度，必要时据此调整剂量。

【操作要点】

1.用法　①成人：静脉给药推荐总剂量为40mg，分2次使用。首次20mg于移植术前2h内给予，剩余20mg于移植术后4天给予。如发生术后并发症(如移植物功能丧失等)，应停止第2次给药。②儿童：静脉给药用于1~17岁儿童。小于35kg者，推荐剂量为20mg，分2次使用，每次10mg。首次10mg于移植术前2h内给予，剩余10mg于移植术后4天给予。如发生术后并发症(如移植物功能丧失等)，应停止第2次给药。35kg或35kg以上者，同成人给药。

2.配好的药液为等渗液，可一次性大剂量静脉注射，也可用0.9%氯化钠注射液或5%葡萄糖注射液稀释至50ml(20mg)，或稀释至25ml(10mg)后静脉滴注20~30min。

3.虽尚无本品与其他静脉用液体存在配伍禁忌的资料，但仍宜单独使用。

4.静脉注射本品后，未出现细胞因子释放综合征，故无需使用激素预防。

5.有临床试验表明，给予受试者单剂量60mg，并在24天内累积剂量达150mg，尚未观察到不良反应。推荐本品剂量用于人体时，其血药浓度一般低于10μg/ml。

7.配制好的药液，在2~8℃可保存24h，在室温下可保存4h，故宜尽早使用。

【用药宣教】

1.用药期间应进行肾功能检查、疑似排斥反应的活组织检查。

2.如出现严重的过敏反应，须立即停药，不得再次使用。

3.用药期间应观察是否出现中毒征象，如出现严重的过敏反应，须立即停药，不得再次使用。

阿达木单抗

本品为免疫抑制剂。

【理化性状】本品注射液为预填充于注射器中的澄明溶液。

【皮肤试验方法】在使用前，进行结核菌素皮试，判断患者是否有活动性或潜伏性结核感染。

【用药评估】对于本品或制剂中其他成分过敏者禁用。

【配伍禁忌】由于没有进行药物配伍研究，本品不能与其他药物混合使用。

【相互作用】

1.不推荐本品和阿那白滞素、阿巴他塞联合用药，可增加发生严重感染的风险。

2.不推荐本品和治疗指数较窄的细胞色素P450底物(如华法林、环孢素、茶碱)合用，会降低后者暴露量。

【操作要点】

1.类风湿性关节炎成人患者，建议用量为40mg阿达木单抗，每两周皮下注射，单剂量给药。本品治疗的过程中，应继续使用甲氨蝶呤。

2.更换注射部位，且不要注射至有触痛、疱疹、发红或发硬区的皮肤。

3.在使用本品之前、期间及使用后，必须严密监测患者是否出现感染，包括结核，由于本品的清除可能长达4个月，因此在此期间应持续进行监测。

【用药宣教】

1.使用本品时不应接种活疫苗。

2.监测全血细胞计数及分类计数、肝功能。

3.定期进行皮肤检查。

4.治疗前和治疗期间应定期评估患者是否有活动性结核和潜伏性感染。

达利珠单抗（抗Tac单抗注射液）

本品为免疫抑制剂。

【理化性状】本品注射液为无色透明或微乳白色液体。

【用药评估】对本品过敏者禁用。

【相互作用】

1.本品避免与松果菊合用，因为后者有刺激免疫、增强免疫功能的作用。

2.本品与环孢素、霉酚酸酯、更昔洛韦、阿昔洛韦、他克莫司、硫唑嘌呤、抗胸腺细胞球蛋白、CD-3(OKT3)、糖皮质激素合用，不会增加不良反应的发生率。

【操作要点】

1.本品的推荐剂量为1mg/kg，将适当剂量的本品加入50ml 0.9%氯化钠注射液中，于15min内由周围或中央静脉输入。

2.本品首剂应在移植前24h内给药，以后的每次给药应间隔14天。5个剂量为一个疗程，每次给药必须在预定给药时间的前后一天内进行。

3.本品须稀释后静脉滴注，不可直接注射。

4.用药期间监测患者的心肺和肾脏功能(体液潴留)。

5.用药后若出现过敏反应，应立即进行治疗。

【用药宣教】

1.告知育龄妇女在用药结束后至少4个月才能妊娠。

2.用药期间定期监测血常规和血生化。

3.本品可能导致高血糖，应监测。

4.用药期间应警惕感染发生。

5.长期使用本品可能诱发恶性肿瘤，应注意监测。

第十二章　抗变态反应药

苯海拉明

本品为抗组胺药。

【理化性状】本品注射液为无色的澄明溶液。

【用药评估】

1.重症肌无力者、闭角型青光眼者、前列腺肥大者、对本品及赋形剂过敏者、新生儿、早产儿禁用。

2.禁用于局麻，因其可导致局部坏死。

3.对其他乙醇胺类高度过敏者，对本品也可能过敏。

4.有支气管哮喘、眼内压升高、甲状腺功能亢进、心血管疾病和高血压病史者慎用。

【配伍禁忌】本品忌与大部分头孢菌素类药物、谷胱甘肽、硫喷妥钠配伍。

【相互作用】

1.本品可增强中枢神经抑制药的作用，不宜同时饮酒或服用中枢神经抑制药。

2.本品可干扰口服抗凝药(如华法林)的活性，降低其疗效。

3.本品可短暂影响巴比妥类药物和磺胺醋酰钠的吸收。

4.本品与对氨基水杨酸同时服用可减少后者肠道的吸收而降低其血药浓度。

5.本品可拮抗肾上腺素能神经阻滞药的作用。

6.单胺氧化酶抑制药能增加本品的抗胆碱作用，使不良反应增加。

【操作要点】

1.肌内注射，每次20mg，每天1~2次。不可皮下注射，避免刺激性。

2.本品含有苯甲酸，儿童禁用肌内注射。

3.本品的毒性主要是使中枢神经系统先抑制后兴奋，最后产生衰竭性抑制，严重程度视用量而定。用药过程中应注意观察有无嗜睡、注意力不集中、步态不稳、共济失调等症状。如有出现常为中枢神经系统

受到抑制的先兆，应报告医生，立即停药。且出现抑制现象时，忌用中枢兴奋剂，对深度抑制者，特别是影响呼吸时，应酌情给予呼吸兴奋剂，但应密切观察，以防发生惊厥。对兴奋期患者，除伴有惊厥外一般不用镇静剂，以免导致中枢抑制。发生惊厥时可给予10%水合氯醛液10~15ml保留灌肠或静脉注射硫喷妥钠。

4.一旦发现误服或过量服用本品时，可用0.9%氯化钠注射液洗胃和导泻，发生抽搐时可静脉注射地西泮控制，低血压者可使用血管收缩药对症治疗，其他包括给氧和静脉输液及支持治疗。

5.治疗过敏及其他变态反应时，可与肾上腺素合用，但不能代替后者。

6.肾衰竭时，给药的间隔时间应延长。

7.如与催眠、镇静、安定类药物合用，尤其不宜长期注射用药。

【用药宣教】

1.有头晕、嗜睡等不良反应，应用本品后避免驾驶车辆、高空作业或操纵机器。

2.过量可能引起精神错乱、抽搐、震颤、呼吸困难、低血压。婴儿和儿童如不慎超量，可能引起幻觉、惊厥甚至死亡。

3.儿童在使用本品时可能和成人一样，削弱警觉性；特别是幼儿，可能引起兴奋。

4.评估患者有无头晕，防止跌倒。

5.本品的镇吐作用可给某些疾病的诊断造成困难。

6.避免与催眠、镇静类药物合用，或同时饮酒，因可加重中枢抑制作用。

氯苯那敏

本品为抗组胺药。

【理化性状】本品注射液为无色的澄明溶液。

【用药评估】

1.癫痫患者、机械操作者、驾驶员禁用。

2.哺乳期妇女、新生儿、早产儿、青光眼、高血压、甲状腺功能亢进、前列腺增生、幽门十二指肠梗阻等慎用。

3.对本品过敏者禁用。对其他抗组胺药、麻黄碱、肾上腺素、异丙肾上腺素、去甲肾上腺素及碘过敏者对本品也可能过敏。

4.服用本品可导致困倦，车、船、飞机驾驶人员，高空作业者，精密仪器操纵者禁用。

【配伍禁忌】

1.不宜与氨茶碱混合注射。

2.本品忌与大部分头孢菌素类药物、谷胱甘肽配伍。

【相互作用】

1.本品与镇静药、催眠药及安定药合用时，均可加深中枢抑制作用和本品的抗组胺作用。

2.饮酒可增强本品抗组胺药药效和中枢抑制作用。

3.本品可增强抗抑郁药的作用，不宜同用。

4.本品与解热镇痛药配伍，可增强其镇痛和缓解感冒症状的作用。

5.本品可延缓苯妥英钠的肝内代谢，使其血药浓度上升。

6.本品与金刚烷胺、氟哌啶醇、吩噻嗪类药、拟交感神经药合用，可增强以上药物的药效。

7. 本品与抗胆碱药合用，可增强后者药效，不建议合用。

【操作要点】

1.肌内注射：每次5~20mg。小儿每天1.35mg/kg，分3~4次给药。

2.注射剂有刺激性，静脉注射速度过快可致低血压或中枢神经兴奋。

3.因服用抗过敏药引发再次过敏反应的症状会更加严重。如出现使用抗过敏药后原有症状未能改善，皮疹反而增多，应立即停药。一般情况下，这种变态反应在停药数小时到数天后逐渐消失。

4.如患者出现过敏性休克，应立即给予患者平卧位，吸氧，肾上腺素1mg皮下注射，遵医嘱给予静脉输液治疗。抢救中毒患者切忌注射组胺解毒。

【用药宣教】

1.在使用药物之前应详细询问患者既往病史及药物过敏史。

2.老年人对常用剂量的反应较敏感，应酌情减量；且在使用过程中观察患者有无头痛、头晕现象，如有不适立即检测血压，以免发生一过性低血压。

3.小儿过量会出现幻觉、不安和语无伦次，用水合氯醛处理可恢复。

4.服用本品期间，不得服用其他镇静、催眠类药物、含抗组胺药

(如本品、苯海拉明等)的复方感冒药以及含抗胆碱药(如颠茄制剂、阿托品等)的药物。

异丙嗪

本品为抗组胺药。

【理化性状】本品注射液为无色的澄明溶液，pH为4~5。

【用药评估】

1.新生儿、早产儿、驾驶员和机械操作员等禁用。

2.对本品及辅料过敏者、对吩噻嗪类过敏者禁用。

3.高血压、前列腺增生症状明显者、幽门或十二指肠梗阻、闭角型青光眼、痰黏稠不易咳出者、肝功能不全、癫痫患者慎用。

【配伍禁忌】本品不宜与氨茶碱、巴比妥类药物、青霉素钠、羧苄西林钠、肝素、氢化可的松琥珀酸钠、硫酸吗啡等碱性及生物碱类药物混合静脉滴注或静脉注射。

【相互作用】

1.本品与其他中枢神经抑制药同用，可互相增加药效。

2.本品与其他吩噻嗪类化合物一样，与降压药合用时有协同作用。

3.碱性药物能降低本品的排泄，使血药浓度升高。

4.与阿托品类抗胆碱药物合用，可增强本品的抗胆碱作用。

5.顺铂、氨基糖苷类抗生素和万古霉素等耳毒性药与本品合用时，其耳毒性症状可被掩盖。

【操作要点】

1. 肌内注射　每次25~50mg，必要时2~4h重复。

2.紧急情况下可静脉注射，静脉注射时局部刺激性大，一定要缓慢注射，避免药液漏出血管外。本品不宜皮下注射。

3. 药物过量的表现　手脚动作笨拙或行动古怪，严重时倦睡或面色潮红、发热，气急或呼吸困难，心率加快(抗毒蕈碱M受体效应)，肌肉痉挛，尤其好发于颈部和背部的肌肉。坐卧不宁，步履艰难，头面部肌肉(后者属锥体外系的效应)。解救时可对症注射地西泮和毒扁豆碱。必要时给予吸氧和静脉输液。

【用药宣教】

1.用药期间避免饮用含乙醇的饮料。

2.脱水或少尿时药物用量应减少，以免出现毒性反应。

3.用药期间，可显示葡萄糖耐量增加，使妊娠试验出现假阳性或假阴性。

4.使用本品时，应注意有无肠梗阻或药物的过量等，因其症状体征可被本品的镇吐作用所掩盖。

粉尘螨注射液

本品为抗变态反应药。

【理化性状】本品注射液为无色澄明液体。

【用药评估】

1.严重心血管疾病患者禁用。

2.肾功能严重低下者禁用。

3.对本品过敏者禁用。

【相互作用】本品与抗变态反应药(如抗组胺药、皮质激素类药、肥大细胞稳定药)合用，上述药物停用后可出现变态反应，必要时需调整本品剂量。

【操作要点】

1.皮下注射，每周1次，必须在医师指导下在医疗单位使用，每次用微量注射器注射。注射前先用1:10万的药液(将1:1万的药液用0.9%氯化钠注射液稀释10倍)0.03ml作皮内注射试验，观察半小时如风团反应直径大于10mm则第一针剂量应比上述剂量再适量减少，治疗5~10次后再按上述剂量注射。

2.每次注射后需在医院或治疗单位观察半小时。如遇休克，其处理方法与青霉素过敏反应相同，因此使用本品时应配备肾上腺素等救治过敏性休克的药械设备，需要时使用。

3.凡注射后24h内有局部红肿皮疹或激发哮喘者，下次注射剂量宜减少一半或不增加。停药二周以上再次用药时，务必减小剂量3级，再逐渐递增。

【用药宣教】

1.用药过量可能发生过敏症状加剧。

2.用药期间禁止饮酒。

3.为避免其他变态反应，用药期间应避免接触致病过敏原和与致病过敏原相互作用的物质。

第十三章　抗肿瘤药

第一节　烷化剂

氮芥

本品为烷化剂。

【理化性状】本品注射剂为无色或几乎无色的澄明黏稠液体。

【用药评估】

1.孕妇及哺乳期妇女禁用。

2.对本品过敏者、感染性疾病患者禁用。

3.对以往曾做过放疗、化疗和伴有骨髓功能不全的患者应减量、慎用。

4.评估患者是否在使用本品与氯霉素及磺胺类药，因合用可加重骨髓的抑制作用。

【配伍禁忌】本品与下列药品忌配伍：表柔比星、柔红霉素、奈达铂、美司钠。

【相互作用】

1.本品有骨髓抑制作用，勿与氯霉素、磺胺类药、保泰松等可能加重骨髓损害的药合用。

2.烷化剂的耐药性与DNA受损后的修复能力有关，咖啡因、氯喹可阻止其修复，故可增效。

【操作要点】

1.本品的刺激性特强，可使接触药物的皮肤、黏膜发泡、糜烂和坏死，尤其不可进入眼内。在配制或注射药物时应戴橡胶手套。

2.本品的水溶液极易分解，故药物开封后应在10min内注射。

3.本品对局部组织刺激性强，可导致局部组织坏死，故本品严禁口服、肌内注射或皮下注射；可经动脉、静脉及腔内注射，但很少用腹腔注射。①静脉快速注射：每天0.1~0.2mg/kg，每周1~2次，总量30~60mg为一疗程。或0.1mg/kg，每1~2天1次，4~6次为一疗程。疗程间歇不宜少于2~4周。为安全计，最好采用静脉冲入法。先以5%葡萄糖注射液或0.9%氯化钠注射液开通静脉通路，待畅通无泄漏时，再将药物通过Y型管缓慢注入输液管中，药液随输液顺利进入血管中。这既可避免药液漏出血管外，又可减少血栓性静脉炎的发生。②动脉注射：0.1~0.2mg/kg，用0.9%氯化钠注射液10~20ml稀释，每1~2天1次，总用量可比静脉注射用量稍高。③腔内注射：每次5~10mg，溶于0.9%氯化钠注射液10~20ml中，经抽液后注入胸、腹腔或心包腔内，注射后嘱患者变换体位，使药液均匀分布，5~7天1次，3~5次为一疗程。

4.注射时应防止药液漏出血管外，一旦外渗时，应立即用1%利多卡因或4.2%碳酸氢钠做局部浸润注射，并冷敷6~12h。亦可用等渗4%硫代硫酸钠注射液进行局部浸润。

【用药宣教】

1.本品有致突变或致畸胎作用，孕妇禁用。

2.本品有致癌性，长期应用，使继发性肿瘤发生的危险增加。

3.本品用药期间不能接受紫外线治疗。

4.本品应用后可有头晕、乏力、脱发、闭经、不育等。

5.应定期检查血常规，注意骨髓抑制是否已达到必须停药的程度。本品可致持久性骨髓抑制，因此，在停药后必须随访一段时间。

6.注意口腔卫生，强调多饮水，防止出现高尿酸血症。

7.严重呕吐者应评估氯化物及血钠、血钾、血钙、血镁等如有异常，应尽快纠正。

环磷酰胺

本品为烷化剂。

【理化性状】本品粉针剂为白色结晶或结晶性粉末。

【用药评估】

1.骨髓抑制者、对本品过敏者、孕妇及哺乳期妇女禁用。

2.肝肾功能不全患者，感染者，有痛风病史者，患有泌尿系统炎症或因药物或放射治疗激发膀胱毒性或有结石者，骨髓储备能力不足者、糖尿病患者、老年人和体弱者慎用。

【配伍禁忌】苯甲醇能降低环磷酰胺的稳定性。

【相互作用】

1.可使血清尿酸水平增高，因此，与抗痛风药如别嘌醇、秋水仙

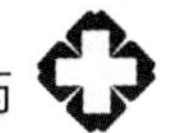

碱、丙磺舒等同用时，应调整抗痛风药的剂量。此外也加强琥珀胆碱的神经肌肉阻滞作用，可使呼吸暂停延长。

2.环磷酰胺可抑制胆碱酯酶活性，可延长可卡因的作用并增加毒性。

3.大剂量巴比妥类、皮质激素类药物可影响本品的代谢，同时应用可增加本品的急性毒性。

4.氯霉素可使本品的$t_{1/2}$由7h延长至11.5h，致血药峰值下降。

5.粒细胞集落刺激因子可加重本品的肺毒性。

6.吲哚美辛合用本品(即使低剂量)可引发急性水中毒。

【操作要点】

1.本品水溶液仅能稳定2~3h，最好现配现用。

2.将适量的0.9%氯化钠注射液加入本品瓶内配制成注射溶液，摇荡，被溶解，如果不能立即完全溶解，可将溶液静置数分钟直至完全清澈为止。

3.配制好的液体可静脉滴注，优选使用输液泵或配套装置。对于短时间静脉滴注，可加入林格溶液、0.9%氯化钠注射液或葡萄糖注射液500ml内进行滴注。滴注持续时间，根据容量不同，0.5~2h。

4.环磷酰胺用于静脉给药，可单次快速静脉注射或短时间静脉滴注。须保证治疗前、治疗过程中及治疗后足量液体摄入和膀胱定期排空。

5.为预防肾毒性，必要时应给予患者静脉补液或尿路保护剂。为预防水中毒可同时给予呋塞米。

6.一旦患者出现骨髓抑制或肝、肾功能损害，应减少药量至1/3~1/2。

7.出现明显的白细胞或血小板减少时应立即停药直至其恢复至正常水平。

【用药宣教】

1.本品的代谢产物对尿路有刺激性，应用时应鼓励患者多饮水，大剂量应用时应水化、利尿，同时给予尿路保护剂美司钠。

2.用药期间，应定期检查血常规、尿常规和肝、肾功能。

3.白细胞减少或血小板计数减少明显时应停药或延长用药的间隔时间。

4.本品对骨髓有抑制作用，但很少影响红细胞生成。

5.本品致出血性膀胱炎可用十二水硫酸铝钾溶液灌洗膀胱，以防止膀胱出血。

异环磷酰胺

本品为烷化剂。

【理化性状】本品粉针剂为白色或类白色疏松块状物或粉末。

【用药评估】

1.对本品过敏者、严重骨髓抑制患者和儿童禁用。

2.肝肾功能不全、精神异常者慎用。

3.本品可在乳汁中排出，哺乳期妇女用药时必须中止哺乳。

4.评估患者有无水痘，水痘患者使用会出现致死性全身障碍。

【配伍禁忌】

1.本品与美司钠混合时，表现出相溶性。然而在注射用水中使用苯甲醇作为防腐剂时，本品表现出不相溶，在本品浓度大于60mg/ml时，用这种水制备的溶液变浑浊，生成水相和油相。

2.本品与下列药品忌配伍：表柔比星、柔红霉素、奈达铂。

【相互作用】

1.本品与抗凝血药合用可能引起出血。

2.本品可增强顺铂引起的耳毒性和肾毒性。

3.同时使用降血糖药，可增强降血糖作用。

4.与其他细胞毒药物联合应用时，应酌情减量。

【操作要点】

1.静脉注射时，本品每200mg溶于注射用水5ml中，溶解后注射(浓度不超过4%)。静脉滴注时，溶解于500ml溶液中，滴注3~4h，可采用复方氯化钠溶液、0.9%氯化钠注射液、5%葡萄糖注射液等。

2.本品水溶液不稳定，须现配现用。

3.先用顺铂，后用异环磷酰胺，会加重后者的骨髓抑制、神经及肾毒性。

4.本品注射勿漏于血管外。一旦漏出血管外应立即局部皮下注射0.25%硫代硫酸钠或0.9%氯化钠注射液并冷敷6~12h。

【用药宣教】

1.本品的代谢产物对尿路有刺激性，应用时应鼓励患者多饮水(每

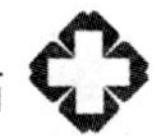

天饮水不应少于2000ml)，大剂量应用时应水化、利尿，同时给予尿路保护剂美司钠。

2.用药期间应定期检查白细胞、血小板和肝肾功能。

3.本品能透过胎盘，孕妇用药后，有导致流产的可能。本品对胎儿有毒性反应，孕妇禁用。

4.患者用药前后及用药时应当检查或监测以下项目：心功能测定、心电图监测、超声心动图检查、血清心肌酶、血常规(每周至少1次)、肝肾功能、血尿酸。

5.本品应在有资格且有抗肿瘤化疗经验的医师指导下使用。出现尿毒性，特别是出血性膀胱炎及中枢系统毒性，如意识混乱、晕厥时，须停药。

6.因本品对免疫系统产生抑制，有可能减弱患者对疫苗的反应，接种活性疫苗时会加剧疫苗引起的损害。

7.本品可能加重放疗导致的皮肤反应，应注意评估。

8.作用于中枢神经系统的药物(如止吐药、镇静药、麻醉药或抗组胺药)应非常谨慎使用或在必要时停止使用，尤其在本品引发的脑病患者中。

9.葡萄柚、葡萄柚汁可能使本品的活性烷化代谢物减少，从而减弱本品的疗效。

噻替哌

本品为烷化剂。

【理化性状】本品注射剂为无色或几乎无色的黏稠澄明液体。

【用药评估】

1.对本品过敏者、严重肝肾功能不全者、严重骨髓抑制者、孕妇、哺乳期妇女禁用。

2.肿瘤细胞浸润骨髓者、有泌尿系结石史和痛风病史者慎用。

【配伍禁忌】本品与下列药品忌配伍：表柔比星、柔红霉素、奈达铂。

【相互作用】

1.与尿激酶同时应用可增加本品治疗膀胱癌的疗效，尿激酶为纤维蛋白溶酶原的活化剂，可增加药物在肿瘤组织中的浓度。

2.用琥珀胆碱前必须测定血中假胆碱酯酶水平，两者合用可增加神经肌肉阻滞作用，引起呼吸困难。

【操作要点】

1.静脉注射或肌内注射(单一用药)：每次10mg(0.2mg/kg)，每天1次，连续5天后改为每周3次，一疗程总量300mg。胸腹腔或心包腔内注射：每次10~30mg，每周1~2次。

2.膀胱腔内灌注：每次排空尿液后将导尿管插入膀胱内，向膀胱腔内注入50~100mg，溶于0.9%氯化钠注射液50~100mg中，每周1~2次，10次为一疗程；③动脉注射：每次10~20mg，用法同静脉注射。

3.本品稀释后如发现浑浊，不得使用。

【用药宣教】

1.用药期间每周都要检查外周血象，白细胞与血小板及肝、肾功能。停药后3周内应继续进行相应检查，以防止出现持续的严重骨髓抑制，肝肾功能较差时，本品应用较低的剂量。

2.在白血病、淋巴瘤患者中，为防止尿酸性肾病或高尿酸血症，可给予大量补液(或)给予别嘌呤醇。

3.尽量减少与其他烷化剂联合使用或同时接受放射治疗。

白消安

本品为烷化剂。

【理化性状】本品注射液为无色或几乎无色的澄明溶液。

【用药评估】

1.对本品过敏者、骨髓功能不全患者禁用。

2.急性白血病、再生障碍性贫血或其他出血性疾病患者禁用。

3.近期接受过放疗或其他细胞毒药物的患者不宜使用本品。

4.肾上腺皮质功能不全者慎用。

5.本品可致胎儿畸形，因而在妊娠前3个月禁用。

【配伍禁忌】本品与下列药品忌配伍：表柔比星、柔红霉素、奈达铂。

【相互作用】

1.本品会明显降低环磷酰胺清除，半衰期明显延长，与治疗相关的不良反应发生率增高，故两者不宜同时使用。

2.本品与对乙酰氨基酚、伊曲康唑及甲硝唑合用，会降低本品的清除率，并增加不良反应，应监测毒性作用。

3.本品与硫鸟嘌呤长期合用，可引起与肝功能异常相关的门静脉高压和食管静脉曲张，应谨慎。

4.本品与苯妥英合用，可使本品的清除率增加、AUC降低；但与其他抗惊厥药合用，可能使本品的AUC升高，从而增加发生HVOD或癫痫的风险。

5.本品与伊曲康唑合用，伊曲康唑会降低本品的清除率，并增加不良反应(如骨髓抑制、出血性膀胱炎、神经毒性、白消安肺)，应监测细胞毒作用。

【操作要点】

1.本品应通过中心静脉导管给药，每6h给药一次，每次持续滴注2h，连续4天，共16次；成人，剂量通常为0.8mg/kg。

2.本品在使用前用0.9%氯化钠注射液或5%葡萄糖注射液稀释，溶液应为本品原液体积的10倍，以保证其终浓度约为0.5mg/ml。

3.配制时，切记始终是将本品加入稀释液，而不是将稀释液加入本品。不要同时输注其他相溶性未知的静脉注射溶液。

4.使用本品过敏者，立即停药。对用药过程中出现的其他不良反应给予对症处理。

5.对诱发痛风患者，给予碱化尿液，应用秋水仙碱、别嘌醇等药物治疗。

【用药宣教】

1.在理论上均有可能引起胎儿基因突变及胎儿畸变。应用本品时应终止哺乳。

2.慢性粒细胞白血病有急性变时应停用。

3.用量过大或给药时间过长可引起严重骨髓再生障碍。一旦发现粒细胞或血小板数有迅速大幅度下降的征象时，应立即减量或停药，以防止骨髓的不可逆抑制。

4.用药期间多饮水，使用本品可能出现突发单关节疼痛、发热、红肿等痛风表现，如有上述情况发生，应及时告知医护人员，以便必要时抽血检查血尿酸。

5.使用本品可能出现头晕、面红、男子乳腺发育、睾丸萎缩等不良反应，需做好心理疏导。

7.用药前和用药期间应检查血常规、肾功能、肝功能。

卡莫司汀

本品为烷化剂。

【理化性状】本品为淡黄色的澄明液体。

【用药评估】

1.既往对本品过敏的患者、孕妇及哺乳期妇女禁用。白细胞、血小板减少者，贫血患者以及<5岁儿童禁用。

2.骨髓抑制、感染、肝肾功能异常、白细胞低下患者、老年人慎用。

【配伍禁忌】本品与下列药品忌配伍：表柔比星、柔红霉素、奈达铂。

【相互作用】

1.合用环孢素，可增强免疫抑制，某些抗药肿瘤可以试用。

2.亚硝基脲类抗肿瘤药通过CYP进行代谢，如合用可抑制或诱导此酶系统活性的其他抗肿瘤药就可能改变亚硝基脲类的代谢。

3.合用西咪替丁可加重骨髓毒性，使血小板和白细胞计数下降更明显。

4.以本品组成联合化疗方案时，应避免合用有严重降低白细胞、血小板作用或产生严重胃肠反应的抗癌药。

【操作要点】

1.静脉注射，按体表面积100mg/m^2，每天1次，连用2~3日；或200mg/m^2，用1次，每6~8周重复。溶入5%葡萄糖注射液或0.9%氯化钠注射液150ml中快速滴完。

2.避免本品与皮肤接触而致发炎和色素沉着。

3.给药前预防性使用镇静止吐药可减轻恶心、呕吐症状。

4.如果患者出现呼吸困难等过敏症状时，立即通知医师，给予氧气吸入、建立静脉通路，配合医师抢救。

5.评估本品的骨髓抑制，严重时可输注成分血或使用粒细胞刺激因子(非格司亭)。

6.本品的肺毒性呈剂量相关性，累积剂量>1400mg/m^2肺毒性风险高。延迟肺毒性可发生于治疗结束数年后，可致死亡，特别是童年时接受过本品治疗者。

7.如有感染应先治疗感染。本品有延迟骨髓抑制作用，两次给药间歇不宜短于6周。

【用药宣教】

1.用药期间应检查血常规、血小板、肝肾功能、肺功能。

2.本品可抑制身体免疫机制，使疫苗接种不能激发身体抗体产生。化疗结束后3个月内不宜接种活疫苗，预防感染，注意口腔卫生。

3.孕妇或可疑妊娠者不宜用药。哺乳期妇女使用时，应暂停哺乳。

4.本品可引起肝肾功能检查异常。

福莫司汀

本品粉针剂为烷化剂。

【理化性状】本品粉针剂为淡黄色冻干块状物。

【用药评估】

1.对本品过敏者、血小板计数低于100×10^9/L或白细胞计数低于2×10^9/L者、孕妇禁用。

2.肝肾疾病患者慎用。

【配伍禁忌】本品与下列药品忌配伍：表柔比星、柔红霉素、奈达铂。

【相互作用】

1.本品合用达卡巴嗪可发生成人呼吸窘迫综合征。必须合用时，应交替使用。

2.通常不与苯妥英钠(为了预防某些抗肿瘤药物诱发的惊厥时应用)合用。

3.与免疫抑制剂合用可出现过度的免疫抑制，有导致淋巴细胞增生的危险。

【操作要点】

1.本品应现用现配，每200mg用无菌乙醇4ml溶解，用5%葡萄糖注射液稀释后予静脉滴注，应在1h左右输完，且必须在避光条件下滴注。

2.单药治疗，成人每次100mg/m^2，诱导治疗，每周给药1次，连用3次；停药4~5周后开始维持治疗，每3周给药1次。与达卡巴嗪合用，剂量为每次100mg/m^2。

3.配制药物时应戴口罩和手套，如有药物意外溅出，可用清水冲洗干净。

【用药宣教】

1.4周内接受过化疗或6周内接受过亚硝脲类药物的患者不应使用本品。

2.建议从诱导治疗开始，间隔8周后再开始维持治疗，每2次维持治疗之间间隔3周。

3.使用本品后，接种活疫苗(如轮状病毒疫苗、黄热病疫苗)会增加活疫苗感染的风险。接受免疫抑制化疗的患者，化疗停止至少3个月才可接种疫苗。

4.对于药物过量，目前尚无特异的解毒剂。

5.因为肿瘤可增加血栓的危险，通常须采用抗凝血治疗。肿瘤病例中血液凝固性存在很大的个体间差异，从而增加了口服抗凝剂与抗肿瘤化疗之间相互作用的不良事件。因此，如若决定患者口服抗凝剂治疗，须增加INR检验的次数。

6.每次用药前，需监测全血细胞计数。用药期间应定期检查肝、肾功能及眼部。

尼莫司汀

本品为烷化剂。

【理化性状】本品注射剂为微黄色至淡黄色疏松块状物或粉末。

【用药评估】

1.对本品过敏者、有骨髓抑制者、孕妇禁用。

2.肝肾功能不全患者、水痘患者、合并感染者、儿童均慎用。

【配伍禁忌】本品与下列药品忌配伍：表柔比星、奈达铂。

【相互作用】本品与其他抗肿瘤药合用，可加重骨髓抑制。

【操作要点】

1.成人常用剂量：每次2~3mg/kg，溶于灭菌注射用水(5mg/ml)静脉注射，或加入0.9%氯化钠注射液、5%葡萄糖液250ml静脉滴注，6周给药1次；或每次2mg/kg，每周1次，连用2~3次，疗程总剂量300~500mg。

2.本品不可用于肌内注射或皮下注射。

3.本品溶解后应迅速使用，因遇光易分解，水溶液不稳定。

4.静脉用药过程中要注意观察局部皮肤有无烧灼感及静脉炎，有无水肿、变色。需长期用药者，要注意保护血管，经常更换注射部位，有条件者最好行PICC置管，以减少各种并发症的发生。

5.对于呕吐严重患者，床边备好吸引器，如突发窒息应立即将呕吐物吸出，保持呼吸道通畅。药物应在白天使用，睡前用药因呕吐易造成窒息死亡。

【用药宣教】

1.尚未确立哺乳期用药的安全性，哺乳期妇女用药时，应停止哺乳。

2.会引起迟缓性骨髓功能抑制等严重不良反应，因此每次给药后至少6周应每周进行临床检验(血液检查、肝功能及肾功能检查等)，充分观察患者状态。若发现异常应作减量或停药等适当处理。另外，长期用药会加重不良反应呈迁延性推移，因此应慎重给药。

3.应充分注意感染症状及出血倾向的出现及恶化，或当出现类似皮疹的过敏反应时，应及时告知医师或停药。

4.如用药后呕吐严重，应将头偏向一侧，以防误吸呕吐物引起窒息。可暂时禁食，待症状减轻后再进食清淡饮食。

5.用药后定期评估患者有无白细胞减少、血小板减少、贫血等。

6.使用本品，同时进行放疗或合用其他化疗药，因均可增加骨髓抑制等作用，应密切观察患者状态，发现异常应减量或停药。

硝卡芥

本品为烷化剂。

【理化性状】本品粉针剂为淡棕黄色疏松块状物或粉块。

【用药评估】孕妇及哺乳期妇女禁用。

【配伍禁忌】本品与下列药品忌配伍：表柔比星、柔红霉素、奈达铂。

【操作要点】静脉注射，每次20~40mg，加0.9%氯化钠注射液或5%葡萄糖注射液40ml溶解，或加5%葡萄糖液静脉滴注，1~2天一次，动脉注射剂量相同。瘤内注射，每天20mg或隔日40mg，以0.9%氯化钠注射液溶解后多点注射。胸腹腔注射，应尽可能抽尽积液后注射，每次

40~60mg，加0.9%氯化钠注射液30ml，每周1~2次。应新鲜配制使用。

【用药宣教】

1.不良反应主要为胃肠道反应，包括恶心、呕吐、食欲缺乏。

2.可出现骨髓抑制，可见白细胞及血小板减少，少数患者较严重。

3.可见脱发、乏力、皮疹等。个别出现血栓性静脉炎。

4.用药期间监测白细胞和血小板。

达卡巴嗪

本品为烷化剂。

【理化性状】本品粉针剂为微白色或略带微红色的疏松块状物或粉末。

【用药评估】

1.对本品过敏者、严重肝功能不全患者禁用。

2.骨髓功能不全患者慎用。

3.用药期间应停止哺乳。

4.肝肾功能不全、感染患者慎用本品。

【配伍禁忌】本品与琥珀酸氢化可的松存在配伍禁忌。

【操作要点】

1.因本品对光和热极不稳定，在水中不稳定，放置后溶液变浅红色，需临时配制，溶解后立即注射。并尽量遮光。

2.本品可用0.9%氯化钠注射液溶解后静脉注射，也可用0.9%氯化钠注射液10~15ml溶解，再用5%葡萄糖注射液250~500ml稀释后静脉滴注，静脉滴注时间不少于30min。给药时防止药物外漏，避免对局部组织刺激。静脉滴注速度不宜太快。

3.静脉注射时应避免漏出血管外，若有外漏应立即停止注射，并以1%普鲁卡因注射液局部封闭。如果患者出现呼吸困难等心功能异常的表现时，立即通知医师，给予氧气吸入、建立静脉通路，配合医师抢救。

【用药宣教】

1.使用本品可对诊断产生干扰，可引起血清尿素氮、碱性磷酸酶、ALT及AST、乳酸脱氢酶暂时性升高。

2.用药期间禁止活病毒疫苗接种。

第二节　铂类

顺铂

本品为铂类抗肿瘤药。

【理化性状】本品粉针剂为亮黄色或橙黄色的结晶性粉末，或微黄色至黄色疏松块状物或粉末；注射液为无色或淡黄色澄明液体。

【用药评估】

1.对任一铂剂过敏者、骨髓抑制患者、肾功能不全患者、听力不全患者禁用。

2.有心脏病史、癫痫病史以及一般药物过敏史者慎用。

3.本品可通过乳汁分泌，哺乳期妇女使用时应停止哺乳。

【配伍禁忌】

1.顺铂可与铝相互作用生成黑色沉淀。在制备或使用顺铂时，不应用含有金属铝的注射针头、注射器、输液管、输液装置等配制和注射本品。

2.亚硫酸氢盐、焦亚硫酸盐、碳酸氢钠和氟尿嘧啶的存在，可影响顺铂的稳定性。

【相互作用】

1.合用其他具有耳毒性、肾毒性药物时会增加耳毒性和肾毒性。

2.本品对肾功能有影响，从而会影响其他经肾排出药物的药动学。

3.本品可能降低抗惊厥药的效应。

4.本品可能使血尿酸水平升高，必要时应调整秋水仙碱、丙磺舒或磺吡酮等药物剂量，以控制高尿酸血症及痛风。

5.抗组胺药可掩盖本品所致的耳鸣、眩晕等症状。

6.本品与青霉胺或其他螯合剂合用，可减弱本品的活性，不应合用。

【操作要点】

1.本品只能经静脉、动脉或腔内注射给药。临用前用0.9氯化钠注射液(生理盐水)溶解，静脉注射或静脉滴注，按体表面积每次20mg/m^2，每天1次，连用5天，或每次30mg/m^2，连用3天；大剂量：每次80~120mg/m^2，静脉滴注，每3~4周1次，最大剂量不应超过120mg/m^2，以100mg/m^{2}为宜。为预防本品的肾脏毒性，需充分水化：顺铂用前12h静脉滴注5%葡萄糖注射液2000ml，使用当日输0.9%氯化钠注射液或5%葡萄糖注射液3000~3500ml，并用氯化钾、甘露醇，每天尿量2000~3000ml。治疗过程中注意血钾、血镁变化，必要时需纠正低钾、低镁。

2.静脉滴注时输液瓶应遮光。肾功能正常的老年患者，应用全量的70%~90%。剂量超过120mg/m^2体表面积，肾及骨髓毒性增加。

3.应避免与铝化合物接触，含铝的针头或注射用器具与本品接触会产生沉淀。

4.不得与其他药物混合静脉滴注。

5.记录每日液体出入量。

6.本品有强刺激作用，输注时应防止药液外溢，一旦漏出血管外，应立即局部皮下注射0.9%氯化钠注射液，并冷敷6~12h。有过敏样反应在用药几分钟内可能出现面部水肿、支气管收缩、心动过速和低血压。立即停止用药，配合医师抢救。

7.本品对皮肤或黏膜均有刺激作用，如不慎接触，应立即用肥皂、清水冲洗。

8.为减轻不良反应，用药期间应多饮水，用药前宜选用各类止吐药，同时备用肾上腺素、糖皮质激素抗组胺药以便急救使用。如出现高尿酸血症，可给予别嘌醇。

【用药宣教】

1.根据患者的排尿情况，一般均应在给予本品之前几小时内先补液1000~2000ml，在每次给予本品后，也必须维持补液达24h。

2.用药期间，应定期做血常规、肾功能、肝功能、神经系统功能及听力方面的检查。并作出适当的剂量调整。白细胞计数和血小板计数如未恢复，不应重复疗程。

3.接受本品化疗后至少3个月才可以接受病毒疫苗接种。

4.本品可能导致胃肠道出血，用药期间应避免饮酒和服用阿司匹林。

5.本品的骨髓抑制作用可能导致微生物感染增加、伤口愈合延迟和牙龈出血，用药期间应避免牙科操作。

卡铂

本品为铂类抗肿瘤药。

【理化性状】本品粉针剂为白色或类白色冻干疏松块状物或粉末；注射液为无色或微黄色澄明液体。

【用药评估】

1.有明显骨髓抑制和肝肾功能不全者、对顺铂或其他含铂化合物过敏者禁用。

2.出血性肿瘤患者禁用。

3.本品注射剂配方中含有甘露醇或右旋糖酐，故对甘露醇或右旋糖酐过敏者禁用。

4.内科疾病，尤其是水痘、带状疱疹、感染、肾功能减退者慎用。

【配伍禁忌】本品与下列药品忌配伍：表柔比星、柔红霉素、奈达铂、美司钠。

【相互作用】

1.尽量避免与可能损害肾功能的药物如氨基糖苷类抗生素同时使用。

2.本品与其他抗癌药联合应用时，应注意适当降低剂量。

【操作要点】

1.用5%葡萄糖注射液溶解本品，浓度为10mg/ml，再加入5%葡萄糖注射液250~500ml中静脉滴注。一般成人用量按体表面积每次200~400mg/m^2，每3~4周给药1次；2~4次为一疗程。也可采用按体表面积每次50mg/m^2，每天1次，连用5日，间隔4周重复。

2.本品会与铝发生反应，产生黑色沉淀及气体，故本品不能接触含铝器具。

3.本品不宜与其他药物混合滴注。

4.本品溶解后，应在8h内用完，并遮光。

5.本品只作静脉给药，应避免漏于血管外。一旦漏出血管外应立即局部皮下注射0.25%硫代硫酸钠或0.9%氯化钠注射液，并冷敷6~12h。

6.本品药液对皮肤和黏膜有强烈刺激，如不慎接触，应以肥皂、清水冲洗。

7.可见过敏反应，如皮疹或瘙痒，偶见喘咳，发生于用药后几分钟之内，此时立即停止用药，应用肾上腺素、皮质激素和抗组胺类药物可减轻其症状。

【用药宣教】

1.用药期间，应定期作血常规、肾功能、肝功能、神经系统功能及听力方面的检查。

2.本品有诱变性，可能有致癌性、胚胎毒性和致畸性。治疗期间至少每周检查1次白细胞与血小板。白细胞计数和血小板计数如未恢复，不应重复疗程。

3.多饮水，排尿量保持在每日2000ml左右。

4.骨髓抑制(可能为严重)与本品呈剂量相关，会导致感染和(或)出血。用药期间注意保暖。

5.预防性使用止吐药可以减轻恶心、呕吐发生的频度和严重程度。

奥沙利铂

本品为铂类抗肿瘤药。

【理化性状】本品粉针剂为白色或类白色冻干疏松块状物或粉末。注射液为无色或几乎无色的澄明液体。

【用药评估】对本品或其他铂类化合物过敏者、孕妇、重度肾功能不全患者、周围神经疾病者、听力受损者以及骨髓抑制或重症血液疾病患者禁用。

【配伍禁忌】本品不能和含氯溶液(包括氯化钠)或者碱性药物或溶液(特别是氟尿嘧啶、氨丁三醇的碱性溶液)混合。

【相互作用】本品与伊立替康合用时发生胆碱能综合征的危险增高，应注意观察并应用阿托品预防。

【操作要点】

1.本品不可静脉注射给药。静脉滴注，在单独或联合用药时，本品推荐剂量为130mg/m^2，加入250~500ml 5%葡萄糖注射液中滴注2~6h。没有主要毒性出现时，每3周(21天)给药1次。

2.本品不能接触含铝器具，因本品会降解。

3.本品尚无特效解毒剂。用药过量时，不良反应加剧，此时应进行血液学监测，给予对症治疗。

4.肾上腺素、糖皮质激素、抗组胺药可缓解本品引起的过敏反应症状。亦有报道认为，逐渐增加输液浓度和流速可使患者脱敏，且此方法更有利于监测患者的早期过敏症状。

5.本品给药时勿漏于血管外，一旦漏出血管外应立即局部皮下注射0.9%氯化钠注射液，并冷敷6~12h。

【用药宣教】

1.本品有血液系统毒性，用药期间应定期检查血常规。如发现白细胞总数<3×10^9/L和(或)血小板计数<100×10^9/L，应停药。

2.应定期监测视力、听力以及肝肾功能，严重受损者应停药。

3.密切观察周围神经功能状况，如出现感觉异常和(或)感觉迟钝，应停药。

4.如出现明显过敏反应或出现腹泻、恶心、呕吐等胃肠道不良反应情况，及时告知医师，及时给予有效止吐药预防和(或)治疗。

5.治疗期间注意保暖，因低温可致喉痉挛，故不要进食冰冷食物或用冰水漱口。

奈达铂

本品为铂类抗肿瘤药。

【理化性状】本品粉针剂为白色或类白色的疏松块状物或无定形固体。

【用药评估】

对铂严重过敏者、孕妇、严重骨髓抑制的患者、重度肾功能不全患者禁用。

【配伍禁忌】

1.本品为金属络合物，不可与其他抗癌药物混合静脉滴注。

2.本品不宜使用氨基酸注射液、pH5以下的酸性注射液如电解质注射液、5%葡萄糖注射液及葡萄糖氯化钠注射液等。

【相互作用】

1.本品与氮芥类、抗代谢类、生物碱类、抗生素类抗肿瘤药物合用时，可加重骨髓抑制。

2.氨基糖苷类抗生素及盐酸万古霉素可加重本品的肾毒性及耳毒性。

【操作要点】

1.静脉滴注，将80~100mg/m^2本品溶于0.9%氯化钠注射液500ml中，静脉滴注60min以上，给药后继续静脉滴注1000ml的0.9%氯化钠注射液，每3~4周给药1次。

2.本品与铝反应可产生沉淀，降低活性，本品忌与铝器皿接触。

3.本品遇光、热均易分解，静脉滴注时应避免日光直射与高温。

4.应防止静脉滴注给药时漏出血管，因会引起局部硬结与坏死。

【用药宣教】

1.用药期间，应定期复查血常规、肝肾功能、心电图和听力等，注意各种并发症的发生。

2.大量补充液体，使用甘露醇及呋塞米等可加速药物排泄，保护肾功能。

3.如出现恶心、呕吐、食欲缺乏等消化道不良反应、过敏性休克等，应停药，并给予适当的处理。

4.如出现骨髓抑制，应延长给药间隔、减量或停药，并给予适当的处理。

洛铂

本品为铂类抗肿瘤药。

【理化性状】本品粉针剂为白色冻干粉末。

【用药评估】对本品及其他铂类过敏者、有凝血障碍者(可增加出血的危险性)、孕妇、肾功能不全患者、有骨髓抑制者禁用。

【配伍禁忌】氯化钠可促使本品降解，与含氯化钠的注射液有配伍禁忌。

【相互作用】本品和其他骨髓抑制药物同用，可能增加骨髓毒性作用。

【操作要点】

1.使用前用5ml注射用水溶解，此溶液应在4h内应用。静脉注射，每次50mg/m^2，再次使用时应待血液毒性或其他临床副作用完全恢复，推荐的应用间歇为3周。如副作用恢复较慢，可延长使用间歇。

2.本品无特异性解毒药。如过量，应对患者大量输液、强制性利尿，并进行严密监护和对症处理。

【用药宣教】

1.本品抗肿瘤效果与顺铂、卡铂的作用相当或者更好，毒性作用与卡铂相同。用本品后若患者发生严重的不良反应，必要时应减少剂量。

2.在本品治疗期间，应避免怀孕。在治疗终止后6个月内也应避免怀孕。

3.定期检查血常规及肝肾功能。

第三节　抗肿瘤抗生素

多柔比星

本品为抗生素类抗肿瘤药。

【理化性状】本品粉针剂为橙红色疏松块状物或粉末；注射液为红色澄明液体；脂质体为红色半透明的混悬液。

【用药评估】

1.对本品过敏者、心功能不全患者、骨髓抑制者以及曾接受已完成累积总用量的本品和(或)柔红霉素的患者均应禁止静脉给药。

2.侵袭性肿瘤已穿透膀胱壁、泌尿道感染、膀胱炎症、导管插入困难(如由于巨大的膀胱内肿瘤)、血尿等禁止膀胱内灌注治疗。

3.孕妇及哺乳期妇女禁用。

【配伍禁忌】

1.本品与头孢噻吩钠、地塞米松、地西泮或氢化可的松琥珀酸钠混合后立即出现沉淀。

2.本品与呋塞米或肝素钠混合后也出现相似的沉淀现象。

3.本品与氟尿嘧啶或氨茶碱混合后颜色变深。

4.与别嘌呤、头孢吡肟、更昔洛韦之间存在配伍禁忌。

5.本品脂质体与下列药物存在配伍禁忌：两性霉素B、多西他赛、硝酸镓、盐酸羟嗪、盐酸甲氧氯普胺、咪康唑、盐酸米托蒽醌、硫酸吗啡以及其他阿片碱类、紫杉醇、碳酸氢钠和一些抗菌药物。

【相互作用】

1.本品与环磷酰胺或柔红霉素合用时，本品剂量应减少。

2.本品与甲氨蝶呤或链佐星(或先后使用)合用，可能由于减少肝脏清除，使本品血药浓度升高，导致肝功能受损。

3.本品可加重巯嘌呤的肝毒性。

4.环孢素可加重本品的神经毒性。

5.本品应避免与碱性溶液长期接触。

6.本品与其他具有心脏毒性的药物(如曲妥珠单抗)、具有心脏活性作用的药物(如钙通道阻滞剂)合用，可能增加发生心脏毒性的风险。

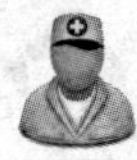

【操作要点】

1.本品切不可肌内注射或皮下注射。普通制剂供静脉使用，也可动脉内给药、膀胱内灌注给药，本品渗漏出血管外，可导致局部组织坏死。常用的稀释溶液为氯化钠注射液、5%葡萄糖注射液、氯化钠葡萄糖注射液。

2.本品脂质体按体表面积20mg/m²，每2~3周一次静脉内给药，用250ml或500ml 5%(50mg/ml)葡萄糖注射液稀释后使用，静脉滴注30min以上。

3.累积剂量：成人累积总用量不应超过550mg/m²，>70岁者不应超过450mg/m²。已接受胸部放疗或其他具有心脏毒性药物者，总用量不应超过400mg/m²。

4.注射时如药液漏出血管外，可用冰袋间断冷敷(7~10℃)外渗处的皮肤24~48h。

5.如果患者出现心功能异常时，立即通知医师，给予氧气吸入、建立静脉通路，配合医师抢救。

6.已经证实单次给予本品250mg和500mg是致命的，可于24h内导致急性心力衰竭和严重骨髓抑制，于用药后10~15天毒性效应达到最大，在此期间应加强支持治疗，并采取输血、无菌隔离护理等措施。

【用药宣教】

1.本品可导致继发性急性淋巴细胞白血病和骨髓增生异常综合征。

2.本品总剂量达550mg/m²时可致明显的心肌损害，包括充血性心力衰竭。

3.本品刺激性强，静脉注射后可发生血栓性静脉炎和皮肤红色痕迹。

4.用药后1~2日内可出现红色尿，一般在2日后消失，无需紧张。

5.用药期间，应定期检查血常规、肝肾功能和心电图，对心脏毒性进行严密监护。

6.如发生了口腔溃疡或骨髓抑制，不应继续给药。

7.儿童和老年人用量应适当减少。肝功能不全患者应减少用量。

8.本品会加重照射引起的不良反应，也会使放疗引起的皮肤反应加重。

9.本品脂质体制剂可减少局部组织坏死的可能性，并降低心脏毒性发生率，不过，此种经验还有限。有时在开始静脉滴注时会出现假性变应性反应，但在缓慢或暂停静脉滴注时就会消失。

10.本品的脂质体注射剂可引起输液反应，包括但不限于潮红、呼吸困难、面部水肿、头痛、寒战、腰痛、低血压、胸闷、咽喉发紧，严重者可致命。

11.治疗期间应多饮水，减少高尿酸血症的发生可能。告知痛风患者用药时，应注意调整别嘌醇等抗痛风药的剂量。

阿柔比星

本品为抗生素类抗肿瘤药。

【理化性状】本品粉针剂为黄色或淡橙黄色疏松块状物。

【用药评估】

1.对本品过敏者、儿童禁用。

2.心、肝、肾功能异常或有严重心脏病史者禁用。孕妇、哺乳期妇女禁用。

【配伍禁忌】本品与下列药品忌配伍：表柔比星、奈达铂、氨茶碱。

【相互作用】本品与曲妥珠单抗合用时，将增加心功能不全的发生率和严重性。

【操作要点】

1.本品临用前，用0.9%氯化钠注射液或5%葡萄糖注射液溶解，静脉注射或静脉滴注。不能皮下注射或肌内注射。静脉注射时要避免药液外渗，若漏于血管外，会引起局部坏死。

2.白血病与淋巴瘤：每天15~20mg，连用7~10天，间隔2~3周后可重复。实体瘤：每次30~40mg，每周2次，连用4~8周。本品也可与其他抗癌药物联合应用。

【用药宣教】

1.应注意累积剂量与心脏毒性的关系。

2.用药期间，应定期检查血常规、肝肾功能和心电图，必要时停止用药或减少用量。

3.大剂量给药时多喝水并碱化尿液，以防止高尿酸血症。

4.用药期间接种活疫苗，将增加感染的危险，建议停药至少3个月后才接种。

表柔比星

本品为抗生素类抗肿瘤药。

【理化性状】本品粉针剂为鲜红色或橙红色的疏松块状物，注射液为红色澄明溶液。

【用药评估】

1.曾用过其他抗肿瘤(包括其他蒽环类)药物的患者、严重心脏疾病患者、骨髓抑制者、对本品过敏者、孕妇及哺乳期妇女禁用。

2.肝功能不全患者应减量，慎用。

【配伍禁忌】

1.本品不能与肝素或氟尿嘧啶配伍，因为可能产生沉淀。本品在碱性溶液中水解。

2.本品与头孢菌素类有配伍禁忌。不宜与地塞米松或琥珀酸氢化可的松同时滴注。

3.与氨茶碱接触可使溶液变成紫蓝色，禁止配伍。

4.与其他化疗药同用，应避免相互接触或放入同一容器内给药。

5.本品禁与其他有心脏毒性的药物合用，特别是如曲妥珠单抗等$t_{1/2}$长的药物。

【相互作用】

1.在本品给药前使用紫杉醇会引起本品及代谢物的血药浓度升高，其中代谢物既没有活性也没有毒性。紫杉醇或多西他赛和本品联合用药时，先给本品则对其药动学没有影响。

2.西咪替丁可提高本品的血药浓度，并增加活性代谢物的形成。

3.奎宁可能加快本品分布，并可能对本品的红细胞分布系数产生影响。

4.本品与重组人干扰素α2b合用，可能缩短本品的消除半衰期，并降低其总清除率。

5.使用本品的患者接种活疫苗可能导致严重或致命的感染，用药期间避免接种活疫苗。

【操作要点】

1.本品不可皮下注射、肌内注射和鞘内给药，可静脉注射和静脉滴注，用灭菌注射用水溶解，使其最终浓度不超过2mg/ml。建议先以0.9%氯化钠注射液检查输液管通畅性及注射针头确实在静脉中，再经

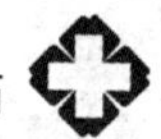

此通畅的输液管给药。以减少药物外溢的危险，并确保给药后静脉用0.9%氯化钠注射液冲洗。

2.单用本品的常用量为60~90mg/m²，每3周1次；如有必要，也可分为2~3天给药。高剂量如≥120mg/m²，每3周1次；或45mg/m²，每3周连用3天。如仅用20mg/m²，毒性可减轻。

3.本品如合用其他抗肿瘤药，剂量应适当降低，不得在同一注射器内使用。

4.由于年龄或以前曾接受过化疗或放疗而致骨髓功能受损者，使用本品亦应减量。

5.总用量不可超过0.9~1g/m²。

6.本品也可直接向膀胱内灌注，每周以50mg配制成0.1%溶液供使用，共用8次；如尿中出现化学结晶物，用量应减至30mg。对于原位癌，如可耐受，可每周使用80mg。为了预防经尿道切除后复发，每周可给予50mg/m²，共用4周；接着，每月灌注50mg/m²，连用11个月。

7.由于本品经肝胆系统排泄，故肝功能不全患者应减量，以免蓄积中毒。中度肝功能不全患者应降低剂量50%，中度肝功能不全患者应降低剂量75%。

8.本品注射时溢出静脉会造成组织的严重损伤甚至坏死。小静脉注射或反复注射同一血管会造成静脉硬化。建议以中心静脉滴注较好。一旦发生渗漏，可能产生血管痛、静脉炎、注射部位硬结坏死，建议迅速回吸药液，局部利多卡因封闭，必要时以硫酸镁湿敷合用激素治疗，如果患者出现呼吸困难等心功能异常时，立即通知医师，给予氧气吸入、建立静脉通路，配合医师抢救。

【用药宣教】

1.用药前需全面测定心脏功能，除监测心电图外，可加做超声心动图和血清肌酸磷酸激酶活力测定、左室射血指数(LVEF)和PEP(射血前期)/LVEF比值等检查。每次用药前检查心电图，每7~10天检查周围血常规1次，每1~2个月检查肝功能1次，同时检查肾功能。

2.本品可导致急性粒细胞性白血病和骨髓增生异常综合征。

3.本品能破坏精子染色体，正在接受本品治疗的男性患者的性伴侣应采取有效的避孕方法。本品可能引起绝经前妇女闭经或绝经期提前。

4.治疗期间应多饮水，以减少高尿酸血症发生的可能。告知痛风患者用药时，应注意调整别嘌醇等抗痛风药的剂量。

5.用药后可给予止吐药预防胃肠道反应。

6.用药后1~2日内可出现红色尿，一般在2日后消失。

7.使用本品期间不宜妊娠，本品能透过胎盘，孕妇用药后，有导致流产的可能。本品对胎儿的毒性反应有时可于数年后才出现。

吡柔比星

本品为抗生素类抗肿瘤药。

【理化性状】本品注射剂为橙红色冻干疏松块状物或粉末。

【用药评估】

1.对本品过敏者、骨髓抑制者、心功能不全患者或有心脏病史者、孕妇禁用。

2.已用过大剂量蒽环类药物(如多柔比星或柔红霉素)的患者禁用。

3.肝肾功能不全、合并感染或水痘患者应慎用。

4.使用本品期间不宜妊娠，本品能透过胎盘，孕妇用药后，有导致流产的可能。本品对胎儿的毒性反应有时可于数年后才出现。哺乳期妇女使用时应暂停哺乳。

【配伍禁忌】

1.本品谨慎与碱性药物配伍。

2.本品与下列药品忌配伍：表柔比星、奈达铂、柔红霉素。

3.以前使用过蒽环类药物或其他可能产生心脏毒性的药物的患者、心脏或纵隔部位接受过放射治疗且本品使用剂量超过700mg/m^{2}的患者，应密切监测心脏功能，慎重使用本品。

【相互作用】

1.本品为多柔比星的异构体，应注意与多柔比星存在相互作用的药物。

2.与其他抗肿瘤药物阿糖胞苷、环磷酰胺、6-巯嘌呤、甲氨蝶呤、氟尿嘧啶及顺铂合用药效增加。

3.与其他具有潜在心脏毒性的药物或细胞毒药物合用，可导致心脏毒性或骨髓抑制作用叠加。

【操作要点】

1.将本品加入5%葡萄糖注射液或注射用水10ml溶解。溶解后的药液，即时用完，室温下放置不得超过6h。可静脉、动脉、膀胱内注

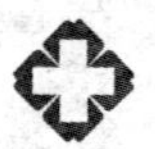

射。静脉注射：一般按体表面积一次25~40mg/m²；动脉给药：如头颈部癌，按体表面积一次7~20mg/m²，每天1次，共用5~7天，亦可每次14~25mg/m²，每周1次；膀胱内给药：按体表面积一次15~30mg/m²，稀释为500~1000μg/ml浓度，注入膀胱腔内保留1~2h，每周3次为一疗程，可用2~3疗程。

2.本品不能用于皮下注射或肌内注射。

3.一旦发生渗漏，可能产生血管痛、静脉炎、注射部位硬结坏死，建议迅速回吸药液，局部利多卡因封闭，必要时硫酸镁湿敷合用激素治疗，如果患者出现呼吸困难等心功能异常时，立即通知医师，给予氧气吸入、建立静脉通路，配合医师抢救。

【用药宣教】

1.由于本品可产生骨髓抑制和心脏毒性，所以应密切监测血常规、心脏功能、肝肾功能及继发感染等情况。原则上每周期均要进行心电图检查，对合并感染、水痘等症状的患者应慎用本品，如发现异常，则本品可减量使用或停药。

2.对于以往未使用过蒽环类药物的患者，如果本品的使用总量超过950mg/m²，有可能产生充血性心力衰竭，使用时应格外注意。

3.治疗期间应多饮水。

4.与活疫苗(如轮状病毒疫苗)合用，化疗所致免疫抑制的患者接种活疫苗可能导致严重甚至致命的感染，故接受化疗期间禁止接种活疫苗。

柔红霉素

本品为抗生素类抗肿瘤药。

【理化性状】本品粉针剂为红色疏松冻干块状物。

【用药评估】

1.对蒽环类药或对本品过敏者禁用。

2.心脏病患者或有心脏病病史者禁用。

3.持续的骨髓抑制患者、严重感染患者、严重肝、肾功能损害者禁用。

4.孕妇或可能妊娠的妇女、哺乳期妇女禁用。

5.由于本品能透过胎盘，并有致畸致突变作用，故孕妇不要使用，尤其在妊娠初期的3个月内，使用本品期间不宜妊娠。哺乳期妇女使用本品时应暂停哺乳。

【配伍禁忌】

1.本品与肝素、地塞米松磷酸钠注射液、氨曲南、别嘌醇、氟达拉滨、哌拉西林他唑巴坦和氨茶碱等有配伍禁忌，亦不宜与其他抗肿瘤药配伍。

2.不宜与酸、碱性药物混用，易失效。

【相互作用】

1.与阿司匹林合用会增加血小板减少患者的出血倾向。

2.磺胺类药物及某些利尿剂与本品合用可能导致高尿酸血症。

3.本品可能与多柔比星有交叉耐药性，如联合用，本品毒性增加。

4.对心、肝、肾有毒性的药物，不能与本品合用，因本品毒性增加和(或)药效受到影响。

5.与其他影响骨髓功能的药物合用，可能发生严重造血异常，应调整本品剂量。

【操作要点】

1.本品不得肌内、皮下或鞘内注射。静脉注射或静脉滴注，单一剂量从 0.5mg/kg 至 3mg/kg。无论成人或儿童，总剂量不能超过 20mg/kg。

2.本品临用前每支加10ml 0.9%氯化钠注射液，振荡溶解；若静脉滴注，加入氯化钠注射液250ml溶解后给药，1h内滴完。

3.外周用药者严密观察用药局部有无红肿、疼痛及药液外渗，如有发生，应立即停药，并采取冷敷等措施。

【用药宣教】

1.用药期间不能进行放疗，特别是胸部放疗。在停止放疗后至少3~4周才能使用本品。

2.用药前后及用药时应当进行以下检查或监测：用药前应检查心脏功能(包括心电图、超声心动图、血清酶学)，有条件时可监测左心室射血分数(LVEF)和PEP与LVEF之比。同时应检查血常规，定期做肝、肾功能检查。

3.本品全身反应及局部反应较严重，用药期间应密切评估。

4.用药后48h内尿色可呈红色，不必紧张。

5.本品在所有患者均有骨髓抑制作用，治疗第1周必须每日检查白细胞、红细胞及血小板。若在用药期间和白细胞减少时不能进行牙科手

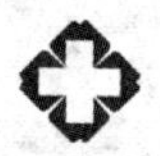

术(包括拔牙)，尤其是伴有血小板减少时。

6.男性患者用药时，其配偶应采取避孕措施。

7.用药期间需大量饮水，每天2500~3000ml，或静脉补充足够的液体，保持每日尿量在2500ml以上，以增加毒性物质的排泄，减少不良反应。可给予别嘌醇以预防高尿酸血症，对痛风患者可酌情增加别嘌醇等药物的剂量。

8.因本品骨髓抑制较严重，故不宜用药过久。如出现口腔溃疡(此反应多在骨髓毒性之前出现)，应立即停药。

米托蒽醌

本品为抗生素类抗肿瘤药。

【理化性状】本品粉针剂为蓝黑色疏松块状物或无定形固体。注射液为深蓝色的澄明液体。

【用药评估】

1.对本品过敏者禁用。肝功能明显受损、骨髓明显抑制者、已有恶液体质，又伴心、肺功能不全的患者禁用。

2.心功能不全患者慎用。

【配伍禁忌】本品不宜与其他药物混合注射。

【相互作用】

1.本品与其他抗肿瘤药合用，可加重骨髓抑制，谨慎合用。

2.与多柔比星合用可加重心脏毒性，谨慎合用。

【操作要点】

1.本品不可通过动脉给药、皮下注射、肌内注射或鞘内注射，鞘内给药可致永久性后遗症(可能会引起截瘫)。给药时药液外渗可导致严重局部组织坏死。

2.本品应缓慢静脉滴注。将本品溶于50ml以上的0.9%氯化钠注射液或5%葡萄糖注射液中静脉滴注，时间不少于30min。单用本品，按体表面积一次12~14mg/m^2，每3~4周1次；或按体表面积一次4~8mg/m^2，每天1次，连用3~5天，间隔2~3周。联合用药，按体表面积一次5~10mg/m^2。儿童：单次剂量最高可达24mg/m^2。若有外漏应立即停止，选另一静脉滴注。

3.本品低温时可能析出结晶，可将安瓿置热水中加温，溶解后再使用。

4.给药时避免本品溶液与皮肤、黏膜或眼接触。

【用药宣教】

1.有心脏疾病、用过蒽环类药物或胸部放射治疗的患者，或本品累积用量超过140~160mg/m^2时，应密切注意心脏毒性的发生。用药过程中，注意有无咳嗽、气急、水肿等提示心力衰竭的症状。

2.本品与阿糖胞苷、氟尿嘧啶、甲氨蝶呤、长春新碱、环磷酰胺、噻替哌、达卡巴嗪或顺铂有协同作用。

3.用药期间应检查血常规、肝肾功能、心电图，必要时还须测定左心室排血量、超声心动图等，当白细胞降到1500/mm^3时，应停药。

4.用药时可大量饮水、碱化尿液，以预防高尿酸血症及尿酸盐沉淀。

5.使用本品后，患者的尿液及巩膜可呈蓝色，无需处理。

6.本品不可与胸部放疗同时进行。

丝裂霉素

本品为抗生素类抗肿瘤药。

【理化性状】本品为青紫色粉末或灰紫色冻干粉末。

【用药评估】

1.下列患者禁用：因化疗或放疗而造成明显骨髓抑制的患者，严重器质性心脏病，心功能异常者，对本品过敏者，已用过大剂量蒽环类药物(如多柔比星或柔红霉素)的患者，孕妇，凝血障碍及出血倾向者禁用。

2.合并感染、水痘、带状疱疹、小儿和老年患者慎用。

【配伍禁忌】本品与溶液呈酸性的物质可能有配伍禁忌。

【相互作用】

1.本品与多柔比星同时应用，可增加心脏毒性，建议多柔比星的总量限制在按体表面积450mg/m^2以下。

2.本品合用氟尿嘧啶或他莫昔芬会增加溶血性尿毒综合征。

3.本品与维生素C、维生素B_6等配伍，静脉应用时，本品疗效显著下降。

4.本品与长春碱、长春瑞滨合用，可致突发性肺毒性。

【操作要点】

1.本品不可肌内、皮下注射。一般经静脉注射给药，也可动脉注射、腔内注射。

2.本品尽量避免同低pH的注射剂配伍。pH下降，稳定性降低，应即配即用，在室温下可稳定4~6h。

3.静脉注射：每次6~8mg，以0.9%氯化钠注射液溶解后静脉注射，每周1次。也可一次10~20mg，每6~8周重复治疗；动脉注射：剂量与静脉注射相同；腔内注射：每次6~8mg；联合化疗：FAM方案(氟尿嘧啶、多柔比星、丝裂霉素)主要用于胃肠道肿瘤。

4.静脉内给药可引起血管痛、静脉炎、血栓，应尽量减慢注射速度。若药液从血管渗漏，应立即停止注射，并以1%普鲁卡因注射液局部封闭。

5.动脉内给药可出现注射区域皮肤损害，导致皮肤和肌肉坏死。经肝动脉给药，若药液流入靶区以外的动脉，可引起胃、十二指肠溃疡、出血及穿孔等，应立即停药，并适当处置。

【用药宣教】

1.本品最严重的不良反应是溶血性尿毒综合征，表现为微血管的溶血性贫血、血小板减少、肾衰竭和高血压；还可能发生肺水肿。对此综合征尚无特别有效的处理方法，但给予皮质激素、血浆置换、血浆去除法和(或)长春新碱，对某些患者有益，早期抢救效果更好。

2.本品具有高毒性和低治疗指数，必须在富有化疗经验的临床医师和严密的监护下使用。

3.应常查血常规、肾和肺功能。应告知患者本品的潜在毒性，特别是骨髓抑制、肾衰竭、继发于白细胞减少和败血症导致的死亡。

4.哺乳期妇女使用本品时应暂停哺乳。

5.用药期间禁止接种活病毒疫苗和避免口服脊髓灰质炎疫苗。

博来霉素

本品为抗生素类抗肿瘤药。

【理化性状】本品粉针剂为白色至淡黄色冻干疏松块状物。

【用药评估】对本品药物有过敏史者、水痘患者及白细胞低于2.5×10^9/L者禁用。

【配伍禁忌】

1.本品与羧苄西林、头孢唑林、头孢噻吩、奈夫西林、甲氨蝶呤、丝裂霉素C、氢化可的松琥珀酸钠、氨茶碱、维生素C或特布他林溶液混合时其活性降低。

2.本品与二价和三价阳离子(尤其是铜)螯合作用，可被含巯基化合物灭活和被疏水阴离子沉淀。

3.本品注射液不可与必需氨基酸、核黄素、地塞米松或呋塞米注射液混合。

【相互作用】

1.顺铂可增加本品的肺毒性。

2.本品与多柔比星、长春碱、达卡巴嗪和粒细胞集落刺激因子联合使用可加重肺毒性。

3.与地高辛合用时，本品可降低地高辛的治疗作用，继发心脏代偿失调。对必须合用者，须密切监测。

4.与苯妥英合用，本品可降低苯妥英在肠内的吸收而降低其作用。治疗期间应监测苯妥英的血药浓度水平，必要时可增加苯妥英的剂量。

5.使用本品时接种活疫苗(如轮状病毒疫苗)，将增加活疫苗所致感染的风险，故接受免疫抑制化疗的患者禁止注射活疫苗；处于缓解期的白血病患者，化疗结束后至少间隔3个月才能注射活疫苗。

【操作要点】

1.肌内注射、皮下注射、静脉及动脉注射均可，用0.9%氯化钠注射液或葡萄糖注射液溶解，成人每次15mg，每天1次或每周2~3次，总量不超过400mg；小儿按体表面积每次10mg/m^2。第1次用药时，先肌内注射1/3量，若无反应再将全部剂量注射完。静脉注射应缓慢，不少于10min。

2.肌内注射应避开神经，局部可引起硬结，连续用药注意更换注射部位。肌内注射部位要深，按时给予局部热敷。如有静脉炎先兆应更换注射部位，局部应用硫酸镁湿敷保护。

3.出现严重发热反应时，每次静脉给药剂量应减少到5mg以下，可增加给药次数，如每天2次。静脉注射可引起血管疼痛，应注意注射速度，尽可能缓慢给药。

4.避免药物接触眼睛，用手涂黏膜附近病变后，应立即洗手。

5.用药期间出现皮炎、皮疹、皮肤糜烂等现象时，应指导患者正确处理，以免引起感染。

6.用药期间患者突发胸闷、憋气及呼吸困难时应立即给予吸氧，同时报告医师，根据医嘱及时处理。

【用药宣教】

1.老年人、肾功能不全患者、肺部感染或早已存在的肺功能不全患者、已接受放疗尤其胸部化疗的患者使用本品都有肺毒性增加的可能性。

2.对将接受本品的淋巴瘤患者，应先给予试验剂量1000U或2000U，以减少发生过敏样反应的风险。

3.治疗期间应注意随访，检查：肺部有无啰音、胸部X线、肺功能、血常规、血小板、血胆红素、ALT、AST、血尿素氮、血尿酸、肌酐清除率。

4.本品总剂量不可超过400mg，因其可导致严重的与剂量相关的肺纤维化。

5.注射本品前，先服吲哚美辛50mg可减轻发热反应。

6.用药后应避免日晒。

7.评估患者是否接受头颈部放疗，因本品可加重口内炎、口角炎、喉头黏膜炎，诱发黏膜炎症。

平阳霉素

本品为抗生素类抗肿瘤药。

【理化性状】本品粉针剂为白色疏松块状物或无定形固体。

【用药评估】

1.对博来霉素类抗生素有过敏史的患者禁用。

2.肺、肝、肾功能不全的患者慎用。

【配伍禁忌】本品与下列药物忌配伍：表柔比星、柔红霉素、奈达铂、哌拉西林钠他唑巴坦钠、头孢地秦、头孢呋辛、头孢拉定、亚胺培南西司他丁钠、乙酰半胱氨酸。

【操作要点】

1.静脉注射：用0.9%氯化钠注射液或5%葡萄糖注射液等5~20ml溶解本品，制成4~15mg/ml注射；肌内注射：用0.9%氯化钠注射液5ml以下溶解本品，制成4~15mg/ml注射；动脉内注射：用3~25ml添加抗凝血剂(如肝素)的0.9%氯化钠注射液溶解本品4~8mg，作一次动脉内注射或持续动脉内注射；静脉注射10次左右。

2.治疗血管瘤及淋巴管瘤：瘤体内注射，治疗淋巴管瘤，每次4~8mg，溶入注射用水2~4ml，有囊者尽可能抽尽囊内液后注药，间歇期至少1个月，5次为1个疗程。3个月以下新生儿暂不使用或减量使用。治疗血管瘤，每次注射4~8mg，用0.9%氯化钠注射液或利多可因注射液3~5ml稀释。注入瘤体内，注射1次未愈者，间歇7~10天重复注射，药物总量一般不超过70mg(效价)。

3.治疗鼻息肉：取8mg用0.9%氯化钠注射液4ml溶解，用细长针头行息肉内注射，每次息肉注射2~4ml，即一次注射1~2个息肉。观察15~30min有无过敏反应，每周1次，5次为1个疗程，一般1~2疗程。

4.本品注射时勿漏于血管外。一旦漏出血管外应立即局部皮下注射0.25%硫代硫酸钠或0.9%氯化钠注射液，并冷敷6~12h。

5.一旦发生过敏性休克，应立即停药，并采取急救措施，使用肾上腺素、糖皮质激素、升血压药及吸氧等。用药期间出现肺炎样病变应停药，必要时使用泼尼松、抗菌药物治疗。

6.本品用药出现高热、寒战时，需考虑停药。在以后的治疗中应减少剂量，缩短给药时间，并在给药后给予解热药或抗过敏药。偶尔出现血压下降、发冷、发热、喘鸣及意识模糊等，应立即停止给药，对症处理。

7.如出现咳嗽、咳痰、呼吸困难等肺炎症状，同时肺X线片出现异常，应停止给药，并给予皮质激素和适当的抗菌药物。

【用药宣教】

1.用药期间应避免与某些乳胶产品接触，如阴道避孕隔膜或避孕套。

2.用药期间出现皮疹等过敏症状时应停止给药，停药后症状可自然消失。

3.水痘患者使用会出现致死性全身障碍。

4.本品可使感染及出血倾向恶化。

放线菌素D

本品为抗生素类抗肿瘤药。

【理化性状】本品粉针剂为淡橙红色结晶性粉末。

【用药评估】

1.对本品过敏者、骨髓抑制者、水痘或疱疹患者禁用。

2. <1岁儿童应避免使用本品，因其对本品的毒性高度敏感。

3.骨髓功能低下、有痛风病史、肝功能不全、感染、有尿酸盐性肾结石病史、近期接受过放射治疗或抗癌药治疗者、哺乳期妇女慎用。

4.告知孕妇使用本品可能导致胎儿损伤，应避免使用。

【配伍禁忌】本品不能与维生素B_2配伍。

【相互作用】

1.本品可提高放射敏感性，与放射治疗同时应用，可能加重放射治疗的降低白细胞作用和局部组织损害作用。

2.本品可能会减弱维生素K的疗效。

【操作要点】

1.静脉注射或静脉滴注，静脉滴注液的最高浓度为10μg/ml，每次滴注时间不少于15min。

2.本品对光敏感，配备及使用本品时应在遮光下进行。配制好的溶液应在4h内使用，否则应弃去。

3.应避免吸入含本品的粉尘或蒸气，并避免本品与皮肤或黏膜接触(特别是眼部)。

4.本品毒性很强，对软组织腐蚀性极强，可致严重软组织坏死。如发生药液外渗，应立即停止注射，以0.9%氯化钠注射液冲洗外渗部位，或以1%普鲁卡因注射液局部封闭治疗，同时做湿、热敷或冷敷。

【用药宣教】用药前后及用药时应当定期检查血常规及肝、肾功能。

第四节　抗代谢抗肿瘤药

甲氨蝶呤

本品为抗代谢抗肿瘤药。

【理化性状】本品注射液为黄色至橙色的澄明液体。

【用药评估】

1.对本品过敏者、骨髓功能或肝肾功能明显不全患者禁用。

2.嗜酒者或有消化道溃疡者、老年患者或幼儿慎用。

【配伍禁忌】本品与阿糖胞苷、氟尿嘧啶、泼尼松龙有配伍禁忌。

【相互作用】

甲氨蝶呤与其他药物相互作用表

合用药物	相互作用
有肝毒性药物	增加对肝细胞毒性危险
接种疫苗	发生播散性疫苗感染
水杨酸盐、非甾体抗炎药、磺胺类、苯妥英钠	致本品血药浓度升高而致毒性增加
质子泵抑制剂	降低本品清除，使本品血药浓度升高，致潜在严重毒性
阿糖胞苷	给予本品前24h或10min后使用，可增强本品的抗癌活性
四环素、氯霉素和广谱抗生素	降低本品肠道吸收或干扰肝肠循环
糖皮质激素	升高本品血药浓度而加重毒性，长期合用可引起膀胱上皮癌。长期合用应定期检查尿常规
巴比妥类	加重本品引起的脱发
氧化亚氮	加重本品引起的口腔炎和其他不良反应
丙磺舒	丙磺舒能减少肾小管的转运功能，两药合用应监测肾功能
降脂药(如考来烯胺)	考来烯胺结合本品能力大于血清蛋白
青霉素、磺胺类	可减低本品肾清除率，使本品血清浓度升高并伴有血液和胃肠道毒性
抗凝血药	引起凝血因子的减少和(或)血小板减少
氨苯蝶啶、乙胺嘧啶	增加本品毒性反应
阿维A酯	严重中毒性肝炎
氟尿嘧啶	与氟尿嘧啶合用或先用氟尿嘧啶后用本品，均可产生拮抗作用；但如先用本品，4~6h后再用氟尿嘧啶则可产生协同作用
骨髓抑制药、利尿剂	加重骨髓抑制毒性
门冬酰胺酶	本品减效；如使用门冬酰胺酶后10天后再给予本品或于使用本品后24h内再给予门冬酰胺酶，则可增效，且减少胃肠道及骨髓的不良反应

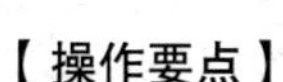

【操作要点】

1.本品大剂量疗法易导致严重不良反应，用药前应准备好解救药亚叶酸钙，并应充分补充液体和碱化尿液。患者须住院治疗，在血药浓度监测下谨慎使用，每次滴注时间不宜超过6h，滴注时间过长可增加肾毒性。治疗期间及停药后一段时间内，避免摄入酸性食物。有肾病史或发现肾功能异常者，禁用大剂量疗法。

2.本品用0.9%氯化钠注射液稀释至1mg/ml，鞘内注射(稀释液不应含防腐剂)。

3.本品开封后仅供单次使用，多余量应弃去。

4.静脉滴注，溶于0.9%氯化钠注射液或葡萄糖氯化钠注射液中滴注4~6h。从用药前1天开始至用药后1~2天，应每天补液3000ml，并用碳酸氢钠碱化尿液，每天尿量不少于2000ml。开始用药后24h起，每3h肌内注射亚叶酸钙9~12mg，连用3~6次。

5.用药后若出现明显的黏膜炎，如严重黏膜溃疡、腹泻次数多、血便及白细胞明显减少($<3.5\times10^9$/L)、血小板明显减少($<80\times10^9$/L)等严重不良反应，应停药并及时对症治疗。

6.本品过量，表现为畏食、白细胞减少、抑郁和昏迷等。亚叶酸钙是有效的解毒药，亚叶酸钙的剂量应等于或大于甲氨蝶呤的相对剂量，并尽快给药。亚叶酸钙可在12h内静脉滴注，剂量最高可达75mg，然后肌内注射，每6h给药12mg，共给药4次。

【用药宣教】

1.本品及其代谢产物沉积在肾小管，可致高尿酸性肾病。治疗期间及停药后一段时间内，避免摄入酸性食物。

2.用药后如果出现明显黏膜炎(如严重黏膜溃疡、腹泻次数多、血便等)立即通知医生。

3.本品治疗结束后，8~12周内禁止受孕，即使接受治疗的是男性配偶。

4.告知孕妇本品可透过胎盘，导致胎儿流产、早产或畸形，有时胎儿出生数年后才出现迟发反应，故孕妇禁用。

5.本品可经母乳排泄，因此用药期间应禁止哺乳。

6.用药前后及用药时应当严密监测肝肾功能、血常规及血细胞比容、尿常规，必要时进行胸部X线检查、肝活检、骨髓穿刺、肺功能试验。

氟尿嘧啶

本品为抗代谢抗肿瘤药。

【理化性状】本品注射液为无色澄明液体。

【用药评估】

1.孕妇、哺乳期妇女、营养不良、骨髓功能不全以及有潜在的严重感染患者禁用。

2.消化性溃疡史者和肝肾功能不全患者慎用。

3.对本品过敏者禁用。

【配伍禁忌】本品与昂丹司琼、伊立替康存在配伍禁忌。

【相互作用】

本品与其他药物相互作用表

合用药物	相互作用
亚叶酸钙、亚叶酸	合用可增强本品疗效，但也可能增加本品不良反应。先给予亚叶酸钙60~300mg，静脉滴注，再用本品，可增加本品疗效
干扰素α	可增加本品胃肠道反应
甲氨蝶呤	减弱本品疗效。应先给予甲氨蝶呤，4~6h后再用本品
氢氯噻嗪	增强本品骨髓抑制作用
左旋咪唑	明显增加肝毒性，但此反应常为轻度、可逆，患者多无症状
他莫昔芬	与本品合用治疗绝经后妇女乳腺癌，将增加血栓栓塞的危险
长春瑞滨	增加本品不良反应，特别是联用亚叶酸钙时
别嘌醇	减轻本品骨髓抑制作用
西咪替丁	可能阻滞本品代谢，导致本品毒性增加，因西咪替丁为肝药酶抑制剂

【操作要点】

1.本品可口服、局部给药(瘤体内、腔内注射及外用等)、静脉注射或静脉滴注，但由于本品具神经毒性，不可作鞘内注射。静脉滴注时溶入5%葡萄糖注射液500~1000ml中缓慢滴注。

2.除有意识地较小剂量给予本品作为放射增敏剂外，本品一般不宜和放疗同用。

3.若突然出现腹泻、口炎、溃疡或出血，应立即停药，直至这些症状完全消失。当出现心功能不全或心律失常、心绞痛、ST段改变等心血管反应时，也应立即停药，因患者有猝死的危险。

4.本品注射勿漏于血管外。一旦漏出血管外应立即局部皮下注射0.9%氯化钠注射液，并冷敷6~12h。

5.本品在贮存过程中可能会出现变色，但不影响本品的治疗作用。如因温度过低出现结晶，可加热至不超过60℃使溶解，放置至室温后再使用。

【用药宣教】

1.用药期间应定期检查血常规、肝功能和大便潜血。

2.用药期间如白细胞计数下降至3500/mm^3以下，应立即停药。

3.停药后，小脑共济失调可能还要持续几周。应预防跌倒。

4.用药期间不宜饮酒或同服水杨酸类药物，以减少消化道出血的风险。

替加氟

本品为抗代谢抗肿瘤药。

【理化性状】本品注射液为无色的澄明液体。

【用药评估】

1.孕妇或可疑妊娠者不宜用药。

2.对本品过敏者禁用。

【配伍禁忌】

1.本品注射液呈碱性，且含碳酸盐，忌与酸性药物配伍，避免与含钙、镁离子的药物合用。

2.本品与昂丹司琼、氨溴索存在配伍禁忌。

【相互作用】磺胺药、氯霉素、氨基比林与本品合用可加重骨髓抑制。

【操作要点】

1.本品注射液遇冷时析出结晶，可温热溶解后摇匀使用。

2.本品用药过程中若出现骨髓抑制，轻者对症处理，重者需减量，必要时停药。

3.静脉滴注，溶于5%葡萄糖注射液或0.9%氯化钠注射液500ml中，静脉滴注，每天1次。

【用药宣教】

1.哺乳期妇女使用时，应暂停哺乳本品。

2.用药前后及用药时应当定期检查肝肾功能及白细胞、血小板计数。

阿糖胞苷

本品为抗代谢抗肿瘤药。

【理化性状】本品粉针剂为白色结晶性粉末。

【用药评估】肾衰竭患者、活动性感染或对本品过敏者禁用。

【配伍禁忌】本品与氟尿嘧啶、甲氨蝶呤、庆大霉素、肝素、胰岛素、萘夫西林、苯唑西林、青霉素、更昔洛韦、别嘌醇、肠外营养等存在配伍禁忌。

【操作要点】

1.使用本品时，应适当增加患者的液体摄入量，使尿液保持碱性，必要时可合用别嘌醇，以防止血尿酸增高及尿酸性肾病。

2.快速静脉注射引起的恶心、呕吐反应虽较严重，但对骨髓的抑制较轻，患者一般能耐受。

3.静脉滴注液应稀释至0.5mg/ml，可以用注射用水、0.9%氯化钠注射液或5%葡萄糖注射液稀释。

4.配制好的注射液可在冰箱中保存7天，室温下仅能保存24h。

5.鞘内注射，稀释液中应不含防腐剂。

6.如出现各种严重不良反应时，应立即停药，并立即采取各种有效措施治疗。部分患者给予肾上腺皮质激素，可能减轻中剂量或大剂量本品引起的不良反应。

7.近期接受过细胞毒性药物或放疗者慎用。

8.本品注射勿漏于血管外；一旦漏出血管外应立即局部皮下注射0.25%硫代硫酸钠或0.9%氯化钠注射液，并冷敷6~12h。

9.本品大剂量用药可出现眼结膜疼痛、畏光，用可的松滴眼液滴眼能减轻症状。

10.本品过量时会产生严重的骨髓抑制、消化道毒性和呕吐。无解毒药，应立即停止本品治疗，并采取支持治疗。

【用药宣教】

1.用药期间应定期检查白细胞，血小板和肝肾功能测定。

2.用药期间应多饮水，使尿液保持碱性。

3.本品能透过胎盘，用药后有导致流产的可能，孕妇应慎用。

4.哺乳期妇女使用时应停止哺乳。

5.用药前后及用药时应当检查或监测心功能、心电图、超声心动图及血清心肌酶学、血常规(每周至少1次)、肝肾功能及血尿酸。

6.用药时接种活疫苗(如轮状病毒疫苗)，将增加活疫苗感染的风险。接受免疫抑制化疗的患者不能接种活疫苗。缓解期白血病患者，至少要停止化疗3个月，才允许接种活疫苗。

吉西他滨

本品为抗代谢抗肿瘤药。

【理化性状】本品粉针剂为白色到米色固体。

【用药评估】严重肾功能不全者禁止联合使用本品和顺铂。

【配伍禁忌】尚未发现本品有配伍禁忌，但建议不与其他药物配伍。

【相互作用】

1.患有精神障碍的患者，由于本品常导致白细胞减少，故与氯氮平及卡马西平合用时应谨慎。

2.本品与华法林合用可引起国际标准化比值(INR)升高，应评估凝血与出血风险。

3.由于辐射敏化和发生严重肺及食管纤维样变性的危险，本品禁与放射治疗联合应用。

4.与其他抗肿瘤药进行联合或序贯化疗时，应评估对骨髓抑制作用的蓄积。

【操作要点】

1.配制本品时，每0.2g至少加入0.9%氯化钠注射液5ml(只能用0.9%氯化钠注射液溶解)，给药时再用0.9%氯化钠注射液或5%葡萄糖注射液作进一步稀释，配制好的溶液应贮存在室温下(15~30℃，不得冷藏)，在24h内使用，超过24h不得使用。

2.本品单次静脉滴注时间通常为30min，最长不超过60min。延长滴注时间和增加用药频率可加重不良反应，超过60min时可能出现更严重的不良反应。故滴注时需密切观察，包括实验室检查。

3.本品注射一旦漏出血管外应立即停药，更换血管重新开始。外渗局部皮下注射0.9%氯化钠注射液，并冷敷6~12h。

4.使用本品一旦发生严重肺部症状，应考虑停药，早期采用支持治疗措施。出现微血管病性贫血的症状，如伴血小板减少的血红蛋白降低，血清胆红素、乳酸脱氢酶等升高应立即停药，停药后肾功能的损伤可能为不可逆的，应给予透析治疗。

5.治疗过程中若发生血液毒性，根据患者粒细胞绝对计数及血小板计数，调整剂量或停药。

【用药宣教】

1.第1次出现微血管性溶血性贫血时，应立即停药。

2.由于本品可引起轻至中度嗜睡，用药期间，不可驾车、登高或操作机械。

3.告知孕妇本品对胎儿有潜在的危险，孕妇禁用。

4.本品对婴儿有潜在的危险，哺乳期妇女使用时应暂停哺乳。

5.用药期间应定期检查肝、肾功能及骨髓功能。

6.使用本品治疗的男性，在治疗期间和治疗后6个月不应生育，且由于本品可能引起不育，故拟生育的男性治疗前应保存精子。

培美曲塞

本品为抗代谢抗肿瘤药。

【理化性状】本品粉针剂为白色至淡黄色或黄绿色疏松块状物或粉末。

【用药评估】

1.对本品过敏者、肾功能不全患者(Ccr<45ml/min)禁用。

2.骨髓抑制者应减量慎用。

【配伍禁忌】与含钙稀释剂物理性质不相溶，包括乳酸林格注射液和林格注射液。

【相互作用】

1.同时应用非甾体抗炎药，要密切监测毒性反应，特别是骨髓抑制、肾及胃肠道的毒性。

2.同时给予对肾有危害的药物会延迟本品的清除，同时给予增加肾小管负担的其他药物(如丙磺舒)也可能延迟本品的清除。

【操作要点】

1.准备输液给药时，要小心操作，建议带上防护手套。

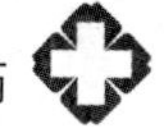

2.应首先用20ml 0.9%氯化钠注射液配成浓度为25mg/ml的溶液。从此溶液中抽取所需剂量再用0.9%氯化钠注射液100ml稀释，于10min左右输完。

3.本品给药前可预服下列药物。

(1) 皮质激素。未预服皮质激素药物的患者，应用本品皮疹发生率高。预服地塞米松(或类似物)可以降低皮肤反应的发生率及其严重程度。给药方法：地塞米松4mg，口服，每日2次，本品给药前1天、给药当天和给药后1天，连服3天。

(2) 维生素补充。为了减少毒性反应，本品治疗须同时服用低剂量叶酸或其他含有叶酸的复合维生素制剂。服用时间，第1次给予本品治疗开始前7天至少服用5次日剂量的叶酸，并服用整个治疗期，在最后1次本品给药后21天可停服。患者还需在第1次本品给药前7天内肌内注射维生素B_{12}，可与本品用药在同一日进行。叶酸给药剂量350~1000μg，常用剂量为400μg，维生素B_{12}剂量为1000μg。

5.本品每周期治疗期间需进行肝功能和肾功能的生化检查。

6.本品用药期间监测血浆同型半胱氨酸(为叶酸缺乏的灵敏标志，可能预示本品的毒性)。

7.本品注射勿漏于血管外。一旦漏出血管外应立即局部皮下注射0.9%氯化钠注射液，并冷敷6~12h。

【用药宣教】

1.告知孕妇本品具有胎儿毒性和致畸性。在妊娠早期应用抗肿瘤药可增加胎儿先天性畸形的危险，妊娠中晚期给药则可增加生长迟缓的危险。用药期间应避免怀孕。

2.哺乳期妇女用药期间应停止哺乳。

雷替曲塞

本品为抗代谢抗肿瘤药。

【理化性状】本品粉针剂为白色或类白色疏松块状物或粉末。

【用药评估】

1. Ccr<25ml/min者，急性感染者、腹泻未得到控制者和明显的骨髓抑制者、孕妇、儿童禁用。

2.接受化疗不足1月患者、腹泻易感者、轻度骨髓抑制者和化疗毒性未缓解者以及8周内曾接受放疗或放射超过30%的骨髓部位慎用。

【相互作用】本品与氟尿嘧啶合用可产生协同作用，作用大小与给药方案和剂量有关。

【操作要点】以0.9%氯化钠注射液或5%葡萄糖注射液50ml稀释，于15min左右静脉滴注。

【用药宣教】

1.可发生与剂量相关的骨髓抑制(如白细胞和血小板减少)、乏力和不适。

2.可见恶心、呕吐、畏食、腹泻和口腔炎，如果呕吐和腹泻严重，可出现大量失水，导致肾功能受损，甚至肾衰竭。

3.可见呼吸困难，有因肺出血导致死亡的报道。

4.老年患者更易出现毒性反应，尤其是胃肠道毒性(腹泻或黏膜炎)，应严格监护。

5.夫妻任何一方在接受本品治疗期间以及停药后至少6个月内应避孕。

6.此前使用氟尿嘧啶治疗方案而疾病仍然进展的患者可能会对本品产生耐药。

7.哺乳期妇女用药应权衡利弊，选择停药或停止哺乳。

氟达拉滨

本品为抗代谢抗肿瘤药。

【理化性状】本品粉针剂为白色或类白色结晶性粉末。

【用药评估】

1.对本品过敏者禁用。

2.肌酐清除率<30ml/min的患者和失代偿性溶血性贫血的患者禁用。

【相互作用】

1.合用喷司他丁可加重肺毒性。

2.合用阿糖胞苷可降低本品的代谢活化，且使阿糖胞苷的细胞内浓度上升。

3.合用双嘧达莫或其他腺苷摄取抑制剂，可降低本品的疗效。

【操作要点】推荐本品只能用于静脉注射。抽取相应剂量(依据患者体表面积计算)于注射器内，如果行静脉内快速注射，需再用10ml 0.9%氯化钠注射液稀释。或抽取到注射器内的所需剂量也可用100ml 0.9%

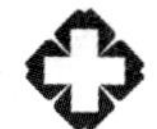

氯化钠注射液稀释后行静脉滴注，静脉滴注时间应为30min左右。本品注射剂开封后应在8h内使用。

【用药宣教】

1.大剂量本品可导致神经毒性，包括失眠、昏迷和死亡，治疗期间应严密观察患者的神经系统不良反应的体征。

2.本品可导致严重的骨髓抑制，主要是贫血、血小板减少和中性粒细胞减少，应用本品时需要严密的血液学监测。

3.使用本品治疗的患者在静脉滴注未经照射处理的全血后已经发现有与输血相关的移植物抗宿主病(GVHD)的出现。有报道这种病的死亡率非常高。因此正在接受或已经接受本品治疗的患者在需要输血时应只接受照射处理过的血液。

4.有生育功能的女性或男性在接受治疗期间或治疗后的6个月以内必须采取避孕措施。

5.在接受本品治疗期间或治疗后，应避免接种活疫苗。

第五节　抗肿瘤植物成分药

伊立替康

本品为植物来源的抗肿瘤药。

【理化性状】本品注射液为淡黄色澄明液体；粉针剂为淡黄色或黄色的疏松块状物或粉末。

【用药评估】

1.对本品过敏者、孕妇、肠炎、肠梗阻、胆红素≥1.5×ULN、严重骨髓功能衰竭的患者禁用。

2.已有腹泻者慎用。

【操作要点】

1.本品配伍禁忌尚不明确，建议不要与其他药物混合。

2.本品应静脉滴注给药，不得静脉注射。滴注时间一般为30~90min。本品应用0.9%氯化钠注射液或5%葡萄糖注射液稀释至0.12~2.8 mg/ml后静脉滴注。本品用5%葡萄糖注射液稀释后可在2~8℃避光保存48h，不推荐用0.9%氯化钠注射液稀释后贮存，因不溶性微粒明显增加。用任何溶剂稀释后的本品均不可冷冻保存，冷冻可导致本品沉淀。

3.可用昂丹司琼和苯海拉明预防本品所致的胃肠道反应。为预防或减轻早期腹泻和胆碱能症状，可在用药前静脉或皮下注射阿托品0.25~1mg。

【用药宣教】

1.用药期间可致严重的早期和晚期腹泻。避免进食易引起腹泻的食物。如出现腹泻立即通知医师。

2.用药期间可能导致严重骨髓抑制。应注意保暖，避免到人员聚集的地方，避免感染。

3.育龄妇女用药时应避孕(直至治疗结束后3个月)。

4.哺乳期妇女使用时应暂停哺乳。

5.在每个治疗周期前均应检查肝功能，治疗期间应每周检查全血细胞计数。

6.告知本品代谢物在尿中易形成结晶，引起肾脏损害，用药期间应多饮水并碱化尿液。

7.使用本品后24h内，有可能出现头晕及视力障碍，出现以上症状时不得驾驶或操作机械。

羟喜树碱

本品为植物来源的抗肿瘤药。

【理化性状】本品注射液为黄色澄明液体；粉针剂为黄色疏松块状物或粉末。

【用药评估】孕妇、肾功能不全患者禁用。

【配伍禁忌】本品不宜用葡萄糖注射液稀释。

【操作要点】

1. 静脉注射　稀释于0.9%氯化钠注射液20ml中，缓缓注射。

2. 静脉滴注　稀释于0.9%氯化钠注射液500ml中，静脉滴注。

3. 动脉灌注　稀释于0.9%氯化钠注射液10ml中灌注，每天1次。

4. 动脉滴注　稀释于0.9%氯化钠注射液500ml中，经肠系膜下动脉插管动脉滴注。

5. 膀胱灌注　膀胱灌注后，加高频透热100min。

6.本品一般经静脉注射给药，也可动脉注射及腔内注射。

7.本品只能用0.9%氯化钠注射液稀释。不能用葡萄糖注射液或其他酸性溶液稀释，否则会出现沉淀。

8.在用药期间同服碳酸氢钠及甘草绿豆汤(绿豆100g、甘草10g)，可减轻对肾脏的损伤。

9.本品呈碱性，应尽量避免与其他药物混合使用。

10.本品注射勿漏于血管外。一旦漏出血管外应立即局部皮下注射0.25%硫代硫酸钠或0.9%氯化钠注射液，并冷敷6~12h。

【用药宣教】

1.用药期间应检查血、尿常规和肝、肾功能。

2.为避免膀胱刺激及血尿发生，用药期间应鼓励患者多饮水。

依托泊苷

本品为拓扑异构酶Ⅱ抑制剂。

【理化性状】本品注射液为无色至淡黄色澄明液体。

【用药评估】

1.对本品过敏者、消化性溃疡者、骨髓抑制者，白细胞、血小板明显低下者、重度心、肝、肾功能不全患者、孕妇禁用。

2.血压偏低者和肝功能不全患者慎用。

3. >65岁的老年人对本品敏感性高，更易发生严重不良反应，应慎用。

4.儿童用药的安全性及有效性尚未确定。

【相互作用】

依托泊苷与其他药物相互作用表

合用药物	相互作用
其他抗肿瘤药	可能出现叠加的骨髓抑制
长春新碱	增强长春新碱的神经毒性
疫苗接种	本品可抑制机体免疫防御机制，使疫苗接种不能激发人体抗体产生
阿糖胞苷、环磷酰胺、卡莫司汀	协同作用
血浆蛋白结合率高的药物	可能影响本品代谢

【操作要点】

1.本品磷酸盐与磷酸化酶抑制药(如盐酸左旋咪唑)合用时要谨慎。

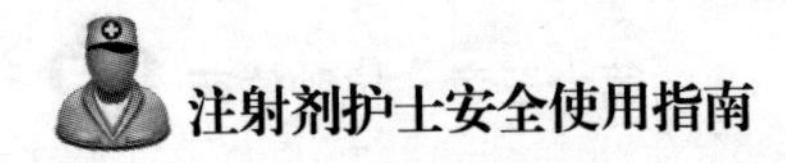

2.本品疗效高低受给药方案影响，不宜静脉注射，也不宜腔内给药(胸腔、腹腔或鞘内给药)。

3.本品在5%葡萄糖注射液中不稳定，可形成微细沉淀，故不能与葡萄糖注射液混合使用。

4.应使用0.9%氯化钠注射液、无菌注射用水稀释后立即使用，稀释后本品浓度不超过25mg/dl(溶液浓度越低，稳定性越好)。

5.本品磷酸盐溶解后，在玻璃或塑料容器内，20~25℃的室温下或2~8℃的冷藏条件下均可保存24h。本品溶液冷藏后取至室温下应立即使用。

6.静脉滴注时注意不要漏出血管外。一旦漏出血管外应立即局部皮下注射0.9%氯化钠注射液，并冷敷6~12h。静脉滴注时速度不能过快，滴注时间不宜少于30min，否则容易引起低血压，喉痉挛等过敏反应。

7.血清蛋白低下的患者，使用本品时更易发生毒性反应。

8.当血小板计数低于50×10^9/L或中性粒细胞绝对计数低于0.5×10^9/L时，必须停用本品。

9.本品发生过敏反应采取对症治疗：立即停止滴注，必要时给予升压药、糖皮质激素、抗组胺药或血容量扩充剂。

【用药宣教】

1.用药期间避免阳光暴晒。

2.用药期间可能发生严重骨髓抑制，进而引发感染或出血。应注意保暖，避免到人员聚集的地方，避免感染。

3.本品可经乳汁排泄，哺乳期妇女使用时应暂停哺乳。

4.用药期间应定期检查血常规及肝、肾功能。

替尼泊苷

本品为拓扑异构酶Ⅱ抑制剂。

【理化性状】本品注射液为淡黄色至黄色澄清溶液。

【用药评估】对本品有过敏史者、严重白细胞减少或血小板减少患者、孕妇禁用。

【配伍禁忌】本品与肝素有配伍禁忌。

【相互作用】

替尼泊苷与其他药物相互作用表

合用药物	相互作用
苯巴比妥、苯妥英钠	增加本品清除，合并用药时应增加本品剂量
甲苯磺丁脲、水杨酸钠、磺胺甲噻二唑	降低本品的蛋白结合率，导致游离药物增加，增强替尼泊苷作用和毒性反应
环孢素	本品清除率下降，终末半衰期、血浆峰浓度和毒性升高

【操作要点】

1.注射液的配制：应以0.9%氯化钠注射液稀释本品，不可用5%葡萄糖注射液稀释本品，否则易产生沉淀。溶液配制后应立即使用，避免振荡，以免产生沉淀。有沉淀时禁止使用。

2.用药期间应常规检查血压，不可静脉注射或滴注过快，以免发生低血压。

3.发生严重过敏反应时应立即停药，并同时给予升压药、皮质激素、抗组胺药、吸氧等治疗。

4.用药过量及之前用过止吐药的患者可出现急性中枢神经系统抑制和低血压。

5.育龄期的妇女在使用本品时应避孕。

6.肝功能不全时，剂量应酌减。

7.勿漏于血管外，以免造成组织坏死和血栓性静脉炎。

8.药物过量出现合并症常继发于骨髓抑制，治疗措施包括输注血液制品和应用抗菌药物的支持治疗。

9.治疗期间如果白细胞低于3.5×10^9/L或血小板低于75×10^9/L，应推迟使用，直到骨髓功能恢复正常。

【用药宣教】

1.用药期间，应定期检查血常规、肝肾功能，注意血压波动。

2.用药期间如有短暂性皮质盲、呼吸暂停、发热、皮疹、色素沉着、瘙痒和咽下困难等过敏反应或过敏样反应，立即告知医护人员。

3.哺乳期妇女用药时应权衡利弊。

长春新碱

本品为植物来源的抗肿瘤药。

【理化性状】本品粉针剂为白色或类白色的疏松块状物或无定形固体，有引湿性，遇光或热易变黄。

【配伍禁忌】本品与维生素B_6、异烟肼、替尼泊苷、门冬酰胺酶存在配伍禁忌。

【相互作用】

1. CYP3A为本品的代谢酶，因此，凡具有酶抑制作用的药物均可使本品的血药浓度升高，毒性加重；反之，凡具有酶诱导作用的药物则可降低本品的血药浓度，使治疗受到影响。

2. 本品如合用门冬酰胺酶，应先使用本品，12~24h后再使用门冬酰胺酶；如同时用药或先用门冬酰胺酶后用本品，会使本品的清除减少，毒性加重。

3. 与异烟肼、脊髓放疗合用，可加重神经系统毒性。

【操作要点】

1. 本品可阻止甲氨蝶呤从细胞内渗出，提高后者的细胞内浓度，故常先注射本品，再用甲氨蝶呤。

2. 注入静脉时避免日光直接照射。

3. 诱导急性淋巴细胞白血病缓解，可使用本品加泼尼松再加一种蒽环类药和(或)门冬酰胺酶。

4. 治疗霍奇金病，可合用本品、氮芥、丙卡巴嗪和泼尼松(MOPP)。类似的方案也适用于其他淋巴瘤。

5. 本品静脉注射给药可参照柔红霉素的静脉注射方法，应用时避免药液外溢。

6. 本品注射液的pH为3.5~5.5，仅能用0.9%氯化钠注射液和葡萄糖注射液溶解和稀释，任何改变pH的溶液均不可作为本品溶剂。

【用药宣教】

1. 本品剂量限制性毒性是神经系统毒性，主要引起外周神经症状，如手指、神经毒性等，与累积量有关。足趾麻木、腱反射迟钝或消失，外周神经炎。腹痛、便秘、麻痹性肠梗阻偶见。运动神经、感觉神经和脑神经也可受到破坏，并产生相应症状。

2. 本品的神经毒性常发生于40岁以上者，儿童的耐受性好于成人，

恶性淋巴瘤患者出现神经毒性的倾向高于其他肿瘤患者。

3.有局部组织刺激作用，若药液外漏，可引起局部坏死。

4.可见脱发，偶见血压的改变。

长春碱

本品为植物来源的抗肿瘤药。

【理化性状】本品注射用粉针剂为白色或类白色的疏松状或无定形固体，有引湿性，遇光或热易变黄。

【用药评估】

1.对本品过敏者、骨髓抑制明显者、有恶病质或广泛皮肤溃疡的老年人禁用。

2.肝功能不全患者减量慎用。

3.现患感染、有痛风史或有尿酸盐性肾结石史的患者慎用。

【配伍禁忌】本品与呋塞米、肝素、头孢吡肟存在配伍禁忌。

【相互作用】

1.与吡咯类抗真菌剂(如伊曲康唑)合用，可增加肌肉神经系统的不良反应。如发现不良反应，应进行减量、暂停或停药等适当处理。

2.与苯妥英钠合用，可降低苯妥英钠吸收或使代谢亢进。

3.与天冬酰胺酶合用，可能增强神经系统及血液系统的障碍。为将毒性控制到最小，可在天冬酰胺酶给药前12~24h使用本品。

【操作要点】

1.本品不能肌内、皮下或鞘内注射。

2.本品仅用于静脉注射，用注射用水或0.9%氯化钠注射液稀释至1mg/ml后使用。

3.用药过程中一旦药液漏至血管外，应立即停止注射，以0.9%氯化钠注射液稀释局部本品的浓度或以1%普鲁卡因注射液局部封闭，湿敷或冷敷，发生皮肤破溃后按溃疡处理。

4.肝功能不全时，若合用由胆汁排泄的抗癌药物(多柔比星)应减量。用药过程中出现白细胞过低、肝功能损害，应停药或减量，并采取相应治疗措施。

5.本品可升高血尿酸水平，必要时应加用抗尿酸药(如别嘌醇、秋水仙碱或丙磺舒)或调整抗尿酸药的剂量。

【用药宣教】

1.用药期间，定期检查血常规、肝肾功能。

2.使用高剂量时，应服用少量缓泻剂，防止便秘和肠梗阻。

3.广泛皮肤溃疡或恶病质的患者使用本品，可能使白细胞数减少更甚。

长春地辛

本品为植物来源的抗肿瘤药。

【理化性状】本品粉针剂为白色疏松状固体或无定形固体。

【用药评估】骨髓功能低下和严重感染者禁用。

【相互作用】参见长春新碱。

【操作要点】

1.静脉注射或连续24h静脉滴注。连续静脉滴注的方法：将药物溶于0.9%氯化钠注射液200ml中缓慢静脉滴注，避免药液外溢。

2.本品的主要剂量限制性毒性是粒细胞减少伴白细胞计数降低，一般在给药后3~5天发生，再过4~5天可望恢复。

3.静脉滴注时应小心，药液漏出血管外，引起组织疼痛、皮肤坏死、溃疡。一旦出现应立刻冷敷，并用0.5%普鲁卡因注射液封闭。

4.药物溶解后应在6h内使用。

5.对严重呕吐患者，床旁备吸引器，如突发窒息应立即将呕吐物吸出，以保持患者呼吸道通畅。

6.注射部位出现的烧灼感及静脉炎需对症处理。

7.出现急腹症时应对症处理。

【用药宣教】

1.治疗期间应嘱患者多饮水，以减少高尿酸血症的发生可能。

2.痛风患者用药时，注意调整别嘌醇等抗痛风药的剂量。

长春瑞滨

本品为植物来源的抗肿瘤药。

【理化性状】本品注射液为无色至微黄色的澄明液体；粉针剂为白色至微黄色疏松块状物或无定形固体。

【用药评估】

1.对本品过敏者、严重骨髓抑制者禁用。

2.肝功能不全患者慎用。

【配伍禁忌】本品与阿昔洛韦、氨苄西林、氨茶碱、表柔比星、别嘌呤醇、参芪注射液、茶碱、呋塞米、氟尿嘧啶、更昔洛韦、磺胺甲噁唑、甲泼尼龙、复方磺胺甲噁唑、两性霉素B、奈达铂、哌拉西林、柔红霉素、乳酸钠、噻替哌、丝裂霉素、碳酸氢钠、头孢哌酮、头孢曲松、头孢唑林存在配伍禁忌。

【相互作用】

1.本品或其他长春花碱与丝裂霉素配伍时可发生急性肺毒性。

2.本品与顺铂合用，粒细胞减少的发病率比单独使用本品显著增加。

3.本品与多西他赛同时使用或随后使用，应监测神经病症状，之前进行过放疗的患者给予本品时可增加对放射作用的敏感性。

4.同时给予CYP3A抑制剂时或者肝功能异常的患者，使用本品时不良反应增加。

5.由于所患疾病造成免疫功能减弱，患者危险性会增加。在可能的情况下尽量使用非活性疫苗。

6.本品与环孢素合用，过度的免疫抑制会造成淋巴组织增生。

【操作要点】

1.本品仅供静脉使用。本品对静脉有刺激性，应避免漏于血管外。本品必须先用0.9%氯化钠稀释至50ml，于短时间(6~10min)内经静脉滴注，然后用250~500ml 0.9%氯化钠注射液冲洗静脉。必须确认注射针头在静脉内方可开始注射。

2.本品勿用碱性溶液稀释，以免引起沉淀。本品稀释后可在室温下保存24h。

3.一旦发生严重不良反应，如呼吸困难和气管痉挛，应立即停药，报告医师及时救治。

4.用药过程中一旦发生药液外渗，应立即停药，尽量吸取渗出的药液；渗出部位局部皮下注射1ml透明质酸酶(2500U/ml)；热敷有助于减轻严重刺激症状。剩余药液从另一静脉滴注。有条件者，最好使用深静脉置管，以减少静脉炎及局部外渗造成的组织坏死。

5.若药液溅入眼内，可产生严重的刺激性，甚至角膜溃疡，此时应立即用大量清水或等渗溶液冲洗。

6.过量时可能诱发骨髓再生障碍，并可能伴有感染性综合征或麻痹性肠梗阻，并可致死。如果发生过量，给予一般支持治疗和适度输血、生长因子和抗菌药物。

【用药宣教】

1.用药过程中若出现发热、咳嗽等感染的症状或体征，应立即进行全面检查。

2.本品的胃肠道反应较轻，若出现呕吐，可用甲氧氯普胺止吐。

3.应用本品过程中，要严密检查肝肾功能。

紫杉醇

本品为植物来源的抗肿瘤药。

【理化性状】本品注射液为无色或微黄色黏稠液体。

【用药评估】

1.对本品过敏者、骨髓抑制者禁用。

2.心脏病、血液病、癫痫患者慎用。

3.孕妇禁用。

【相互作用】

1.先给予顺铂，后使用本品，可降低本品的清除率，增加毒性。两药合用时，应先使用本品。

2.如果患者先使用过其他肾毒性药物，再给予本品，也会发生以上一样的相互作用，应根据合用药物各自的清除率和清除时间确定两药使用时间间隔。

【操作要点】

1.为预防过敏反应，在给予本品前必须先给预防用药，在给予本品前12h和6h分别口服地塞米松20mg，在静脉滴注前30min口服或肌内注射苯海拉明50mg及静脉注射H_2受体拮抗剂西咪替丁300mg或雷尼替丁50mg。

2.本品静脉滴注开始15min内应密切观察有无过敏反应，以后每15min检查血压、心率、呼吸1次。

3.注射用脂质体，使用前先向瓶内加入5%葡萄糖注射液10ml，置专用振荡器(振荡频率20Hz，振幅：x轴方向7cm、y轴方向7cm、z轴方向4cm)上振摇5min，待完全溶解后，注入5%葡萄糖注射液

250~500ml中。

4.本品药液不能接触聚氯乙烯塑料(PVC)的器械，必须使用一次性非聚氯乙烯材料的输液瓶和输液管，并通过所连接的过滤器过滤后静脉滴注。

5.本品注射时勿漏于血管外；一旦漏出血管外，应立即局部皮下注射0.25%硫代硫酸钠或0.9%氯化钠注射液，并冷敷6~12h。

【用药宣教】

1.本品静脉滴注期间，一过性心动过速和低血压较常见，一般不必处理，但在静脉滴注的第1h应特别注意，出现特殊情况，应告知医护人员。

2.50%使用本品的患者在用药后2~3天会感到关节和肌肉疼痛，与所用剂量相关。一般在数天内恢复。在给予G-CSF后肌肉痛会加重。

3.由于紫杉醇大部分由胆汁中排出，肝、胆疾病者应谨慎，注意观察。

4.本品常见的神经系统不良反应为指(趾)麻木。约4%的患者，特别是高剂量时，可出现明显的感觉和运动障碍及腱反射减低。静脉滴注时可发生癫痫大发作。

5.用药期间，每周应检查血常规至少2次。并应进行严密的心脏和其他血液学检查。

多西他赛

本品为紫杉醇类抗肿瘤药。

【理化性状】本品注射液为微黄色至橙黄色澄明油状液体。

【用药评估】

1.对本品或聚山梨酯80（吐温80）过敏者禁用。

2.白细胞计数小于1000/mm^{3}者禁用。

3.肝功能不全者禁用。

【相互作用】本品的代谢酶是CYP3A，所有对该酶起诱导或抑制作用的药物都可能与本品发生相互作用。

【操作要点】

1.本品为细胞毒药物，药物配制时注意安全防护。配制本品时，以

0.9%氯化钠注射液或5%葡萄糖注射液稀释至0.3~0.74 mg/ml后使用(配制后浓度不超过0.74mg/ml)。工作台表面应覆盖可丢弃的塑料薄膜，操作者应穿戴防护衣服及手套。若皮肤接触了药液，应立即用肥皂和水彻底清洗；如眼睛或黏膜接触了药液，立即用水彻底清洗。配制好的药液应立即使用。

2.静脉滴注前10min，滴速宜在每分钟20滴以内。

3.静脉滴注本品时10min内，应密切注意生命体征，测血压4次，此后也应注意过敏反应。

4.本品治疗前必须口服糖皮质激素类(地塞米松)，以预防变态反应和体液潴留，在使用本品的前1天服用，每天16mg，持续至少3天。

5.滴注本品时，如发生严重过敏反应，血压下降超过20mmHg，支气管痉挛、呼吸困难和大面积皮疹出现，应立即停止滴注并进行对症治疗。对已发生严重不良反应不能再次使用。

6.由于本品可能发生较严重的过敏反应，应具备相应的急救设施，建议用药期间密切监测主要功能指标。

7.治疗期间可能发生外周神经毒性反应。如果反应严重，则建议在下一疗程中降低剂量。

8.用药过程中一旦发生药液外渗，应立即停药，更换注射部位。立即局部皮下注射0.25%硫代硫酸钠或0.9%氯化钠注射液，并冷敷6~12h。

【用药宣教】

1.中性粒细胞减少是最常见的不良反应且通常较严重(低于0.5×10^9/L)。可能出现中性粒细胞减少相关的发热及感染。贫血可见于多数病例，少数病例可发生重度血小板减少。

2.本品使用过程中，如出现脸红、伴有或不伴有瘙痒的红斑、胸闷、背痛、呼吸困难、药物热或寒战，应及时告知医师。

3.使用本品可能出现皮肤反应。皮疹通常可能在静脉滴注本品1周内发生，但可在下次静脉滴注前恢复。可能会发生指(趾)甲病变，以色素沉着或变淡为特点，有时发生疼痛和指甲脱落。

4.本品可导致体液潴留，包括水肿，还可发生胸腔积液、腹水、心包积液、毛细血管通透性增加以及体重增加。为了减少液体潴留，需预防性使用皮质激素。

5.使用本品可能发生恶心、呕吐或腹泻等胃肠道反应。

6.肝功能正常者在治疗期间也可出现转氨酶升高、胆红素升高。

7.如正在服用酮康唑、红霉素、环孢素等应告知医师，因此类药可干扰本品代谢。

高三尖杉酯碱

本品为植物成分抗肿瘤药。

【理化性状】本品注射液为无色的澄明液体。

【用药评估】

1.对本品过敏者、孕妇、有心脏疾病史者、严重及频发的心律失常及器质性心血管疾病患者禁用。

2.反复使用过蒽环类药物者慎用。

3.骨髓功能显著抑制或严重粒细胞减少或血小板减少，肝功能或肾功能不全，有痛风或尿酸盐肾结石病史患者，如必需使用，则应减少剂量。

【相互作用】本品与其他可能产生抑制骨髓功能的抗癌药物或放射疗法合并应用时，应调节本品的剂量与疗程。

【操作要点】

1.静脉滴注：溶于5%葡萄糖注射液250~500ml中，缓慢滴注3h以上。

2.肌内注射：每天1~2mg，加于苯甲醇2ml中肌内注射。

3.用药过程中患者出现严重低血压及严重心律失常时，应立即停药对症处理。

【用药宣教】

1.用药期间，应定期检查血常规、心电图、肝肾功能和血糖。

2.使用本品可有白细胞下降，多数患者可以恢复。

3.使用本品有时会出现恶心、呕吐、厌食、口干等。

4.若疑为本品引起的心房扑动，应立即停药。

榄香烯

本品为从植物中提取的抗肿瘤药。

【理化性状】本品注射液为乳白色的均匀乳状液体。

【用药评估】高热、胸腹水合并感染的患者慎用。

【配伍禁忌】本品与舒血宁存在配伍禁忌。

【相互作用】

1.本品与放疗或其他化疗药物及生物反应调节剂合用有协同作用。

2.本品与加温疗法合用有协同作用。

【操作要点】

1. 胸腔注射　抽尽胸水，先注入利多卡因注射液 5~10ml 和地塞米松 5~10mg。每次使用本品乳剂 400~600mg，与等量 0.9% 氯化钠注射液混合后注入，1~3 次一疗程。注入后更换体位，使药物广泛接触胸膜内壁。

2. 腹腔注射　如胸腔注射准备方法，取本品 500~800mg 与 0.9% 氯化钠注射液 1500~2000ml 混合后注入。

3. 局部注射　先用利多卡因多点瘤体局部麻醉，3~5min 后再将药液注入瘤体中，每次 50~70mg。

4. 静脉滴注　选较粗静脉，采用 Y 形输液管，先以 0.9% 氯化钠注射液开通静脉，再快速输入药液。用药前半小时先口服泼尼松 1 次，静脉滴注时可加入地塞米松 5~10mg，以防发生过敏。

5.本品腹腔注射时少数患者可出现疼痛，使用前应根据患者的具体情况使用局部麻醉药，以减轻或缓解疼痛，患者能够耐受。

6.使用本品若发生过敏反应，症状轻者给予吸氧或抗过敏药物，如地塞米松静脉注射或静脉滴注即可缓解。重症患者应立即停药，依其病情变化予以抗休克和抗哮喘的抢救措施。

【用药宣教】

1.注意有无出血倾向，有进行性出血者应及时告知医师。

2.初次用药后，可有轻微发热，多在 38℃以下，于给药之前 30min 口服泼尼松或解热镇痛药可预防或减轻发热。

3.本品腹腔内注射少数患者会出现疼痛，但经止痛治疗后，症状可减轻或缓解，一般能够耐受。

香菇多糖

本品为从植物中提取的抗肿瘤辅助用药。

【理化性状】本品为白色多孔性固体，易溶于水。

【相互作用】本品与维生素 A 制剂混合，会使注射剂浑浊，应避免合用。

【操作要点】

1.静脉注射，每次 1~2mg，每周 1~2 次或遵医嘱。同时可口服替加氟，400mg/m^2，也可静脉滴注替加氟，每次0.6~1g。

2.癌性胸腹水，本品4mg溶于0.9%氯化钠注射液10ml，每周1次，胸腹腔内给药，共4次，同时给替加氟，400~800mg/d，口服或静脉输注。

3.辅助治疗乙型肝炎、艾滋病，4mg，肌内注射，每天1次，8周为1个疗程。

第六节　其他抗肿瘤药与抗肿瘤辅助用药

门冬酰胺酶

本品为抗肿瘤药。

【理化性状】本品注射液为白色冻干块状物或粉末。

【皮肤试验方法】本品可引起过敏反应，故用药前必须先做皮试，有过敏史的患者应十分小心或不用。一般用10~50U/0.1ml作皮内注射。皮试药液的制备：将5ml的灭菌注射用水或0.9%氯化钠注射液加入小瓶内，摇动，使瓶内10000U的本品溶解。抽取0.1ml(含2000U/ml)，注入另一个含9.9ml稀释液的小瓶内，制成浓度约为20U/ml的皮试药液。用0.1ml皮试液(约2.0U)做皮试，观察至少1h，如有红斑或风团即为皮试阳性反应，不可应用。

【用药评估】

1.对本品或甘露醇过敏者、儿童、骨髓抑制者、低蛋白血症、糖尿病和有胰腺炎病史者禁用。

2.肝肾功能不全、合并感染(包括水痘)以及有凝血功能不全者慎用。

【相互作用】本品与甲氨蝶呤合用时，可通过抑制细胞复制的作用而阻断甲氨蝶呤的抗肿瘤作用。有研究表明，如本品在给甲氨蝶呤9~10天前应用或在给甲氨蝶呤后24h内应用，可以避免抑制甲氨蝶呤的抗肿瘤作用，并可减少甲氨蝶呤对胃肠道和血液系统的不良反应。

【操作要点】

1.本品可用于静脉注射、静脉滴注、肌内注射和鞘内注射。一般剂量：10000~15000U/m^2，每周3~7次，亦可每周1次。一般3~4周为1疗程。总剂量根据所用药物的纯度和毒性而定。根据不同病种，不同的治疗方案，用量有较大差异。如急性淋巴细胞白血病的诱导缓解方案：

每日剂量500U/m^2或1000U/m^2，最高可达2000U/m^2；以10~20天为1个疗程。

2.本品配制的稀释液一定要澄明才能使用，且要在稀释后8h内应用。

3. 静脉注射　静脉注射前必须用灭菌注射用水或0.9%氯化钠注射液加以稀释，每10000U的小瓶稀释液量为5ml。给药时，应经正在输注的0.9%氯化钠注射液或葡萄糖注射液的侧管注入，注射时间不得短于30min。

4. 静脉滴注　先用0.9%氯化钠注射液或5%葡萄糖注射液稀释，然后加入0.9%氯化钠注射液或5%葡萄糖注射液中滴注。

5. 肌内注射　在含本品10000U的小瓶内加入2ml的0.9%氯化钠注射液加以稀释，每个注射部位注射量不应超过每次2ml。

6. 一旦发生过敏性休克，必须就地抢救，予以保持气道畅通、吸氧及用肾上腺素、糖皮质激素等治疗措施。

7.本品不同生产厂家、不同批号的产品，其纯度和过敏反应均有差异，使用时必须慎重。

8.每次注射前须备有抗过敏反应的药物及抢救器械。

【用药宣教】

1.为防止严重的过敏事件发生，使用本品前应先做皮试。

2.由于本品能进一步抑制患者的免疫机制，并增加所接种病毒的增殖能力、毒性及不良反应。故应在接受本品治疗的3个月内不宜接种活病毒疫苗。另外，与患者密切接触者，口服脊髓灰质炎疫苗的时间也应推迟。

3.本品治疗期间应静脉大量补充液体，碱化尿液，口服别嘌醇，以预防白血病或淋巴瘤患者发生的高尿酸血症和尿酸性肾病。

4.妊娠3个月内的孕妇避免使用本品。在哺乳期妇女接受本品治疗时应停止哺乳。

甘氨双唑钠

本品为放射增敏药。

【理化性状】本品为类白色至微黄色的疏松块状物或粉末，无臭，味苦，遇光色渐变黄。

【用药评估】

1.对本品过敏者、孕妇、儿童禁用。

2.重度肝肾功能和心脏功能不全患者禁用。

【操作要点】静脉滴注，于放射治疗前将药物加入0.9%氯化钠注射液100ml中充分摇匀后，于30min内滴完，给药后60min内进行放射治疗，放疗为隔日1次，每周3次。

【用药宣教】

1.本品必须伴随放射治疗使用，单独使用本品无抗癌作用。

2.使用本品如发生过敏反应，应立即停止给药并采取适当措施。

3.使用本品时应定期监测肝功能和心电图，特别是肝功能、心功能异常者。

4.包装破损或稀释液不澄明者禁止使用。

5.老年患者用药参照成人用法与用量，不必调整剂量。

6.哺乳期妇女应用需权衡利弊，选择停药或停止哺乳。

7.尚无药物过量的特殊解救方法，如发生此类情况，可按一般药物过量的处理方法解救。

干扰素 α1b

本品为抗肿瘤单抗。

【理化性状】本品注射剂为白色薄壳状疏松体。

【用药评估】

1.对本品或其他干扰素过敏者，重度心、肝、肾功能不全者，其他严重疾病不能耐受本品治疗者，癫痫及其他神经系统疾病者，禁用。

2.严重抑郁症有自杀倾向者、骨髓抑制者、糖尿病患者、甲状腺功能异常者、心肺疾病患者、肝肾功能不全者慎用。

【相互作用】

1.本品合用高剂量的阿地白介素可增加高敏反应的风险。

2.本品可抑制双香豆素的代谢，引起后者的凝血功能增强，从而增加血栓形成的风险。

3.本品与齐多夫定合用，可对血液系统产生毒性，如发生贫血和中性粒细胞减少。

4.本品如合用活疫苗，可能被活疫苗(如轮状病毒疫苗)感染。

5.本品合用苯巴比妥，可能增加后者的血药浓度。

6.本品可降低茶碱的清除率，导致后者中毒。

【操作要点】

1.皮肤过敏试验：使用前应先做皮试(皮内注射本品5000U)，阴性者方可使用。在使用过程中如发生严重过敏反应，应立即停药，并给予相应治疗。

2.注射前冰敷注射部位至产生麻木感，注射部位消毒，待乙醇挥干、药物达到室温后注射，以45°~90°进针，不要搓揉注射部位，注意交替部位注射。

3.老年人使用较大剂量应谨慎，必要时可先用小剂量，逐渐加大剂量以减少不良反应。

4.发热、头痛时可给予对乙酰氨基酚或其他解热镇痛药。

5.如出现甲状腺功能亢进，暂停本品治疗，适当给予抗甲状腺功能亢进药物，疾病稳定后可继续谨慎治疗。

6.肌内注射或皮下注射，每天1次，至少使用6个月。可根据病情适当调整剂量，缓解后可改为隔日1次用药。

【用药宣教】

1.用药时机掌握：在就寝前或者傍晚给药或休息日给药；多饮水，吃平衡膳食。

2.注射前口服对乙酰氨基酚或其他非处方退热药，就寝前或者傍晚给药，使患者在睡眠中度过发热。

3.保持良好的睡眠卫生习惯，规律作息，限制午睡时间；定期进行锻炼，限制咖啡因及乙醇的摄入。

4.避免使用损发产品、电吹风机、束发带和每日洗发；使用柔和的洗发剂和护发剂；避免染发和烫发，留短发或者戴假发。

5.保持良好的口腔卫生，适当的休息和锻炼；少量多餐，多食水果、蔬菜。

干扰素γ

本品为干扰素类抗肿瘤药。

【理化性状】本品粉针剂为乳白色粉末。

【用药评估】

1.已知对干扰素制品、人肠埃希菌来源的制品过敏者禁用。

2.有心肌梗死、充血性心力衰竭或心律失常史的患者、癫痫和其他中枢神经系统功能紊乱者、骨髓抑制患者、肝病患者慎用。

【操作要点】

1.如患者有明显的过敏体质，尤其是对抗菌药物有过敏史者，使用本品前必须做皮肤试验(5000U，皮内注射)，阴性者方可使用。

2.老年人用药应慎重，必要时可先用小剂量，后逐渐加大剂量，以减少不良反应。

3.用药期间应定期检查肝、肾功能及血常规。

4.避免与抑制骨髓造血功能的药物合用。

5.本品用药过程中，若患者出现不能耐受的严重不良反应，应减少剂量或停药，并给予必要的对症治疗。

6.皮下注射，每次100μg，每周1次。

7.肌内注射，250μg/d，治疗8天停3~4周为一疗程，连用11个疗程。

【用药宣教】治疗中常见发热，常在注射后数小时出现，持续数小时后自行消退，多数为低热，但也有少数高热，发热时可有头痛、肌肉痛、关节痛等流感样症状。

利妥昔单抗

本品为抗肿瘤单抗。

【理化性状】本品注射液为澄清至微乳光、无色或淡黄色液体。

【用药评估】

1.对本品或鼠蛋白过敏者、孕妇、有严重活动性严重感染者禁用。

2.儿童不宜使用。

3.有明显心脏病如心绞痛、心衰、哮喘、低血压等患者慎用。

【操作要点】

1.本品未稀释的瓶装制剂应遮光保存。配制好的本品注射液在室温下可保持稳定12h。在冰箱中(2~8℃)可保存24h。

2.由于本品不含抗微生物防腐剂，因此配制溶液保持无菌非常重要。超过有效期不得再继续使用。

3.本品不可进行静脉注射，输注速度不可过快。

4.考虑本品可能引起低血压，在开始使用本品时，应暂停使用抗高血压药或减量。

5.对曾患心脏疾病的患者在输注本品时和用药后都需严密监测病情

变化。

6.循环中恶性肿瘤细胞数目较多或肿瘤负荷较重的患者，发生严重的细胞因子释放综合征的危险性较大，须在无其他治疗手段时慎用本品。非霍奇金淋巴瘤患者可出现肿瘤溶解综合征。

7.用药前30~60min酌情给予对乙酰氨基酚、苯海拉明、肾上腺激素以预防过敏反应。

8.一旦患者出现过量用药，必须立即停药或减少剂量，并且对其进行密切监测。

9.用药期间如发生过敏反应或其他严重反应，应考虑减量或停药。

10.应准备好抢救过敏性休克的措施。本品可致严重的包括致命性的输液反应，静脉滴注24h内可发生死亡，80%的致命性输液反应发生于首次输液过程中。应密切监测患者，严重反应者应停药，3~4级输液反应者应给予适当治疗。

11.白细胞和血小板计数明显下降时，应停药。

12.本品可导致严重的包括致命性的黏膜皮肤反应，使用过程中应密切观察。

13.某些病例可致乙型肝炎病毒复活，导致暴发性肝炎、肝功能衰竭及死亡。开始本品治疗前应排除乙型肝炎病毒感染者，本品治疗中及治疗后应密切监测患者，一旦发生乙型肝炎病毒复活，停用本品及共用药物，并开始抗乙型肝炎治疗。

14.本品可致进行性包括致命性的多灶性白质脑病。监测患者的临床症状，一旦出现多灶性白质脑病的症状，应停药。

【用药宣教】

1.用药期间，应定期检查血常规和血小板计数。如果出现血细胞减少，则应增加复查次数。

2.育龄妇女在使用本品的过程中及治疗后的12个月，应采取有效的避孕措施。

3.哺乳期妇女用药，应暂停哺乳。

4.如患者出现腹痛或频繁呕吐等肠梗阻症状，应及时告知医师处理。

5.本品治疗后接种活疫苗的安全性尚未确定，最好在治疗前进行免疫接种。

曲妥珠单抗

本品为抗肿瘤单抗。

【理化性状】本品粉针剂为白色至淡黄色粉末。

【用药评估】

1.对本品过敏者、老年体弱者禁用。

2.对其他鼠源性或人源性单克隆抗体制剂过敏者或有明显不良反应者、高血压或冠心病患者、近期曾用过或正在使用蒽环类抗癌药、环磷酰胺或进行胸部放疗者、患有肺部疾病者、心功能不全或肝肾功能不全患者慎用。

【相互作用】

1.与紫杉醇合用，本品的血清谷浓度水平增加约1.5倍，谨慎合用。

2.与华法林合用，可增加出血的危险。

3.与蒽环类或环磷酰胺合用，血液及心血管毒性增加。

【操作要点】

1. 输液准备 应采用正确的无菌操作。每瓶注射剂应由附带的20ml灭菌注射用水稀释，配好的溶液可多次使用，其曲妥珠单抗的浓度为21mg/ml，pH约6.0。

2.所需的溶液量从小瓶中吸出后加入250ml 0.9%氯化钠注射液输液袋中，输液袋轻轻翻转混匀，防止气泡产生。一旦输注液配好即应马上使用。如果在无菌条件下稀释的，可在2~8℃冰箱中保存24h。

3.本品不能用葡萄糖注射液稀释，因其可使蛋白凝固。

4.本品不可与其他药混合或稀释，不可静脉注射或静脉冲入。

5.用药中出现左心功能不全时，应停用本品。

6.为防止发生输液反应，建议预先使用苯海拉明、对乙酰氨基酚。

7. 初次负荷剂量 建议初次负荷量为4mg/kg，90min内静脉滴注。此时患者如出现发热、寒战或其他与输液相关症状时应先停止滴注，症状消失后继续治疗。

8. 维持剂量 建议每周用量为2mg/kg。如初次负荷剂量可耐受，则此剂量可于30min内输完。本品可持续使用直至病情进展。

9.患者出现临床显著的左室功能减退时，应考虑停用。

10.有心功能减退的患者可给予利尿药、强心苷类药和(或)血管紧张素转换酶抑制剂对症治疗。

11.如患者出现发热、寒战或其他输注相关症状，应停止滴注药物，待症状消失后可继续滴注。

12.发生严重过敏反应，应停用本品，给予肾上腺素、皮质激素、苯海拉明、支气管扩张剂和吸氧等治疗，同时密切监测患者。

【用药宣教】

1.本品必须在治疗癌症有经验的医师监测下进行。

2.本品用于孕妇可能会引起胎儿损害。

3.用药时和用药后应监测毒性反应的表现、心功能不全的表现，并常做胸部X线片、超声心动图、心电图、血常规、血液生化检查。

4.本品用药前应作组织的HER-2表达水平检测，筛查是否适于本品治疗。

西妥昔单抗

本品为抗肿瘤单抗。

【理化性状】本品注射液为无色溶液，可能含有与产品相关的白色可见的无定形颗粒。

【用药评估】用药前评估患者的电解质情况，包括血镁、血钾、血钙，本品可致低血镁、低血钾和低血钙。

【配伍禁忌】本品可与以下物品配伍：聚乙烯、乙烯基乙酸乙酯或聚氯乙烯塑料；聚乙烯、乙烯基乙酸乙酯、聚氯乙烯、聚丁二烯或聚氨基甲酸酯输注装置；聚醚砜、聚酰氨或聚砜串联过滤器。

【操作要点】

1.本品静脉滴注前，应预先接受抗组胺药物治疗，并配备复苏设备和治疗过敏反应所需的药物，且输液结束后应监测至少1h。使用前勿振荡、稀释。

2.使用本品前应进行过敏试验，静脉注射本品20mg，并观察10min以上，结果呈阳性的患者慎用，但阴性结果并不能完全排除严重过敏反应的发生。

3.本品常可引起不同程度的皮肤毒性反应，此类患者用药期间应注意遮光。轻至中度皮肤毒性反应不必调整剂量，发生重度皮肤毒性反应者，应酌情减量。

4.本品可通过输液泵、重力滴注或注射器泵给药，必须使用单独的

 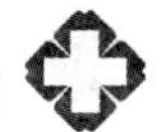

输液管。滴注结束时必须使用0.9%氯化钠注射液冲洗输液管。

5.本品为无色溶液，可能含有与产品有关的白色可见的无定形颗粒，这些颗粒不会影响产品的质量，但是，本品在给药期间必须使用0.2μm或0.22μm孔径过滤器进行过滤。

6.准备输液过程中必须确保无菌操作。

7.必须按照以下要求准备本品：与输液泵或重力滴注串联过滤，取一支适当的无菌注射器(最小50ml)并装上匹配的针头。从药瓶中抽取所需体积的西妥昔单抗，转入真空容器或塑料袋中，并重复该操作直至达到所需体积。输液管上串联一上述过滤器，并在滴注前向过滤器中注入本品，然后开始给药。滴注速率的设定和控制如前所述。与注射泵串联过滤，取一支适当的无菌注射器(最小50 ml)并装上匹配的针头，从药瓶中抽取所需体积的本品注射剂，除去针头后将注射器放入注射器泵，注射器泵上再串联一上述过滤器，并在滴注前向过滤器中注入本品，然后开始给药。滴注速率的设定和控制如前所述。重复该操作直至达到所需体积。

8.推荐起始剂量为400mg/m^2，滴注时间120min，滴速应控制在5ml/min以内(可用输液泵或注射器泵)。

9.维持剂量为每周250mg/m^2，滴注时间不少于60min。

10.本品用药前建议给予H_1受体拮抗剂，用药后至少观察1h。输液管需用低蛋白结合滤器(0.22μm)。

11.出现轻至中度皮肤毒性不必调整剂量，但出现严重皮肤毒性时需延迟用药1~2周，若症状改善可继续原剂量用药，若不能改善，则需停止用药。若严重皮肤毒性反复出现，每次延迟1~2周可改善，则下次用药需按每次50mg/m^{2}递减，第4次出现(用量为150mg/m^2)严重皮肤毒性时，应永久停用。

12.一旦出现过敏反应，应立即给予对症处理。轻中度反应包括发热、寒战、恶心、皮疹和呼吸困难等症状。严重反应多发生于初次静脉滴注过程中或初次静脉滴注结束1h内，症状包括急性气道阻塞、风疹或低血压。

13.发生轻至中度输液反应时，可减慢输液速度或服用抗组胺药。

14.发生严重的输液反应需立即停止输液，静脉注射肾上腺素、糖皮质激素、抗组胺药并给予支气管扩张剂及输氧等治疗。

15.发生急性发作的肺部症状，应立即停用，查明原因，若确系肺间质疾病，应停用，并进行相应的治疗。

16.在滴注期间，过滤器偶尔发生堵塞。如发生堵塞，必须更换过滤器。

【用药宣教】

1.建议哺乳期妇女在使用本品治疗期间和最后1次用药后1个月内不要哺乳。

2.用药期间应注意避免日晒。

3.本品可发生输液反应：多数为轻度或中度，调慢输液速度可缓解。约3%患者可发生严重的输液反应，其中90%发生于第一次用药时，如有不适，应立即告诉医师或护士。

4.本品用药可出现皮肤毒性反应，主要症状为粉刺样(痤疮样)皮疹，其次为指甲病。放疗和日晒可加重皮肤反应。

5.治疗期间如注意力和反应能力受到影响时，建议在症状消退前避免驾驶车辆或操作机器。

6.本品治疗期与治疗完成后至少8周内应定期检查电解质，以排除低镁血症、低钙血症和低钾血症。

7.治疗期间应定期检查肝功能和全血细胞计数。

贝伐单抗

本品为抗肿瘤单抗。

【理化性状】本品为静脉注射用无菌溶液，pH 5.9~6.3，无色至略带棕色的乳光至澄清液体。

【用药评估】

1.胃肠穿孔、有未愈合伤口或严重出血者、肾病综合征患者、高血压危象者、严重动脉血栓者、术前或重大手术后28天内及近期咯血患者禁用。

2.有单克隆抗体过敏史者，有出血倾向患者(已报道发生鼻出血和致死性出血)，充血性心力衰竭者、高血压及其他心血管疾病患者(出现心血管血栓栓塞的风险增加)，肾功能不全者、蛋白尿患者，有动脉血栓栓塞史者(出现动脉血栓的风险增加)，老年(≥65岁)患者(出现血栓形成的风险增加)慎用。

【操作要点】

1.在手术后28天内不应开始本品的治疗，开始治疗前，手术切口应完全愈合。

2.本品应由专业卫生人员采用无菌技术稀释后才可输注。按5mg/kg的剂量抽取所需的本品，稀释到总体积为100ml的0.9%氯化钠注射液中。由于产品未含防腐剂，应抛弃小瓶中的剩余部分。作为注射用药物，在使用前，应肉眼观察有无颗粒物质和变色。

3.稀释后的溶液在2~8℃环境中最长保存8h。

4.本品不应使用含糖溶液配制或与含糖溶液混合。

5.首次应用本品应在化疗后静脉滴注90min以上。如果第一次输注耐受良好，第二次输注可为60min以上。如果60min也耐受良好，以后的输注可控制在30min以上。

6.本品不可与其他药物混用，也不可静脉注射。

7.患者如果出现需进一步检查才确定的中到重度蛋白尿和尚未控制的严重高血压则推荐暂时推迟使用。

8.在治疗过程中发生3级或4级出血的患者，应该永久性地停用本品。

【用药宣教】

1.建议患者在最后一次治疗后的至少6个月内都要采取避孕措施，并停止母乳喂养。

2.本品可能损害女性生育能力。

3.为预防高血压，高血压患者可以在使用本品前12h适当调整抗高血压药物剂量。

重组人血管内皮抑素

本品为抗肿瘤药。

【理化性状】本品注射液为无色澄明液体，pH 5.5 ± 0.5。

【用药评估】

1.过敏体质或对蛋白类生物制品有过敏史者慎用。

2.心、肾功能不全患者慎用。

3.有严重心脏病或病史者，如充血性心力衰竭、难以控制的心律失常、需药物控制的心绞痛、临床确诊的心瓣膜疾病、心肌梗死以及难以控制的高血压慎用。

【操作要点】

1.本品为静脉给药，临用时将本品加入250~500ml 0.9%氯化钠注射液中，匀速静脉滴注，滴注时间3~4h。

2.勿与可能影响本品酸碱度的其他药物或溶液混合使用。

3.出现过敏反应时，应立即停药并做适当的处理。

4.本品临床使用过程中应定期进行心电图检查，出现心脏不良反应者应进行心电监护。

【用药宣教】

1.本品消化系统不良反应均为可逆，轻度患者无需对症处理，中、重度经减缓滴注速度或暂停药物使用后适当对症处理可缓解，仅有少数病例需对症治疗，但通常不影响药物的继续使用。

2.本品的皮肤及附件不良反应为可逆性，暂停使用药物后可缓解。

亚砷酸

本品为抗肿瘤药。

【理化性状】本品粉针剂为白色疏松块状物或粉末；注射液为无色澄清液体。

【用药评估】

1.本品治疗前，应纠正已存在的电解质异常。

2.心电图严重异常者(包括Q-T间期延长者、具有潜在致命性的尖端扭转型室性心动过速和APL分化综合征)慎用。

3.孕妇禁用。

【相互作用】使用本品期间，不宜同时使用能延长Q-T间期的药物(一些抗心律失常药，硫利达嗪)或导致电解质异常的药物(利尿剂或两性霉素B)。

【操作要点】

1.静脉滴注，用5%葡萄糖注射液或0.9%氯化钠注射液500ml稀释后滴注3~4h。4周为一疗程，间歇1~2周，也可连续用药。

2.本品为医疗用毒性药品，必须在专科医师指导下使用。

3.勿将本品与其他药物混合使用。注射后残余本品勿用。

4.用药期间出现外周白细胞过高时，可酌情选用白细胞单采分离，或应用羟基脲、高三尖杉酯碱、阿糖胞苷等化疗药物。

5.本品使用过程中如出现肝、肾功能异常，应及时对症治疗，密切观察病情，必要时停药。

6.未按规定用法用量用药而发生急性中毒者，可用二巯基丙醇等药物解救。

【用药宣教】

1.用药期间，应避免使用含硒药品及食用含硒食品。

2.哺乳期妇女用药时应停止哺乳。

美司钠

本品为抗肿瘤辅助用药。

【理化性状】本品的注射液为无色澄明液体。

【用药评估】对本品或其他巯醇化合物过敏者禁用。

【配伍禁忌】

1.本品不宜与红霉素、四环素和氨茶碱等配伍使用。

2.在试管试验中，本品与顺铂和氮芥并不相溶，故不得与顺铂、氮芥混合注射。

【操作要点】

1.静脉注射时应避免漏出血管外，若有外漏应立即停止注射，并连接注射器回抽漏于皮下的药液，抬高患肢防止受压。

2.本品偶有静脉刺激反应，可能与本品pH为6及高渗透性有关。将本品用灭菌注射用水稀释至1∶3浓度时，可避免出现静脉并发症。

3.本品的注射剂可用0.9%氯化钠注射液、5%葡萄糖注射液、乳酸林格注射液稀释。

【用药宣教】

1.消化道吸收障碍者，不宜采用口服给药。

2.曾接受骨盆区放疗者、使用环磷酰胺治疗时出现过膀胱炎者、曾有泌尿道损伤者以及使用大剂量环磷酰胺(超过10mg/kg)的患者，在给予环磷酰胺时应合用本品。

3.儿童用药时应酌情增加剂量，或缩短给药间隔时间，增加给药次数。

4.本品的保护作用只限于泌尿系统，其他对使用环磷酰胺治疗时所采取的预防及治疗措施均不受本品影响。

5.本品可引起尿酮试验假阳性。

6.给予本品时，患者应多饮水，以保持足够的尿量，如出现血尿，应及时告知医护人员。

右丙亚胺

本品为抗肿瘤辅助用药。

【理化性状】本品粉针剂为粉红色的疏松块状物或粉末，专用溶剂为无色的澄明液体。

【用药评估】

1.对本品过敏者禁用。

2.同时使用骨髓抑制剂的患者慎用。

【操作要点】

1.第1次使用蒽环类药物前联合应用本品，可以预防蒽环类药物心脏毒性。本品先以0.167mol的乳酸钠注射液配制成10mg/ml的溶液，然后用0.9%氯化钠注射液或5%葡萄糖注射液将本品稀释成1.3~5mg/ml，快速静脉滴注，30min内滴完，滴完后即可给予蒽环类药物。每次使用蒽环类药物时都重复使用本品。

2.溶解后的药物应立即使用。在2~8℃只能保存6h。

3.虽然本品对心脏有保护作用，但不能消除心脏中毒的风险，对多柔比星累积剂量达300mg/m^{2}的患者，即使使用本品，亦应密切关注心脏毒性的发生。

4.对怀疑本品过量患者，可采取支持疗法，以改善骨髓抑制和其他相关病情控制。应包括控制感染、体液调节及补充必需的营养。

5.本品的粉末或溶液接触到皮肤和黏膜，应立即用肥皂和水彻底清洗。

【用药宣教】

1.孕妇使用本品应权衡利弊。

2.治疗期间，哺乳期妇女应停止哺乳。

3.不得在使用本品前应用阿霉素。

昂丹司琼

本品为止吐药。

【理化性状】本品注射用粉针剂为白色疏松块状物或粉末；注射液为无色透明液体。

【用药评估】对本品过敏者禁用。

【相互作用】

1.肝药酶诱导或抑制药物可能影响本品代谢。

2.本品与地塞米松或甲氧氯普胺合用，可显著增强止吐效果。

【操作要点】

1.静脉注射，用于化疗和放疗引起的恶心呕吐，于化疗前静脉注射。

2.本品在0.9%氯化钠注射液、5%葡萄糖注射液、复方氯化钠注射液和10%甘露醇注射液中是稳定的(室温或冰箱条件可保持稳定1周)，但仍须临用前配制。

3.本品注射剂不可与其他药物混于同一注射器中使用或同时输注。

4.本品静脉注射速度宜缓慢，注射速度太快，可致短暂性视物模糊，减慢注射速度或暂停注射，上述症状可消失。

5.本品用药期间，如出现支气管痉挛、心动过速、低钾血症、心电图改变和癫痫大发作等症状，应立即停药，并报告医师，及时处置。

6.本品用药过量可有幻视、血压升高等，可适时采取对症疗法和支持疗法；本品用药期间出现的头痛可自行缓解，也可给予解热镇痛药，如对乙酰氨基酚。

【用药宣教】

1.哺乳期妇女慎用，如需服药，应停止哺乳。

2.尽可能不要漏服任何一剂本品，因为一般认为本品的治疗效果与稳定的血药浓度相关。

3.本品引起便秘，可通过增加食物纤维摄入和增加运动及多饮水来改善。

格拉司琼

本品为止吐药。

【理化性状】本品粉针剂为白色疏松块状物或粉末。

【用药评估】肠梗阻患者禁用。

【操作要点】

1.静脉给药，成人用量通常为3mg，用20~50ml的0.9%氯化钠注射液或5%葡萄糖注射液稀释后，于治疗前30min静脉滴注，给药时间应超过5min。或将药物配成15ml药液，在不少30s的时间内进行静脉注射。大多数患者只需给药一次，对恶心和呕吐的预防作用便可超过24h，必要时可增加给药次数1~2次，但每日最高剂量不应超过9mg。

2.静脉滴注在化疗前至少5min输完。或将药物配成15ml药液，在不少30s的时间内进行静脉注射。

3.使用本品过敏者，立即停药。

【用药宣教】

1.孕妇除非必需外，不宜使用。

2.哺乳期妇女需慎用，若使用本品时应停止哺乳。

3.定期进行肝功能检查和血常规检查。

4.本品可减慢消化道运动，故消化道运动障碍患者使用本品时，应及时报告胃肠道梗阻的症状。

托烷司琼

本品为止吐药。

【理化性状】本品注射液为无色或几乎无色的澄明液体；粉针剂为白色或类白色冻干块状物或粉末。

【用药评估】

1.对本品或其他5-HT_3受体拮抗剂过敏者、孕妇、重度肝肾功能不全患者禁用。

2.2岁以上儿童可应用本品预防化疗药物所致恶心和呕吐，但不推荐用于术后的恶心和呕吐。

3.心血管疾病患者、肝肾功能不全患者慎用。

【操作要点】

1.静脉注射，疗程第1天，在化疗前将本品5mg溶于100ml常用的输注溶液如0.9%氯化钠注射液、林格液或5%葡萄糖注射液中静脉滴注(不少于15min)或缓慢静脉注射(注射速度为2mg/min)。

2.静脉滴注，应在15min左右输完；静脉注射，应于3~5min注射完。

3.本品多次大剂量使用时可出现幻视，高血压患者的血压可升高，应对症治疗，并对常规重要生命体征进行持续监测。

4.使用本品期间如发生过敏反应，立即停药。

【用药宣教】

1.家属伴守，防止一旦发生头晕、虚脱、晕厥、心血管意外患者跌倒坠床。

2.本品可能引起疲劳和头晕，用药期间避免驾车或操纵机器。

3.高血压未控制时，使用本品可引起血压的进一步升高。

4.本品经静脉给药应监测血压和脉搏。

5.本品重复给药时应检查肝功能和血常规。

帕洛诺司琼

本品为止吐药。

【理化性状】本品注射液为无色澄清液体。

【用药评估】

1.对本品过敏者、儿童禁用。

2.对其他5-HT_3受体拮抗剂过敏或发生其他严重不良反应者、心血管疾病患者、有导致心脏Q-T间期延长的因素(如低镁血症、低钾血症、使用抗心律失常药物或可引起Q-T间期延长的药物、曾使用过蒽环类抗肿瘤药)的患者慎用。

【配伍禁忌】本品与阿莫西林舒巴坦存在配伍禁忌。

【相互作用】本品合用其他可延长Q-T间期延长的药物，可加重Q-T间期延长的症状。

【操作要点】化疗前20~30min静脉注射本品30μg/kg(0.5min注完)，较低的剂量效果不佳。不宜与其他药物混合注射。给药前后均应静脉滴注0.9%氯化钠注射液。

【用药宣教】

1.常见便秘；少见腹泻、腹痛、消化不良和口干。

2.可见头痛；罕见头昏、失眠、疲乏或无力、焦虑。

3.哺乳期妇女用药应权衡利弊，选择停药或停止哺乳。

亚叶酸钙

本品为抗肿瘤辅助用药。

【理化性状】本品粉针剂为类白色至黄色的疏松块状物或粉末；注

射液为淡黄色至黄色的澄明液体。

【相互作用】

1.本品可增加氟尿嘧啶毒性作用。

2.本品可能对抗苯巴比妥、苯妥英钠和扑米酮的抗癫痫作用，使某些正在服用抗癫痫药儿童的癫痫发作率增加。

3.本品可同时与乙胺嘧啶应用以预防后者发生继发性巨幼细胞性贫血。

4.本品与苯妥英合用，有时出现语言障碍、运动失调、意识障碍等苯妥英中度症状。

【操作要点】

1.本品禁止鞘内注射。

2.本品静脉注射时每分钟不得超过160mg，静脉注射注射时间不少于3min。

3.本品过量使用可能抵消叶酸拮抗剂的化疗效果。使用本品过敏者，立即停止。

【用药宣教】

1.本品不可在妊娠期使用，哺乳期妇女应慎用。

2.本品与氟尿嘧啶联合用药，老年患者和(或)身体虚弱者及严重胃肠道毒性的危险性增大。

3.本品应避免光线直接照射及与热源接触。

4.本品口服吸收的饱和剂量为每天25mg。如每天口服量在25mg以上，则宜改为肌内注射给药。

5.对维生素B_{12}缺乏所致的贫血不宜单用本品。

第十四章　水、电解质和糖类药

葡萄糖

本品为能量补充剂。

【理化性状】本品注射剂为无色澄明液体。

【用药评估】糖尿病酮症酸中毒未控制者、高血糖非酮症性高渗状态禁用。

【操作要点】静脉滴注，5%~10%水溶液200~1000ml，按医嘱执行。静脉推注，50%溶液40~100ml，视病情而定。

【用药宣教】静脉炎、高浓度葡萄糖注射液外渗可致局部肿痛、反应性低血糖、高血糖非酮症昏迷电解质紊乱，长期单纯补给葡萄糖时易出现低钾、低钠及低磷血症、高血钾等。

果糖

本品为能量补充剂。

【理化性状】本品注射剂为无色或几乎无色的澄明液体，味甜。

【用药评估】

1.对本品过敏者、痛风、高尿酸血症、高磷酸盐血症及严重肾功能不全者禁用。

2.使用时应警惕本品过量使用有可能引起危及生命的乳酸性酸中毒，未诊断的遗传性果糖不耐受症患者使用本品时可能有致命的危险。

3.肾功能不全者、有酸中毒倾向以及高尿酸血症患者慎用。

【配伍禁忌】本品不宜溶入其他药物，尤其禁与碱性溶液、钙盐混合使用。

【操作要点】

1.静脉推注或静脉滴注，本品用量视病情而定。常用量为每次500~1000ml。

2.本品注射速度宜缓慢，以不超过0.5g/(kg·h)为宜。

3.本品过量使用可引起严重的酸中毒，故不推荐肠外营养中替代葡萄糖。

4.过量输注无钾果糖可引起低钾血症，但本品不用于纠正高钾血症。

5.本品能加剧甲醇氧化成甲醛，故本品不得用于甲醇中毒治疗。

【用药宣教】使用过程中应监测临床和试验室指标以评价体液平衡、电解质浓度和酸碱平衡。

转化糖电解质

本品为电解质及能量补充药。

【理化性状】本品注射剂为无色至微黄色的澄明液体。

【用药评估】

1.遗传性果糖不耐受患者禁用，遗传性果糖不耐受症患者使用本品时可有致命的危险。

2.痛风和高尿酸血症患者禁用。

3.充血性心力衰竭、重度肾功能不全以及存在钠潴留水肿者慎用。

4.高钾血症、重度肾衰竭以及存在钾潴留情况者慎用。

5.代谢性或呼吸性碱中毒患者、乳酸根离子水平增加或因重度肝功能不全等原因导致乳酸利用能力受损者慎用。

6.糖尿病患者及正接受皮质激素或促肾上腺皮质激素治疗者慎用。

【操作要点】

1.成人常用量为每次250~1000ml，输注速度应低于每小时0.5g/kg(以果糖计)。根据患者年龄、体重、临床情况和实验室检测结果调整剂量。

2.大剂量、快速滴注可能导致乳酸中毒和高尿酸血症。长期单纯使用可引起电解质紊乱。

【用药宣教】

1.本品含有亚硫酸氢钠，在某些人群中可能会引起过敏反应，其中哮喘患者敏感性较高。

2.用药期间，特别是疗程延长时，应注意观测患者临床情况，并定期进行实验室检查以监测水、电解质和酸碱平衡情况，因大量应用本品可能会导致代谢性碱中毒。

3.快速大剂量给药可能会引起血清尿酸浓度升高，输注速度过快(至500ml/h)可引起上胸部或胸骨下疼痛或不适以及腹部疼痛。

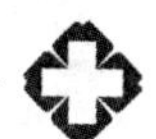

氯化钠

本品为电解质补充药。

【理化性状】本品注射剂为无色澄清液体。

【用药评估】高血压、心力衰竭、外周或肺水肿、肾功能不全、先兆子痫或其他与钠潴留相关疾病的患者，应当谨慎使用钠盐治疗。

【操作要点】

1.决定静脉注射用氯化钠溶液浓度和剂量的因素包括年龄、体重以及患者的临床表现情况，特别是患者的补液状态。应仔细监控血浆电解质浓度。在严重的低钠血症患者中，可以连续2~3h给予2~3L 0.9%氯化钠注射液，继后放缓速度。缺水和低钠血症同时发生，可使用1∶1的0.9%氯化钠和5%葡萄糖混合液治疗。尽管高渗氯化钠溶液可被用于某些患有严重急性稀释性低钠血症的患者，但纠正过速可能引发严重的神经系统不良反应。

2.在伴有血容量不足的高钠血症中，可以使用0.9%氯化钠注射液维持血浆钠浓度，并扩大血容量。0.9%(或极少地、在高钠血症中使用的0.45%)氯化钠注射液用于糖尿病酮症酸中毒的补液。

【用药宣教】输液过多、过快，可致水钠潴留，引起水肿、血压升高、心率加快、胸闷、呼吸困难，甚至急性左心衰竭。

氯化钾

本品为补钾药。

【理化性状】本品注射液为无色澄清液体。

【用药评估】

1.肾上腺皮质功能不全、心脏病、急性脱水、广泛组织破坏、接受保钾利尿剂的患者慎用。

2.重度肾功能不全尿少者慎用，无尿或血钾过高时禁用。

3.老年人肾脏清除K^+的能力下降，易致高钾血症，故应慎用。

【相互作用】

1.与血管紧张素转换酶抑制剂、环孢素或肝素合用易致高钾血症。

2.肾上腺皮质激素能促进尿钾排泄，合用时降低其疗效。

【操作要点】

1.静脉输注10%的氯化钾注射液10ml，用0.9%氯化钠注射液(或

5%~10%葡萄糖注射液)500ml稀释或根据机体缺钾程度酌定用量。体内缺钾引起的严重快速室性心律失常，补钾浓度要高一点，应以1.5g/h(20mmol/h)输注，补钾量可达10g/d或更高。如病情危急，补钾浓度和速度，可超过上述规定，但必须严密动态观察血钾及心电图等，防止高钾血症的发生。

2.出现高钾血症时，应做如下处理：①停止补钾，避免应用高钾饮食、含钾药物及保钾利尿药；②静脉输注高浓度葡萄糖注射液和胰岛素，以促使钾进入细胞内(可每小时使用10%或25%葡萄糖注射液300~500ml，每20g葡萄糖注射液中加入正规胰岛素10U)；③若伴有代谢性酸中毒，应立即使用5%碳酸氢钠注射液，对尚未伴有酸中毒或肝功能正常的患者，可使用11.2%的乳酸钠注射液，特别是QRS波增宽者；④应用钙剂对抗高K^+的心脏毒性。当心电图提示P波消失、QRS波变宽、心律失常但未使用洋地黄类药物时，可给予10%的葡萄糖酸钙注射液10ml静脉注射，必要时，可间隔2min重复使用；⑤口服聚磺苯乙烯钠以阻滞肠道对K^+的吸收，促进肠道排K^+；⑥伴有肾衰竭的严重高钾血症，可行血液透析或腹膜透析(血透速度较快且效果好)；⑦应用袢利尿药，必要时应同时补充0.9%氯化钠注射液。

3.本品切不可静脉注射，因可致心搏停止。

【用药宣教】静脉输注时，速度宜慢，一般每小时不超过1g，否则不仅引起局部剧痛，且可导致心脏停搏。

门冬氨酸钾

本品为补钾药。

【理化性状】本品注射液为无色或几乎无色的澄明液体。

【用药评估】

1.患有高血钾、急性和慢性严重肾功能不全患者禁用。

2.肾上腺功能低下或障碍、Ⅲ度房室传导阻滞、心源性休克、急性脱水、易患高钾血症的患者慎用。

【配伍禁忌】与复方水溶性维生素、长链脂肪乳、中-长链脂肪乳存在配伍禁忌。

【相互作用】

1.本品与保钾利尿药和(或)血管紧张素转化酶抑制剂合用时，可能

会发生高钾血症。

2.与库存血(库存10天以下含钾30mmol/L，库存10天以上含钾65mmol/L)合用时，发生高钾血症的风险增加，尤其是有肾损害者。

【操作要点】静脉输注，溶于注射用水、5%葡萄糖注射液或0.9%氯化钠注射液中，稀释成浓度0.68%(含钾40mEq/L)以下，每分钟滴速不超过8ml，每日给药量不得超过17.1g(含钾100mEq)。补钾剂量、浓度和速度根据临床病情、血钾浓度及心电图缺钾图形改善而定。

【用药宣教】

1.老年人肾脏清除钾能力下降，易发生高钾血症。

2.静脉输注浓度较高、速度较快或静脉较细时，易刺激静脉引起疼痛，甚至引起静脉炎。

3.应用过量、速度较快或原有肾功能不全时易发生高钾血症。表现为软弱、乏力、手足口唇麻木、焦虑、意识模糊、呼吸困难、心率减慢、心律失常、传导阻滞、甚至心跳骤停。心电图表现为高而尖的T波、P-R间期延长等。

门冬氨酸钾镁

本品为电解质补充药。

【理化性状】本品注射液为无色澄清液体；注射用粉针剂为白色冻干粉末或块状物。

【用药评估】

1.高钾血症、急性和慢性肾衰竭、Addison病、Ⅲ度房室传导阻滞、心源性休克(血压低于90mmHg)患者禁用。

2.肾功能不全患者慎用。

【操作要点】

1.静脉滴注，用5%或10%葡萄糖注射液250~500ml稀释后缓慢滴注。

2.不能作肌内注射或静脉推注，静脉滴注速度应缓慢。

【用药宣教】

1.有电解质紊乱的患者应常规性检查血钾、镁离子浓度。

2.可出现恶心、呕吐、颜面潮红、胸闷、血压下降，偶见血管刺激性疼痛。大剂量可能导致腹泻。

碳酸氢钠

本品为酸碱平衡调节药。

【理化性状】本品注射液为无色澄清液体。

【用药评估】

1.代谢性或呼吸性碱中毒患者禁用。

2.因呕吐或持续胃肠负压吸引导致大量氯丢失者禁用，使用本品极有可能发生代谢性碱中毒。

3.低钙血症时，因本品引起碱中毒可加重低钙血症的症状。

4.少尿或无尿患者慎用，本品增加钠负荷。

5.钠潴留并有水肿时，如肝硬化、充血性心力衰竭、肾功能不全、妊娠高血压综合征者慎用。

6.原发性高血压患者慎用，因钠负荷增加可能加重病情。

【相互作用】

1.合用肾上腺皮质激素(尤其是具有较强盐皮质激素作用者)、促肾上腺皮质激素、雄激素时，易发生高钠血症和水肿。

2.与苯丙胺、奎尼丁合用，后两者经肾排泄减少，易出现毒性作用。

3.与抗凝药如华法林和M受体激动药如氯贝胆碱等合用，后者吸收减少。

4.与含钙药物、乳及乳制品合用，可致乳-碱综合征。

5.与西咪替丁、雷尼替丁等H_2受体拮抗剂合用，后者的吸收减少。

6.与排钾利尿药合用，增加发生低氯性碱中毒的危险性。

7.本品可使尿液碱化，影响肾对麻黄碱的排泄，故合用时麻黄碱剂量应减小。

8.钠负荷增加使肾脏排泄锂增多，故与锂制剂合用时，锂制剂的用量应酌情调整。

9.碱化尿液能抑制乌洛托品转化成甲醛，从而抑制后者的治疗作用，故不主张两药合用。

10.本品碱化尿液可增加肾脏对水杨酸制剂的排泄。

【操作要点】

1.治疗一般性酸中毒时，可稀释成1.4%的等渗液静脉输注，用量视病情而定。

2.治疗严重酸中毒，可直接用5%溶液静脉输注，成人2h内可输入

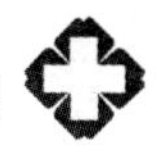

200~300ml；儿童5~10ml/kg。

【用药宣教】应随访做以下检查：动脉血气分析、血清碳酸氢根离子浓度测定、肾功能、尿pH。

乳酸钠

本品为酸碱平衡调节药。

【理化性状】本品注射液为无色澄清液体。

【用药评估】

1.心力衰竭及急性肺水肿、脑水肿、严重乳酸性酸中毒、重度肝功能不全、严重肾衰竭有少尿或无尿的患者禁用。

2.水肿患者伴有钠潴留倾向时慎用。

3.高血压患者慎用。

4.心功能不全患者慎用。

5.酗酒、水杨酸中毒、糖尿病酮症酸中毒患者，不宜再用乳酸钠纠正酸碱平衡。

6.孕妇有妊娠高血压综合征者可能加剧水肿、增高血压，应用时宜谨慎。

【配伍禁忌】本品与新生霉素钠(两药在体外配伍时可产生沉淀或药品理化性质发生改变)、盐酸四环素、磺胺嘧啶钠存在配伍禁忌。

【相互作用】糖尿病患者服用双胍类药物(尤其是二甲双胍)，会阻碍肝脏对乳酸的利用，引起乳酸中毒。

【操作要点】应根据二氧化碳结合力降低的情况计算静脉输注的剂量，结合力降低1%，所需11.2%乳酸钠溶液为0.3ml/kg。一般以5%葡萄糖注射液稀释成1.87%等渗溶液后进行输注。成人每次量一般为1.87%等渗溶液500~2000ml。重症患者在无条件测定二氧化碳结合力时可以不稀释，首剂按4~6ml/kg给予11.2%乳酸钠溶液。

【用药宣教】

1.有低钙血症者(如尿毒症)，在纠正酸中毒后易出现手足发麻、疼痛、搐搦、呼吸困难等症状，是由于血清钙离子浓度降低所致。

2.过量使用本品可致碱中毒，钠潴留等。

氨丁三醇

本品为酸碱平衡调节药。

【理化性状】本品注射液为无色澄清液体。5%水溶液的pH为10.0~11.5。

【用药评估】慢性呼吸性酸血症及肾性酸血症患者禁用。

【配伍禁忌】氟尿嘧啶在含有氨丁三醇缓冲液的制剂中，能降解产生心脏毒性化合物。

【操作要点】

1.一般用3.64%溶液输注，可将7.28%溶液(即0.6mol/L溶液)于临用前加等量5%~10%葡萄糖注射液稀释后用，限制水分的患者可直接输注7.28%溶液。

2.注射时勿溢出静脉外，以免局部坏死。

3.可使肺泡通气量显著减少，故用于呼吸性酸中毒时，必须同时给氧。

4.注射后常可在30~40min内纠正酸度，亦有到4~6h方见好转者。

5.应避免剂量过大，输注过快。

6.用药时应做下列检查及观察

(1) 血pH及(或)二氧化碳结合力；

(2) 血Na^+、K^+、Ca^{2+}、Cl^-浓度测定；

(3) 肾功能测定，包括血肌酐、尿素氮等；

(4) 血压；

(5) 心肺功能状态，如浮肿、气急、发绀、肺部啰音、颈静脉充盈，肝颈静脉反流等，按需作静脉压或中心静脉压测定；

(6) 肝功能不全表现，如黄疸、神志改变、腹水等。

【用药宣教】

1.有低钙血症者(如尿毒症)，在纠正酸中毒后易出现手足发麻、疼痛、搐搦、呼吸困难等症状，是由于血清钙离子浓度降低所致。

2.过量使用本品可致碱中毒、钠潴留等。

3.本品可引起低血糖、低血压、恶心、呕吐，亦可抑制呼吸甚至使呼吸停止。

乳酸钠林格

本品为调节酸碱平衡药。

【理化性状】本品注射液为无色澄清液体。

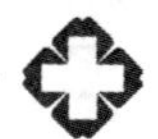

【用药评估】

1.心力衰竭及急性肺水肿、脑水肿、严重乳酸性酸中毒、重度肝功能不全、严重肾衰竭有少尿或无尿的患者禁用。

2.水肿患者伴有钠潴留倾向时慎用。

3.高血压患者可增高血压，须慎用。

4.心功能不全患者慎用。

5.肝功能不全时乳酸降解速度减慢，慎用本品。

6.缺氧及休克，组织供血不足及缺氧时，乳酸氧化成丙酮酸进入三羧酸循环代谢速度减慢，以致延缓酸中毒的纠正速度。

7.糖尿病酮症酸中毒时乙酰醋酸、β-羟丁酸及乳酸均升高，且常伴有循环不良或脏器供血不足，乳酸降解速度减慢。

8.肾功能不全，容易出现水、钠潴留，增加心脏负担。

9.酗酒、水杨酸中毒、Ⅰ型糖原沉积病时有发生乳酸性酸中毒倾向，不宜再用本品纠正酸碱平衡。

10.孕妇有妊娠高血压综合征者可能加剧水肿、升高血压，应用时宜谨慎。

【配伍禁忌】同碳酸离子、磷酸离子相混合可产生沉淀，不可配伍使用。本品含有钙离子，与含枸橼酸钠血液混合时，会产生凝血，使用时应注意。

【操作要点】成人静脉输注，1次500~1000ml，按年龄、体重及症状的不同可适量增减。给药速度成人300~500ml/h。

【用药宣教】可能会出现心率加速、胸闷、气急等肺水肿、心力衰竭表现。

复方醋酸钠

本品为调节酸碱平衡药。

【理化性状】本品注射液为无色澄清液体。

【用药评估】

1.水肿性疾病，如肾病综合征、肝硬化腹水、充血性心力衰竭、急性左心衰竭、脑水肿及特发性水肿等慎用。

2.急性肾衰竭少尿期，慢性肾衰竭尿量减少而对利尿药反应不佳者慎用。

3.高血压、低钾血症患者慎用。

【操作要点】静脉输注的常用剂量根据病情需要酌定，500~1000ml/d，临用前须加等量的不同浓度的葡萄糖注射液稀释。应严格控制老年人和小儿补液量和速度。

【用药宣教】

1.应随访检查：①血清钠、钾、氯浓度；②血液酸碱平衡指标；③肾功能；④血压和心肺功能。

2.输注过快，可致水钠潴留，引起水肿、血压升高、心率加快、胸闷、呼吸困难，甚至急性左心衰竭。

第十五章　维生素、矿物质与氨基酸类药

维生素 A

本品为维生素类药。

【理化性状】本品注射剂在常温下为淡黄色油溶液。

【用药评估】

1.维生素A过多症禁用。

2.慢性肾衰竭慎用。

【配伍禁忌】

1.本品与脑蛋白水解物、清开灵注射液、香菇多糖配伍不稳定，易产生沉淀或理化性质发生改变。

2.灭菌注射用水不能作为脂溶性(如维生素A)的溶剂。

【相互作用】

1.大剂量使用本品(25000IU/d)应避免与口服抗凝药合用，因其可增强后者降低凝血酶原的作用。

2.与钙合用可能引起高钙血症。新霉素、矿物油、硫糖铝可干扰维生素A的吸收。

3.与抗酸药(如氢氧化铝)等合用会使小肠上段的胆酸减少，影响维生素A的吸收。

4.维生素E可促进本品吸收、贮存和利用，但过量可能耗竭本品在体内的贮存。与异维A的合用可增加本品的毒性。

【操作要点】患者如有呕吐、恶心或手术前后、吸收不良综合征、眼损害较严重时，可肌内注射。

【用药宣教】

1.本品注射液仅限于维生素A缺乏的紧急情况应用，一般以口服为宜。

2.成人1次剂量大于100万IU，小儿1次剂量大于30万IU，即可致急性中毒。不论成人或儿童，如连续口服每天10万IU，超过6个月，可致慢性中毒。

3.孕妇的维生素A用量不可超过每天6000IU。

维生素D_2

本品为维生素类药。

【理化性状】本品注射液为近无色至淡黄色的澄明油状液体。

【用药评估】

1.治疗低钙血症前，应先控制血清磷的浓度，并定期复查血钙等有关指标。

2.根据个体差异调整维生素D_2的临床用量。

3.患有动脉硬化、心功能不全、肾功能不全、高胆固醇血症、高磷血症、对维生素D高度敏感的患者慎用。

【配伍禁忌】本品与脑蛋白水解物合用易产生沉淀或理化性质发生改变，故不要混合注射。

【相互作用】

1.本品与含镁的制酸药同用，可引起高镁血症。

2.本品与大量含磷药合用，可诱发高磷血症。

3.与巴比妥、苯妥英钠、抗惊厥药、扑米酮合用会降低维生素D_2的效应。

4.降钙素与本品同用时可抵消前者对高钙血症的疗效。

5.本品与大量钙剂或利尿药合用，有引发高钙血症的风险。

5.本品与洋地黄合用时，因维生素D_2可引起高钙血症，容易诱发心律失常。

【操作要点】本品仅供肌内注射，每次7.5~15mg(30万~60万单位)，重症患者可于2~4周后重复注射1次。

【用药宣教】

1.可引起便秘、腹泻、持续性头痛、食欲减退、口内金属味、恶心、呕吐、口渴、疲乏、无力等不良反应。

2.可引起骨痛、尿浑浊、惊厥、高血压、眼对光刺激敏感度增加、心律失常；偶有精神异常、皮肤瘙痒、肌痛、严重腹痛(有时误诊为胰

腺炎)、夜间多尿、体重下降等不良反应。

维生素 D_3

本品为维生素类药。

【理化性状】本品注射液为淡黄色的澄明油状液体。

【用药评估】

1.高钙血症、维生素D增多症、高磷血症伴肾性佝偻病的患者禁用。

2.动脉硬化、心功能不全、肾功能不全、高胆固醇血症、高磷血症以及对维生素D高度敏感的患者慎用。

3.治疗低钙血症前，应先控制血清磷的浓度，定期复查血钙等有关指标；除非遵医嘱，避免同时应用钙、磷和维生素D制剂。

【配伍禁忌】本品与硫酸卡那霉素、碳酸氢钠配伍不稳定，易产生沉淀或理化性质发生改变。

【相互作用】

1.本品与含镁的制酸药合用易引发高镁血症。

2.本品与大量的含磷药合用易引发高磷血症。

3.巴比妥、苯妥英钠、抗惊厥药、扑米酮等可降低本品的效应，因此长期服用抗惊厥药时应补给本品，以防止骨软化症。

4.降钙素与本品同用可抵消前者对高钙血症的疗效。

5.本品与大剂量钙剂或利尿药合用有引发高钙血症的风险。

6.本品与洋地黄合用时，因本品可引起高钙血症，容易诱发心律失常。

【操作要点】肌内注射，每次7.5~15mg(30万~60万单位)，重症患者可于2~4周后重复注射1次。

【用药宣教】注意检查血清尿素氮、肌酐和肌酐清除率、血清碱性磷酸酶、血磷、24h尿钙、尿钙与肌酐的比值、血钙(用治疗量维生素D_3时应定期监测，维持血钙浓度2.00~2.50mmol/L)等。其他同维生素D_2。

维生素E

本品为维生素类药。

【理化形状】本品注射液为淡黄色澄明油状液体。

【用药评估】因维生素K缺乏而引起的低凝血酶原血症及缺铁性贫血患者慎用。

【配伍禁忌】本品与脑蛋白水解物、清开灵注射液配伍不稳定，易产生沉淀或理化性质发生改变。

【相互作用】

1.本品避免与香豆素及其衍生物合用，以免发生低凝血酶原血症。

2.缺铁性贫血的患者补铁时，应增加维生素E的剂量。

【操作要点】肌内注射，每天1次，每次5~50mg。

【用药宣教】

1.大量使用维生素E可致血清胆固醇及血清甘油三酯水平升高。

2.长期超量使用(每日量>800mg)，对维生素K缺乏患者可引起出血倾向，改变内分泌代谢(甲状腺、垂体和肾上腺)，改变免疫机制，影响性功能，并有出现血栓性静脉炎或栓塞的危险。

3.长期大量使用(每日400~800mg)，可引起视物模糊、乳腺肿大、腹泻、头晕、流感样症状、头痛、恶心及胃痉挛、乏力软弱等不良反应。个别患者有皲裂、唇炎、口角炎、胃肠功能紊乱、肌无力等不良反应，停药后上述反应可逐渐消失。

维生素 B_1

本品为维生素类药。

【理化性状】本品注射液为无色的澄明液体。

【配伍禁忌】

1.与抗酸药如碳酸氢钠，碱性药物如苯巴比妥、氨茶碱等合用，均可同本品发生化学反应，引起本品分解变质。

2.乙醇可影响本品的吸收。

【操作要点】肌内注射，每次50~100mg，每天1次。

【用药宣教】

1.肌内注射可发生过敏反应，注射前须先做皮肤过敏试验。

2.本品不宜静脉注射。

3.大剂量应用时，测定血清茶碱浓度可受干扰；测定尿酸浓度可呈假性增高；尿胆原可呈假阳性。

维生素 B_2

本品为维生素类药。

【理化性状】本品注射液为橙黄色的澄明液体。

【配伍禁忌】禁与β-内酰胺类药物配伍。

【相互作用】不宜与甲氧氯普胺合用。

【操作要点】皮下注射或肌内注射，每次5~10mg，每天1次，连用数周。

【用药宣教】

1.本品注射液含苯甲醇，禁止用于儿童肌内注射。

2.使用本品后，尿呈黄绿色；可使荧光法测定尿中儿茶酚胺浓度结果呈假性增高，尿胆原呈假阳性。

3.治疗缺铁性贫血时，可与铁剂合用。

4.因本品缺乏时常伴有其他B族维生素不足，故需要同时给予其他B族维生素。

烟酰胺

本品为维生素类药。

【理化性状】本品注射液为无色的澄明液体。

【用药评估】

1.对本品过敏者禁用。

2.妊娠期服用过量有致畸的可能。

3.哺乳期妇女使用本品时不宜哺乳。

【配伍禁忌】忌与脑蛋白水解物、清开灵注射液配伍。

【相互作用】

1.异烟肼与本品有拮抗作用，长期服用异烟肼应补充本品。

2.本品与氯丙嗪合用治疗精神分裂症，可加强氯丙嗪的疗效。

【操作要点】静脉滴注：加入10%葡萄糖注射液250ml中静脉滴注，每天1次。30天为一疗程。

【用药宣教】

1.可引起头晕、恶心、上腹不适、食欲不振等，可自行消失。

2.给药后可出现皮肤潮红和瘙痒等。

3.偶可发生高血糖、高尿酸、心律失常。

维生素 B_6

本品为维生素类药。

【理化性状】本品注射液为无色或微黄色的澄明液体。

【配伍禁忌】本品禁与β-内酰胺类药物配伍。

【相互作用】

1.本品能增加左旋多巴的外周脱羧作用，降低左旋多巴的药效，但对卡比多巴的疗效无影响。

2.本品可与青霉胺形成络合物而增加排泄。

3.雌性激素可促进本品的排泄。

4.本品可加速苯巴比妥在肝内的代谢速率。

【操作要点】皮下、肌内、静脉注射或静脉滴注，每次50~100mg，每日1次。

【用药宣教】

1.偶可发生过敏反应。

2.长期用药可抑制抗凝系统。

3.对诊断的干扰：尿胆原试验呈假阳性。

维生素 B_{12}

本品为维生素类药。

【理化性状】本品注射液为粉红色至红色的澄明液体。

【用药评估】痛风患者使用本品易诱发高尿酸血症。

【配伍禁忌】本品不宜与β-内酰胺类药物配伍。

【相互作用】

1.氨基水杨酸可减弱本品的作用。

2.与考来烯胺合用会减少本品的吸收。

3.与氯霉素合用可抑制本品的造血功能。

4.不宜与维生素C合用，会使维生素 B_{12} 浓度降低。

【操作要点】肌内注射，用于神经炎时，用量可酌增。

【用药宣教】

1.肌内注射偶可引起皮疹、瘙痒、腹泻及过敏性哮喘，但发生率

 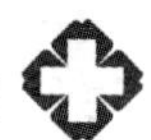

低，极个别可能发生过敏性休克。

2.用药过程中应监测血中维生素B_{12}的水平。

3.治疗巨细胞性贫血，在起始48h应查血钾，以防低钾血症的发生。

维生素C

本品为维生素类药。

【理化性状】本品注射液为无色至微黄色的澄明液体。

【用药评估】下列情况慎用：半胱氨酸尿症，痛风，高草酸盐尿症，草酸盐沉积症，尿酸盐性肾结石，糖尿病(因维生素C可能干扰血糖定量)，葡萄糖-6-磷酸脱氢酶缺乏症(可引起溶血性贫血)，血色病，铁粒幼细胞性贫血或地中海贫血(可致铁吸收增加)，镰状细胞贫血(可致溶血危象)。

【配伍禁忌】

1.不宜与碱性药物(如氨茶碱、碳酸氢钠、谷氨酸钠等)，核黄素、三氯叔丁醇、铜、铁离子(微量)溶液配伍，以免影响疗效。

2.不宜与维生素K配伍，因后者有氧化性，可产生氧化还原反应，使两者疗效减弱或消失。

【相互作用】

1.大剂量维生素C可干扰抗凝药的效果。

2.与巴比妥或扑米酮等合用，可促使维生素C的排泄增加。

3.纤维素磷酸钠可促使维生素C代谢为草酸盐。

4.长期或大量应用维生素C时，能干扰双硫仑对乙醇的作用。

5.水杨酸类能增加维生素C的排泄。

【操作要点】

1.静脉滴注，临用时宜用5%或10%葡萄糖注射液稀释后滴注。

2.治疗克山病：首次剂量5~10g，加入25%~50%葡萄糖注射液中静脉注射。

【用药宣教】

1.大量服用将影响以下诊断性试验的结果：大便隐血可致假阳性；能干扰血清乳酸脱氢酶和血清转氨酶浓度的自动分析结果；尿糖(硫酸铜法)、葡萄糖(氧化酶法)均可致假阳性；血清胆红素浓度上升；尿pH下降。

2.长期大量应用突然停药，有可能出现坏血病症状，故宜逐渐减量至停药。

3.本品浓度大，不宜直接静脉推注或肌内注射，避免发生血栓或溶血反应。

4.制剂色泽变黄不可应用。

甲钴胺

本品为维生素类药。

【理化性状】本品注射液为红色澄明液体。

【用药评估】对本品成分过敏者禁用。

【配伍禁忌】禁与喹诺酮类药物及去甲万古霉素配伍。

【操作要点】肌内注射，每次500μg，隔日1次。

【用药宣教】

1.出现严重过敏症反应会引起血压下降、呼吸困难等。应密切观察患者，如果出现这种副作用，应立即中止用药，并采取适当的措施。

2.若出现其他过敏反应，如皮疹(<0.1%)，头痛、发热(< 0.1%)；出汗、肌内注射部位疼痛、硬结(频度不明)等，应停止用药。

3.如果使用一个月后仍不见效，则不必继续无目的地使用。

4.从事汞及其化合物工作的人员，不宜长期大量使用本品。

5.使用注意事项　给药时见光易分解，开封后立即使用的同时，应注意避光。肌内注射时，为避免对组织、神经的影响，应注意如下几点：避免同一部位反复注射，且对新生儿、早产儿、婴儿、幼儿要特别小心注意避开神经走向部位，注意针扎入时，如有剧痛、血液逆流的情况，应立即拔出针头，换部位注射。安瓿打开时，本品为一点折割安瓿，将安瓿的切割部位用酒精棉等擦拭后，再切割。为了确保储存质量稳定，采用遮光保护袋LPE包装，从遮光保护袋中取出后应立即使用。

水溶性维生素

本品为维生素类药。

【理化性状】本品为黄色疏松块状或粉末状的多种水溶性维生素制成的冻干制剂。

【用药评估】对本品中任何一种成分过敏的患者慎用。

【配伍禁忌】本品禁与β-内酰胺类药物配伍。

【相互作用】

1.本品所含维生素B_6可降低左旋多巴的作用。

2.本品所含叶酸可降低苯妥英钠的血浆浓度和掩盖恶性贫血的临床表现。

3.本品所含维生素B_{12}对大剂量羟钴胺治疗某些神经疾病有不利影响。

【操作要点】静脉滴注：成人和体重10kg以上儿童，每日1瓶；新生儿及体重不满10kg的儿童，一日每千克0.1瓶。注射液的配制：本品粉针剂使用前可用以下溶液10ml溶解：①成人和11岁以上儿童使用复方脂溶性维生素注射液(成人型)；②11岁以下儿童使用复方脂溶性维生素注射液(儿童型)；③脂肪乳注射液；④无电解质的葡萄糖注射液；⑤注射用水。用上述溶液①、②或③配制的混合液须加入脂肪乳注射液后再经静脉滴注；而用溶液④或⑤配制的混合液，可加入脂肪乳注射液中，也可加入葡萄糖注射液中再经静脉滴注。本品溶解后应在无菌条件下立即加入输液中，并在24h内用完。

【用药宣教】

1.某些高危患者可发生过敏反应。

2.本品加入葡萄糖注射液中进行输注时，应注意避光。

脂溶性维生素Ⅰ

本品为维生素类药。

【理化性状】本品注射液为水包油型白色乳剂。

【相互作用】本品所含的维生素K可与香豆素类、肝素等抗凝血剂发生相互作用，不宜合用。

【操作要点】本品适用于11岁以下儿童及婴儿，每日1ml/kg体重，每日最大剂量10ml。使用前在无菌条件下，将本品加入到脂肪乳注射液内(100ml或以上量)，轻摇摇匀后输注，并在24h内用完。

【用药宣教】偶见体温上升和寒战；经6~8周输注后，可能出现血清氨基转氨酶、碱性磷酸酶和胆红素升高，减量或暂停药即可恢复正常。

脂溶性维生素Ⅱ

本品为维生素类药。

【理化性状】本品注射液为白色乳状液。

【相互作用】本品所含的维生素K_1可能与香豆素类抗凝剂发生相互作用，不宜合用。

【操作要点】成人和11岁以上儿童每日使用1支。儿童建议使用脂溶性维生素注射液(儿童剂型)。使用前必须稀释。

【用药宣教】参见脂溶性维生素Ⅰ。

12种复合维生素

本品为维生素类药。

【理化性状】本品粉针剂为橙黄色的块状物或粉末。

【用药评估】

1.已知对本品任何成分过敏者，尤其是对维生素B_1过敏者禁用。

2.新生儿、婴儿、11岁以下的儿童禁用。

【相互作用】

1.因本品含有维生素B_6(盐酸吡哆醇)，同左旋多巴合用会降低左旋多巴的药理活性。

2.因本品含有叶酸，与含有苯巴比妥、苯妥英、去氧苯巴比妥的抗癫痫药使用时会促进其肝脏代谢，降低此类药的血药浓度，需特别注意。

【操作要点】

1.成人及11岁以上儿童，静脉给药，用注射器取5ml注射用水注入瓶中。所得溶液应通过静脉缓慢注射，或溶于0.9%氯化钠注射液或5%葡萄糖注射液中静脉滴注。本品可与那些已确定相溶性和稳定性的碳水化合物、脂肪乳、氨基酸和电解质等肠外营养物混合使用。

2.因本品含有叶酸，与含有苯巴比妥、苯妥英、去氧苯巴比妥的抗癫痫药品使用时需特别注意，并应采取以下措施：临床监控，血浆水平控制。在补充叶酸时和补充叶酸后调整抗癫痫药的剂量。

3.需通过特别的补充来校正一种或多种维生素的缺乏。

4.本品不含有维生素K，如有需要应单独补充。

5.在同其他溶液或注射液混合时需事先检验相溶性。尤其是当本品

加入到含葡萄糖、电解质和氨基酸溶液的二元胃肠道外营养混合物时，以及含葡萄糖、电解质、氨基酸溶液和脂肪乳的三元胃肠道外营养混合物时需特别注意。

6.药剂学方面注意事项

(1) 使用前需检查容器的完整性；

(2) 应在无菌条件下操作；

(3) 一旦复溶，不要存储使用颜色异常的容器或溶液。

【用药宣教】

1.静脉直接输注时，在某些患有活动型炎症性小肠结肠炎的患者中，可见有血清谷丙转氨水平的中度升高。停止给药后，升高的酶水平可迅速回落。对这种患者，建议检测其转氨酶水平。

2.因本品含有甘氨胆酸，对于表现有肝脏来源的黄疸或试验检测有明显的胆汁郁积的患者需长期重复给药时，有必要检测肝功能。

复方三维B(Ⅱ)

本品为维生素类药。

【理化性状】本品粉针剂为白色或淡红色或红色疏松块状物。

【用药评估】对本品过敏者慎用。

【配伍禁忌】本品在碱性溶液中易分解，与碱性药物如碳酸氢钠、枸橼酸钠配伍易引起变质。与多种微量元素、兰索拉唑存在配伍禁忌。

【相互作用】

1.氯霉素、环丝氨酸、乙硫异烟胺、盐酸肼屈嗪、免疫抑制剂包括肾上腺皮质激素、环磷酰胺、环孢素、异烟肼、青霉胺等药物可拮抗盐酸吡哆辛或增加盐酸吡哆辛经肾排泄，可引起贫血或周围神经炎。

2.左旋多巴与小剂量盐酸吡哆辛(每日5mg)合用，可拮抗左旋多巴的抗震颤作用，但对卡比多巴无影响。

【操作要点】肌内注射，用注射用水4ml溶解后使用。静脉滴注，临用前用5%或10%葡萄糖注射液10ml或灭菌注射用水10ml溶解，溶解后加入5%或10%葡萄糖注射液100~250ml静脉滴注。

【用药宣教】

1.应用硝酸硫胺时，测定血清茶碱浓度可受到干扰，测定尿酸浓度可呈假性增高，尿胆原可呈假阳性。

2.盐酸吡哆辛对诊断的干扰：尿胆原试验呈假阳性。

氯化钙

本品为钙补充药。

【理化性状】本品注射液为无色的澄明液体。

【用药评估】肾功能不全、高钙患者、呼吸性酸中毒患者不宜使用。

【相互作用】

1.与雌激素同用，可增加对钙的吸收。

2.与噻嗪类利尿药同用，增加肾脏对钙的重吸收，可致高钙血症。

【操作要点】

1.静脉注射，用5%氯化钙注射液10~20ml，以等量10%~25%葡萄糖注射液稀释后缓慢静脉推注，切忌过快。

2.应用强心苷期间禁止静脉注射本品。

【用药宣教】

1.本品对组织有刺激作用，不宜皮下或肌内注射，也不可直接静脉注射。静脉注射时药液外漏可引起剧痛及组织坏死，此时应立即用0.5%普鲁卡因局部封闭。

2.静脉注射时可有全身发热感。

3.浓度过高或静脉注射速度过快可产生恶心、呕吐、心律失常甚至心跳停止。

4.对诊断的干扰：可使血清淀粉酶增高，血清羟基皮质甾醇浓度暂升高。长期或大量应用本品，血清磷酸盐浓度降低。

葡萄糖酸钙

本品为钙补充药。

【理化性状】本品注射液为无色澄明液体。

【用药评估】

1.对本品中任何成分过敏者禁用。

2.高钙血症患者禁用。

3.不宜用于肾功能不全患者与呼吸性酸中毒患者。

【操作要点】静脉注射，加等量5%~25%葡萄糖注射液稀释后缓慢静脉注射，速度不超过2ml/min。

【用药宣教】

1.静脉注射可有全身发热，静脉注射过快可产生心律失常甚至心跳停止、呕吐、恶心。可致高钙血症，早期表现为便秘、倦睡、持续头痛、食欲不振、口中有金属味、异常口干等，晚期表现为精神错乱、高血压、眼和皮肤对光敏感、恶心、呕吐，心律失常等。

2.静脉注射时如漏出血管外，可致注射部位皮肤发红、皮疹和疼痛，并可随后出现脱皮和组织坏死。若发现药液漏出血管外，应立即停止注射，并用氯化钠注射液作局部冲洗注射，局部给予氢化可的松、1%利多卡因和透明质酸，并抬高局部肢体及热敷。

3.应用本品如遇有析出物请勿使用。

4.葡萄糖酸钙在水中的溶解度约为3.3%，故本品为过饱和溶液，可能会出现结晶现象。

果糖酸钙

本品为钙补充剂。

【理化性状】本品注射液为无色或微黄色的澄明液体。

【用药评估】肾功能不全者慎用。

【相互作用】

1.本品可增强洋地黄类对心脏的作用，出现心律失常。

2.本品可拮抗溴苄胺的作用。

3.本品可降低硫酸镁作用，并形成硫酸钙沉淀。

4.与含钾药物合用时应注意出现心律失常。

5.与噻嗪类利尿药合用易发生高钙血症。

6.本品可降低肌松药的作用(琥珀胆碱除外)。

【操作要点】

1.静脉注射，每次1g，加等量的葡萄糖注射液稀释后，缓慢静脉注射(每分钟不超过12mg钙)。

2.除非紧急情况，应在注射前将制剂加热至37℃。

3.当静脉注射出现明显心电图异常或患者不适时，应立即停止注射，待异常情况消失后再酌情缓慢注射。

4.使用强心苷者禁用钙类注射液，慎用钙剂。

【用药宣教】

1.皮下注射或肌内注射有局部刺激。

2.静脉注射可有全身发热感。

3.注射速度过快可出现心律失常、恶心、呕吐、血压下降、晕厥、心脏骤停等。

4.药液外溢可引起静脉炎。

5.注射后应平卧片刻，以免出现头晕。

复方磷酸氢钾

本品为补磷、补钾药。

【理化性状】本品注射液为无色澄明液体。

【用药评估】

1.高磷血症患者、肾结石患者(磷酸盐结石)、重度肾功能不全患者禁用。

2.下列情况慎用。

(1) 心脏病患者(尤其是使用洋地黄类药物时);

(2) 可能出现高磷血症或低钙血症的情况，如甲状旁腺功能减退、慢性肾脏疾病、骨软化症、急性胰腺炎、佝偻病;

(3) 有高钾血症倾向的患者，如严重的肾上腺皮质功能减退、急性失水、严重的组织损伤(如重度烧伤或挤压伤)、先天性肌肉强直等;

(4) 急性肺水肿、高血压、高钠血症、妊娠高血压综合征等可能出现水肿的疾病。

【配伍禁忌】本品与含钙注射液配伍时易析出沉淀，不宜合用。

【相互作用】

1.本品与杏仁酸乌洛托品或马尿酸乌洛托品合用时，可增强后两者的抗菌活性。

2.与肾上腺皮质激素(尤其是盐皮质激素)、促皮质素、雄激素等合用，可增加水钠潴留的发生率。

【操作要点】本品严禁直接注射，对长期不能进食的患者，根据病情、监测结果由医师决定用量，将本品稀释200倍以上，供静脉滴注。一般在完全胃肠外营养疗法中，每1000kcal热量加入本品2.5ml(相当于磷8mmol)，并控制滴注速度。

【用药宣教】

1.可导致高钾血症，表现为心律失常、口唇麻木或刺痛、四肢乏力等不良反应。

2.药物过量可致高磷血症、低钙血症、胃肠道不适及肌肉震颤、痉挛等中毒表现，出现以上情况时应立即停药。

3.用药前后及用药期间应检查或监测肾功能、血磷、血钙、血钠及血钾浓度。

果糖二磷酸钠

本品为磷补充剂。

【理化性状】本品注射液为无色至微黄色的澄明液体；粉针剂为白色或类白色结晶性粉末。

【用药评估】遗传性果糖不耐症患者，对本品过敏者、高磷酸血症及肾衰竭患者，对果糖过敏者禁用。

【配伍禁忌】宜单独使用，勿溶于碱性液体及钙盐中。

【操作要点】

1.静脉滴注，每天5~10g，治疗低磷酸血症的剂量，应根据磷酸缺失的程度而定，以免磷酸超负荷，较大剂量建议每天分两次给药，静脉滴注速度为每分钟10ml。儿童剂量应根据体重(70~160mg/kg)，不要超过建议剂量。

2.静脉注射时勿将药液漏出血管，以免引起局部疼痛和刺激。

3.过敏性休克的抢救措施　停止用药，监测血压；进行休克相关治疗：静脉注射肾上腺素、抗组胺药等。

【用药宣教】静脉滴注速度过快可出现脸红、心悸、手足蚁感。

甘油磷酸钠

本品为磷补充剂。

【理化性状】本品注射液为无色或几乎无色的澄明液体。

【用药评估】

1.对本品过敏者禁用。

2.严重肾功能不全、休克和脱水患者禁用。

【配伍禁忌】与复方乳酸钠葡萄糖、复方乳酸钠山梨醇、复方右旋糖酐40、钠钾镁钙葡萄糖、葡萄糖酸钙氯化钠、乳酸钠林格、葡萄糖酸钙存在配伍禁忌。

【操作要点】本品系高渗溶液，必须于使用前1h内稀释后方可使用，且稀释后应于24h内用完。为避免发生污染，本品的稀释应在无菌条件下进行。未经稀释不得应用。

【用药宣教】

1.长期用药可导致血磷升高，血钙降低。长期用药时应注意监测血磷、血钙浓度。

2.药物过量易导致高磷血症、低钙血症、胃肠道不适、肌肉震颤及痉挛等症状。

多种微量元素（Ⅰ）

本品为微量元素补充剂。

【理化性状】本品注射液为几乎无色或微黄色的澄明液体。

【用药评估】

1.急性或活动性消化性溃疡患者禁用。

2.胆汁分泌减少的患者、泌尿功能显著降低的患者慎用。

【操作要点】

1.静脉滴注，每100ml氨基酸或葡萄糖注射液中最多可加入本品6ml，配制好的溶液须于24h内滴注完毕以免被污染。

2.本品注射液未经稀释不可直接静脉滴注，稀释后的混合液须缓慢滴注，滴注时间不得少于8h。

多种微量元素（Ⅱ）

本品为微量元素补充剂。

【理化性状】本品注射液为几乎无色或微黄色的澄明液体。

【用药评估】

1.对果糖不耐受者禁用。

2.微量元素代谢障碍患者、胆道功能明显减退患者、肾功能不全患者慎用。

【配伍禁忌】与复方电解质葡萄糖R2A、复合磷酸氢钾、替加氟、吗啡、阿托品等存在配伍禁忌。

【操作要点】

1.本品注射液渗透压较高，pH值(2.2)较低，故未经稀释的本品不可供静脉滴注。

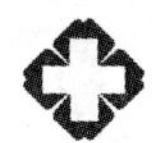

2.本品静脉滴注时，应在静脉滴注前1h用复方氨基酸注射液或葡萄糖注射液稀释(经外周静脉滴注时，每500ml复方氨基酸注射液或葡萄糖注射液最多稀释本品10ml)，且不能加入其他药物，以避免发生沉淀，配制好的药液应于12h内用完，以免发生污染。

3.本品静脉滴注速度不宜过快，须按推荐时间应用，每分钟不超过1ml。

【用药宣教】长期用药时，应注意监测各种微量元素缺乏或过量的症状和体征，并做相应的剂量调整。

果糖

本品为能量补充剂。

【理化性状】本品注射液为无色或几乎无色的澄明液体。

【用药评估】肾功能不全者、有酸中毒倾向者以及高尿酸血症患者慎用。

【配伍禁忌】禁与生长抑素、长链脂肪乳、伏立康唑、泮托拉唑、硫辛酸等药配伍。

【操作要点】静脉滴注，本品5%~10%，根据年龄、体重和临床症状调整剂量。

【用药宣教】用药期间应监测体液平衡、电解质浓度和酸碱平衡。

复方氨基酸(3AA)

本品为复方氨基酸。

【理化性状】本品注射液为无色或几乎无色的澄明液体。

【用药评估】重度肾功能不全患者及有氨基酸代谢障碍的患者禁用。

【配伍禁忌】与伏立康唑、长春西汀、酚磺乙胺、夫西地酸、依达拉奉等存在配伍禁忌。

【操作要点】

1.静脉滴注，250~500ml/d或用适量5%~10%葡萄糖注射液混合后缓慢静脉滴注，静脉滴注速度应不超过每分钟40滴。本品遇冷易析出结晶，宜微温(40~50℃)振摇溶解后再用。

2.使用本品时，应注意水和电解质平衡。

3.重度食管静脉曲张患者使用本品时，应控制静脉滴注速度和用量，以防静脉压过高。

4.患者有大量腹水、胸水时，应避免输入量过多。

【用药宣教】本品静脉滴注过快，可引起恶心、呕吐等反应，应及时降低给药速度。

复合氨基酸(6AA)

本品为复方氨基酸。

【理化性状】本品注射液为无色或几乎无色的澄明液体。

【用药评估】

1.重度肝、肾功能不全、严重尿毒症患者和对氨基酸有代谢障碍的患者禁用。

2.严重酸中毒、充血性心力衰竭患者慎用。

【配伍禁忌】本品与酚磺乙胺、氟氯西林、依达拉奉等存在配伍禁忌。

【操作要点】

1.用等量10%葡萄糖注射液稀释后缓慢静脉滴注，每分钟不超过40滴。

2.有高度食管和胃底静脉曲张时，输入量不宜过多，速度一定保持在每分钟40滴以下，以免静脉压力过高而致破裂出血。

3.本品遇冷易析出结晶，可微温溶解后再使用。

4.非肝病者使用氨基酸时要注意肝功能和精神症状的出现。

5.使用本品时，应注意水和电解质平衡。

6.严重腹水、胸水时，应注意水的平衡，避免输入量过多。

【用药宣教】本品静脉滴注速度过快时可引起患者胸闷、恶心、呕吐，甚至引起呼吸、循环衰竭，表现比较严重，故静脉滴注速度宜慢。

复方氨基酸(9AA)

本品为复方氨基酸。

【理化性状】本品注射液为无色或几乎无色的澄明液体。

【用药评估】氨基酸代谢紊乱、重度肝功能不全、心功能不全、水肿、低血钾、低血钠患者禁用。

【操作要点】静脉滴注，成人250~500ml/d，缓慢静脉滴注。小儿用量遵医嘱。进行透析的急、慢性肾衰竭患者1000ml/d，最大剂量不超过

 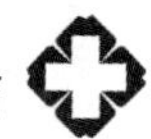

1500ml。静脉滴注速度不超过每分钟15滴。

【用药宣教】

1.凡用本品的患者，均应给予低蛋白、高热量饮食。热量摄入应为每日2000kcal以上，如饮食摄入量达不到此值，应给予葡萄糖等补充，否则本品进入体内转变为热量，而不能合成蛋白。

2.应严格控制给药速度，不超每分钟15滴。

3.用药过程中，应监测血糖、血清蛋白、肾功能、肝功能、电解质、二氧化碳结合力、血钙、血磷等，必要时检查血镁和血氨。如出现异常，应注意纠正。

4.注意液体平衡，防止血容量不足或过多。

5.尿毒症患者宜在补充葡萄糖同时给予少量胰岛素，糖尿病患者应给予适量胰岛素，以防出现高血糖。

6.尿毒症性心包炎、尿毒症性脑病、无尿、高钾血症等应首先采用透析治疗。

复方氨基酸(14AA)

本品为复方氨基酸。

【理化性状】本品注射液为棕黄色至红棕色的澄清液体。

【用药评估】

1.严重酸中毒和充血性心力衰竭患者慎用。

2.尿毒症、肝昏迷和代谢障碍患者禁用。

【操作要点】静脉滴注，与高渗葡萄糖混匀后经中心静脉插管静脉滴注，或与5%~10%葡萄糖注射液混匀后经外周静脉缓慢静脉滴注。静脉滴注速度以每分钟15~20滴为宜。

【用药宣教】

1.严格控制滴注速度。

2.使用时应供给足量葡萄糖，以防止氨基酸进入体内后被消耗。

3.使用期间应监测血电解质、pH及肝功能，及时纠正代谢性酸中毒和肝功能异常。

复方氨基酸(15AA)

本品为复方氨基酸。

【理化性状】本品注射液为无色或几乎无色的澄明液体。

【用药评估】

1.严重酸中毒和充血性心力衰竭患者慎用。

2.尿毒症、肝昏迷和氨基酸代谢障碍者禁用。

【操作要点】

1.静脉滴注，用适量5%~10%葡萄糖注射液混合后缓慢静脉滴注。静脉滴注速度不宜超过每分钟20滴。

2.本品遇冷可能有结晶析出，宜微温热溶解后再用。

【用药宣教】使用本品时应特别注意滴注速度，每分钟15~20滴。若滴注速度过快，偶有恶心、呕吐、发热、头痛时，应立即减慢给药速度或暂停给药。

复方氨基酸(15-HBC)

本品为复方氨基酸。

【理化性状】本品注射液为无色或微黄的澄明液体。

【用药评估】

1.重度肝、肾功能不全、严重尿毒症患者和对氨基酸有代谢障碍的患者禁用。

2.严重酸中毒、充血性心力衰竭患者慎用。

【操作要点】

1.本品经中心静脉长时间应用时，应与葡萄糖(或脂肪乳)、维生素、电解质、微量元素等注射液合用，以期达到营养全面支持的目的。

2.本品经外周静脉应用时，可用等量5%葡萄糖注射液稀释后，缓慢静脉滴注。

3.外周静脉注射时，将药液稀释后，一般以每分钟30~40滴为宜；中心静脉滴注时遵医嘱。

4.静脉滴注量应以患者的年龄、体重、营养状态、病情不同而定，一般成人每日250~1000ml(按氨基酸含量计算为0.5~1.5g/kg)。

5.本品遇冷析出结晶，用前可浸泡于40~50℃温水中使其溶解，放至体温后再用。

【用药宣教】使用时应监测肝、肾功能，严重肝、肾功能损害的患者不宜使用。

复方氨基酸(15)双肽

本品为复方氨基酸。

 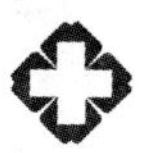

【理化性状】本品注射液为无色或微黄色的澄明液体。

【用药评估】

1.先天性氨基酸代谢缺陷(如苯丙酮尿症)，肝功能衰竭及肾衰竭禁用。

2.全身循环衰竭状态(休克)、代谢性酸中毒、组织细胞缺氧、机体水分过多、低钠血症、低钾血症、高乳酸盐血症、血液渗透压增高、肺水肿、失代偿性心功能不足以及对本品任一组分过敏者禁用。

3.本品不适用于2岁以下小儿。

【操作要点】

1.因本品的渗透压高于800mOsm/L，应从中心静脉滴注。使用剂量取决于人体对氨基酸的需求量。

2.本品一般推荐剂量为按体重每天静脉滴注7~14ml/kg或体重70kg的患者每天静脉滴注500~1000ml，相当于按体重每天静脉滴注氨基酸/双肽1~2g/kg(即0.17~0.34g氮)。

3.推荐静脉滴注速度，按体重每小时0.6~0.7ml(相当于0.08~0.09g氨基酸/双肽)/kg，相当于70kg体重患者在10~12h内静脉滴注本品500ml，或在20~24h内静脉滴注1000ml。

4.对于有肾脏或肝脏疾病的患者应单独调整剂量。

5.在患者临床需要的情况下可连续静脉滴注本品。本品没有超过2周以上的使用经验。

6.作为肠外营养的氨基酸溶液，应与提供能量的其他注射液合用。同时，为提供完全的肠外营养，本品应与碳水化合物、脂肪、电解质、微量元素及维生素一并给予。

7.本品与下列溶液混合具有相溶性：本品1000ml可与20%脂肪乳注射液1000ml、40%葡萄糖注射液1000ml、氯化钠80mmol、氯化钙5mmol、氯化钾60mmol、多种微量元素注射液Ⅱ 10ml、脂溶性维生素注射液Ⅱ 10ml、注射用水溶性维生素1瓶混合后使用。添加时必须在无菌的条件下，混合后应立即进行静脉滴注。任何剩余药物均应丢弃。

【用药宣教】

1.使用时应监测血清电解质、血液渗透压、液体平衡、酸碱平衡以及肝功能(碱性磷酸酶、AST、ALT)等。

2.当静脉滴注速度超过最大推荐速度，可能出现不耐受现象：恶心、呕吐、面部潮红、发汗及肾脏排出氨基酸和双肽的量增加，一旦出现降低静脉滴注速率，必要时可中止静脉滴注。

复方氨基酸(17AA)

本品为复方氨基酸。

【理化性状】本品注射液为无色或几乎无色的澄明液体。

【用药评估】重度肝、肾功能不全患者禁用。氮质血症、无尿、心力衰竭及酸中毒未纠正前禁用。

【操作要点】

1.中心静脉插管或由周围静脉滴注。常用量250~1000ml/d，成人滴速40滴/分钟，儿童、老人及重病者滴速宜更慢。应按年龄、病情和体重增减剂量。

2.本品遇冷可能有结晶析出，宜微温溶解后再用。

【用药宣教】

1.贮藏本品时请勿横卧倒置。若发现瓶身瓶口有细微裂痕、封口松动、溶液浑浊有异物等不能使用。

2.药液启封后，应立即使用，如有剩余，切勿再用。

复方氨基酸(17AA-Ⅰ)

本品为复方氨基酸。

【理化性状】本品注射液为无色或几乎无色的澄明液体。

【用药评估】参见复方氨基酸注射液(17AA)。

【操作要点】中心静脉插管或静脉滴注。常用量250~1000ml/d，成人滴速40滴/分钟，儿童、老人及重病者滴速宜更慢。应按年龄、病情和体重增减剂量。

【用药宣教】大量输入本品可能导致酸碱失衡；大量应用或合用电解质注射液时，应注意电解质与酸碱平衡。

复方氨基酸(18AA)

本品为复方氨基酸。

【理化性状】本品为无色或微黄色的澄明溶液。

【用药评估】

1.重度肝、肾功能不全、严重尿毒症患者和对氨基酸有代谢障碍的

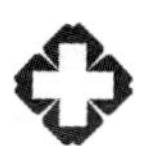

患者禁用。

2.严重酸中毒、充血性心力衰竭患者慎用。

【操作要点】

1.静脉滴注，每次250~500ml。注射后剩余药液不能储存再用，用前必须详细检查药液，如发现瓶身破裂、漏气、变色、发霉、沉淀、变质等异常现象时绝对不能应用。

2.本品遇冷会析出结晶，应微温溶解，待冷至37℃，溶液澄明后方可使用。如药液发生浑浊、沉淀时不可再用。

【用药宣教】参见复方氨基酸注射液(17AA-Ⅰ)。

小儿复方氨基酸(18AA-Ⅰ)

本品为复方氨基酸。

【理化性状】本品为无色或微黄色的澄明溶液。

【用药评估】氨基酸代谢障碍者禁用；重度肝、肾功能不全患者慎用。

【操作要点】

1.采用中心静脉插管24h恒速静脉滴注或由周围静脉缓慢静脉滴注。

2.每日35~50ml/kg或遵医嘱。

3.静脉滴注时每克氮应同时供给150~200kcal非蛋白质(葡萄糖、脂肪乳)，另加维生素、微量元素等。

4.如发生浑浊或沉淀时，不可使用。遇冷析出结晶时，可置50~60℃水浴中使其溶解并冷至37℃澄明再用。

【用药宣教】使用本品时，需按时监测代谢、电解质及酸碱平衡等，防止并发症。

复方氨基酸(18AA-Ⅱ)

本品为复方氨基酸。

【理化性状】本品注射液为无色或微黄色的澄明溶液。

【用药评估】

1.肝昏迷和无条件透析的尿毒症患者以及对本品过敏者禁用。

2.肝、肾功能不全者慎用。

【操作要点】

1.根据患者的需要，每24h可静脉滴注本品500~2000ml。每日最大剂量：按体重，5%为每天50ml/kg；8.5%为每天29ml/kg；11.4%为每天23ml/kg，约合每天0.4g氮/kg。一般剂量为每天0.15~0.2g氮/kg。

2. 5%与8.5%的本品可经中心静脉或周围静脉滴注，11.4%单独使用须经中心静脉滴注，但与其他营养制剂混合使用也可经周围静脉滴注。使用本品时静脉滴注速度应缓慢。一般本品5%1000ml的适宜静脉滴注时间为5~7h，约35~50滴/分钟；本品8.5%或11.4%1000ml的适宜静脉滴注时间为至少8h，约30~40滴/分钟。

3.本品和脂肪乳注射液（如英脱利匹特）可通过Y型管混合后输入体内。两种注射液通过同一输液管输入静脉时，可降低本品的渗透压，从而减少经周围静脉滴注而可能发生的血栓性静脉炎，同时应根据需要调整各溶液的滴速。

4.为使氨基酸在体内被充分利用并合成蛋白质，应同时给予足够的能（如脂肪乳注射液和葡萄糖注射液）、适量的电解质和微量元素以及维生素。一般情况下推荐的非蛋白热卡和氮之比为150∶1。

【用药宣教】滴注速度过快可引起恶心、呕吐、头痛和气喘。

复方氨基酸（18AA-Ⅲ）

本品为复方氨基酸。

【理化性状】本品注射液为无色或微黄色的澄明溶液。

【用药评估】肝性脑昏迷或有肝性脑昏迷倾向的患者、肾衰竭或尿毒症的患者、氨基酸代谢障碍的患者禁用。

【操作要点】

1.周围静脉滴注时，成人一般250~750ml/d，缓慢静脉滴注。注射速度每小时静脉滴注氨基酸相当10g左右(本品100ml)，约1分钟25滴缓慢静脉滴注。老人及重症患者更需缓慢静脉滴注。为了提高氨基酸的利用率，应与葡萄糖液或脂肪乳剂合用。

2.经中心静脉滴注时，成人750~1000ml/d，按完全胃肠外营养支持的方法，与葡萄糖、脂肪乳剂及其他营养要素混合后经中心静脉连续静脉滴注(24h连续使用)，并应根据年龄、症状、体重等情况，按医嘱适当增减用量。

3.本品含60mEq/L的醋酸，大量应用或合用电解质注射液时，应注意电解质与酸碱平衡。

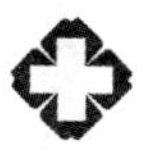

4.外周静脉滴注时，因加有葡萄糖已呈高渗状态，静脉滴注速度必须缓慢。

【用药宣教】滴注速度过快可引起恶心、呕吐、头痛和气喘。

复方氨基酸(18AA-Ⅳ)

本品为复方氨基酸。

【理化性状】本品注射液为无色或微黄色的澄明溶液。

【用药评估】

1.肝昏迷或有肝昏迷先兆的患者、严重肾衰竭或尿毒症的患者、氨基酸代谢障碍的患者禁用。

2.因本品含有葡萄糖(7.5%)，糖尿病患者慎用。

【配伍禁忌】忌与酚磺乙胺、夫西地酸、氟氯西林、长春西汀、伏立康唑、依达拉奉等药物配伍。

【操作要点】成人，一般500~1000ml/d。由周围静脉缓慢静脉滴注。滴注速度为每小时100~200ml。可根据年龄、症状、体重等情况按医嘱适当增减用量。

【用药宣教】滴注速度过快可引起恶心、呕吐、头痛和气喘。

复方氨基酸(18AA-Ⅴ)

本品为复方氨基酸。

【理化性状】本品注射液为无色或微黄色的澄明溶液。

【用药评估】

1.肝、肾功能不全、严重尿毒症患者和对氨基酸有代谢障碍的患者禁用。

2.严重酸中毒、充血性心力衰竭患者慎用。

【操作要点】

1.静脉滴注，成人250~750ml/d。为了提高氨基酸的利用率，应与葡萄糖注射液或脂肪乳剂合用。

2.中心静脉滴注时，成人500~750ml/d，与脂肪乳剂及其他营养素混合后经中心静脉连续静脉滴注(24h连续使用)，并应根据年龄、症状、体重等情况，按医嘱适当增减用量。

3.大量应用或合用电解质注射液时，就注意电解质与酸碱平衡。

4.外周静脉滴注时，静脉滴注速度必须缓慢。

5.遇冷可能出现结晶，可将药液加热到60℃，缓慢摇动使结晶完全溶解后再用。

【用药宣教】滴注速度过快可引起恶心、呕吐、头痛和气喘。

复方氨基酸(18AA-Ⅶ)

本品为复方氨基酸。

【理化性状】本品注射液为无色或微黄色的澄明溶液。

【用药评估】

1.肝性脑病、重度肾功能不全、高氮质血症或氨基酸代谢异常患者禁用。

2.严重酸中毒患者、充血性心力衰竭患者、低钠血症患者慎用。

【配伍禁忌】本品与氟氯西林、长春西汀、依达拉奉等存在配伍禁忌。

【操作要点】

1.周围静脉给药：通常成人每次200~400ml，缓慢静脉滴注。每瓶静脉滴注时间不应少于120min(25滴/分钟)。用量可根据年龄、症状、体重适当增减。小儿、老人、危重患者应减慢。本品最好与糖类注射液同时静脉滴注以提高人体对氨基酸的利用率。

2.中心静脉给药：通常成人为每次400~800ml。本品可与糖类等混合，由中心静脉24h持续静脉滴注。根据年龄、症状、体重适当增减。

3.本品含醋酸根离子，大量给药或与电解质液合用时注意电解质的平衡。

4.有结晶析出时，应温热至50~60℃溶解后，放冷至接近体温再使用。

【用药宣教】滴注速度过快可引起恶心、呕吐、头痛和气喘。

小儿复方氨基酸(19AA-Ⅰ)

本品为复方氨基酸。

【理化性状】本品注射液为无色或几乎无色的澄明液体。

【用药评估】

1.患有氨基酸代谢障碍者、氮质血症患者禁用。

2.肝、肾功能不全者慎用。

【操作要点】

1.采用中心静脉插管或周围静脉给药均需缓慢滴注。静脉滴注速度不宜过快，体重20kg儿童一般不宜超过20滴/分钟。儿童每日每千克体重用20~35ml或遵医嘱。

2.如发生浑浊或沉淀时，不可使用。遇冷析出结晶，可置50~60℃水浴中使溶解并冷至37℃澄明再用。

【用药宣教】

1.应用本品时，需按时监测代谢、电解质及酸碱平衡等，防止并发症的发生。

2.如发现过敏性皮疹，应立即停药。

复方氨基酸(20AA)

本品为复方氨基酸。

【理化性状】本品注射液为无色或微黄色的澄清液体。

【用药评估】

1.对本品任何活性物质或辅料过敏、非肝源性的氨基酸代谢紊乱、伴随重要功能受损的血液动力学不稳定状态(衰竭和休克状态)、组织缺氧、代谢性酸中毒、无法进行血液过滤或血液透析的重度肾功能不全、体液潴留、急性肺水肿、心功能不全失代偿期者禁用。

2.尚无妊娠期和哺乳期使用本品的相关数据。因此，只有经判定为必需的情况下方可使用。

【相互作用】

1.将氨基酸溶液与其他液体或药物混合，都会增加理化不相溶和微生物污染的危险，混合过程应在无菌条件下进行，并且混合物之间应是相溶的。

2.为避免微生物污染和物理化学的配伍禁忌危险，不推荐向本品中加入任何添加剂。但可将本品加入到使用标准的碳水化合物或电解质溶液中。

【操作要点】本品应经中心静脉滴注，根据个体需求给药。

1.成人的标准剂量是每天7~10ml/kg，相当于每天0.7~1.0g氨基酸/kg。最大剂量：每天15ml/kg，相当于每天1.5g氨基酸/kg。

2.对肝昏迷患者，建议治疗最初阶段滴速可加快，直到起效。体重70kg的患者：第1~2h，150ml/h［2ml/(kg·h)］；第3~4h，75ml/h［1ml/(kg·h)］；从第5h开始：45ml/h。

3.本品不应用于以下患者(如低渗性脱水、低钾血症及低钠血症)，除非在给药前低渗性脱水、低钾血症及低钠血症症状已被纠正。

4.鉴于本品的处方，对伴随肾功能不全的患者，只有进行个体患者利益/风险评估后，方能使用本品。氨基酸的用量应根据血清尿素氮和肌酐的水平进行调整。此注意事项对于血清渗透压升高的患者同样适用。

5.氨基酸治疗不能代替目前已经确定的肝性脑病治疗方法，如灌肠、乳果糖治疗和(或)肠道抗菌治疗。静脉滴注本品应当与适当的碳水化合物合用。应根据需要补充电解质。

6.在静脉滴注时，应监测体液和电解质的平衡、血浆渗透压、酸碱平衡、血糖和肝功能。根据患者病情的严重程度和临床状况决定监测的项目和频率。

7.对于全肠外营养治疗，为促进氨基酸的有效利用和合成代谢，宜同时补充非蛋白质能量物质(碳水化合物和脂肪乳)、电解质、维生素及微量元素。

8.应每天检查静脉滴注部位是否出现炎症或感染的体征。请使用无菌输液器给药。连接了产品容器和输液器之后，应立即给药。本品为一次性独立包装。使用后的剩余部分请丢弃。

9.本品1000ml单次剂量最高含有2.3mmol(53mg)的钠，限钠饮食的患者应关注。

【用药宣教】药物过量或静脉滴注速度过快会引起寒战、恶心、呕吐以及肾性氨基酸丢失等无法耐受的不良反应。一旦无法耐受的不良反应出现，应立即停药，恢复之后再以低速率静脉滴注。

脂肪乳(C14–24)

本品为甘油三酯乳剂。

【理化性状】本品注射液为白色乳状液体。

【用药评估】

1.严重急性肝损害及严重代谢紊乱特别是脂肪代谢紊乱(肾病综合征、严重高脂血症)患者禁用。

2.肝脏疾病、贫血、肺部疾病和凝血异常者慎用。

3.新生儿和未成熟儿伴有高胆红素血症或可疑肺动脉高压者应慎用。

4.因缺乏30%的本品用于婴儿和儿童的经验，所以30%的本品暂不推荐给婴儿和儿童使用。

【配伍禁忌】与阿莫西林克拉维酸钾、氟氯西林钠、伏立康唑、罗库溴铵等存在配伍禁忌。

【相互作用】不可将电解质注射液直接加入脂肪乳剂，以防乳剂破坏而使凝聚的脂肪进入血液。

【操作要点】

1.本品可单独静脉滴注或用于配制成含葡萄糖、脂肪、氨基酸、电解质、维生素和微量元素等的“全合一”营养混合液。只有在可配伍性得到保证的前提下，才能将其他药品加入本品内。

2.本品也可与葡萄糖注射液或氨基酸注射液通过Y型管道混合输入体内。该法既适用于中心静脉也适用于外周静脉。

【用药宣教】长期使用本品，应注意脂肪排泄量及肝功能，每周应进行血常规、凝血时间、血沉、血小板计数等检验。如血浆有乳光或乳色出现，应推迟或停止应用。

中/长链脂肪乳(C8–24)

本品为中链甘油三酯和长链甘油三酯的混合乳剂。

【理化性状】本品注射液为白色乳状水包油乳液。

【用药评估】

1对本品中任何成分过敏者禁用。

2.患有以下疾病的患者禁用：严重凝血障碍、休克状态和虚脱状态、妊娠、急性血栓栓塞、伴有酸中毒和组织缺氧的严重败血症、脂肪栓塞、急性心肌梗死和中风、酮症酸中毒性昏迷、糖尿病代谢失常和代谢不稳定状态。

3.脂肪代谢异常的患者，如病理性血脂过高，脂性肾病，急性胰腺炎伴高脂血症者禁用。

【相互作用】

1.不可将本品作为浓缩电解质和其他药物的载体溶液使用，不允许未经检验即与其他注射液混合。

2.只有在经过检验并保证可配伍性的条件下，才允许使用胃肠外营养的混合配方。应避免将本品与含有乙醇的注射液混合使用。

【操作要点】

1.本品是静脉营养的组分之一，可通过外周静脉或中央静脉输入，通过注射点附近一个Y形接头，Y形接头或旁通接头应位于患者近旁。本品可以与葡萄糖和氨基酸注射液经外周或中央静脉输入，这样三种溶液在进入静脉前迅速混合，每种溶液的流量可以用注射泵分别控制，输入前脂肪乳剂的温度应加热至室温。

2.最大日输注量必须按照递增方式并在密切监视耐受量情况下逐渐达到。

3.建议在选择滴注速度时，考虑将所计划的每日剂量在每天的24h内，至少是在16h内输入。

4.应使用静脉滴注方式，脂肪乳剂适合于外周静脉滴注，在完全性胃肠外营养范围内也可以通过外周静脉单独输注。

5.在使用过滤器时应注意其脂肪渗透性。

6.通过柔韧的乳剂袋输注时必须将输注器械上的空气阀关闭。

【用药宣教】

1.如果需要每天输入大剂量脂肪，应在第一天输注后并在以后适当定期检查血清甘油三酯，也可视情况检查血糖、酸碱状态和电解质状态。

2.当脂肪乳的输注时间延长时，还需掌握患者的血常规，凝血状况，肝功能及血小板数量。每天应检查水分平衡状态或体重。

3.在连续输注期间，如果成人的血清甘油三酯浓度超过3mmol/L，儿童超过1.7mmol/L，必须降低输注速度或中止输注。

4.如果输注本品期间出现明显的反应性血糖升高现象，也必须中止输注。

长链脂肪乳(OO)

本品为橄榄油及大豆油混合乳剂。

【理化性状】本品注射液为乳白色均匀乳状液体。

【用药评估】

1.已知对鸡蛋或大豆蛋白过敏的患者禁用。

2.严重血脂异常、不可纠正的代谢紊乱包括乳酸性酸中毒和非代偿性糖尿病、严重脓毒血症、严重肝脏疾病、凝血障碍，血栓性静脉炎、急性或慢性肾衰竭(未作专属研究)、心肌梗死者禁用。

3.对妊娠及哺乳期妇女静脉滴注本品的安全性尚未确证。因此，除特殊考虑外，本品不应用于妊娠及哺乳妇女。

4.本品禁用于出生时不足28周的早产儿。

【配伍禁忌】不可将电解质溶液直接加入脂肪乳剂，以防乳剂被破坏而使凝聚脂肪进入血液。

【操作要点】

1.当作为全营养混合物(与葡萄糖和氨基酸)的一部分时，根据最终混合物的渗透压选择中心或外周静脉给药，在极少情况下，当单独作为口服或肠内营养的补充支持治疗，本品可通过外周静脉给药。

2.使用前检查乳剂的均一性，且瓶子无破损。

3.若出现任何过敏反应的体征(如发热、寒战、皮疹和呼吸困难等)，必须立即停止静脉滴注。

【用药宣教】

1.应每日监测血浆甘油三酯水平。静脉滴注后血清甘油三酯浓度不应超过3mmol/L。应在血清甘油三酯水平回到基础水平后方可开始静脉滴注。

2.在短期和长期静脉营养治疗期间，应根据患者健康状况，定期检查碱性磷酸酶及总胆红素水平。

3.使用本品治疗前，应先纠正水电解质或代谢紊乱。

4.脂肪乳应与碳水化合物和氨基酸同时静脉滴注，以避免代谢性酸中毒的发生。

5.必须定期检查血糖、酸碱平衡、水及电解质平衡和血细胞计数。

6.对于新生儿高胆红素血症(总血清胆红素>200μmol/L)应谨慎使用本品，应密切监测总胆红素水平。

结构脂肪乳(C6–24)

本品为结构甘油三酯乳剂。

【理化性状】本品为白色均匀乳状液体。

【用药评估】

1.已知对鸡蛋或大豆蛋白高度过敏、严重高脂血症、重度肝功能不全、噬血细胞综合征、严重凝血障碍、急性休克、急性肺水肿、水中毒、失代偿性心功能不全等禁用。

2.不推荐孕妇及哺乳期妇女使用本品。

【相互作用】

1.某些药物，如胰岛素，可能干扰机体脂酶系统，但这种相互作用的临床意义十分微小。

2.治疗剂量的肝素引起脂蛋白脂酶一过性释放入血，先导致血浆脂质水解增加而后继以甘油三酯清除能力短暂下降。

3.天然大豆油含有维生素K_1，但本品中因大豆油而含的维生素K_1浓度很低，故本品对香豆素类药物的效应没有明显影响。

【操作要点】

1.静脉滴注，用于成年患者。根据患者临床状况及其清除脂肪的能力决定静脉输注剂量和速度。

2.静脉滴注速度不应超过按体重每小时0.75ml/kg，相当于甘油三酯0.15g/kg。本品应作为含葡萄糖注射液的肠外营养混合液的组成部分，与其他成分一起，通过中心静脉或周围静脉滴注。

3.为避免代谢性酸中毒，本品应与碳水化合物同时静脉滴注。

4.只有在保证相容性的情况下，才能将其他药品加入到本品中。添加过程中必须保证无菌。

【用药宣教】

1.出现任何过敏反应症状或体征，如发热、寒战、皮疹、呼吸困难等，均应立即停止静脉滴注。

2.本品用于糖尿病、肾衰竭患者的临床经验缺乏。

3.应监测患者血清甘油三酯水平，若疑有脂质代谢紊乱，应每天监测。静脉滴注过程中，血清甘油三酯不应超过3mmol/L。血清甘油三酯恢复到基础值时，才能进行下一次静脉滴注。

4.应定期检测血糖、血电解质、肝功能、液体平衡和血象。怀疑或出现酸中毒时，还应进行酸碱平衡监测。

5.静脉滴注本品后，若血清甘油三酯未被廓清之前采血，某些实验室指标(如胆红素、乳酸脱氢酶、氧饱和度、血红蛋白等)的检测可能受到干扰。大多数患者的血清脂肪廓清时间为5~6h。

ω-3鱼油脂肪乳

本品为ω-3鱼油脂肪乳剂。

【理化性状】本品为白色乳状液体。

【用药评估】

1.脂质代谢受损、严重出血性疾病、未经控制的糖尿病禁用。

2.某些急症及危及生命的状况，如虚脱与休克、近期心肌梗死、卒中、血栓栓塞性疾病、不明原因的昏迷者禁用。

3.由于缺少临床经验，本品不可用于重度肝功能或肾功能不全的患者。

4.由于临床经验有限，本品不可用于早产儿、新生儿、婴儿以及儿童。

5.胃肠外营养的一般禁忌证包括低钾血症、水分过多、低渗性脱水、代谢不稳定、酸中毒。

6.本品不可用于对鱼或鸡蛋蛋白过敏的患者

【相互作用】

1.与多价阳离子(如钙离子)混合使用时，可能出现不相溶，尤其是与肝素共用时。

2.使用本品有可能导致出血时间延长与血小板的凝集出现抑制，因此，同时接受抗凝治疗的患者，给予本品时要特别小心，可以考虑减少抗凝剂的用量。

【操作要点】

1.最大静脉滴注速度：按体重每小时的静脉滴注速度不可超过0.5ml/kg，相当于不超过鱼油0.05g/kg。

2.应严格控制最大静脉滴注速度，否则血清甘油三酯会出现大幅升高。本品连续使用时间不应超过4周。

3.本品应与其他脂肪乳同时使用，脂肪静脉滴注总剂量为每天1~2g/kg，本品所提供的鱼油应占每日脂肪输入量10%~20%。

4.通过中心静脉或外周静脉滴注。使用前应摇匀。在相溶性得到保证的前提下，本品混合其他脂肪乳剂后，可与其他注射液(如氨基酸注射液、碳水化合物注射液)同时静脉滴注。

5.本品开启后应立即在无菌条件下与脂肪乳或含脂溶性维生素的脂肪乳混合。在25℃以下，该混合液的物理与化学稳定性可保持24h不变。本品一旦与脂肪乳、脂肪乳及脂溶性维生素混合后应尽早使用，配制后的混合液应在24h内应用。

6.开瓶后一次未配制完的药液应予以丢弃，未使用完的已配制的药液也应予以丢弃。

7.当与其他脂肪乳同时使用或稀释使用时，本品所提供的鱼油应占每日脂肪提供量的10%~20%。

8.如有可能，静脉滴注过程中应使用不含邻苯二钾酸盐的设备。

【用药宣教】

1.应每日检查血清甘油三酯水平。静脉滴注期间，血清甘油三酯浓度不应超过3mmol/L。

2.应定期检查血糖、酸碱平衡、体液平衡、血清电解质、血细胞计数。

3.使用本品有可能延长出血时间，抑制血小板凝集，因此，接受抗凝治疗的患者应慎用本品。

丙氨酰谷氨酰胺

本品为氨基酸类肠内营养补充剂。

【理化性状】本品注射液为无色澄明液体；粉针剂为白色或类白色粉末或疏松块状物。

【用药评估】

1.重度肾功能不全(Ccr<30ml/min)或重度肝功能不全的患者禁用。

2.由于孕妇、哺乳期妇女及儿童使用本品的临床资料不足，故不推荐使用。

【操作要点】

1.本品是一种高浓度溶液，不可直接静脉滴注。在静脉滴注前，必须与可配伍的氨基酸注射液或含有氨基酸的注射液相混合，然后与载体溶液一起静脉滴注。1体积的本品应与至少5体积的载体溶液混合(如100ml本品应加入至少500ml载体溶液)，混合液中本品的最大浓度不应超过3.5%。剂量根据分解代谢的程度和氨基酸的需要量而定。胃肠外营养每天供给氨基酸的最大剂量为2g/kg体重，通过本品供给的丙氨酸和谷氨酰胺量应计算在内。通过本品供给的氨基酸量不应超过全部氨基酸供给量的20%。

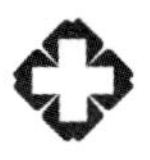

2.当氨基酸需要量为每日1.5g/kg时，其中1.2g氨基酸乃由载体溶液提供，0.3g氨基酸则由本品提供。当氨基酸需要量为每日2g/kg时，其中1.6g氨基酸由载体溶液提供，0.4g氨基酸则由本品提供。静脉滴注速度依载体溶液而定，但不应超过每小时0.1g氨基酸/kg。

3.将本品加入载体溶液时，必须保证它们具有可配伍性、保证混合过程是在洁净的环境中进行，还应保证溶液完全混匀。

4.本品连续使用时间不应超过3周。

【用药宣教】

1.本品使用过程中应监测患者的ALP、AIT、AST和酸碱平衡。

2.对于代偿性肝功能不全的患者，建议定期监测肝功能。

第十六章　五官科用药

第一节　眼科用药

卡巴胆碱

本品为缩瞳药。

【理化性状】本品注射液为无色澄明液体。

【用药评估】

1.对本品过敏者禁用。

2.虹膜肿胀、癫痫、心律失常、甲状腺功能亢进、哮喘、帕金森病和消化性溃疡患者禁用。

3.哺乳期妇女应权衡本品对其的重要性，选择停药或停止哺乳。

4.儿童用药的安全性和有效性尚未建立，需详细评估患儿情况。

【配伍禁忌】氯甲酚(0.025%~0.1%)和三氯叔丁醇(0.5%)两者都与卡巴胆碱(0.8%)的氯化钠(0.69%)溶液有配伍禁忌。

【相互作用】

1.当局部(眼)使用了非甾体抗炎药后，局部(眼)再用本品或氯乙酰胆碱制剂就会失效。

2.乙酰胆碱酯酶抑制剂他克林可增强本品(胆碱受体激动剂)的胆碱能效应，故二者合用时应严密监测。

【操作要点】

1.本品不可采用静脉注射或肌内注射，以免发生严重不良反应。

2.与其他缩瞳药合用，用于青光眼降低眼压：可用0.75%~3%滴眼液，每天4次；白内障手术：0.01%溶液，0.4~0.5ml注入前房；术后急性尿潴留，皮下注射250μg，如有必要，间隔30min，重用两次。

3.遇有严重不良反应时，使用阿托品的对抗作用不大，因为阿托品拮抗了本品的毒蕈碱样作用时，却暴露了更强的烟碱样作用，其不良反应并未减轻。因此，尽可能不以本品全身用药。

4.本品过量易致中毒，表现为心脏传导阻滞、心搏暂停，尤应引起关注。

5.滴眼液的滴管尖端不应接触包括眼、手在内的任何部位，如果滴管尖端被污染，会造成眼部感染，导致视力下降甚至其他严重损害。

6.由于本品制剂中的防腐剂会老化隐形眼镜，故至少应于滴眼15min后佩戴隐形眼镜。类似乙酰胆碱和毛果芸香碱，引起睫状体痉挛的作用比毛果芸香碱强。

【用药宣教】

1.本品常见不良反应有视物模糊、近视、远视、视力变化、眼痛、眼部有灼烧或刺痛感。

2.叮嘱患者前房注射液可导致角膜浑浊、持续性大泡性角膜病变、视网膜脱离、白内障摘除术后虹膜炎。

3.滴眼液可引起暂时性眼部灼烧及刺痛感、睫状肌痉挛引发的暂时性视力减退、短暂性结膜充血。

4.本品会影响患者驾驶或机械操作的反应速度，应特别注意。

毛果芸香碱

本品为缩瞳药。

【理化性状】本品注射液为无色澄明液体。

【用药评估】

1.虹膜睫状体炎，睫状环阻滞性青光眼患者禁用。

2.哮喘、慢性支气管炎或慢性阻塞性肺病需药物治疗者慎用。

3.确诊或怀疑胆石症者或胆道疾病患者、胆囊收缩者、胆道平滑肌疾病包括胆囊炎、胆管炎及胆道阻塞的患者慎用。

【相互作用】

1.本品与β受体拮抗剂、碳酸酐酶抑制剂、α和β受体激动药或高渗脱水剂联合使用有协同作用。

2.本品与拉坦前列素合用可降低葡萄膜巩膜途径房水流出的量，降低眼压。

【操作要点】皮下注射，一次2~10mg，稀释后注入前房或遵医嘱。

【用药宣教】

1.本品常见不良反应有视物模糊、近视、远视、视力变化、眼痛、眼部有灼烧或刺痛感。

2.瞳孔缩小常引起暗适应困难，应告知需在夜间开车或从事照明不好的危险职业的患者特别小心。

3.哺乳期妇女应权衡利弊，选择停药或停止哺乳。

维替泊芬

本品为新生血管抑制剂。

【理化性状】本品粉针剂为深绿色疏松块状物。

【用药评估】

1.肝功能不全或胆管阻塞患者慎用。

2.孕妇应衡量利弊后再使用。

3.卟啉症及有过敏史者禁用。

【相互作用】本品与四环素、磺胺类、降糖药、吩噻嗪类药、噻嗪类利尿剂合用时，可能会增加光敏反应的发生。

【操作要点】应用本品可分为两步骤。

1.按6mg/m^2(体表面积)将药粉稀释加入30ml注射液中，于10min内静脉滴注完毕。

2.滴注本品后15min，以非发热性激光照射眼睛，对本品进行光活化。

3.患者应每3个月做一次疗效评价。

4.对复发性脉络膜新生血管形成(CNV)渗出者，一年内使用本品次数不宜超过4次。

【用药宣教】

1.注射部位有痛感、水肿、炎症、出血等反应。

2.常见视力异常、视力下降、视野缺损等不良反应。

3.滴注时可能会有腰痛、恶心、水肿、炎症、出血、皮肤瘙痒感和高胆固醇血症。

4.在滴注本品后48h内光敏感性增加，应避免皮肤、眼或身体其他部位直接受阳光或明亮的室内光线照射。

5.患者也不应完全处于黑暗状态，应鼓励患者照射安全的室内光线以快速通过皮肤消除药物。

6.在治疗后1周内视力严重下降者，不应再次使用本品，尽早就医。

7.超剂量使用可能会导致严重的视力下降以及光敏感期延长。

玻璃酸钠

本品为存在于人体的天然的氨基聚糖。

【理化性状】本品注射液为无色澄明的黏稠液体。

【用药评估】

1.目前尚未确立孕妇使用的安全性，孕妇慎用。

2.目前尚不明确本品是否经人乳汁分泌，哺乳期妇女慎用。

3.有过敏史、肝功能不全、给药部位皮肤病或感染的患者慎用。

【相互作用】

1.本品遇杀菌消毒剂氯化苯甲烃铵等季铵盐及氯已定，有时会生成沉淀，故应充分注意。

2.本品勿与含苯扎氯铵的药物接触以免产生浑浊。

【操作要点】

1.本品注射剂分眼用和关节内使用，应注意区分，不可混用。

2.本品为眼科手术局部辅助用药，用量仅为0.2ml左右，而且术后大部分仍被冲出或抽出，残余少量药液很快从房角随房水排出。

3.眼用注射剂，根据手术方式选择剂量，眼前节手术常用量为一次0.2ml左右。前房内注射，术毕根据手术需要清除残留药液。

4.眼用注射剂使用前，必须先放置至室温。

5.不要向眼内注入过量的本品注射剂。

6.对无晶状体的糖尿病，手术时，禁止使用大量本品眼用注射剂。手术结束时，可采用注洗法或抽吸法清除残留的本品注射剂。

【用药宣教】

1.眼用注射剂可导致一过性眼压升高。

2.本品遮光，2~8℃(防冻)保存。

3.注射剂使用前，必须先放置至室温。

普罗碘铵

本品为眼科用药。

【理化性状】本品注射液为无色澄明液体。

【用药评估】

1.对碘过敏者禁用。

2.重度肝、肾功能不全患者、活动性肺结核、消化道溃疡隐性出血者禁用。

3.甲状腺肿大及有甲状腺功能亢进家族史者慎用。

【配伍禁忌】本品若与含汞制剂配伍，可产生有毒的碘化高汞，故两者禁止配伍。

【操作要点】

1.结膜下注射，每次0.1~0.2g，隔天1次。

2.球后注射，每次0.1~0.2g，每2~3天一次，5次为一疗程。

3.肌内注射，每次0.4g，每天或隔天1次，10次为一疗程，一般用药2~3疗程，每疗程后休息1~2周。

4.眼部注射有疼痛感，可在注射液内加2%普鲁卡因1ml。

5.使用后，出现不良症状或轻度碘中毒时，暂停或减少剂量。

【用药宣教】

1.偶发皮疹、恶心等症状。

2.注射剂遮光保存。

第二节　耳鼻喉科和口腔科用药

鱼肝油酸钠

本品为血管硬化剂。

【理化性状】本品注射液为黄色至棕黄色的澄明液体。

【操作要点】

1.本品遇冷有固体析出，微热即溶解。

2.第一次注射5%溶液(内含2%苯甲醇作为局部止痛剂)0.5~1ml于静脉曲张腔内。

3.如无不良反应，24h以后可继续注射0.5~2ml(一般为1ml)，一日不超过5ml，每隔3~5日在不同部位注射。

【用药宣教】注射区会有疼痛、肿胀不适。

第十七章　其他类药物

第一节　X线造影剂

甲泛葡胺

本品为含碘造影剂。

【理化性状】本品注射液为无色或微黄色的澄明液体。

【用药评估】

1.对本品过敏者禁用。对其他含碘造影剂过敏者原则上禁用本品，必须使用时应十分谨慎，宜先用本品作造影剂过敏试验，并准备好抢救安全措施。

2.本品在蛛网膜下隙内常规给药后2天内可在乳汁中被发现，哺乳期妇女使用时应权衡利弊。

3.婴儿、幼儿使用本品易引起或加重脱水，应用前应充分补足水分。

4.老年人对造影剂较敏感，对由造影剂高渗透压造成的血流动力学改变耐受性较差，易引起或加重脱水，应用本品前应补足水分。

5. 下列情况应慎用

①有哮喘史或其他过敏性疾病者；②严重肝、肾疾病或肾功能严重损害者；③失水情况，尤其在糖尿病、严重血管疾病、肝或肾疾病、婴幼儿和老年人中易引起急性肾衰竭，鞘内给药时易发生头痛等症状。

6. 鞘内给药时下列情况慎用

①慢性酒精中毒；②严重心血管疾病；③脑血管疾病；④有癫痫发作史者(易致癫痫发作，为相对禁忌证，必须使用本品检查时应先用地西泮或其他抗癫痫药物预防)；⑤多发硬化症。

7. 血管内给药时下列情况慎用

①严重高血压，心脏代偿功能不全；②甲状腺功能亢进；③多发性骨髓瘤；④嗜铬细胞瘤；⑤镰状细胞病。

【相互作用】

1.与金刚烷胺、苯丙胺、咖啡因、哌甲酯(利他林)、呋喃唑酮、丙卡巴肼(以及吩噻嗪类药同用，可能使癫痫发作的阈值降低，增加癫痫的危险，宜在使用本品前48h以及使用本品后24h内停用。

2.在鞘内注射糖皮质激素类药品可能增加发生蛛网膜炎的危险。

【操作要点】

1.本品给药浓度以每1ml内含碘量表示。

2.检查室内须备有急救用的药品和器材。在给药时和给药后数小时内要严密观察患者反应，并及时给予处理。

3.在注射本品前宜口服或静脉补充液体。鞘内给药的各种造影应在给药前2h内禁食，但可饮水。

4.有癫痫史而未用抗癫痫治疗者，在造影前可给予巴比妥类或苯妥英钠预防发作，治疗者应继续用药；

5.本品注入蛛网膜下隙后浓度迅速下降，造影操作必须熟练、迅速而稳妥，超过30min摄片将因造影剂浓度过低而不能满足临床诊断要求。

6.胸段以上椎管内蛛网膜下隙造影应在电视透视监视下注药，并调整体位，以控制造影剂流向和充盈平面，并尽量避免造影剂流入颅内。

7.蛛网膜下隙造影后应取坐位数分钟，使造影剂沉降在腰骶段，以后保持头高足低位卧床6h，并静卧休息24h。术后12h内应严密观察。对疑有高浓度药液进入颅内者或超限量应用后可给予苯巴比妥或地西泮预防癫痫。

【用药宣教】

1.本品对血-脑屏障和神经组织的损害较小，脑脊膜刺激轻微；对红细胞形态的影响较小，有轻度抗凝血作用，几乎不引起血钙浓度下降，但可抑制红细胞沉降；对心血管系统具有与泛影酸相似作用，但程度明显减轻；对心肌细胞的抑制、心脏传导系统的影响以及血管内皮细胞、胸部血管的损害均较小。

2.告知经蛛网膜下隙注射(鞘内给药)后的患者较常发生的反应有：头痛，在注药后3~8h出现，持续数小时到2天，脱水状态下较易发生严重头痛，常伴恶心、呕吐。恶心、呕吐在注药后3~8h出现，持续数小时到1天，少数病例呕吐频繁，并可持续2~3天，需要对症处理，但应用吩噻嗪类止吐药可能诱发癫痫发作。

3.本品血管内给药可引起热感、皮肤潮红为较常见；恶心、呕吐、荨麻疹、鼻塞、流涕、颜面肿胀、胸闷、呼吸困难、喘鸣、心律失常、血压下降等反应可能是严重过敏反应的先兆，需严密观察和及时就诊处理。

4.冠状动脉内注药可出现P-R间期轻度延长、血压下降等，一般无临床意义，严重反应较少发生。

5.周围血管内给药常出现热感，可能有轻度疼痛，静脉造影后个别病例形成血栓。

碘海醇

本品为含碘造影剂。

【理化性状】本品注射液为无色至淡黄色的澄明液体。

【用药评估】

1.有严重的甲状腺毒症表现的患者禁用。

2.对本品有严重过敏史者禁用。

3.在妊娠的任何时候都应避免X线的照射，所以在考虑对妊娠妇女使用造影检查时必须慎重，权衡利弊。

4.造影剂在人的乳汁中排出极少，通过胃肠道吸收的量也极少。因此，对婴儿损害的可能性很小。

5.过敏、哮喘和对含碘制剂有过不良反应者应特别注意。

6.鉴于过敏试验对非离子型造影剂引起的过敏反应预测的准确性极低，不建议采用过敏试验来预测碘过敏。

7.体外试验中，非离子型造影剂对凝血系统的影响较离子型造影剂轻。在施行血管造影术时，应十分小心在血管内的技术操作，用肝素化的0.9%氯化钠注射液灌洗导管以减少与操作技术相关的血栓形成和栓塞。

8.在用造影剂前后必须保证体内有足够的水分。

9.为防止乳酸性酸中毒，在对使用二甲双胍的糖尿病患者血管内注射含碘造影剂前，必须测定血清肌酐水平。对于血清肌酐或肾功能正常的患者，在注射造影剂时必须停用二甲双胍并在48h内不能恢复用药，或直至肾功能或血清肌酐达正常值。对于血清肌酐或肾功能不正常的患者，必须停用二甲双胍并将使用本品检查推迟至48h后。只有在肾功能或血清肌酐水平恒定后才能恢复二甲双胍的用药。对有些肾功能不正常或未知的急救病例，医生必须评估使用造影剂检查的利弊，并需采取预防措施，包括停用二甲双胍，给患者充足的水分，监测肾功能和仔细观察乳酸性酸中毒的症状。

【相互作用】

1.使用含碘造影剂可能会导致短暂性肾功能不全，可使服用二甲双胍的糖尿病患者发生乳酸性酸中毒。

2.两周内用白细胞介素-2治疗的患者其迟发反应的风险会增加(感冒样症状和皮肤反应)。

3.所有的碘造影剂都会影响甲状腺功能的测定，甲状腺碘结合能力下降会持续几周。

4.血清和尿中高浓度的造影会影响胆红素、蛋白或无机物(如铁、铜、钙和磷)的实验室测定结果。在使用造影剂的当天不应做这些检查。

【操作要点】

1.应预先进行急救措施的训练和预备必需的抢救药物和器械以应对可能出现的严重反应。

2.在整个X线检查过程中应始终保持静脉输液通路畅通。

3.使用造影剂后的患者应至少观察30min，因为大多数的严重不良反应都发生在这段时间。

4.在椎管造影后，患者应休息1h，头、胸抬高20°。然后可小心下床行走但不要弯腰。如仍躺在床上，应保持头胸抬高6h。对癫痫发作阈值较低的患者在此期间应密切观察。门诊患者最初的24h内不能独处。

【用药宣教】

1.在椎管内注射后24h内不应驾驶和操作机器。

2.常见的不良反应为轻度的感觉异常，如热感或暂时性的金属味觉。腹部不适或疼痛很罕见。胃肠道反应如恶心、呕吐少见。

3.过敏反应较少见，通常表现为轻度的呼吸道和皮肤反应，如呼吸困难、皮疹、红斑、荨麻疹、瘙痒和血管性水肿，可在注射后立即出现也可在几天后出现。严重的反应如喉头水肿、支气管痉挛或肺水肿非常少见。过敏样反应可能与剂量和用药途径无关。严重反应的最初症状可能仅是轻微的过敏症状，必须马上停药，必要时应立即通过血管给药进行相应的治疗。

4.鞘内给药可引起头痛、恶心、呕吐、注射部位局部疼痛、颈痛、放射痛、出汗、血压不稳、发热、虚脱、耳鸣、麻痹、癫痫、蛛网膜炎、脑膜炎等不良反应。

5.淀粉酶水平略有升高比较常见。ERCP检查后偶可在肾脏内见到造影剂，此情况提示ERCP后胰腺炎的危险性大为增加。也有发生坏死性胰腺炎的个案报道。

6.口服造影剂偶可发生胃肠道不适。

7.子宫输卵管造影常会出现下腹部短暂性轻度疼痛。

8.关节腔造影后疼痛比较常见。症状明显的关节炎罕见，应考虑感染性关节炎的可能。

9.疝造影后疼痛较常见。

碘卡明葡胺

本品为含碘造影剂。

【理化性状】本品注射液为无色澄明液体。

【皮肤试验方法】取碘造影剂0.1ml做皮内注射，10~20min后观察反应。

【用药评估】

1.使用前需做碘过敏试验。

2.对碘过敏、气喘、癫痫、低血压患者禁用。

3.年老及心血管疾病患者慎用。

4.应避免过量造影剂进入颅内或颈、胸段的蛛网膜下隙。

5.腰椎椎管造影时要避免造影剂上行刺激脊髓。

【配伍禁忌】禁与其他药物混合使用。

【操作要点】

1. 脑室造影　通过颅骨钻孔，穿刺导管抽出脑脊液5ml，与本品(60%)5ml混合后注入，必要时可用到10ml。

2. 椎管造影　腰椎穿刺放出脑脊液5ml，与本品(60%)5ml混合后注入。注入药液时，应变动患者头位与体位，以使药液分布均匀。

3. 双重对比膝关节造影　4ml(60%)注入膝关节，在用药前后同时注入空气。

【用药宣教】

1.少数患者可有轻度反应，包括头痛、腰痛、恶心、呕吐、寒战、发热、下肢肌肉痉挛。

2.偶见低血压和晕厥。

碘曲仑

本品为含碘造影剂。

【理化性状】本品注射液为无色澄明液体。

【用药评估】

1.对含碘造影剂过敏者、隐匿性甲状腺功能亢进者和甲状腺结节患者使用本品应慎重。

2.本品对孕妇的安全性尚未证实。

3.明显的甲状腺功能亢进患者禁用。

4.妊娠期和急性盆腔炎患者禁作子宫输卵管造影。

5.脑性抽搐为蛛网膜下隙造影的相对禁忌证。如有必要作此项检查，应事先将对抗惊厥的设备和药品备好。

6.精神抑制药和抗抑郁药可降低癫痫发作阈值，故应在检查前48h停用。

7.因嗜酒者和吸毒者可能有类似情况，应加以注意。

【相互作用】

1.使用含碘造影剂可能会导致短暂性肾功能不全，可使服用二甲双胍的糖尿病患者发生乳酸性酸中毒。

2.两周内用白介素-2治疗的患者其迟发反应的风险会增加(感冒样症状和皮肤反应)。

3.所有的碘造影剂都会影响甲状腺功能的测定，甲状腺碘结合能力下降会持续几周。

【操作要点】

1.如发生抽搐，应立即缓慢静脉注射地西泮10mg，抽搐停止后20~30min肌内注射苯巴比妥0.2g以防复发。当出现反射亢进或肌肉颤抖时应静脉注射地西泮。其快速的作用可预防严重颤抖发生。

2.为能及时处理紧急情况，应准备好适当的药物、气管插管及呼吸机。

【用药宣教】

1.本品的不良反应极为轻微，偶尔可出现轻度头痛、恶心、呕吐。

2.极少数患者可发生轻微的肌肉紧张或功能异常，这种症状的发生率并不高于单纯进行腰椎穿刺的患者。

碘佛醇

本品为含碘造影剂。

【理化性状】本品注射液为无色至淡黄的澄明液体。

【用药评估】

1.甲状腺疾病患者、对本品有严重反应的继往史者禁用。

2.对本品有严重过敏史者禁用。

3.在妊娠的任何时候都应避免X线照射，所以在考虑对妊娠妇女使用造影检查时必须慎重，应权衡利弊。

4.尚未明确本品是否可经乳汁分泌，哺乳期妇女使用时应暂停哺乳。

【操作要点】

1. 脑血管造影　普通颈动脉或椎动脉造影的成人剂量为2~12ml(可用含碘240、300或320mg/ml的注射剂)，如必要，可重复注射，主动脉弓注射同时显影4根血管需20~50ml。总用量通常不超过200ml。

2. 外周血管造影　通常各种外周动脉造影的一般成人剂量为：主动脉髂动脉及以下分支60ml(20~90ml)(可用含碘300、320或350mg/ml的注射剂)；髂总动脉、股动脉40ml(10~50ml)；锁骨下动脉、肱动脉20ml(15~30ml)。必要，可重复注射，通常总用量不超过250ml。

3. 主动脉和各种内脏动脉的一般注射剂量　主动脉45ml(10~80ml)(可用含碘320mg/ml的注射剂)；腹动脉45ml(12~60ml)；肠系膜上动脉45ml(15~60ml)；肾动脉或肠系膜下动脉9ml(6~15ml)。如需要，可重复注射。总用量不超过250ml。

4. 冠状动脉造影和左室造影的单次注射剂量　左冠状动脉8ml(2~10ml)(可用含碘320或350mg/ml的注射剂)；右冠状动脉6ml(1~10ml)；左室造影40ml(30~50ml)。必要时可重复注射，总用量通常不超过250ml。

5. 儿童心血管造影　一般单次心室注射剂量为1.25ml/kg(1~1.5ml/kg)(可用含碘320或350mg/ml的注射剂)，给予多次注射时，不超过5ml/kg，总量不超过250ml。

6. 静脉造影　通常的剂量为50~100ml(可用含碘240、300、320或350mg/ml的注射剂)，根据情况有所增减。

【用药宣教】

1.孕妇、糖尿病或多发性骨髓瘤、嗜铬细胞瘤、纯合子镰刀状细胞症或已知甲状腺疾病，对任何药物或食品过敏，对X线检查的造影剂有反应者，应咨询医师。

2.出现的不良反应如下。

①心血管系统：少见心绞痛、低血压、血压波动、冠脉痉挛、心动过缓、传导阻滞、高血压、一过性心律不齐、假性动脉瘤。

②消化系统：常见恶心；少见呕吐、口干。

③神经系统：常见头痛；少见脑梗死、视物模糊、头晕、幻视、血管迷走神经性反应、定向障碍、感觉异常、言语困难、晕厥、肌肉痉挛。

④呼吸系统：少见喉头水肿、肺水肿、喷嚏、鼻塞、咳嗽、气喘、低氧血症。

⑤皮肤：少见眶周水肿、荨麻疹、瘙痒、面部水肿、潮红、红斑。

⑥其他：少见血肿、寒战、味觉改变、全身疼痛、发热、尿频、尿潴留。

碘帕醇

本品为含碘造影剂。

【理化性状】本品注射液为无色的澄明液体。

【用药评估】

1.碘过敏试验：由于碘过敏试验不能预测造影剂是否会发生严重或致命的反应，所以建议不进行碘过敏试验。

2.无绝对禁忌证，仅在Waldenström巨球蛋白血症、多发性骨髓瘤和严重肝肾疾病者不适用。

3.当怀疑或确定为妊娠时以及在急性炎症期间，避免对女性生殖道进行放射学检查。

4.严重的局部或全身感染可能伴菌血症时不能行脊髓造影检查。

5.不要限制婴儿与儿童的水摄入，在使用高渗造影剂前纠正水或电解质紊乱。

6.妊娠妇女和甲状腺功能亢进患者只有在医师认为确有必要的情况下才能使用。

7.造影检查只能用于那些确实符合造影剂适应证的患者，而这需要通过患者的实际临床情况来判断，特别应注意患者已经存在的心血管、泌尿系统或肝胆系统的病理状况。

8.造影剂只能在有抢救设施及人员的医院和诊所中应用。

9.用于神经放射学检查注意事项

①万一液体流动受阻，应尽最大可能放出注入的造影剂。有癫痫病史者禁用有机碘造影剂。

②血性脑脊液者禁用，此时医师应权衡检查之必要性，避免冒险。

③使用抗惊厥药物者，在造影检查前、后必须连续用药，检查期间若有发作，建议静脉注射地西泮或苯巴比妥钠。

10.用于血管造影检查注意事项

①晚期动脉硬化、高血压，心力衰竭，严重的全身性疾病和近期脑栓塞或血栓形成者发生严重不良反应的机会增多。

②心血管造影时，应特别注意右心功能及肺循环状况；万一出现心衰，额外的造影剂容量可诱发伴心动过缓和全身性低血压的循环负荷过量。在伴肺动脉高压和心功能不全的发绀新生儿，将造影剂注入右心时应特别注意。

③检查主动脉弓时，建议小心放置导管头。由注射器传入头臂动脉分支处过高的压力可引起低血压、心动过缓和中枢神经系统损伤。

④在腹主动脉造影时，来自高压注射器的过高压力可引起脊髓损伤、腹膜后出血、肠梗塞和坏死。

⑤请正确按照血管造影术的操作程序进行：使用肝素化0.9%氯化钠注射液对血管内的导管进行频繁冲洗，并避免造影剂在导管及注射器内与血液长时间接触。

11.目前并不知道本品是否通过人乳分泌。虽然尚无乳婴严重不良事件的报告，但由于许多注射用造影剂在人乳中分泌，因此当用于哺乳期妇女时仍需非常小心。

12.婴儿使用前，必须纠正水与电解质平衡失调。

【相互作用】

1.预约用放射性碘做甲状腺检查者，应牢记在使用经肾排泄的含碘造影剂后，甲状腺会减少对碘的摄取达数天甚至2周。

2.必须绝对避免使用可以降低癫痫发作阈值的神经安定类(精神抑制药)、镇痛类、抗组胺类和吩噻嗪类镇静药。如必须使用，应在注射造影剂至少48h前停药，且在检查结束12h以后才可重新用药。

3.与皮质激素不能同时在鞘内注射。

【操作要点】

1.根据不同的X线检查需要，选择不同的浓度与剂量。

2.为避免药物过量，当发生技术操作失误时，不能立即重复进行脊髓造影检查。

3.在放射科，使用造影剂的诊断检查较常见，应全天候配备所有必要的设备和药物以应对任何紧急情况的出现(救护气囊，氧气，抗组胺药，血管收缩药，可的松等)。

【用药宣教】

1.应用有机碘化合物可引起不良反应，通常为轻至中度且为一过性的。

2.过敏性或药物性休克。

3.过敏反应(过敏样反应/超敏感性)可以表现为：轻度局限性或弥散性血管神经性水肿、舌水肿、喉痉挛、喉水肿、吞咽困难、咽炎以及咽喉发紧、咽喉痛、咳嗽、结膜炎、鼻炎、喷嚏、热感、出汗增加、衰弱(无力)、头晕、苍白、呼吸困难、喘息(喘鸣)、支气管痉挛和中度低血压。

4.皮肤反应可能有多种形式的皮疹，播散性(弥散性)红斑、播散性(弥散性)水疱、荨麻疹和瘙痒。这些反应的发生与给药剂量和给药途径无关，必须立即停止给药，如果必要，建立静脉通路给予对症治疗。

5.注射部位肿痛可能发生。极罕见发生造影剂外溢而致局部炎症，皮肤坏死和腔隙症候群。

6.血管内注射最常见的不良反应为恶心、呕吐、荨麻疹、瘙痒和呼吸困难。

7.脊髓造影后的不良反应多出现在鞘内注射后数小时，这是因为造影剂从注射部位缓慢吸收并分布至全身脏器。通常发生在注射后24h内。头痛、惊厥、恶心、呕吐和肢端痛为最常见的不良反应。

碘普罗胺

本品为含碘造影剂。

【理化性状】本品注射液为无色或微黄色的澄明液体。

【用药评估】

1.对含碘造影剂过敏及明显的甲状腺功能亢进的患者禁用。

2.妊娠及急性盆腔炎患者禁行子宫输卵管造影。

3.急性胰腺炎时，禁行ERCP(内窥镜逆行性胰胆管造影)。

4.妊娠期间应尽可能避免接触辐射，无论是否使用造影剂，都应仔细权衡任何X线检查的利弊。

5.尚未进行本品对接受哺乳婴儿的安全性研究，哺乳期妇女慎用。

6.不推荐使用小剂量做过敏试验，因为这没有预测价值。

7.本品不能用于脊髓造影或脑室造影。

8.有明显的肾或心血管功能不全以及一般状况很差的患者，必须使用尽可能低的本品剂量。对这些患者，建议检查后监测肾功能至少3天。

9.剂量应依据年龄、体重、临床情况和检查技术来进行调整。

【相互作用】

1.急性肾衰竭或重度慢性肾脏疾病患者清除双胍类药物的能力降低，能够引起的药物蓄积并导致乳酸性酸中毒。使用本品可能引起肾损伤或使肾损伤加重，因此，对于接受二甲双胍治疗的患者可能发生乳酸性酸中毒的风险增高，特别是对于已经存在肾损伤的患者。

2.应在使用本品前48h停用双胍类药物，并一直持续到给予本品48h后。仅在基线肾功能恢复后才重新使用双胍类药物。

3.与精神安定剂和抗抑郁药合用，可以降低癫痫发作的阈值，因而增加癫痫发作的危险性。

4.发生过敏反应的患者如同时服用β受体拮抗剂，可能对β受体激动剂的治疗发生抵抗作用。

5.两周内用白介素-2治疗的患者其迟发反应的风险会增加(感冒样症状和皮肤反应)。

6.由于本品可使甲状腺对放射同位素摄取的减少，在给予本品数周内，放射性同位素对甲状腺异常的诊断和治疗作用可能被降低。

【操作要点】

1.至检查前2h可以维持正常饮食。检查前2h以内禁食。

2.血管内使用造影剂前后必须给予充足的水分。尤其对于多发性骨髓瘤、糖尿病、多尿症、少尿症、高尿酸血症的患者，以及新生儿、婴儿、幼儿和老年患者。

3.计算机X线断层扫描(CT)时，本品应尽可能静脉注射，最好使用高压注射器。只有使用慢速扫描机时才注射总剂量的一半，然后将剩余的剂量在2~6min内注入以确保相对连续的——尽管不是最大的血药浓度。CT所需的造影剂用量和注射速度取决于检查部位、诊断目的尤其是所用扫描仪器的不同，扫描及重建影像的时间。

4.造影剂应尽可能在患者仰卧时注入血管内。

5.本品有严重过敏反应的可能，用药后应对患者进行观察。如发生过敏反应，应立即停药，如有必要可静脉给药进行抢救。抢救药品和设备及人员应能立即到位。如果患者为急性过敏样反应的高危人群，可在注射本品前给予皮质激素以预防过敏反应的发生。

【用药宣教】可见面潮红，罕见恶心、呕吐等不良反应，但均为一过性。

碘克沙醇

本品为含碘造影剂。

【理化性状】本品注射液为无色至淡黄色澄明液体。

【用药评估】

1.未经控制的甲状腺功能亢进患者及既往对本品有严重不良反应史的患者禁用。

2.本品不应用于妊娠妇女，除非利大于弊。

3.有过敏、哮喘和对含碘制剂有过不良反应的患者需特别注意。

4.不建议采用预试验来预测碘过敏反应。

5.在体外试验中，非离子型造影剂对凝血系统的影响较离子型造影剂轻。在施行血管造影术时，应十分小心在血管内的技术操作，不时地用肝素化的0.9%氯化钠注射液灌洗导管以减少与操作技术相关的血栓形成和栓塞。

6.在用造影剂前后必须保证患者体内有足够的水分。这一点尤其适合患有多发性骨髓瘤、糖尿病、肾功能不全的患者及婴幼儿和老年人。小于1岁的婴儿，特别是新生儿易引起电解质紊乱和血液动力学失调。

7.对有严重心脏病和肺动脉高压的患者需特别注意。

8.有急性脑病、脑瘤或癫痫史的患者要预防癫痫发作并需特别注意。另外，酗酒及药物成瘾者其癫痫发作和神经病理学改变的危险系数大为增加。

9.为预防使用造影剂后的急性肾衰竭，对已有肾功能损害和糖尿病的患者需特别注意，因为他们的危险性较大。异型球蛋白血症(多发性骨髓瘤病和Waldenstrom巨球蛋白血症)的患者危险性也比较大。

10.在造影剂清除之前避免任何加重肾脏负担的肾毒性药物、口服胆囊造影剂、动脉钳闭术、肾动脉成形术或其他大型手术。

11.为防止乳酸性酸中毒，在使用二甲双胍的糖尿病患者血管内注射含碘造影剂前，必须测定血清肌酐水平。

①对于血清肌酐/肾功能正常的患者：在注射造影剂时必须停用二甲双胍并在48h内不能恢复用药，或直至肾功能/血清肌酐达正常值。

②对于血清肌酐/肾功能不正常的患者：必须停用二甲双胍并将造影剂检查推迟至48h后。只有在肾功能/血清肌酐水平恒定后才能恢复二甲双胍的用药。

③对有些肾功能不正常或未知的急救病例，医生必须评估使用造影剂检查的利弊，并需采取预防措施：停用二甲双胍、给患者充足的水分、监测肾功能和仔细观察乳酸性酸中毒的症状。

12.严重肝肾功能不全的患者需特别注意，因为这些患者清除造影剂的时间明显延长。血液透析的患者可能接受对比剂检查，在注射对比剂后立即进行血液透析不是必须的，因为没有证据表明血液透析能保护肾功能损害的患者不得对比剂性肾病。

13.含碘造影剂可加重重症肌无力的症状。嗜铬细胞瘤患者在介入治疗时应给予预防高血压危象的α受体拮抗剂。甲状腺功能亢进患者也需特别注意。多发结节性甲状腺肿患者在使用碘造影剂后有发展成甲状腺功能亢进的可能。应清楚地认识到早产儿在使用造影剂后有短暂性甲减的可能。

【相互作用】参见碘海醇。

【操作要点】

1.应预先进行急救措施的训练并预备必须的抢救药物和器械以应对可能出现的严重反应。在整个的X线检查过程中应始终使用内置插管或导管以保持静脉输液通路畅通。

2.确保体内有充足的水分。如有必要，可在检查前由静脉维持输液直到造影剂从肾脏清除。

3.使用造影剂后的患者应至少观察30min，因为大多数的严重不良反应都发生在这段时间。

【用药宣教】

1.常见的不良反应为轻度的感觉异常，如热感或冷感。外周血管造影常会引起热感，而远端疼痛偶尔发生。

2.偶有过敏反应，通常表现为轻度的呼吸道和皮肤反应，如呼吸困难、皮疹、红斑、荨麻疹、瘙痒和血管性水肿，可在注射后立即出现也可在几天后出现。过敏样反应的发生与剂量和用药途径无关，严重反应的最初症状可能仅是轻微的过敏症状，必须马上停药，必要时应立即通过静脉给药进行相应的治疗。使用β受体拮抗剂的患者其过敏反应的症状可能不典型，容易误认为是迷走神经反应。迷走神经反应可引起低血压和心动过缓，但很少见。

3.注射后短暂性肌酐上升常见，但通常无临床意义。

4.神经系统反应非常罕见，可表现为头痛、眩晕、癫痫发作或短暂性运动或感觉障碍。偶可在随访的CT扫描时见到造影剂通过血-脑屏障被脑皮质摄取，有时可伴短暂性意识模糊或皮质盲。

碘他拉葡胺

本品为含碘造影剂。

【理化性状】本品注射液为无色至淡黄色的澄明液体。

【用药评估】

1.使用造影剂前应先做过敏试验，碘过敏者禁用。

2.高胱氨酸尿症患者不宜作血管造影，否则会引起血栓形成或栓塞。

3.本品严禁注入脑室、颅内、椎管内蛛网膜下隙、与蛛网膜下隙交通的囊腔和瘘道。

4.本品注入冠状动脉易诱发心室颤动，不宜用作选择性冠状动脉造影。

5.本品黏稠度较大，不利于快速注射，注射剂浓度最高为60%，不宜作心脏大血管造影。

【配伍禁忌】本品忌与抗组胺药混合注射，与盐酸异丙嗪、盐酸苯海拉明、马来酸氯苯那敏等混合可发生沉淀。

【相互作用】

1.在服用胆囊造影剂后血管内注射本品，会增加对肾脏的毒性，尤其在肝功能已有损害患者中显著。

2.在主动脉造影时应用血管加压药物虽可提高造影对比度，但由于内脏血管收缩，迫使造影剂进入脊髓血管而增大本品的神经毒性，可致截瘫。

【操作要点】

1.肾功能不全者在24h内不宜重复注射。

2.造影当时和造影后30~60min内必须严密观察患者有无造影剂反应，现场必须配备抢救人员、器材和药品。

【用药宣教】

1.血管内注射给药后可出现恶心、呕吐、热感、皮肤潮红、头晕、头痛、出汗、寒战、口干、视觉模糊、流泪、唾液腺肿胀、皮肤瘙痒、口内异味等症状，一般较短暂，但需要密切观察，它们可能是严重不良反应的先兆，如果症状严重而持续存在，可对症治疗。

2.出现以下症状时应及时就医，给予治疗：皮疹或荨麻疹、皮肤或颜面肿胀、舌厚麻木、喘鸣、呼吸困难、胸闷、极度软弱无力(低血压)等。

碘化油

本品为含碘造影剂。

【理化性状】本品注射液为淡黄色至黄色的澄明油状液体。

【用药评估】

1.甲状腺功能亢进、老年结节性甲状腺肿、甲状腺肿瘤、有严重心、肝、肺疾病、急性支气管炎和发热患者禁用。

2.下列情况禁作支气管造影：近期大咯血、急性呼吸道感染或肺炎、高热、肺功能严重低下或体质极度衰弱。

3.下列情况禁作子宫输卵管造影：月经期或其他子宫出血的情况、妊娠(可致流产)。

4.活动性肺结核、有对其他药物、食物过敏史或过敏性疾病者慎用。

5.下列情况慎做子宫输卵管造影：子宫癌(有导致扩散可能)、子宫结核(易引起碘化油反流入血管产生肺动脉碘油栓塞)。

【操作要点】

1. 支气管造影　经气管导管直接注入气管或支气管腔内，成人单侧

15~20ml，双侧 30~40ml，宜加入 5~10g 磺胺类药物（对磺胺类过敏者禁用）调匀后用。

2. 子宫输卵管造影　经宫颈管直接注入子宫腔内 5~20ml。

3. 各种腔室和窦道、瘘管造影　依据病灶大小确定用量，直接注入。

4. 肝癌栓塞治疗　在肝肿瘤供血动脉进行选择性插管，或向肝总动脉插管，将与抗癌药品混匀的本品 5~10ml 注入导管。

5. 防治地方性甲状腺肿　①深部肌内注射，成人常用量，1000mg 碘或 3ml；小儿常用量，1 岁以下 125mg 碘，1~4 岁 250mg 碘，5~9 岁 750mg 碘，10 岁以上按成人剂量使用。注射一次可维持药效 5 年；②学龄前儿童每次 0.2~0.3g，学龄期至成人服用 0.4~0.6g，每 1~2 年服 1 次。

6. 支气管造影前要进行支气管表面麻醉。为避免本品进入细支气管以下呼吸单位，干扰诊断和引起肉芽肿，除在灌注时控制用量和灌注速度外，还常在本品注射液内加入研磨成细末的磺胺粉，调匀以增加稠度，一般每 20ml 本品注射液中加 5~10g，视原有制品稠度和室温适当增减，对磺胺制剂过敏者禁用。本品对组织刺激轻微，一般不引起局部症状，但进入支气管可刺激黏膜引起咳嗽，析出游离碘后刺激性增大，且易发生碘中毒。造影结束后利用体位引流并鼓励患者咳出造影剂，不能咽下。若有大量碘化油误入消化道宜采用机械刺激催吐或洗胃吸出，以免碘中毒。

7. 子宫输卵管造影时要控制注射量和压力，在透视下进行，要避免挤破血窦引起肺血管油栓，对子宫结核管腔粘连者尤应注意。

8. 肌内注射要注入深部肌肉组织，并避免损伤血管引起油栓。

9. 本品注射液较黏稠，注射时需选用较粗大的针头，避免用塑料注射器。

【用药宣教】

1. 偶见碘过敏反应，在给药后即刻或数小时发生，主要表现为血管神经性水肿、呼吸道黏膜刺激、肿胀和分泌物增多等症状。

2. 本品对组织刺激轻微，一般不引起局部症状，但进入支气管可刺激黏膜引起咳嗽，析出游离碘后刺激性增大，且易发生碘中毒。

3. 告知结核病患者碘剂可促使结核病灶恶化。

4. 子宫输卵管造影有可能引起本品进入血管，发生肺动脉栓塞和盆腔粘连、结核性盆腔脓肿恶化等。

乙碘油

本品为含碘造影剂。

【理化性状】本品注射液为无色至淡黄色的澄明液体。

【用药评估】

1.孕妇、急性盆腔炎、严重的宫颈糜烂、子宫内膜炎、月经期前后或在30天内进行过刮宫或宫颈锥切术者禁止进行输卵管造影。

2.从右到左心脏分流的患者、晚期肺病、组织创伤或出血、晚期肿瘤预计已堵塞淋巴者、此前手术干扰到淋巴系统者、要检查的区域经过放疗的患者禁止用本品进行淋巴造影。

3.治疗区域肝胆管扩张未进行引流者禁用本品进行选择性肝动脉注射。

4.甲状腺功能亢进、甲状腺肿瘤、有严重心、肝、肺疾病、急性支气管炎症和发热患者禁用。

【操作要点】

1.子宫输卵管造影可经宫颈管直接注入子宫腔内，以2ml为增量，直至看清输卵管。患者如出现不适应停止注入，并与24h后再次检查，以排除本品进入腹腔的可能性。

2.在影像指引下，注入淋巴管，上肢单侧淋巴造影用2~4ml，下肢单侧淋巴造影用6~8ml；阴茎淋巴管造影用2~3ml；颈部淋巴管造影用1~2ml。儿童可酌情减量，最大剂量不超过0.25ml/kg。

3.选择性肝动脉注射，剂量根据肿瘤的大小、肿瘤位置的血流情况而定。用量为1.5~15ml，最大剂量不超过20ml。

4.本品如发生过敏反应，一般在给药后立刻或数小时后发生，应准备好输液管路、抢救设备、药品和训练有素的医务人员。

5.注射时不宜使用一般性塑料注射器。

【用药宣教】

1.注射本品后不良反应包括甲状腺功能亢进、甲状腺功能减退、甲状腺炎、视网膜静脉血栓形成、恶心、呕吐、腹泻、发热、疼痛、肉芽肿、肝静脉血栓形成、过敏反应、脑栓塞、肺栓塞、呼吸困难、咳嗽、急性呼吸窘迫综合征、肾功能不全。

2.本品可滞留体内长达数月，可影响甲状腺功能测定长达2年，并可降低^{131}I的治疗。

3.本品肝动脉使用可使慢性肝病恶化，如门静脉压升高、出血、发热、转氨酶升高等。

泛影酸钠

本品为含碘造影剂。

【理化性状】本品注射液为无色至淡黄色的澄明液体。

【用药评估】

1.多发性骨髓瘤患者禁用。

2.严重肝、肾功能不全、甲状腺功能亢进、活动性肺结核及孕妇禁用。

3.不能用于脑室和脊髓造影。

【操作要点】

1.检查前2~3日禁服重金属药物，前1日进少渣饮食，睡前服泻剂，检查当日晨空腹造影。

2.使用前应将药液温热至37℃。如有结晶析出，则应加温溶解后再用。

3.如出现过敏反应，甚至过敏性休克，应及时抢救。

【用药宣教】

1.注射后可出现恶心、呕吐、流涎、眩晕、荨麻疹等反应，应及时告知医师，减慢注射速度；反应严重者应停止注射。

2.用本品造影后，须间隔8~10周以上才能使用碘制剂，否则碘吸收结果偏低。

泛影葡胺

本品为含碘造影剂。

【理化性状】本品注射液为无色至淡黄色的澄明液体。

【用药评估】

1.妊娠或急性盆腔炎症时，禁行子宫输卵管造影。

2.急性胰腺炎时，禁行内窥镜逆行性胰胆管造影(ERCP)。

3.禁用于脊髓造影、脑室造影或脑池造影，因可能诱发神经中毒症状。

4.对有过敏、哮喘和对含碘制剂有过不良反应的患者应特别注意。

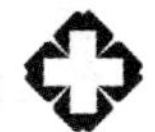

这些病例可考虑使用预防用药，如皮质激素，H_1受体拮抗剂、H_2受体拮抗剂等。

5.鉴于过敏试验对非离子型造影剂引起的过敏反应预测的准确性极低，以及试验本身也可能导致严重的过敏反应，因此，不建议采用过敏试验来预测碘过敏。

【相互作用】

1.经肾排泄的血管内X线造影剂的使用可以引起一过性的肾功能损伤。可以导致服用双胍类药物的患者发生乳酸性酸中毒。双胍类药物应在造影剂使用前48h停止使用，直至造影剂使用后至少48h，一般待肾功能恢复正常后才能重新服用双胍类药物。

2.接受β受体拮抗剂的患者，特别是有支气管哮喘的患者，过敏反应可能加重。此外，应认识到接受β受体拮抗剂的患者可能对用β受体兴奋剂治疗过敏反应的标准治疗不敏感。

3.接受白介素-2治疗的患者对造影剂迟发反应(如发热、皮疹、流感样症状、关节疼痛和瘙痒)的发生率较高。

4.使用含碘造影剂后，甲状腺组织摄取诊断甲状腺异常的放射性同位素的能力降低可达2周，个别病例甚至更长。

5.急性或慢性乙醇中毒可以增加血-脑屏障的通透性，因而使得造影剂容易进入脑组织，可能引发中枢神经系统反应。

【操作要点】

1.应预先进行急救措施的训练和预备必需的抢救药物和器械，以应对可能出现的严重反应。

2.在整个X线检查的过程中，应始终保持静脉输液通路畅通。

3.体外试验中，非离子型造影剂对凝血系统的影响较离子型造影剂为轻。在施行血管造影术时，应十分小心在血管内的技术操作，用肝素化的0.9%氯化钠注射液灌洗导管以减少与操作技术相关的血栓形成和栓塞。

4.本品对细胞膜的通透性和对血-脑屏障的损害较小，故其毒性(特别是神经毒性)较低。但黏度比泛影酸钠高，不便于快速注射。

【用药宣教】

1.注射后可见轻度的血管神经性水肿、结膜炎、咳嗽、瘙痒、鼻炎、喷嚏和荨麻疹，这些反应可能是休克的先兆而与造影剂的用量及给药方式无关。这时必须立即停止注入本品，必要时，可进行针对性的静脉给药治疗。

2.需要急救的重度反应可表现为伴有外周血管舒张及继发性低血压的循环紊乱、反射性心动过速、呼吸困难、躁动，少见低血压、支气管痉挛和喉痉挛或水肿，及时就诊抢救。

3.使用造影剂后应至少观察30min以上，因为大多数的严重不良反应都发生在这段时间。

胆影葡胺

本品为含碘造影剂。

【理化性状】本品注射液为白色或淡黄色至黄色的澄明液体。

【用药评估】

1.对本品有过敏反应者禁用。

2.甲状腺功能亢进者、严重肝、肾功能不全者、严重高血压、心血管功能不全者、活动性结核、嗜铬细胞瘤、镰状细胞病和多发性骨髓瘤患者慎用。

3.免疫球蛋白IgM紊乱者，如巨球蛋白血症患者禁用。

【相互作用】口服胆囊造影剂能妨碍本品从肝脏排泄，增加毒性，在使用本品前或后24h内均不宜使用。

【操作要点】

1. 静脉注射　静脉胆管和胆囊造影，成人(30%)20ml，肥胖或胆囊功能较差者用(50%)20ml，缓慢静脉注射10min以上。小儿按体重(30%)0.6ml/kg，不超过33ml。推荐以等量的5%葡萄糖注射液稀释后静脉注射，可减少反应。

2. 静脉滴注　成人按体重1.0ml/kg，加入5%葡萄糖注射液150ml，缓慢静脉滴注维持30min以上。

3. X线静脉胆道造影　由于注射速度过快可增加碘的毒副作用并导致胆汁显影不佳，故注射速度以缓慢为宜。先注射1ml后暂停，作短期观察，若无不适反应，再将造影剂缓慢均匀地推入。一般成人用量为50%胆影葡胺液20ml，在20min左右注射完毕(1ml/min)，小儿宜用30%溶液按体重的0.3~0.6ml/kg，总量不超过20ml，缓慢静脉注射，至少10min以上。本品也可用5%葡萄糖注射液等量稀释静脉注射或加入5%葡萄糖注射液100ml中缓慢静脉滴注30min以上(4ml/min)。①CT静

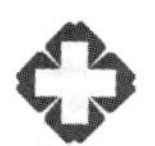

脉滴注胆道造影(CTIVC)原则：增加造影剂剂量，配用大容量溶液，延长静脉滴注时间。②用50%或30%本品40ml，加入5%葡萄糖注射液160ml(糖尿病患者可改用0.9%氯化钠注射液)共200ml作静脉滴注，慢滴速度以3~4ml/min为宜，在对黄疸或体弱患者还应再减慢滴速，应在60min之内完成静脉滴注全程。

4.在CT扫描前15~20min可口服CT阴性造影剂或水溶液500ml以充盈胃及十二指肠。

5.滴注法的CT扫描时间，一般可在静脉滴注完毕20~40min内进行。

6.静脉注射必须缓慢，注射时间不少于5min，以减少不良反应，增加显影效果，如注射过快，可出现不安、上腹发闷、恶心、呕吐等反应。

7.在注射本品时以及1h内必须严密观察，操作现场应有急症抢救人员并备有复苏抢救器械和药品。

8.在24h内不宜重复使用。

9.应用高浓度造影剂和注射速度过快均可增加不良反应的发生和严重程度。

10.由于本品具有渗透性利尿作用，可加重患者的失水状况，对某些患者如婴幼儿、老年人、氮质血症以及失水或虚弱患者可诱发虚脱。

【用药宣教】

1.本品在使用一般临床剂量时，常可引起血压下降，平均降低值为15%左右。

2.注射本品后可出现热感和皮肤潮红，偶见寒战、眩晕、头痛、恶心、出汗和流涎，在注射速度较快时易出现，一般自行消失。

3.下列症状可能是严重反应的先兆，应及时处理和严密观察：皮疹、荨麻疹、面部或皮肤水肿、喘鸣、胸闷和呼吸困难(以上反应较少发生)、惊厥、肺水肿、心律失常、喉头水肿、严重而异样的倦怠无力(以上罕见，可在静脉注射后数分钟出现)。

碘苯酯

本品为含碘造影剂。

【理化性状】本品注射液为无色或微黄色带黏性的油状液体。

【用药评估】

1.有脑脊髓疾病患者禁用。

2.孕妇禁用。

3.下列情况禁用本品作蛛网膜下隙造影：①禁止进行腰椎穿刺的各种情况；②中枢神经系统炎症；③蛛网膜下隙出血；④两周内作过腰椎穿刺者(可致本品漏出蛛网膜下隙，影响诊断和引起椎管内油质瘤或肉芽肿、粘连等并发症)；⑤疑为或确诊患有多发性硬化症者。⑥有哮喘史或其他过敏性疾病史者慎用。

【操作要点】

1. 椎管内蛛网膜下隙造影（脊髓造影） 经腰椎穿刺抽得脑脊液后缓慢注入。成人常用量：腰段，3~12ml；胸段，9~12ml；颈段，6ml；椎管阻塞者用量酌减。

2. 脑池造影 经腰椎穿刺抽得脑脊液后缓慢注入，常用量，1~1.5ml,采用体位和姿势使药液上行进入颅内并充盈桥池侧突和内听道。

3. 脑室造影 脑室穿刺后经导管注入，2~3ml，利用变换体位和头位，先使造影剂存于前角，再使之流向前角底，经室间孔进入第三脑室、中脑导水管和第四脑室。

4.本品切勿注入血管内，以免引起血管栓塞。

5.本品密度较脑脊液大，注入蛛网膜下隙后不与脑脊液混合，向低处流动。可以利用改变患者体位和姿势控制造影剂的流向和分布部位，以显示病变节段。但本品表面张力大，易在脑脊液中分散成油珠或节段状，影响诊断。为避免药液分散，翻动患者或改变体位时宜十分缓慢。

6.本品对脑脊膜有慢性刺激，存留在体内可反复引起过敏反应、无菌性蛛网膜炎和粘连等，造影后要尽可能抽出药液。脑室或脑池造影后可采取体位将本品引流至骶部盲囊后抽出或在手术中吸出。

7.腰椎穿刺时要尽量避免损伤血管，防止血液进入蛛网膜下隙内。

【用药宣教】

1.造影后，要取头高足低位卧床24h以上，并补充水分，可减轻术后头痛。

2.少数患者出现过敏反应，常见为荨麻疹和血管神经性水肿等症状。

3.脑室造影后出现头痛、轻中度发热和呕吐等症状，进入颅内蛛网膜下隙可致脑神经刺激症状。个别报道称其可引起脑弥漫性坏死。

3.椎管蛛网膜下隙造影后出现下列症状：原有神经症状加剧(如

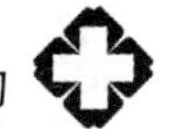

瘫痪和腰臀部疼痛加重)、坐骨神经痛、尿潴留、性功能减退等。约10%~30%患者出现头痛、呕吐和轻度发热。症状均属暂时性，少数患者出现脑梗死。

4.本品长期潴留在体内可致慢性荨麻疹，反复发生过敏反应、局限性癫痫等症状，抽去残留药液后症状可缓解或消失。

第二节　核磁共振造影剂

钆喷酸葡胺

本品为核磁共振造影剂。

【理化性状】本品注射液为无色至淡黄色或微黄绿色的澄明液体。

【用药评估】

1.对本品过敏者禁用。

2.严重肾损害、癫痫、低血压、哮喘及其他变态反应性呼吸道疾病患者及有过敏倾向者慎用。

3.孕妇及哺乳期妇女慎用。

4.应用本品时应遵守磁共振检查中有关的安全规定。

5.因本品主要经肾脏消除，婴幼儿的肾功能尚未发育成熟，本品在婴幼儿体内的药代动力学尚未研究，故2岁以下儿童使用本品的安全性和有效性还未得到证实。

6.临床研究至今，未见特异性针对老年人的问题。

7.以钆为基础的造影剂(GBCAs)有增加高风险人群发生肾源性系统性纤维化(NSF)的风险，因此，除非患者必须进行核磁共振(MRI)诊断且必须使用造影剂增强，否则该人群应尽量避免使用。NSF对皮肤、肌肉及内脏可造成致命的或衰弱化的伤害。

8. NSF高风险人群包括：急、慢性重度肾功能损伤患者(GFR<30ml/min)；由肝肾综合征以及肝移植围术期引发的急性肾功能损伤患者。

9.使用前应筛查急性肾功能不全的患者或其他可能导致肾功能降低的情况(如年龄>60岁，高血压或糖尿病)，检测肾小球滤过率。

【操作要点】

1.静脉注射。成人及2岁以上儿童，按体重一次 0.2ml/kg(或0.1mmol/kg)，最大用量为按体重一次 0.4ml/kg。

2. 颅脑及脊髓磁共振成像　必要时可在30 min内再次给药。

3. 全身磁共振成像　为获得充分的强化，可按体重一次0.4ml/kg给药。最佳强化时间一般在注射后45min之内。为排除成人病变或肿瘤复发，可将用量增加至按体重一次0.6ml/kg，以增加诊断的可信度。

4. 注射时注意避免药液外渗，防止引起组织疼痛。

5. 部分患者用药后血清铁及胆红素值略有升高，但无症状，可在24h内恢复正常。

6. 本品的有效增强时间为45min，静脉注射后，应立即进行MRI检查。

7. 一次检查后所剩下的药液应不再使用。

8. 使用时不得超剂量用药，且两次给药间隔应足够长，以确保药物在体内排泄完全。

9. 应事先备好严重不良反应的抢救措施。

10. 防止注射时药液外溢，以免引起局部组织受损。

【用药宣教】

1. 磁共振造影剂不良反应极少，个别患者给药后可出现面部潮红、荨麻疹、恶心、呕吐、味觉异常。

2. 注射部位轻度热、痛感、支气管痉挛、心悸、头晕、头重、寒战、惊厥、低血压等不良反应，个别患者有过敏、喉头水肿，休克等反应。

钆双胺

【理化性状】本品注射液为无色至淡黄色的澄明液体。

【用药评估】

1. 已知对本品或其组成成分过敏的患者不能使用。

2. 应考虑某些反应发生的可能性，包括严重的、威胁生命的、致命的、过敏性样的或心血管反应或特异性的反应，特别是对那些已知临床高敏性或有哮喘病史或其他的过敏性呼吸系统疾病的患者。

3. 对一些严重肾功能不全的患者(GFR<10ml/min)，在注射本品后可观察到GFR值有小幅下降，但无肾中毒症状。

【相互作用】本品不能直接与其他药物混合使用。

【操作要点】

1. 患者无需特殊准备。本品必须在使用前才开瓶抽入注射器。一聚丙烯瓶药仅供一名患者使用，一次未用完的药品应丢弃。

2.静脉注射，成人及儿童所需剂量必须一次静脉注射。为了保证造影剂完全注射，可以用0.9%氯化钠注射液冲洗静脉注射用导管。

3.应预先安排好救护的方案，并应准备好紧急救护必需的药物和设备以防严重不良反应的发生。

【用药宣教】

1.部分患者注射本品后血清铁离子浓度有短暂的变化(大多数病例在正常范围)。

2.不良反应均短暂、大多数轻微。偶于注射部位有不适伴热感或冷感，或有局部压力感及痛感。

3.过敏反应也可能发生。

4.本品对医院通常使用的比色(络合)法测血清钙浓度有影响。它对其他电解质的测定也有影响(如铁离子)。因此建议使用本品后12~24h内不要使用以上方法检查，建议使用其他方法检查。

锰福地吡三钠

本品为核磁共振造影剂。

【理化性状】本品注射液为亮黄色至暗黄色的澄明溶液。

【用药评估】

1.对本品或其成分过敏、嗜铬细胞瘤、中度肝功能不全(Child-Pugh C级)，特别是严重的肝胆管阻塞性疾病、重度肾功能不全及孕妇禁用。

2.尚未明确本品是否经乳汁分泌。在注射本品后的14d内，哺乳期妇女应停止哺乳。

3.18岁以下儿童用药的安全性及有效性尚未明确。因此，不建议18岁以下患者使用。

4.密切监测严重的心脏病、血-脑屏障损伤和严重的脑部疾病患者。

5.长期使用非肠道营养锰补充会引起锰在基底神经节的积聚，当接受这类治疗的患者注射本品时应予以注意。

【操作要点】

1.本品仅供单次静脉内使用。

2.必须静脉滴注，其静脉滴注速率应为2~3ml/min。

3.一般可观察到开始给药后的15~20min，正常肝实质增强接近峰值，并且持续约4h。

4.推荐剂量是0.5ml/kg (5mmol/kg)。对体重70kg者其用量相当于35ml。体重超过100kg的，50ml就可得到良好的影像诊断效果。

5.过敏反应(荨麻疹和其他可能的过敏现象)较少发生。

6.必须准备好抢救过敏反应的设备和药品及熟练的医务人员。

【用药宣教】

1.注射后常见热感(潮红)、头痛、恶心、呕吐、其他胃肠道症状(如腹痛，腹泻，胃肠胀气)和味觉症状。

2.眩晕、心悸、胸痛、高血压和注射引起的不适较少发生。

3.注射后能引起短暂的胆红素和肝脏转氨酶的上升以及短暂的血浆锌的下降。

钆贝葡胺

本品为核磁共振造影剂。

【理化性状】本品注射液为无色或几乎无色的澄明液体。

【用药评估】

1.以钆为基础的造影剂(GBCAs)有增加高风险人群发生肾源性系统性纤维化(NSF)的风险，因此除非患者必须进行核磁共振(MRI)诊断且必须使用造影剂增强，否则该人群应尽量避免使用。NSF对皮肤、肌肉及内脏可造成致命的或衰弱化的伤害。

2. NSF高风险人群包括急、慢性重度肾功能不全患者(GFR<30ml/min)；由肝、肾综合征以及肝移植围术期引发的急性肾功能不全患者。

3.使用前应筛查急性肾功能不全的患者或其他可能导致肾功能降低的情况(如年龄>60岁，患有高血压或糖尿病)，检测肾小球滤过率。使用时不得超剂量用药，且两次给药间隔应足够长，以确保药物在体内排泄完全。

4.尚未在孕妇和哺乳期妇女中确定本品的安全性和有效性。因此，不建议妊娠期和哺乳期妇女使用本品。

5.在贮藏过程中，本品注射剂会释放少量苯甲醇(0.2%)，因此，不适合有苯甲醇过敏史的患者。

6.未在18岁以下患者群中进行本品的安全性和有效性试验。因此，不建议18岁以下患者使用。

7.对于那些对任何组成成分呈高度敏感，有气喘史或有其他过敏性疾病史的患者，认为有可能出现包括严重的、威胁生命的、致命的、过敏性的或其他特异性的反应。

8.对于其他药物有过敏史或高敏的患者，应用本品时应在严密观察下使用并在用药后观察数小时。

【操作要点】

1.肝脏 对成年患者的推荐剂量为0.2ml/kg。造影剂快速注射后可以立刻作对比成像。在肝脏，依据个体需要，可以在注射后40~120min进行延迟成像。

2.中枢神经系统 对成年患者的建议剂量是0.2ml/kg。本品应在未经稀释的情况下以快速注射或缓慢注射(10ml/min)的形式静脉给药，并随之注入至少5ml 0.9%氯化钠注射液冲洗。

3.应用本品时，必须准备心肺复苏设备及配备处理紧急情况能力的医护人员。

4.肾功能正常的患者两次用药间隔至少7h，以使本品从体内正常清除。

【用药宣教】注射后常见不良反应包括头痛、注射部位反应、血管舒张。其次为高血压、感觉异常、眩晕、口干、味觉异常、皮疹。若有不适，及时就诊。

超顺磁性氧化铁

本品为核磁共振造影剂。

【用药评估】

1.对已知注射用铁剂、右旋糖酐、右旋糖酐铁和多聚糖铁前体过敏或高敏者禁用。

2.孕妇只有在益处大于对胎儿伤害的风险时方可使用。

3.尚未明确本品是否经乳汁分泌，哺乳期妇女慎用。

4.自身免疫性疾病的患者注射铁剂有较高的不良反应发生率，上述患者慎用。

【操作要点】

1.推荐剂量为0.56mg/kg的铁稀释于5%葡萄糖注射液100ml中，静脉滴注时间大于30min，注射速率为2~4ml/min。

2.增强图像可以在注射本品后即开始采集，也可在给药后不超过

3.5h期间进行。T2加权可获得最好的增强效果。

3.部分患者注射后会出现过敏或低血压反应，发生率约为0.5%，包括呼吸困难、其他呼吸系统症状、血管水肿、风疹和低血压等，应给予治疗。

4.一些患者发生急性严重的后背、腿部或腹股沟疼痛，发生率约为2.5%。疼痛可单独发生或与呼吸困难、低血压同时发生，应分别给予治疗。

5.如果发生高血压或中、重度疼痛，注射需要停止，并给予对症治疗。

【用药宣教】

1.发生率≥5%的不良反应有恶心、后背痛、腿痛、头痛、胸痛、血管扩张等。

2.如果发生高血压或中、重度疼痛，告知医师，停止给药。

第三节　器官功能检查及其他诊断剂

组胺

本品为诊断用药。

【理化性状】本品注射液为无色澄明液体。

【皮肤试验方法】将1mg/ml的注射液稀释10倍至0.1mg/ml，先抽取0.1ml皮下注射，观察。

【用药评估】

1.主要用于胃液分泌功能的检查，以鉴别恶性贫血时绝对胃酸缺乏和胃癌引起的相对胃酸缺乏。

2.用药前须做过敏试验。如发生过敏性休克，可用肾上腺素解救。

3.孕妇、支气管哮喘、有变态反应史者、老年人慎用。

【操作要点】

1.本品应遮光保存。

2.空腹时，皮下注射0.25~0.5mg。每隔10min抽1次胃液检查。

【用药宣教】注射后可有面色潮红、心率加快、血压下降、支气管收缩、呼吸困难、头痛、视觉障碍、呕吐和腹泻等副作用。

吲哚菁绿

本品为诊断用药。

【**理化性状**】本品粉针剂为暗绿色疏松状固体。

【**用药评估**】

1.本品制剂中含碘化钠，对碘过敏者禁用。

2.孕妇只能在有明确的需要时才能使用。

3.哺乳期妇女慎用。

4.本品在儿童中的安全性和有效性尚未建立。因此，不建议儿童使用。

5.老年人应谨慎给药。

6.为防止过敏性休克，要充分问诊，过敏性体质者慎用。

7.高脂血症、乳糜血对本试验有影响。浮肿、消瘦、肥胖及失血过多的患者可产生测定值的误差。

【**相互作用**】

1.血样不能使用肝素作为抗凝剂。

2.放射性碘摄取试验应在使用本品后至少1周进行。

3.胆囊造影剂、利胆剂、利福平、抗痛风药可造成ICG试验误差。

【**操作要点**】

1.测定血中滞留率或血浆消失率：以灭菌注射用水将本品稀释成5mg/ml，按体重0.5mg/kg由肘静脉注射，边观察患者反应，边徐徐注射，一般在10s内注射完。

2.用药前应预先准备抗休克急救药及器具，注射本品后要注意观察有无口麻、气短、胸闷、眼结膜充血、浮肿等症状，一旦发生休克反应立即中止ICG试验，迅速采取急救措施，如给升压药、强心剂、副肾皮质激素及吸氧、人工呼吸等。

3.一定要用附带的灭菌注射用水溶解本品，并使其完全溶解。不得使用其他溶液如0.9%氯化钠注射液等。可用注射器反复抽吸、推注，使其完全溶解后，水平观察玻璃壁确证无残存不溶药剂，方可使用。

4.临用前调配注射液，已溶解的溶液不能保存和使用。

【**用药宣教**】

1.本品可能引起休克、过敏样症状，所以从注射开始到检查结束的过程中要密切观察，并做好处置准备工作。

2.可能会引起恶心、呕吐、发热等。

3.请患者在早晨空腹、仰卧位、安静状态下应用本品后进行检查。

4.本品对甲状腺放射性碘摄取率检查有影响，应间隔1周以上再检查。

靛胭脂

本品为诊断用药。

【理化性状】本品粉针剂为深蓝色有金属光泽的细小结晶或粉末。

【操作要点】

1. 1g本品溶于约100ml水(25℃)，0.05%水溶液呈深蓝色，久置因氧化而褪色，加氢氧化钠呈绿色至黄绿色。溶于甘油、丙二醇，微溶于乙醇，不溶于油脂。遇浓硫酸呈深蓝紫色，稀释后呈蓝色。

2.本品最初用于肾功能检查，现在主要用于膀胱镜检查及尿道插管中定位输尿管口及染色记号以确诊输尿管阻塞部位和尿道瘘：常用剂量为40mg，肌内注射可能需要更大剂量，婴儿、儿童及体重不足的患者需降低剂量，以防皮肤染色。

【用药宣教】

1.注射后可能出现特异质反应如皮疹、瘙痒、支气管收缩，可及时给予抗组胺药或肾上腺素。

2.其他不良反应包括升压反应、心动过缓、恶心及呕吐。

3.本品可干扰其他尿液比色法分析。

酚磺酞

本品为诊断用药。

【理化性状】本品注射液为红色的澄明液体。

【操作要点】

1.常用量快速静脉注射或肌内注射，一次6mg。

2. PSP排泄试验(肾功能测定)：在注射PSP前给患者充分饮水。可在注药前30~90min内给水500~1000ml，必要时在试验过程中还可补充饮水，以保证有足量尿液排出；如PSP排出量在以后各次尿液中增加，超过15min尿液内含量时则提示尿液潴留，可能为尿路梗阻或膀胱未能完全排空所致；PSP排泄试验结果可由于尿液异位引流(如异常瘘道)或在尿中出现干扰比色结果的物质(如血尿)而受到影响。

3.膀胱残余尿定量测定：嘱患者排尽尿液后饮水600ml，以后禁水。饮水后30min注射PSP。120min后排尽尿液，全部收集。如患者肾功能良好，又无潴留尿者，在120min以后采得的尿液内应不含PSP。根据两次尿液内PSP浓度可计算出膀胱残余尿量。

4.注射本品时宜用结核菌素注射器，以保证注射量精确，注射时不能将药液漏出血管。

5.标准比色管所用的本品应与试验用药属同一批号产品。

【用药宣教】

1.偶可发生过敏反应，如皮疹、瘙痒和喘鸣等特异质反应，需要注意。可用抗组胺药或肾上腺素治疗。

2.在试验前和试验中不能饮茶、咖啡等。不能使用酚酞、大黄、阿司匹林、青霉素等药物。

3.准时留尿，留尿后应尽早比色。

荧光素钠

本品为眼科用诊断用药。

【理化性状】本品注射液为橙红色的澄明液体。

【皮肤试验方法】如果怀疑会发生过敏反应，应在静脉注射前进行荧光素钠皮试，即将0.05ml的荧光素钠注入皮内，30~60min后观察结果。

【操作要点】

1.在使用前，以肉眼对本品进行检查，注意有无颗粒物和变色。

2.不要在注射器内将本品与其他药物混合或稀释。

3.在注射药液以前和以后要冲洗静脉注射套管，避免与注射针头不配套。

4.在小心避免药液外渗的情况下，将药瓶内或事先装在注射器内的药液快速注入肘前静脉内。将装好荧光素钠的注射器连接于透明导管和25号头皮静脉针。

5.将针头扎入静脉，回抽患者的血液进入注射器内，此时套管内有一小空气泡将患者的血液与荧光素钠分开，在室内灯光下，缓慢地将血液注回静脉内，同时观察针尖上的皮肤，如果针尖不在静脉内，就会看到患者的血将皮肤隆起，应在荧光素注入前停止继续注射。如果肯定针尖在静脉内，关掉室内灯，将荧光素钠完全注入。

6.静脉注射时应避免药液外渗，防止因荧光素溶液碱性高造成局部组织的严重损伤。如果出现明显的药液外渗情况，应及时停止注射。采取措施治疗损伤组织，解除疼痛。

7.本品极易染菌，特别是铜绿假单胞菌，应用中要注意防污染。

【用药宣教】

1.使用本品后皮肤会暂时发黄，尿液也呈鲜黄色。皮肤发黄可在6~12h后消退，尿液中荧光素在24~36h后恢复正常。

2.应用本品后可发生恶心、呕吐、胃肠道不适、头痛、晕厥、低血压以及过敏反应的症状和体征。

3.注射本品后可发生强烈的味觉改变。

第四节　解毒药

一、金属中毒解毒药

二巯丙醇

本品为重金属中毒解救药。

【理化性状】本品注射液为无色或微黄色澄明油状液，有蒜臭味。

【操作要点】

1.本品仅供肌内注射。

2.应用本品前后应测量血压和心率。治疗过程中要检查尿常规和肾功能。大剂量长期应用时还要检查血浆蛋白。

3.本品与金属结合的复合物，在酸性条件下容易离解，故应碱化尿液，保护肾脏。

4.两次给药间隔时间不得少于4h。

5.本品为油剂，肌内注射局部可引起疼痛，并可引起无菌坏死，肌内注射部位要交替进行，并注意局部清洁。

6.本品属竞争性解毒剂，因此，必须尽早给予足量。由于本品与金属形成的络合物在体内还可以产生一定的解离，故有必要反复用药。

【用药宣教】

1.本品有特殊气味。

2.常见不良反应有恶心、呕吐、头痛、唇和口腔灼热感，咽和胸部紧迫感、流泪、流涕、流涎、多汗、腹痛、肢端麻木和异常感觉、肌肉

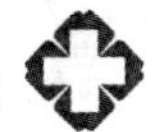

和关节酸痛。儿童不良反应与成人相同，但可有发热和暂时性中性粒细胞减少。一般不良反应常在给药后10min出现，30~60min后消失。

3.本品对肝、肾有一定的损害作用。

二巯丁二钠

本品为重金属中毒解救药。

【理化性状】本品粉针剂为白色或微黄色粉末，有类似蒜的特臭。

【操作要点】

1.成人常用量1g，临用时用0.9%氯化钠注射液或5%葡萄糖注射液配制成10%溶液，立即缓慢静脉注射，10~15min注射完毕。

2.对急性锑剂中毒引起的心律失常，本品首次剂量为2g，用5%葡萄糖注射液20ml溶解后，缓缓静脉注射。以后每小时1g，共4~5次。亚急性金属中毒，每次1g，每日2~3次，共3~5日。慢性金属中毒，每日1g，共5~7日，停药5~7日；或每日1g，连续3日，停药4日为一疗程，按病情可用2~4个疗程。

3.儿童急性中毒，首次30~40mg/kg，以注射用水配成5%~10%的溶液，于15min静脉注射，之后每次20mg/kg，1次/小时，连用4~5次。

4.儿童慢性中毒，每次静脉注射20mg/kg，每周用3日停4日，可连用1个月。

5.本品水溶液极不稳定，久放可减少药效和出现毒性。故不可作静脉滴注。

【用药宣教】

1.约有50%患者在静脉注射本品过程中出现轻度头昏、头痛、四肢无力、口臭、恶心、腹痛，少数患者有皮疹，瘙痒，皮疹为红色丘疹，以面、额、胸前处为多见。其他不良有咽喉干燥、胸闷、胃纳减退等。不良反应大多与静脉注射速度有关，停用本品后可自行消失。

2.个别患者有ALT和AST暂时增高，因此肝脏疾病患者慎用。

3.在应用本品前和用药过程中，每1~2周进行肝功能检查。

二巯丙磺钠

本品为重金属中毒解救药。

【理化性状】本品注射液为无色或微红色的澄明液体，有类似蒜的特臭。

【操作要点】

1.本品应静脉注射，注射速度不宜过快。

2.若出现重度不良反应或过敏反应，应停药并对症治疗。

【用药宣教】

1.静脉注射速度过快时有恶心、心动过速、头晕及口唇发麻等，一般10~15min即可消失。

2.偶有过敏反应，如皮疹、寒战、发热，甚至发生过敏性休克、剥脱性皮炎等。一旦发生应立即停药，并对症治疗。轻症者可用抗组胺药，反应严重者应用肾上腺素或肾上腺皮质激素。

依地酸钙钠

本品为重金属中毒解救药。

【理化性状】本品注射液为无色澄明液体。

【操作要点】

1. 静脉输注　将本品日总剂量 (1000mg/m^2) 加入到 250~500ml 的 5% 葡萄糖注射液或 0.9% 氯化钠注射液中［最终浓度为 2~4mg/ml (0.2%~0.4%)］。日总剂量输注时间应大于 8~12h(每日单次剂量静脉给药，日剂量常于 12~24h 输完；输注较适宜的时间至少为 8h)。当本品连续静脉输注时，测定血铅浓度 1h 前，应中止输注，以避免测量值假性升高。

2. 肌内注射　本品日总剂量 (1000mg/m^2) 应分成等份，每 8~12h 给药 1 次。本品注射液可加入利多卡因或普鲁卡因以降低注射部位疼痛。每 5ml 本品注射液加入 0.25ml 的 10% 利多卡因注射液或每 1ml 本品注射液加入 1ml 的 1% 利多卡因注射液或普鲁卡因注射液。利多卡因或普鲁卡因的最终浓度为 5mg/ml(0.5%)。当单独给药时，不论采用何种途径给药，本品均不可超过推荐剂量。

【用药宣教】

1.用药后可能出现过敏反应的症状，如荨麻疹、呼吸困难及面部、舌、唇或咽喉肿胀，请立即寻求紧急医疗帮助。

2.出现下列严重不良反应，如小便减少或无尿、困倦、意识混乱、情绪改变、口渴感增加、食欲丧失、恶心、呕吐、肿胀、体重增加、濒死感、心率快、慢或不稳定，请立即与医护人员联系。

喷替酸钙钠

本品为重金属中毒解救药。

【理化性状】本品注射液为无色透明液体。

【操作要点】

1.静脉滴注，溶于0.9%氯化钠注射液250ml内静脉滴注，连用3日，休息4日为一疗程。

2.肌内注射，每日0.5~1g(配成10%~25%溶液)，分1~2次注射，隔日1次。

【用药宣教】

1.用药后可有皮疹，轻度头昏，乏力，恶心，食欲不振。

2.皮肤反应严重者应停药，多数患者停药1周后痊愈。

3.大剂量引起腹泻时停药。

4.肌内注射时有局部疼痛。

喷替酸锌三钠

本品为重金属中毒解救药。

【理化性状】本品注射液为无色透明液体。

【操作要点】

1. 用法　静脉给药，缓慢静脉注射 3~4min，或将其溶于 100~250ml 的 5% 葡萄糖注射液、复方氯化钠注射液或 0.9% 氯化钠注射液中静脉滴注 30min 以上；对仅有吸入放射性元素者，雾化吸入给药，注射剂与蒸馏水或盐水按照 1∶1 的比例稀释后雾化吸入；儿童静脉用药，可依据体重计算用量。

2. 初始剂量　在放射性元素中毒的最初 24h 内，应首选本品，剂量 1.0g。成人和青少年：静脉给药，每次 1.0g。12 岁以下儿童：静脉给药，每次 14mg/kg，最大剂量不得超过 1.0g。肾功能不全患者：不需要调整剂量。严重放射性元素中毒并伴有肾功能不全者，推荐使用高效率高流量的透析器透析，以加快放射性螯合物的排除。

3. 维持剂量　成人和青少年：每次 1.0g，每日 1 次。12 岁以下儿童：每次 14mg/kg，最大日剂量不得超过 1.0g。肾功能不全患者：不需要调整剂量。

4.治疗前后，应监测患者的血常规、血生化、尿放射性分析，监测体内放射性污染物的排除情况，同时监测血清镁和锰。

【用药宣教】

1.常见不良反应有体内必需微量金属镁和锰的减少；偶见头痛、头昏眼花和骨盆疼痛等反应；雾化吸入治疗可能会伴有哮喘加重。

2.本品对成人的安全性和有效性已确定，而肌内注射及儿童雾化吸入给药的安全性和有效性尚无报道，应慎用。

去铁胺

本品为铁中毒解救药。

【理化性状】本品粉针剂为白色至类白色疏松块状物或粉末。

【操作要点】

1.误服大剂量亚铁盐类(如硫酸亚铁和枸橼酸铁铵等)所致急性中毒：成人剂量，首次肌内注射0.5~1g，以后视病情每4~12h肌内注射1次，每次0.5g。若患者处于休克状态，除抗休克治疗外，可以按相同剂量，加入5%或10%葡萄糖注射液500ml中，静脉滴注，滴注速度宜控制在15mg/(kg·h)以下，24h总剂量不超过5g。

2.慢性铁蓄积疾病，如原发性和继发性含铁血黄素沉着症的治疗：肌内注射，首次1.0g，以后0.5g/h，给药2次。此后每4~10h给药0.5g，总剂量不超过5g/d。口服：每次0.5g，每日2次。

【用药宣教】

1.肌内注射可引起局部疼痛、全身发红、荨麻疹等。

2.静脉给药除上述不良反应外，可有低血压、心悸、惊厥、休克等。

3.用药前及用药期间应作听力及视力检查。

4.静脉注射速度宜慢，否则可引起血压下降甚至休克。

二、有机磷中毒解毒药

碘解磷定

本品为有机磷中毒解救药。

【理化性状】本品注射液为无色或几乎无色的澄明液体。

【用药评估】

1.对碘过敏患者，禁用本品，应改用氯解磷定。

2.老年人的心、肾潜在代偿功能减退，应适当减少用量和减慢静脉注射速度。

3.有机碘杀虫剂中毒患者越早应用本品越好。

4.皮肤吸收引起中毒的患者，应用本品的同时要脱去被污染的衣服，并用肥皂清洗头发和皮肤。

5.昏迷患者要保持呼吸道通畅，呼吸抑制应立即进行人工呼吸。

【操作要点】

1.轻度中毒　每次0.4g，以0.9%氯化钠注射液或5%葡萄糖注射液10~20ml稀释后缓慢静脉注射，必要时2h后重复给药，儿童用量为15mg/kg。

2.中度中毒　首次缓慢静脉注射0.8~1.0g，以后每2h给药0.4~0.8g。或者静脉滴注0.4g/h，共用4~6h。

3.重度中毒　首次缓慢静脉注射1~1.2g，30min后可重复注射，以后静脉滴注0.4g/h，病情好转后延长给药间隔时间，逐渐停药。儿童用量30mg/kg。

4.由于本品代谢快，半衰期不到1h，故须重复给药。

5.应同时合用阿托品以控制症状。

6.剂量过大时，本品反而可抑制胆碱酯酶，加重中毒反应。

7.用药过程中要随时测定血胆碱酯酶。要求血胆碱酯酶维持在50%以上。急性中毒患者的血胆碱酯酶水平与临床症状有关，因此应密切观察 临床表现，及时重复应用本品。

8.注射速度过快或一次剂量过大，可产生轻度乏力、视物模糊、眩晕，有时出现恶心、呕吐和心动过速等。

【用药宣教】

1.注射后偶有咽痛、腮腺肿大及碘反应。

2.注射后可引起恶心、呕吐、心率增快，心电图出现暂时性S-T段压低和Q-T时间延长。

3.叮嘱患者注射后口中苦味和腮腺肿胀与碘有关。

氯解磷定

本品为有机磷中毒解救药。

【理化性状】本品注射液为无色或微黄色的澄明液体。

【用药评估】

1.对本品过敏者禁用。

2.对磷、无机磷酸盐或有机磷酸盐(而无抗胆碱酯酶作用)引起的中毒禁用。

3.肾功能不全患者慎用。

4.本品对乐果、马拉硫磷、丙胺氯磷等疗效差或无效，故不用于这些药物中毒的解救。

5.中毒发生48~72h后，应用本品无效。

6.必须合用阿托品。

【操作要点】

1. 轻度中毒　肌内注射 0.25~0.5g，必要时 2~4h 重复 1 次。

2. 中度中毒　肌内注射或静脉注射 0.5~0.75g，每 2h 可重复 1 次，共 2~3 次。

3. 重度中毒　首次 1g，用注射用水或 0.9% 氯化钠注射液 10~20ml 稀释后缓慢静脉注射。30~60min 后重复给药，以后每 6h 输注 0.4g。

4.静脉注射过速，可引起乏力、视物模糊、复视、头疼、恶心及心动过速，静脉注射宜缓慢。

5.有机磷杀虫剂中毒患者越早应用本品越好。皮肤吸收引起中毒的患者，应用本品的同时要脱去被污染的衣服，并用肥皂清洗头发和皮肤。昏迷患者要保持呼吸道通畅，呼吸抑制应立即进行人工呼吸。

6.用药过程中要随时测定血胆碱酯酶。要求血胆碱酯酶维持在50%以上。急性中毒患者的血胆碱酯酶水平与临床症状有关，因此密切观察临床表现亦可及时重复应用本品。

【用药宣教】肌内注射局部有轻微疼痛。

双复磷

本品为有机磷中毒解救药。

【理化性状】本品粉针剂为淡黄色或类白色结晶或结晶性粉末。

【操作要点】

1. 轻度中毒　肌内注射，每次 0.125~0.25g，必要时 2~3h 重复 1 次。

2. 中度中毒　首次 0.5g，肌内注射或静脉注射，2~3h 后再注射 0.25g，一般用药 2~4 次。

3. 重度中毒　首次 0.5~0.75g，缓慢静脉注射，2~3h 后再给 0.5g，一般用药 5~6 次。

4. 剂量过大，除可引起神经肌肉传导阻滞和抑制胆碱酯酶外，还可引起室性早搏和传导阻滞，甚至心室纤颤。

【用药宣教】

1. 注射本品后不良反应常见的有口周、四肢及全身发麻以及恶心、呕吐、面色潮红、脉搏增快及血压波动，一般不严重，可自行消失。

2. 偶可引起中毒性黄疸，及时就诊。

三、氰化物中毒解毒药

亚甲蓝

本品为氰化物中毒解救药。

【理化性状】本品注射液为深蓝色的澄明液体。

【操作要点】

1. 治疗亚硝酸盐中毒　静脉注射，每次 1~2mg/kg，缓慢静脉注射 (5~10min 以上)。

2. 治疗氰化物中毒　静脉注射，每次 5~10mg/kg，最大剂量为 20mg/kg，缓慢注射 (10min 内注射完)。儿童一次 10mg/kg，加 5% 葡萄糖注射液 20~40ml，缓慢静脉注射。至口周发绀消失，再给硫代硫酸钠。

3. 本品为1%注射液，应用时需用25%葡萄糖注射液40ml稀释，静脉缓慢注射(10min注射完毕)。对化学物质和药物引起的高铁血红蛋白血症，若30~60min皮肤黏膜发绀不消退，可重复用药。

4. 治疗亚硝酸盐中毒时，切忌剂量过大，否则使症状加重。

5. 不可作皮下、肌内注射或鞘内注射，以免造成损害。

6. 本品静脉注射过速，可引起头晕等不适，速度宜慢。

【用药宣教】

1. 静脉注射剂量过大，可引起头晕、恶心、呕吐、胸闷、腹痛、心前区痛、头痛、神志不清、大汗淋漓和意识障碍等，及时就诊。

2. 用药后尿呈蓝色，排尿时可有尿道口刺痛。

硫代硫酸钠

本品为氰化物中毒解救药。

【理化性状】本品注射液为无色的澄明液体；粉针剂为白色颗粒状

粉末。

【操作要点】

1. 治疗氰化物中毒　于亚硝酸钠注射完毕后，以每分钟 2.5~5.0g 的速度缓慢静脉注射 50% 本品溶液 50ml。必要时，1h 后，再重复注射半量或全量。此外，氰化物口服中毒者，可用 10% 本品溶液洗胃。

2. 重金属中毒　成人，静脉注射，每次 0.5~1g；儿童，每次 10~20mg/kg。

3. 治疗皮肤瘙痒症　静脉注射 5% 本品溶液 10~20 ml，每天 1 次，10~14 天一疗程。

4. 防治氨基糖苷类耳毒性　本品 0.32~0.64g 加入 0.9% 氯化钠注射液 200ml，静脉滴注，每天 2 次，10 天一疗程。

5. 抗癌药渗漏　立即用 1/2mmol 本品溶液局部注射并冷敷，可防止组织坏死。

6.静脉注射不宜过快，以免引起血压下降。

7.本品与亚硝酸钠从不同解毒机制治疗氰化物中毒，应先后作静脉注射，不能混合后同时静脉注射。本品继亚硝酸钠静脉注射后，立即由原针头注射本品，口服中毒者，须用5%本品溶液洗胃，并保留适量于胃中。

【用药宣教】

1.注射后可能有头晕、乏力，需注意。

2.静脉一次量容积较大，应注意一般的静脉注射反应。

3.静脉注射过快，可引起血压下降，因此注射不宜过快。

亚硝酸钠

本品为氰化物中毒解救药。

【理化性状】本品粉针剂为无色或白色至微黄色的结晶。

【操作要点】

1.本品3%水溶液，仅供静脉使用，每次10~20ml(即6~12mg/kg)，每分钟注射2~3ml；需要时在1h后可重复半量或全量；出现严重不良反应应立即停用。

2.心血管和动脉硬化患者需要应用时，要适当减少剂量和减慢注射速度。

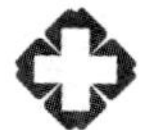

3.本品对氰化物中毒仅起暂时性延迟其毒性作用。因此要在应用本品后，立即通过原静脉注射针头注射硫代硫酸钠，使其与CN^-结合变成毒性较小的硫氰酸盐由尿排出。

4.注射本品速度不宜过快，按2ml/min给药。

【用药宣教】

1.注射本品可能有恶心、呕吐、头昏、头痛、出冷汗、发绀、气急、昏厥、低血压、休克、抽搐等不适。

2.严重者可发生抽搐、休克。

3.有任何不适，及时就诊。

四、有机氟中毒解毒药

乙酰胺

本品为有机氟中毒解救药。

【理化性状】本品注射液为无色的透明液体。

【操作要点】

1.肌内注射，一次2.5~5g(1~2支)，一日2~4次，或按每日0.1~0.3g/kg，分2~4次注射，一般连续注射5~7日；危重患者可给予5~10g(2~4支)。

2.注射时可引起局部疼痛，本品一次量(2.5~5g)可加入盐酸普鲁卡因20~40mg混合使用，以减轻疼痛。

【用药宣教】大量应用可能引起血尿，必要时停药并加用糖皮质激素使血尿减轻。

五、苯二氮䓬类中毒解毒药

氟马西尼

本品为苯二氮䓬类中毒解救药。

【理化性状】本品注射液为无色澄明液体。

【操作要点】

1.可用5%的葡萄糖注射液、乳酸林格注射液或0.9%氯化钠注射液稀释后注射，稀释后应在24h内使用。

2.终止用苯二氮䓬类药物诱导及维持的全身麻醉：推荐的初始剂量为15s内静脉注射0.2mg。如果首次注射后60s内清醒程度未达到要求，则追加给药0.1mg，必要时可间隔60s后再追加给药一次，直至最大总量1mg，通常剂量为0.3~0.6mg。

3.作为苯二氮䓬类药物过量时中枢作用的特效逆转剂：推荐的首次静脉注射剂量为0.3mg。如果在60s内未达到所需的清醒程度，可重复使用直至患者清醒或达总量2mg。如果再度出现昏睡，可以每小时静脉滴注0.1~0.4mg，输注的速度应根据所要求的清醒程度进行个体调整。在重症监护情况下，对大剂量和(或)长时间使用苯二氮䓬类药物的患者只要缓慢给药并根据个体情况调整剂量则不会引起戒断症状。如果出现意外的过度兴奋体征，可静脉注射5mg地西泮或5mg咪达唑仑并根据患者的反应小心调整用量。

4.用于鉴别诊断苯二氮䓬类、药物或脑损伤所致的不明原因的昏迷：如果重复使用本品后，清醒程度及呼吸功能尚未显著改善，必须考虑到苯二氮䓬类药物以外的其他原因。

5.使用本品时，应对再次镇静、呼吸抑制及其他苯二氮䓬类反应进行监控，监控的时间根据苯二氮䓬类的用量和作用时间来确定。

6.勿在神经肌肉阻滞剂的作用消失之前注射本品。

7.对长期应用苯二氮䓬类药物并在本品给药前刚停药或数周前停药的患者，注射本品过快，可能会出现苯二氮䓬类激动剂的戒断症状。缓慢注射5mg地西泮或5mg咪达唑仑后，这些症状将会消失。

【用药宣教】

1.少数患者在麻醉时用药，会出现面色潮红、恶心和(或)呕吐。在快速注射本品后，偶尔会有焦虑、心悸、恐惧等不适感。这些副作用通常不需要特殊处理。

2.有癫痫病史或重度肝功能不全的患者，尤其是在有苯二氮䓬类长期用药史或在有混合药物过量的情况下，使用本品，有癫痫发作的报道。

3.告知有惊恐病史的患者，本品可能诱发惊恐发作。

4.在使用本品最初24h内，避免操作危险的机器或驾驶机动车。

六、吗啡类中毒解毒药

纳洛酮

本品为阿片受体拮抗剂。

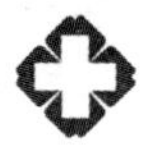

【理化性状】本品注射液为无色澄明液体；粉针剂为白色粉末。

【操作要点】用于阿片类药物过量或中毒：成人可静脉注射0.4~2mg，或经鼻喷入4mg，必要时，2~3min后可重复。如总用量已达到10mg仍未见效，应考虑患者并非使用了阿片类药物。如怀疑患者已为成瘾者，应将用量减至0.1~0.2mg，以免激发戒断综合征。儿童可静脉注射10μg/kg，必要时，可用到100μg/kg。有时阿片类药物的作用持续时间会超过本品的作用持续时间，在给药后应注意观察，适时补量。

【用药宣教】

1.用药后可能会出现恶心、呕吐。

2.可能发生低血压、高血压、心律失常和肺水肿。

药名索引

（按汉语拼音排序）

12种复合维生素　494
ω-3鱼油脂肪乳　517

A

阿达木单抗　394
阿芬太尼　144
阿加曲班　304
阿洛西林　13
阿米卡星　64
阿莫西林　9
阿莫西林钠氟氯西林钠　17
阿莫西林钠克拉维酸钾　16
阿莫西林钠舒巴坦钠　18
阿尼芬净　116
阿奇霉素　74
阿柔比星　421
阿糖胞苷　438
阿糖腺苷　121
阿替普酶　314
阿托品　251
阿魏酸钠　188
阿昔洛韦　117
埃索美拉唑　249
艾塞那肽　352
艾司洛尔　214
氨苄西林　7
氨苄西林钠舒巴坦钠　19
氨茶碱　241
氨丁三醇　481
氨基己酸　295
氨甲苯酸　295
氨甲环酸　294
氨力农　204
氨曲南　59
氨溴索　237
胺碘酮　197
昂丹司琼　471
奥拉西坦　177
奥利万星　79
奥美拉唑　248
奥曲肽　264
奥沙利铂　416
奥硝唑　104
奥扎格雷钠　308

B

巴利昔单抗　392
巴曲酶　317
白喉抗毒素　374
白眉蛇毒血凝酶　294
白细胞介素-2　363
白消安　406
胞磷胆碱　178
贝伐单抗　466
贝美格　193
倍他司汀　183

苯巴比妥 159
苯丙胺 174
苯丙酸诺龙 336
苯海拉明 396
苯甲酸雌二醇 337
苯妥英 163
苯扎托品 176
苯唑西林 5
比阿培南 56
比伐卢定 305
吡拉西坦 177
吡硫醇 176
吡柔比星 424
苄星青霉素 3
表柔比星 422
丙氨酰谷氨酰胺 518
丙氯拉嗪 169
丙戊酸钠 166
玻璃酸钠 522
博来霉素 429
布桂嗪 148
布美他尼 270
布托啡诺 149

C

草分枝杆菌 365
长春地辛 450
长春碱 449
长春瑞滨 450
长春西汀 185
长春新碱 448
长链脂肪乳(00) 514
超顺磁性氧化铁 551
重组人白介素-11 286
重组人干扰素α1b 382
重组人干扰素α2b 372
重组人生长激素 324
重组人血管内皮抑素 467
重组人血小板生成素 289
重组人胰岛素 345
川芎嗪 234
促肝细胞生长素 258
促红细胞生成素 283
促卵泡素 326
促皮质素 323

D

达肝素 301
达卡巴嗪 412
达利珠单抗 394
达托霉素 83
大观霉素 63
大蒜素 117
丹参酮ⅡA 233
单唾液酸四己糖神经节苷脂钠 179
单硝酸异山梨酯 209
胆影葡胺 544
氮芥 401
德谷胰岛素 351
低精蛋白锌胰岛素 344
地尔硫䓬 217
地高辛 201
地塞米松 335
地特胰岛素 349
地西泮 156

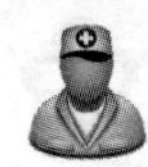

地佐辛 147
碘苯酯 545
碘佛醇 531
碘海醇 527
碘化油 539
碘解磷定 560
碘卡明葡胺 529
碘克沙醇 536
碘帕醇 532
碘普罗胺 534
碘曲仑 530
碘塞罗宁 341
碘他拉葡胺 538
靛胭脂 554
丁苯酞 186
丁丙诺啡 149
东莨菪碱 252
对氨基水杨酸 108
多巴胺 231
多巴酚丁胺 203
多黏菌素B 86
多柔比星 419
多沙普仑 192
多索茶碱 242
多西环素 70
多西他赛 453
多烯磷脂酰胆碱 262
多种微量元素(Ⅰ) 500
多种微量元素(Ⅱ) 500

E

厄他培南 58
二氮嗪 221
二甲弗林 193
二羟丙茶碱 243
二氢埃托啡 145
二巯丙醇 556
二巯丙磺钠 557
二巯丁二钠 557

F

法莫替丁 247
法舒地尔 184
泛影葡胺 542
泛影酸钠 542
放线菌素D 432
非格司亭 284
芬太尼 141
酚磺酞 554
酚磺乙胺 297
粉尘螨注射液 400
奋乃静 168
夫西地酸 85
呋布西林 14
呋塞米 268
伏立康唑 111
氟比洛芬 133
氟达拉滨 442
氟康唑 110
氟氯西林 5
氟罗沙星 101
氟马西尼 565
氟尿嘧啶 436
氟哌啶醇 169
氟哌利多 171
氟氧头孢 45

福莫司汀 409
辅酶A 263
复方氨基酸(14AA) 503
复方氨基酸(15)双肽 504
复方氨基酸(15-HBC) 504
复方氨基酸(15AA) 503
复方氨基酸(17AA) 506
复方氨基酸(17AA-Ⅰ) 506
复方氨基酸(18AA-Ⅳ) 509
复方氨基酸(18AA-Ⅴ) 509
复方氨基酸(18AA-Ⅶ) 510
复方氨基酸(20AA) 511
复方氨基酸(3AA) 501
复方氨基酸(9AA) 502
复方氨基酸(18AA) 506
复方氨基酸(18AA-Ⅱ) 507
复方氨基酸(18AA-Ⅲ) 508
复方醋酸钠 483
复方二氯醋酸二异丙胺 260
复方磷酸氢钾 498
复方三维B(Ⅱ) 495
复合氨基酸(6AA) 502
复合辅酶 233

G

钆贝葡胺 550
钆喷酸葡胺 547
钆双胺 548
干扰素α1b 459
干扰素α2a 126
干扰素α2b 127
干扰素γ 460
甘氨双唑钠 458
甘草酸二铵 257
甘精胰岛素 348
甘露醇 273
甘露聚糖肽 364
甘油磷酸钠 499
肝水解肽 261
肝素钠 299
高三尖杉酯碱 455
高乌甲素 155
高血糖素 206
戈那瑞林 329
格拉司琼 471
葛根素 235
更昔洛韦 119
谷赖胰岛素 350
骨肽 137
桂哌齐特 187
果糖 475
果糖 501
果糖二磷酸钠 499
果糖酸钙 497

H

海他西林 8
蒿甲醚 128
核糖核酸Ⅰ 365
核糖核酸Ⅱ 366
核糖核酸Ⅲ 366
红霉素 73
琥珀氯霉素 67
琥珀酰明胶 321
还原型谷胱甘肽 259
环孢素 388

环丙沙星　93
环磷酰胺　402
环磷腺苷　232
磺胺嘧啶　90
磺达肝癸钠　303
黄体酮　340

J

肌氨肽苷　180
肌苷　286
吉他霉素　75
吉西他滨　439
己酮可可碱　183
己烯雌酚　339
加贝酯　265
加替沙星　99
甲氨蝶呤　433
甲泛葡胺　525
甲砜霉素　69
甲钴胺　283，492
甲氯芬酯　195
甲泼尼龙　334
甲羟孕酮　340
甲硝唑　102
甲氧苄啶　92
甲氧氯普胺　254
甲氧明　227
尖吻蝮蛇血凝酶　293
间苯三酚　251
间羟胺　228
降钙素　355
结构脂肪乳(C6–24)　515
结核菌素纯蛋白衍生物　384
金葡素　370
聚桂醇　266
聚肌胞　371
聚明胶肽　320
卷曲霉素　89

K

卡巴胆碱　520
卡巴克络　297
卡铂　414
卡泊芬净　115
卡介苗　362
卡莫司汀　408
卡那霉素　62
抗人T淋巴细胞免疫球蛋白　391
抗蛇毒血清　376
抗乙肝免疫核糖核酸　367
抗肿瘤免疫核糖核酸　368
可待因　236
可的松　332
可乐定　219
克林霉素　82
苦参素　260
狂犬病人免疫球蛋白　381

L

拉贝洛尔　215
拉科酰胺　164
拉氧头孢　44
赖氨匹林　131
赖氨酸　180
赖脯胰岛素　346

兰索拉唑 250
榄香烯 455
雷贝拉唑 250
雷尼替丁 246
雷替曲塞 441
利巴韦林 120
利多卡因 196
利福霉素钠 88
利拉鲁肽 353
利奈唑胺 87
利妥昔单抗 461
利血平 220
链激酶 313
链霉素 60
两性霉素B(脂质体) 113
亮菌甲素 255
林可霉素 80
磷苯妥英 164
磷霉素 84
膦甲酸钠 122
硫代硫酸钠 563
硫普罗宁 262
硫酸镁 162
氯苯那敏 397
氯丙嗪 167
氯化钙 496
氯化钾 477
氯化钠 477
氯解磷定 561
氯膦酸二钠 357
氯诺昔康 134
氯硝西泮 157
氯唑西林 4
罗米司亭 291
罗通定 152
洛贝林 193
洛铂 418
洛美沙星 100

M

麻黄碱 194
吗啡 138
吗替麦考酚酯 390
毛果芸香碱 521
美罗培南 55
美洛西林 12
美洛西林钠舒巴坦钠 21
美司钠 469
美托洛尔 213
美西林 15
门冬氨酸钾 478
门冬氨酸钾镁 479
门冬氨酸鸟氨酸 257
门冬酰胺酶 457
门冬胰岛素 347
锰福地吡三钠 549
咪达唑仑 157
糜蛋白酶 238
米卡芬净 116
米力农 204
米托蒽醌 427
莫西沙星 98

N

那曲肝素 302

纳布啡 151
纳洛酮 566
奈达铂 417
奈福泮 153
奈替米星 65
奈西利肽 206
萘夫西林 6
脑蛋白水解物 179
脑苷肌肽 180
尼卡地平 218
尼可刹米 191
尼莫地平 181
尼莫司汀 410
尿促性素 327
尿激酶 311
凝血酶原复合物 290

P

帕拉米韦 125
帕利哌酮 172
帕利珠单抗 124
帕洛诺司琼 473
帕米膦酸二钠 359
帕尼培南倍他米隆 57
帕瑞昔布 135
帕珠沙星 100
哌泊噻嗪 169
哌拉西林 11
哌拉西林钠舒巴坦钠 22
哌拉西林钠他唑巴坦钠 23
哌替啶 140
泮托拉唑 249
培氟沙星 95
培美曲塞 440
喷他脒 129
喷他佐辛 150
喷替酸钙钠 559
喷替酸锌三钠 559
喷昔洛韦 118
脾多肽 369
匹美西林 16
平阳霉素 431
泼尼松龙 333
破伤风抗毒素 375
破伤风人免疫球蛋白 380
葡醛内酯 259
葡萄糖 475
葡萄糖酸钙 496
葡萄糖酸锑钠 129
普鲁卡因青霉素 4
普罗碘铵 523
普罗帕酮 197
普萘洛尔 210

Q

七叶皂苷钠 185
齐多夫定 123
齐考诺肽 154
前列地尔 310
羟喜树碱 444
羟乙基淀粉 130 319
羟乙基淀粉 318
青蒿琥酯 128
青霉素 1
氢化可的松 331
氢吗啡酮 146

庆大霉素　62
曲克芦丁　310
曲克芦丁脑蛋白水解物　190
曲马多　151
曲普瑞林　330
曲前列环素　309
曲妥珠单抗　463
去氨加压素　276
去甲肾上腺素　224
去甲万古霉素　78
去铁胺　560
去氧肾上腺素　225
去乙酰毛花苷　203

R

人促黄体激素α　328
人免疫球蛋白　369
人免疫球蛋白　379
人凝血因子Ⅷ　287
人纤维蛋白原　288
人血白蛋白　378
绒促性素　325
溶链菌　371
柔红霉素　425
鞣酸加压素　277
乳酸钠　481
乳酸钠林格　482
瑞芬太尼　143

S

噻替哌　405
三磷酸胞苷二钠　181
三磷酸腺苷　232
沙丁胺醇　239
沙格司亭　285
山莨菪碱　253
山梨醇　275
山梨醇铁　279
肾上腺素　230
生长抑素　266
十一酸睾酮　336
舒必利　171
舒芬太尼　142
舒他西林　24
舒托必利　172
双复磷　562
水溶性维生素　492
顺铂　413
丝裂霉素　428
四氢帕马汀　153
羧苄西林　10
索他洛尔　211

T

他克莫司　389
胎盘多肽　372
碳酸氢钠　480
特布他林　240
替加氟　437
替加环素　71
替卡西林　10
替卡西林钠克拉维酸钾　17
替考拉宁　79
替罗非班　307
替奈普酶　315
替尼泊苷　446

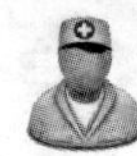

替硝唑 103
天麻素 161
酮咯酸 132
头孢吡肟 48
头孢地嗪 46
头孢呋辛 31
头孢甲肟 32
头孢克定 46
头孢拉定 29
头孢拉宗 37
头孢硫脒 27
头孢美唑 36
头孢孟多 33
头孢米诺 39
头孢尼西 34
头孢哌酮 42
头孢哌酮舒巴坦 50
头孢哌酮他唑巴坦 52
头孢匹胺 47
头孢匹罗 49
头孢曲松 43
头孢曲松他唑巴坦 53
头孢噻吩钠 25
头孢噻肟 40
头孢他啶 41
头孢替安 38
头孢替坦 36
头孢替唑 30
头孢西丁 35
头孢西酮 31
头孢唑林 28
头孢唑喃 37
头孢唑肟 44
托拉塞米 269
托烷司琼 472
妥布霉素 63

W

万古霉素 76
维拉帕米 216
维生素A 485
维生素B_{12} 282，490
维生素B_1 488
维生素B_2 489
维生素B_6 490
维生素C 491
维生素D_2 486
维生素D_3 487
维生素E 487
维生素K_1 287
维替泊芬 522
乌拉地尔 209
乌司他丁 265
戊酸雌二醇 337

X

西咪替丁 245
西索米星 65
西妥昔单抗 464
细胞色素C 193
细辛脑 244
纤溶酶 316
腺苷 200
腺苷蛋氨酸 256
腺苷钴胺 282

香菇多糖 456
硝卡芥 411
硝普钠 222
硝酸甘油 207
硝酸异山梨酯 208
小儿复方氨基酸(18AA-Ⅰ) 507
小儿复方氨基酸(19AA-Ⅰ) 510
胸腺喷丁 368
溴己新 237
血凝酶 292

Y

亚胺培南西司他丁 54
亚甲蓝 563
亚砷酸 468
亚硝酸钠 564
亚叶酸钙 474
烟酰胺 489
氧氟沙星 96
叶酸 281
伊班膦酸 358
伊布利特 199
伊立替康 443
伊曲康唑 109
依达拉奉 187
依地酸钙钠 558
依降钙素 356
依那普利拉 222
依那西普 136
依诺肝素 300
依诺沙星 94
依他尼酸 272
依替巴肽 306
依替米星 67
依托泊苷 445
胰岛素 342
胰激肽原酶 190
乙碘油 541
乙酰胺 565
乙型肝炎人免疫球蛋白 379
异丙嗪 399
异丙肾上腺素 229
异甘草酸镁 258
异环磷酰胺 404
异帕米星 66
异戊巴比妥 160
异烟肼 105
抑肽酶 296
银杏叶提取物 191
吲哚菁绿 553
罂粟碱 182
荧光素钠 555
右丙亚胺 470
右美托咪定 161
右旋糖酐 318
右旋糖酐铁 278
鱼肝油酸钠 524
鱼精蛋白 298

Z

蔗糖铁 279
脂肪乳(C14-24) 512
脂溶性维生素Ⅰ 493
脂溶性维生素Ⅱ 494
中/长链脂肪乳(C8-24) 513
注射用A型肉毒毒素 385

注射用重组人白介素-2 383
转化糖电解质 476
转移因子 364
紫杉醇 452
组胺 552
左卡尼汀 189
左西孟旦 205
左氧氟沙星 97
唑来膦酸 360